Praxiswissen Logopädie

Herausgeberinnen
Monika Maria Thiel
Caroline Frauer
Susanne Weber

Jede Menge Wissen.
Powered by
Bernd-Blindow-Schulen Leipzig BBS

Das bietet Ihnen *Praxiswissen Logopädie:*

- Interdisziplinäre Ausrichtung: geschrieben für Studierende und Praktiker aller sprach-therapeutischen Berufsgruppen
- Fundierter Überblick über Theorie und Praxis aller Sprach-, Sprech-, Stimm- und Schluckstörungen
- Regelmäßig aktualisiertes, professionell gebündeltes Fach- und Praxiswissen auf hohem Niveau
- Auch komplexe und spezifische Fachinhalte in leicht verständlicher Sprache vermittelt
- Leichte Orientierung durch klare didaktische Struktur
- Einheitlicher Aufbau aller Themenbände:
    - Theorie (Anatomie, Physiologie, Klinik, Ätiologie, Pathologie)
    - Anamnese
    - Diagnostik
    - Kritische Würdigung aller relevanten Therapieansätze
    - Therapeutische Grundhaltung
    - Bausteine für Therapie und Beratung
- Methodenübergreifende Therapiebausteine: Integration von bewährten und neuen An-sätzen für eine flexible und individuelle Kombination in der Praxis
- Geeignet zur umfassenden Prüfungsvorbereitung und als Nachschlagewerk mit neuen Impulsen und Anregungen, auch für den Profi

Weitere Bände in dieser Reihe
http://www.springer.com/series/4445

Barbara Schneider
Meike Wehmeyer
Holger Grötzbach

Aphasie

Wege aus dem Sprachdschungel

Mit 25 Abbildungen und 48 Tabellen

Mit einem Geleitwort von Sabine Corsten

6. Auflage

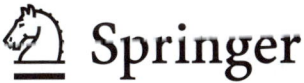 Springer

Prof. Dr. Barbara Schneider
Lehranstalt für Logopädie der DAA
Gesundheit und Soziales
Bielefeld
barbara.schneider@daa.de

Holger Grötzbach
Asklepios Klinik Schaufling Abt. Sprachtherapie
Schaufling

Meike Wehmeyer
Staatliche Berufsfachschule für Logopädie
an der Universität München
Dachau

Ergänzendes Material finden Sie unter http:// extras.springer.com. Bitte im entsprechenden Feld die ISBN eingeben.

ISBN 978-3-662-43647-9   ISBN 978-3-662-43648-6 (eBook)
DOI 10.1007/978-3-662-43648-6

Die Deutsche Nationalbibliothek verzeichnet diese Publikation in der Deutschen Nationalbibliografie; detaillierte bibliografische Daten sind im Internet über http://dnb.d-nb.de abrufbar.

SpringerMedizin
© Springer-Verlag Berlin Heidelberg 2001, 2004, 2006, 2010, 2012, 2014

Planung: Barbara Lengricht, Berlin
Projektmanagement: Dipl.- Biol. Ute Meyer, Heidelberg
Lektorat: Annette Allée, Dinslaken
Projektkoordination: Cécile Schütze-Gaukel, Heidelberg
Umschlaggestaltung: deblik Berlin
Fotonachweis Umschlag: © istock/andrearoad
Herstellung: Crest Premedia Solutions (P) Ltd., Pune, India

Gedruckt auf säurefreiem und chlorfrei gebleichtem Papier

Springer Medizin ist Teil der Fachverlagsgruppe Springer Science+Business Media
www.springer.com

Geleitwort

Das Lehrbuch »Aphasie – Wege aus dem Sprachdschungel« stellt in der überarbeiteten Auflage erneut eine gelungene Verknüpfung von Theorie und Praxis dar. Es ist als bereichernde Lektüre für Anfänger sowie Experten zu empfehlen. Die ausführlichen Darstellungen in Diagnostik und Therapie ermöglichen die Zusammenstellung eines individuell angepassten therapeutischen Vorgehens nach neuestem Kenntnisstand.

Neue Entwicklungen und Erkenntnisse aus dem Praxisfeld wie aus der Forschung wurden in die Neuauflage des Lehrbuchs integriert. Konsequent wird dabei die International Classification of Functioning, Disability and Health (ICF) der WHO aus dem Jahre 2001 als Strukturierungswerkzeug genutzt. Neben primär funktionsorientierten Diagnostik und Therapieverfahren werden ebenso aktuelle kommunikations- bzw. teilhabeorientierte Testverfahren und Maßnahmen dargestellt. Barbara Schneider führt hier stringent den Ansatz fort, den sie bereits in der vorherigen Ausgabe begründete. Über deutschsprachige pragmatisch-funktionale Diagnostikverfahren hinaus werden nun auch pragmatisch-funktionale Diagnostikverfahren aus dem angloamerikanischen Raum aufgelistet.

Durch die Darstellung neuester Erkenntnisse aus Studien mit bildgebenden Verfahren erfährt die Diskussion um die Wirksamkeit der sprachtherapeutischen Intervention neue Impulse. Barbara Schneider geht überdies auf die Möglichkeit ein, sprachtherapeutische Methoden um neuromodulative Verfahren zu ergänzen. Mit der fundierten Aufarbeitung des aktuellen Forschungsstands sowohl auf der Ebene der theoretischen Grundlagen sowie der empirischen Evidenzen trägt das Lehrbuch den Anforderungen eines evidenzbasierten Vorgehens Rechnung. Die praktische Anleitung und Umsetzung wird im Sinne der Qualitätssicherung unterstützt durch das neu aufgenommene Unterkapitel zum »Clinical Reasoning«, in dem therapeutische Entscheidungsprozesse beleuchtet werden.

Sehr zu begrüßen ist, dass den aktuellen gesellschaftsstrukturellen Veränderungen folgend ein neuer Abschnitt zu »Kommunikationsstörungen bei Demenz« aufgenommen wurde. Damit widmet sich Barbara Schneider einem neuen Handlungsfeld, das zukünftig wie der gesamte geriatrische Bereich weiter an Relevanz innerhalb der sprachtherapeutischen Versorgung gewinnen wird. Insgesamt wurden die etablierten Inhalte des Lehrbuchs somit den aktuellen Entwicklungen gemäß in sinnvoller Weise ergänzt und überarbeitet.

Die methodisch-didaktische Aufbereitung mit regelmäßigem Fazit am Kapitelende, mit Merksätzen, Tabellen und praktischen Tipps macht das Lehrbuch in gewohnter Weise zu einem Hilfsmittel für Lehrende, Studierende und praktisch Tätige gleichermaßen. Die Möglichkeit, Materialien aus dem Internet herunterzuladen, rundet das Lehrbuch ab.

Mit der überarbeiteten Neuauflage liegt nun eine aktuelle und um wichtige Inhalte ergänzte Ausgabe des Lehrbuchs vor, das wie gewohnt durch eine anschauliche fundierte Darstellung besticht. Damit sollte der überarbeitete Sprachdschungel ebenso erfolgreich werden wie der Vorgänger-Sprachdschungel.

Sabine Corsten
Mainz im Januar 2014

Vorwort zur 6. Auflage

Im Jahr 2001 haben Meike Wehmeyer und Holger Grötzbach mit »Aphasie – Wege aus dem Sprachdschungel« ein Fachbuch vorgelegt, das theoretische Grundlagen aus Medizin, (Neuro)Linguistik und Logopädie sowie die praktische Anleitung für die therapeutische Tätigkeit beginnender und erfahrener Sprachtherapeutinnen gleichermaßen vereint.

Aphasie-Therapie hat das Ziel, die Sprachfunktionen aphasischer Patienten zu verbessern bzw. zu optimieren. Gleichzeitig geht es um die Anwendung der verbesserten sprachlichen Fähigkeiten im kommunikativen Alltag sowie um eine damit einhergehende Steigerung des eigenständigen (kommunikativen) Handelns in sozialen Lebenssituationen. Das 2001 von der WHO eingeführte Klassifikationssystem der ICF (Internationale Klassifikation der Funktionsfähigkeit, Behinderung und Gesundheit) hilft allen am Therapieprozess Beteiligten, diese unterschiedlichen Ebenen zu einem Gesamtbild zu integrieren und zugleich die Komplexität von Zielsetzungen des therapeutischen Handelns (▶ Abschn. 10.2.1) bewusst zu machen.

In der 5. Auflage wurde die bereits eingeführte ICF konsequent als Systematisierungsschema in der Phänomenologie, Diagnostik und Therapie aufgegriffen. Die Zuordnung von Diagnostikverfahren sowie Therapieansätzen zu den ICF-Ebenen der Körperfunktionen, Aktivitäten/Partizipation und Kontextfaktoren wird auch in der 6. Auflage beibehalten. Messinstrumente und Therapiemethoden, die den Komponenten der Aktivitäten/Partizipation und Kontextfaktoren zuzuordnen sind, wurden um aktuelle Verfahren wie z. B. den Scenario-Test, CIAT-Colloc oder »narraktiv« ergänzt (▶ Abschn. 8.5 und ▶ Abschn. 11.3). Das derzeitige Bemühen, den Alltagsaktivitäten und der Partizipation aphasischer Personen in Diagnostik und Therapie besser gerecht zu werden, ist begrüßenswert und schlägt sich in einer deutlicheren Integration sprachsystematischer sowie alltagsbezogener Ansätze nieder. Das Online-Material hält eine Aufstellung pragmatisch-funktionaler Diagnostikverfahren im englischsprachigen Bereich bereit, der die Übersicht über pragmatisch-funktionale Diagnostikverfahren im deutschsprachigen Raum in ▶ Abschn. 8.5 ergänzt. Gleichzeitig wurden bei Diagnostikverfahren, die sprachliche Beeinträchtigungen auf der Ebene der Körperfunktionen messen, aktuelle Neuerungen aufgegriffen, wie beispielsweise die LEMO 2.0 (▶ Abschn. 8.4.4).

Ein Thema, das Sprachtherapeuten und Forscher weiter beschäftigen wird, ist die Wirksamkeit. Nachzuweisen, dass Aphasie-Therapie sowohl aus Experten- als auch aus Patientensicht effektiv ist, bleibt eine Herausforderung. Eine erstmalig durchgeführte deutschlandweite Versorgungsstudie, die FCET2EC-Studie, beschäftigt sich mit der Wirksamkeit und Nachhaltigkeit intensiver Sprachtherapie bei Menschen mit chronischer Aphasie (▶ Abschn. 13.2 »Evidenzbasierte Prinzipien in der Aphasie-Therapie«). In jüngster Zeit werden in Studien zunehmend neuere bildgebende Verfahren zusätzlich zu traditioneller sprachlich-kommunikativer Diagnostik eingesetzt, um den Wirksamkeitsnachweis zu untermauern. Ebenso werden neuromodulative Verfahren wie die repetitive transkranielle Magnetstimulation in Kombination mit sprachtherapeutischen Ansätzen verwendet, um die sprachliche Rehabilitation zu unterstützen (▶ Abschn. 6.2.3 »Bildgebung und Neuromodulation«).

Zur Qualitätssicherung gehören neben der Beachtung evidenzbasierter Prinzipien und aktueller Leitlinien auch Kompetenzen, die therapeutischen Denk- und Entscheidungsprozesse systematisch zu analysieren und zu reflektieren. Deshalb wurde das ▶ Kap. 13 »Qualitätssicherung« um ▶ Abschn. 13.5 »Clinical Reasoning« ergänzt.

In ▶ Kap. 5 wurden »Kommunikationsstörungen bei Demenz« aufgenommen. Hier versucht das Buch, den Folgen der demografischen Entwicklung Rechnung zu tragen, indem es für Sprachtherapeuten relevante Demenzformen aufführt sowie Möglichkeiten der Diagnostik und Therapie darstellt.

Mein Dank gilt den geschätzten Vor-Autoren Meike Wehmeyer und Holger Grötzbach, die mir eine fundierte und differenzierte Basis für die Erweiterung dieses Buches bereitgestellt haben. Ebenso bedanke ich mich bei den Herausgeberinnen Susanne Weber und Caroline Frauer, die mit ihrer kontinuierlichen und kompetenten Begleitung sowie mit ihren konstruktiven und anregenden Rückmeldungen wesentlich zur Entstehung dieser Version beigetragen haben.

Barbara Schneider
Bielefeld, im Februar 2014

Hinweis zum Text

Wenn im Text von Patienten oder Therapeuten gesprochen wird, werden der Einfachheit halber die Formen »Patient« bzw. »Therapeutin« verwendet. Selbstverständlich sind trotz der gewählten Formen immer beide Geschlechter gemeint.

Hinweis zum Online-Material

Das im Text erwähnte Online-Material können Sie unter folgender Adresse herunterladen und ansehen: ▶ http://extras.springer.com unter Eingabe der ISBN 978-3-662-43647-9.

Autorinnen und Autor

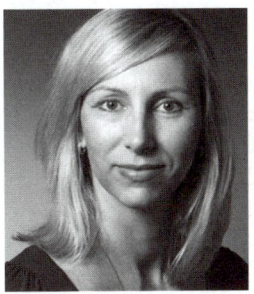

Dr. phil. Barbara Schneider
- Seit 2011 Professorin für Logopädie an der Hochschule Os-nabrück, Bachelor-Studienprogramm Ergotherapie, Logo-pädie, Physiotherapie
- 2003–2007 berufsbegleitende Promotion im Fach Klinische Linguistik an der Universität Bielefeld
- 2000 Qualifizierung als »Lehrlogopädin (dbl)«
- Seit 1997 Lehrlogopädin und Logopädische Leitung an der Lehranstalt für Logopädie der DAA Gesundheit & Sozia-les in Bielefeld; Fachschwerpunkt: Neurologische Sprach-, Sprech- und Kommunikationsstörungen
- 1995–2011 Lehraufträge an der Universität Bielefeld, HAWK Hildesheim, Hamburger FernHochschule
- 1993–1997 Studium der Klinischen Linguistik an der Uni-versität Bielefeld
- 1991–1993 Berufstätigkeit in Logopädischen Praxen in Kaarst und Löhne
- 1988–1991 Ausbildung zur Logopädin an der Lehranstalt für Logopädie der Medizinischen Einrichtungen der RWTH Aachen

Vorautoren

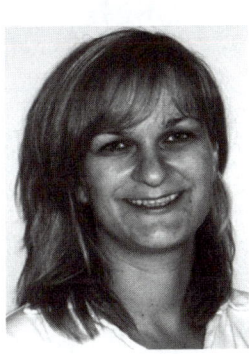

Meike Wehmeyer
- Seit 2013 Lehrauftrag für Psychologie an der Fachakademie für Heilpädagogik, Schönbrunn
- Seit 2012 Praxisinhaberin »andiamo!«: Fachpraxis für syste-mische Einzel-, Paar- und Familienberatung bei Hirnschädi-gung, Dachau
- Seit 2010 Psychologin an der Familienberatungsstelle der Diakonie Hasenbergl, München
- 2010-2013 Weiterbildung zur systemischen Beraterin und Therapeutin am Münchner Familienkolleg, München
- 2000-2007 Studium der Psychologie an der Universität München
- 1999-2000 Ausbildung in systemischer Supervision/Praxis-anleitung, Nürnberg
- 1997-2012 (Leitende) Lehrlogopädin an der Staatlichen Be-rufsfachschule für Logopädie, LMU München
- 1993-1996 (Leitende) Logopädin in der stationären und ambulanten Neurorehabilitation, Schaufling und Reckling-hausen
- 1990 1993 Ausbildung zur Logopädin an der Staatlichen Berufsfachschule für Logopädie, LMU München

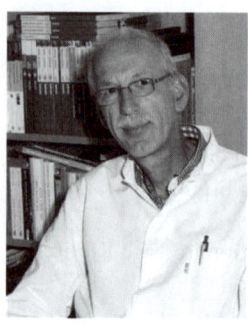

Holger Grötzbach

- Studium der Linguistik, Psychologie und Philosophie in Bonn und Berlin
- Postgraduierte Weiterbildung am Max-Plank-Institut für Psycholinguistik, Nijmegen
- Leiter der Abteilung Sprachtherapie des neurologischen Rehabilitationszentrums Asklepios Klinik, Schaufling
- Nebenberufliche Tätigkeit als Dozent für Linguistik und Aphasiologie an mehreren Berufsfachschulen für Logopädie
- Lehrbeauftragter an mehreren Hochschulen

Herausgeberinnen

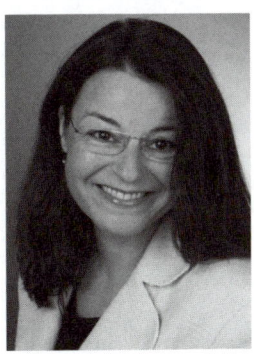

Monika Maria Thiel, M. A.

Herausgeberin und Gesamtkonzeption der Reihe *Praxiswissen Logopädie* seit 2000

- Inhaberin von Creative Dialogue e.K., München (Konflikt-management, HR- und Kommunikationsberatung, Coaching, Training)
- Lehrbeauftragte für Wirtschaftsmediation der LMU München
- »Train-the-Trainer«-Qualifizierung
- Ausbildung in Collaborative Practice/Law
- Weiterbildung zur Wirtschaftsmediatorin
- Studium der Psycholinguistik, Arbeits- und Organisationspsychologie und Interkulturellen Kommunikation, LMU München
- Lehrlogopädin und Leitende Lehrlogopädin, Staatliche Berufsfachschule für Logopädie an der LMU München
- Ausbildung in Systemischer Supervision/Praxisanleitung für Lehrlogopäden
- Logopädin (Klinik, Forschung, Lehre), Bremerhaven, Frankfurt am Main, New York
- Ausbildung zur Logopädin, Köln
- Studium der Theologie, Tübingen und Münster

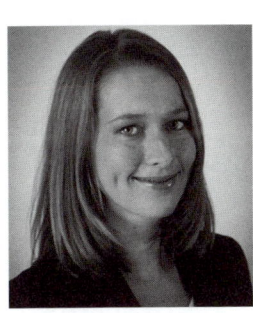

Caroline Frauer, M. A.

Herausgeberin der Reihe *Praxiswissen Logopädie* seit 2006

- Wissenschaftliche Mitarbeiterin an der LMU, Bereich Hochschuldidaktik
- Studium der Psycholinguistik, Arbeits- und Organisationspsychologie und spanischer Literaturwissenschaft, LMU München
- Zusatzqualifikation: Kommunikationstechnik
- Trainerin im Bereich Kommunikation und Rhetorik
- Selbstständige Tätigkeit als Logopädin
- Ausbildung zur Logopädin, an der Staatlichen Berufsfachschule für Logopädie, LMU München

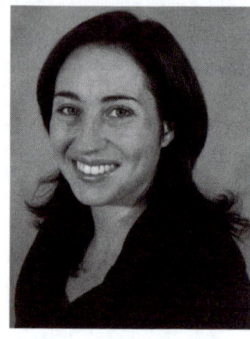

Susanne Weber

Herausgeberin der Reihe *Praxiswissen Logopädie* seit 2013

— Zusatzqualifikation: Fachtherapeutin für kognitive Störungen

— Angestellte in einer logopädischen Praxis, Florstadt

— Dozententätigkeit mit Schwerpunkt Diagnostik und Therapie neurogener Dysphagien

— 2003–2012 Logopädin an der m&i Fachklinik Bad Heilbrunn, Abteilung für Neurologie

— 2003–2009 Nebenberufliche Tätigkeit in einer logopädischen Praxis, München

— 2002–2003 Logopädin im Neurologischen Krankenhaus München

— Ausbildung zur Logopädin, an der Staatlichen Berufsfachschule für Logopädie, LMU München

Inhaltsverzeichnis

Kontaktdaten der Herausgeberinnen

Monika Maria Thiel, M. A.
Creative Dialogue e. K.
Pippinger Straße 137
81247 München
MT@creativedialogue.de

Caroline Frauer, M. A.
Maximilian-Wetzger-Straße 9
80636 München
caroline@frauer.de

Susanne Weber
Friedberger Landstraße 3g
61197 Florstadt
info@logopaedie-weber.de

Tabellenliste

Wie Rüben und Kraut – Ein Erfahrungsbericht von Heinz Weiß

M. Wehmeyer, H. Grötzbach

1

Im ersten Kapitel erzählt ein Betroffener, wie sehr sich sein Leben durch die Aphasie verändert hat. Er berichtet von Niederlagen und Enttäuschungen, aber auch von Siegen und Hoffnungen. Dabei wird deutlich, dass der Betroffene, seine Familie und Freunde sich jeden Tag aufs Neue mit der Sprachstörung auseinandersetzen müssen. Um die Authentizität des Berichts zu wahren, sind alle Fehler belassen worden.

Nach dem Schlaganfall 1998 wußte ich nichts mehr. Weder ob ich Familie habe oder nicht. Gott sei Dank merkt man erst nichts davon. Sonst wird man verrückt. Ohne meiner Frau hätte ich dass es nicht überlebt. In jedem Tag über vier Monate kam meine Frau in die Klinik. Dass war für mich das wichtigste.

Am Anfang kam ein Freundeskreis. Zum Teil, weil es sich einfach gehört, in die Klinik zu kommen. Einige waren einfach Neugierig. Aber die paar »echten« Freunde kammen oft zu mir. Manche denken, dem geht's wieder gut. Von außen sieht man ja nichts. Wenn einer im Rollstuhl sitzt, sieht man besser, wie krank er ist.

Die ersten zwei Jahre waren am schlimmsten. Meine Kurve kam nur nach unten. Mir kam es vor wie ein Radlerfahrer der fahrt und fahrt und kommt nie ins Ziel. In meinem Kopf ging es damals aus wie Rüben und Kraut. Aber ich habe gelehrnt: nie aufgeben. Umfallen ist nicht schlimm. Aber nicht mehr Aufstehen, das ist Schlimm. Mein Spruch ist immer: Das Leben ist hart, ich bin es auch. Mit dem Satz »das wird schon wieder« belügt man den Menschen. Ich habe mir immer genau überlegt, was geht noch, was geht nicht mehr.

Nach meinem früheren Leben war ich tot. Ich bin nur 45 Jahre geworden und muss wieder von Null anfangen. Sehr langsam werde ich wieder ein Mensch. Ich kann mich jetzt wieder freier bewegen – ohne meiner Frau war ich am Anfang sehr unsicher. Ich habe mich oft geschämt, selbst beim Einkaufen. Am Anfang ist es mir öfters Passiert ich wollte einfach losreden, bis ich gemergt hatte, ich kann ja gar nicht reden. Im Kopf war ich fertig zum Reden, aber wie heißt das alles was ich reden wollte? Beim Bäcker wußte ich die verschiedene Semmelsorten nicht und hab immer auf den Finger gezeigt was ich will. Da wurde ich oft ganz komisch angeschaut, so als wenn ich besoffen oder wirklich blöd wäre.

Im Lokal habe ich oft das gegessen was ich sagen konnte obwohl ich anderes wollte. Zahlen mußte immer meine Frau, weil ich mich geschämt habe wenn ich nicht verstanden habe wieviel es kostet. Wenn die Bedienung mir die Rechnung gezeigt hatte ich kein Problem. Wenn es zu laut wurde oder zuviele Stimmen waren konnte ich mich nicht mehr konzentrieren oder unterhalten.

Ich glaube dass sich meine Intelligenz nicht verändert hat. Im Kopf habe ich die Worte, aber ich bring sie nicht raus – wie ein Ausländer, der nicht die richtigen Vokabeln weiß.

Seit einem Jahr blüe ich direkt wieder auf. Zurzeit baue ich mein Haus um, dass macht viel Spaß. Dadurch lehrne ich wieder vieles, was ich alles verlohren hatte. Gerade durch das Umbauen lerne ich wieder vieles Technische und Kaufmannisches. Vor allem habe ich noch riesen Probleme bei Zahlen.

Jetzt bin ich Rentner. Fast 28 Jahre war ich in der Firma. Nach dem Schlaganfall ging ich stundenweis in die alte Firma. Zeitgleich wurde die Firma verkauft. Viele gute Kollegen gingen weg. Ich hatte früher eine super Werkstatt aufgebaut. Durch meine lange Abwesenheit und die neue Firma war alles wieder viel schlechter geworden, das tut weh!

Früher war ich der Chef, jetzt mußte ich bei Null anfangen. Ich habe schnell kapiert, daß ich das nicht mehr bringen kann. Ich konnte vieles nicht mehr. Auch die Kollegen waren mir gegenüber sehr unsicher. Ich schied von der Firma aus. Diese Zeit war sehr schwer für mich. Alles musste ich neu erlehrnen.

In dieser Zeit hatte ich ja viel Zeit zum Studieren. Von da ab muss ich sagen, jetzt lebe ich ganz Anders. Sachen die mir früher so wichtig waren, sind mir jetzt unwichtig. Kleinigkeiten sind jetzt schon schön. Wenn ich in der Früh wach werde probiere ich gleich ob ich reden kann, dann bin ich schon glücklich! Früher habe ich immer ein tolles Auto, heute bin ich froh daß ich überhaupt wieder fahren kann. Mann muss nur auf Passen, dass man nicht wieder auf das kleiche Fahrwasser kommt.

In diesen drei Jahren habe ich vieles gesehen, dabei schönes, aber auch schreckliches, vor allem am 1. Jahr in den Kliniken. Ich habe viele Ärzte, Schwestern und Therapeuten erlebt. Es tut gut, wenn Sie Menschen bleiben, auch im Beruf. Jeder Mensch spürt sofort, ob er es ernst meint.

Grundlagen

M. Wehmeyer, H. Grötzbach

2

2.1 Was bedeutet eigentlich Aphasie?

Neben der Herkunft und Bedeutung des Begriffs »Aphasie« werden die Fehler beschrieben, die als Folge einer Aphasie in der Sprachproduktion und im Sprachverständnis auftreten können. Aphasisch bedingte Störungen beschränken sich jedoch nicht nur auf die Lautsprache, sondern zeigen sich auch im Lesen, Schreiben und Rechnen.

Das aus dem Griechischen abgeleitete Wort »Aphasie« setzt sich – wie andere medizinische Ausdrücke auch – aus zwei Bestandteilen zusammen: Zum einen aus der Vorsilbe »a« für »fehlend« und zum anderen aus dem Wort »phasiz« für »Sprache« (► Exkurs »Woher stammt der Begriff Aphasie?«). Die wörtliche Übersetzung »fehlende Sprache« ist jedoch irreführend: Ebenso wie »Anämie« keinen völligen Blutverlust, sondern eine Blutarmut bezeichnet, bedeutet »Aphasie« in der Regel keinen kompletten Sprachverlust. Vielmehr sind die 4 **sprachlichen Modalitäten**

- Sprachproduktion,
- Sprachverständnis,
- Lesen und
- Schreiben

in unterschiedlichem Ausmaß und variierender Zusammensetzung gestört. Somit betrifft eine Aphasie immer mehrere Sprachmodalitäten gleichzeitig (**multimodale Störung**; Huber et al. 1983; Huber et al. 1997a; Huber u. Ziegler 2000; Poeck 1981).

❯ **Patienten mit einer Aphasie sind selten sprachlos.**

Selbst wenn schwerste Beeinträchtigungen in der Laut- oder Schriftsprache vorliegen, können häufig noch mithilfe von Mimik, Gestik und Tonfall (**Prosodie**) affektive Inhalte, wie z. B. Freude, Trauer, Überraschung oder Ärger, ausgedrückt werden. Es werden damit auch oft Zustimmung oder Ablehnung signalisiert. Ein Gesprächspartner sollte bejahende oder verneinende Gesten jedoch durch Gegenfragen absichern, da nicht immer davon ausgegangen werden kann, dass diese den Intentionen eines Patienten entsprechen. Dafür kann es zwei

Gründe geben: Zum einen ist es möglich, dass ein Betroffener Gesten infolge einer »Programmierungsstörung« (**Apraxie**) verwechselt. Zum anderen kann es sein, dass zugestimmt oder abgelehnt wird, obwohl eine vorausgegangene Frage oder Aufforderung nicht verstanden wurde.

Aphasische Beeinträchtigungen lassen sich als Fehler auf allen **linguistischen Ebenen** beschreiben, nämlich in den Bereichen:

- Phonologie,
- Morphologie,
- Semantik,
- Syntax,
- Pragmatik.

Phonologie (Kombination von Lauten) Störungen in diesem Bereich sind dadurch gekennzeichnet, dass einzelne Laute hinzugefügt (»Tinsch« statt »Tisch«), ausgelassen (»Bume« statt »Blume«), umgestellt (»Türgel« statt »Gürtel«) oder ersetzt werden (»Bosen« statt »Besen«). Häufen sich phonologische Fehler in einem Wort, ist ein Zielwort nicht mehr erkennbar, wie z. B. »Kulwert« oder »strommen«.

Morphologie (Wortbildung) In diesem Bereich können sich Störungen als fehlende oder falsche Deklinations- und Konjugationsendungen zeigen (z. B. »Gehirnkastel surren surren … äh Gehirnkastel aufstehen äh Rollo runterlassen« oder »Ich weiß ja nicht was mit mir so plötzlich gewordet ist«). Außerdem können Ableitungen von Wörtern (Derivationen) beeinträchtigt sein (z. B. »Ich muss noch die Waschung erledigen«) oder Präfixe falsch kombiniert werden (z. B. »Da konnte ich nicht mehr vom Bett hochstehen«).

Semantik (Bedeutung) Störungen können sich hier als Verwechslungen von assoziativ verwandten (»Dieb« statt »Polizist«) oder nicht verwandten Wörtern (»Bäcker« statt »Specht«) zeigen. Durch fehlerhafte Kombinationen von tatsächlich existierenden Wörtern (z. B. »Steinzeugdreher« statt »Schraubenzieher«) entstehen Wortneuschöpfungen (**Neologismen**). Es kann außerdem zu Reduktionen von zusammengesetzten Nomen (Nomenkomposita) kommen (z. B. »Eisen« statt »Bügeleisen«).

Exkurs

Woher stammt der Begriff »Aphasie«?

Als der Franzose Paul Pierre Broca 1861 eine Störung der Sprache aufgrund einer Läsion in der zweiten und dritten Stirnwindung links beschreibt, wählt er zur Bezeichnung dieser Störung das Wort »Aphémie« und begründet dies damit, dass das griechische Adjektiv »a-phemoz« übersetzt »welcher nicht spricht« oder auch »ohne zu sprechen« bedeutet (Leischner 1960; Ryalls 1984).

Die Bezeichnung »Aphémie« wird zunächst von Brocas Kollegen übernommen. Im Jahr 1864 erklärt jedoch Professor Trousseau, ein einflussreicher französischer Arzt, dass diese Bezeichnung falsch sei. Denn »Aphémie« bedeute wortwörtlich übersetzt »Renommeemangel«, »schlechtes Renommee« oder

»Infamie«. Viel richtiger sei es, die Sprachstörung »Alalie« oder »Aphasie« zu nennen. Während »Alalie« eine mechanisch bedingte Unfähigkeit bezeichne, Laute zu bilden (vgl. »Dyslalie«), trage »Aphasie« (abgeleitet vom griechischen Wort »a-phasiz«) die Bedeutung »fehlende Sprache«. Da das wesentliche Merkmal der Störung keine mechanische Beeinträchtigung der Lautbildung, sondern ein Verlust von Sprache sei, bevorzugt Trousseau die Bezeichnung »Aphasie«.

Broca reagiert auf die Kritik von Trousseau, indem er ihm am 18.1.1864 einen offenen Brief schreibt (Leischner 1960). Darin verteidigt er zunächst die Wahl der Bezeichnung »Aphémie« mit mehreren Argumenten. Dann schlägt er jedoch vor, sowohl »Aphémie« als auch »Aphasie« durch das Wort

»Aphrasie« zu ersetzen. Dieser Terminus charakterisiere die Störung am besten, da er die Unfähigkeit bezeichne, Sätze zu bilden. Außerdem komme das Wort »Phrase« in vielen europäischen Sprachen mit der gleichen Bedeutung vor, werde also überall verstanden.

Die Argumentation von Broca überzeugt seine Kollegen nicht. Zwar flammt der terminologische Streit durch den Arzt de Fleury, der 1865 unter anderem auch die Termini »Paraphasie« und »Dyslalie« zur Diskussion stellt, nochmals kurz auf, der Siegeszug des Begriffs »Aphasie« ist jedoch nicht mehr aufzuhalten. Im Rückblick ist es nur schwer zu beurteilen, ob dieser Siegeszug auf die korrekte Bildung des griechischen Wortes oder aber auf die unbestrittene Autorität von Trousseau zurückzuführen ist.

Syntax (Satzbau) Hier können sich Störungen im Fehlen von Funktionswörtern (z. B. Artikel, Pronomen, Konjunktionen) zeigen (»Also nichts gewusst und Schlaganfall … nichts gewusst … fröhlich drei oder vier Tage … rumgekrochen ohnmächtig und gekrochen … alleine … gefunden Sanitäter und Sohn«). Es kann auch zur Verwendung von falschen Funktionswörtern kommen (»Alles macht mich dumm und ander behältlich mich irgend die Name fältlich und kein Mensch weiß es … keiner Mensch beweis mich … keiner kümmert man sich er mich«). Weitere Störungen in der Syntax bestehen aus Satzabbrüchen (z. B. »Und dann hab ich eingekauft äh abgespült … so wie es halt in der Früh … ich war grad krank gemeldet«) sowie Satzverschränkungen (z. B. »Bloß weil ich es war ein Wort verkehrt«).

Pragmatik Nicht nur die Form, sondern auch die Funktion von Sprache (Pragmatik) kann z. B. durch einen unkontrollierten, nur schwer zu unterbrechenden, überschießenden Rededrang (**Logorrhö**) oder durch einen Verlust des »roten Fadens« beeinträchtigt sein.

Wortverständnis Bei einem gestörten Wortverständnis gelingt es nicht mehr, ein vorgegebenes Wort einem entsprechenden Gegenstand oder Bild zuzuordnen. Dabei ist häufig zu beobachten, dass Nomen (z. B. »Tür«) leichter zu verstehen sind als Verben (z. B. »gehen«). Innerhalb der Klasse der Nomen bereiten Wörter mit einer **konkreten Bedeutung** (z. B. »Apfel«) weniger Schwierigkeiten als solche mit einer **abstrakten Bedeutung** (z. B. »Seele«).

Satz- und Textverständnis Das Satz- und Textverständnis setzt nicht nur ein Verständnis der Inhaltswörter (Nomen, Verben, Adjektive und Adverbien) voraus, sondern beruht zusätzlich auf einem Verständnis der grammatischen Elemente (z. B. Deklinations- und Konjugationsendungen, Artikel, Pronomen, Konjunktionen, Modal- und Hilfsverben). Die Informationen der Inhaltswörter und der grammatischen Elemente müssen so lange im verbalen Kurzzeitgedächtnis gespeichert werden, bis sich aus ihnen die Bedeutung eines Satzes oder Textes ergibt.

2

Situatives Verständnis Erleichtert wird das auditive Sprachverständnis im Alltag oft durch den jeweiligen Kontext.

Beispiel

Wenn eine Krankenschwester, die ein Blutdruckmessgerät in der Hand hält, einen Patienten mit einer Sprachstörung bittet, einen Arm zum Blutdruckmessen auszustrecken, so wird er diesem Wunsch in der Regel nachkommen. Es muss jedoch nicht notwendigerweise die verbal geäußerte Bitte gewesen sein, die zur richtigen Reaktion geführt hat. Vielmehr kann der Betroffene auf frühere Erfahrungen, die er in dieser Situation gemacht hat, zurückgreifen: Er weiß, dass ein Hemdsärmel hochzukrempeln und ein Arm auszustrecken ist, wenn jemand mit einem Blutdruckmessgerät kommt.

Das situative Verständnis kann somit erheblich dazu beitragen, sich situationsadäquat zu verhalten.

> ❯ Reaktionen, die vor allem auf einer Nutzung des situativen Verständnisses beruhen, können zu dem Eindruck eines intakten Sprachverständnisses führen. Dieser Eindruck verstärkt sich, je häufiger ein Betroffener mit Situationen konfrontiert wird, die ihm sehr vertraut sind.

Angehörige berichten dann oft, dass zwar die Sprache des Patienten gestört sei, dass er aber alles verstehe. So versuche er sich anzuziehen, wenn man sich zu einem gemeinsamen Spaziergang fertig mache, oder er lache mit anderen mit, wenn eine lustige Fernsehsendung laufe. Werden kontextuelle Hilfen in einer Sprachverständnisprüfung jedoch auf ein Minimum reduziert, zeigt sich erst das wahre Ausmaß einer Sprachverständnisstörung.

Intelligenz Die häufige Erfahrung, dass sich Patienten mit einer Sprachstörung in vielen Situationen adäquat verhalten, spricht dagegen, Aphasien als Folge einer Denkstörung zu interpretieren. Zwar ist es richtig, dass jede Hirnschädigung zu einer Minderung des Intelligenzquotienten führt (Huber et al. 1997), Patienten mit einer Aphasie können jedoch durchaus neue Dinge lernen und sich an Vergangenes erinnern (▶ Abschn. 3.4

und ▶ Abschn. 7.4). Wenn diese Leistungen als Teile einer erhaltenen Intelligenz definiert werden, dann ist eine Gleichsetzung von Aphasie und Denkstörung nicht möglich.

Agraphie und Alexie In mehr als zwei Dritteln aller Fälle zeigen sich die Sprachproduktions- und Sprachverständnisstörungen nicht nur in der Lautsprache, sondern auch in der Schriftsprache beim Lesen (Alexie) und Schreiben (Agraphie). Da sich die Fehler in der Schrift- und Lautsprache häufig ähneln, nützt es wenig, sich mit Betroffenen schriftlich zu verständigen. Oft ist es sogar so, dass die Störungen in der Schriftsprache länger bestehen bleiben als die Störungen in der Lautsprache (Huber et al. 1983).

Akalkulie Neben den Störungen in der Schriftsprache ist auch häufig der Umgang mit Zahlen betroffen (Akalkulie). Dabei können Schwierigkeiten sowohl bei der Produktion und dem Verständnis von Zahlen als auch beim Rechnen auftreten. Diese Schwierigkeiten führen im Alltag dazu, dass finanzielle Dinge nicht mehr sicher geregelt und Terminvereinbarungen nicht mehr zuverlässig eingehalten werden können.

> ❯ Störungen der linguistischen Ebenen treten in wechselnden Kombinationen und in unterschiedlichem Ausmaß auf, und sie sind bei einem Patienten in prinzipiell ähnlicher Weise in allen Sprachmodalitäten zu beobachten (supramodale Störung).

2.2   Wodurch kommt es zu einer Aphasie?

Das nachstehende Kapitel gibt eine Einführung in die sprachrelevanten Hirnareale und deren Blutversorgung. Die mit Abstand häufigste Ursache für eine Aphasie ist der Schlaganfall. Obwohl er in der Regel plötzlich und unerwartet eintritt, lassen sich einige Faktoren bestimmen, die zu einem erhöhten Schlaganfallrisiko führen. Diese werden ebenso aufgelistet wie die Faktoren, die einen Rehabilitationsverlauf günstig oder ungünstig beeinflussen.

◘ Tab. 2.1 Kortikale Lokalisation von Sprache. (Aus McCarthy u. Warrington 1990, S. 8)

Präferierte Hand	(n)	Linke Hemisphäre (%)	Rechte Hemisphäre (%)	Beidhemisphärisch (%)
Rechts	140	96	4	0
Links	122	70	15	15

Eine Aphasie ist immer auf eine Schädigung des Gehirns zurückzuführen. In der Mehrzahl der Fälle wird sie durch eine **Läsion in der linken Großhirnhälfte** verursacht. Dies liegt daran, dass bei nahezu allen Rechtshändern und bei einem Großteil der Linkshänder die Sprache in der linken Hirnhemisphäre lokalisiert ist (◘ Tab. 2.1).

❯ Zwischen der Lokalisation von Sprache im Großhirn (Neokortex) und der Händigkeit besteht kein kausaler, sondern ein Häufigkeitszusammenhang. Damit kann aus der Händigkeit einer Person nicht auf die Dominanz einer Hirnhälfte für Sprache geschlossen werden. Die Sprachdominanz ist genetisch festgelegt.

In dem seltenen Fall, in dem eine ausschließlich rechtshemisphärische Läsion bei einem funktionellen (d. h. nicht umtrainierten) Rechtshänder zu einer Aphasie führt, wird von einer »**gekreuzten Aphasie**« gesprochen. Der häufig günstige Verlauf bei gekreuzten Aphasien wird durch eine stärkere bilaterale Sprachrepräsentation erklärt (Huber et al. 1997).

■ **Subkortikale Schädigungen**
Eine Aphasie kann jedoch nicht nur durch kortikale, sondern auch durch subkortikale Läsionen hervorgerufen werden. Insbesondere führen Schädigungen
— im Thalamus,
— in den Basalganglien,
— in der Capsula interna,
— im Marklager sowie
— in der weißen Markschicht

zu aphasischen Störungen (Schnider 1997). Die subkortikal bedingten Aphasien unterscheiden sich in ihrer Symptomatik nicht von den kortikal bedingten. Sie besitzen jedoch im Vergleich zu den

◘ Tab. 2.2 Ätiologie von Aphasien (eigene Daten; n = 436)

Ursache der Aphasie	Häufigkeit in Prozent
Schlaganfall	80
Schädel-Hirn-Trauma	10
Hirntumor	7
Hirnatrophie	1
Entzündliche Erkrankung des ZNS	1
Hypoxie	1

kortikalen Aphasien eine bessere Prognose für die Wiederherstellung sprachlicher Funktionen.

Eine Rangfolge mit Häufigkeitsangaben für diejenigen neurologischen Erkrankungen, die eine Aphasie verursachen können, findet sich in ◘ Tab. 2.2.

■ **Schlaganfall**
Wie der ◘ Tab. 2.2 zu entnehmen ist, treten Aphasien hauptsächlich als Folge von Schlaganfällen auf. Ein **Schlaganfall (Apoplex)** ist
— in 80% der Fälle auf eine Mangeldurchblutung (**Ischämie**) einer begrenzten Hirnregion und
— in 20% der Fälle auf eine Hirnblutung (**hämorrhagischer Insult**)

zurückzuführen (Dommel 1996; Huber u. Ziegler 2000). Die Ischämien sind
— in der Mehrzahl **thromboembolisch** vor allem aus dem Herzen und
— in der Minderzahl **hämodynamisch** als Folge einer Arteriosklerose

bedingt.

Während der Verschluss einer kleinen Arterie einen kleinen (**lakunären**) Hirninfarkt verursacht, führt der Verschluss einer großen Arterie zu einem großen (**territorialen**) Hirninfarkt. Bei den hämorrhagischen Insulten kommt es dazu, dass die Aussackung eines Blutgefäßes (**Aneurysma**) z. B. infolge eines plötzlichen Blutdruckanstiegs platzt und in das Hirngewebe einblutet (Hirnblutung, Häufigkeit ca. 15%). Das Blut kann jedoch auch in den Raum zwischen Hirngewebe und weicher Hirnhaut (Arachnoidea) eindringen. Es resultiert dann mit einer Häufigkeit von ca. 5% eine **Subarachnoidalblutung** (SAB).

Die **Risikofaktoren für einen Schlaganfall** umfassen im Wesentlichen
- Bluthochdruck (arterielle Hypertonie),
- kardiale (Herz-)Erkrankungen,
- erhöhte Blutfette (Hypercholesterinämie; Hyperlipidämie),
- erhöhte Zuckerwerte (Hyperglykämie im Rahmen eins Diabetes mellitus),
- Alkohol- und Nikotinabusus,
- Übergewicht (Adipositas),
- Ovulationshemmer in Kombination mit Nikotin sowie
- Bewegungsmangel

(Steinke u. Hennerici 1996). Treten mehrere dieser Risikofaktoren gemeinsam auf, dann erhöht sich die Wahrscheinlichkeit für einen Schlaganfall um ein Vielfaches.

> **❯ Häufig leben Patienten und Angehörige in der Furcht, dass sich ein neuer Schlaganfall ereignen könnte.**

Sie suchen dann Rat bei Ärzten, jedoch auch bei Therapeutinnen. Zu einer seriösen Aufklärung gehört es, einen Schlaganfall nicht als ein unabwendbares Schicksal darzustellen. Vielmehr kann durch eine Änderung des Lebensstils das Risiko für das Auftreten eines neuen Schlaganfalls (**Reinfarkt**/Reapoplex) gesenkt werden. Dazu gehört insbesondere die Kontrolle der beeinflussbaren Risikofaktoren.

Tipp Literatur
Solide und vor allem für Laien verständliche Informationen zum Thema Schlaganfall und Prophylaxe gibt es bei der Stiftung Deutsche Schlaganfall-Hilfe (»Kontaktadressen« im ▶ Serviceteil).

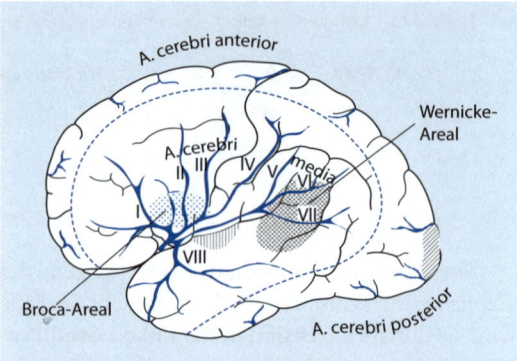

❑ Abb. 2.1 Versorgungsgebiet und Verteilung der Äste der A. cerebri media links sowie Lokalisation der Sprachareale. (Nach Duus 1995, S. 424, mit freundl. Genehmigung). *I* A. orbitofrontalis, *II* A. praerolandica, *III* A. rolandica, *IV* A. parietalis anterior, *V* A. parietalis posterior, *VI* A. angularis, *VII* A. temporalis posterior, *VIII* A. temporalis anterior

▪ Blutversorgung

Die linke Hirnhemisphäre wird durch die 3 großen Arterien
- A. cerebri anterior links,
- A. cerebri media links und
- A. cerebri posterior links

mit Blut versorgt (❑ Abb. 2.1). Dabei hat die A. cerebri media nicht nur das größte Versorgungsgebiet (ca. zwei Drittel der Hemisphäre), sondern sie versorgt mit ihren Ästen auch die beiden **Hirnareale**, die **für Sprache relevant** sind: zum einen
- das im hinteren Anteil der 2. und 3. Stirnwindung liegende **BrocaAreal** (Brodmann-Areale 44 und 45) durch die vordere Mediaastgruppe, insbesondere jedoch durch die A. praerolandica, und zum anderen
- das im hinteren Anteil der ersten Schläfenlappenwindung liegende **Wernicke-Areal** (Brodmann-Areal 22) durch die hintere Mediaastgruppe, insbesondere jedoch durch die A. temporalis posterior (Huber u. Ziegler 2000).

Linkshemisphärische Schlaganfälle ereignen sich bevorzugt im Versorgungsgebiet der A. cerebri media (Huber et al. 1997). Kommt es zu einem **kompletten Mediainfarkt**, so resultiert eine großflächige Läsion der linken Hemisphäre. Da dabei sowohl das Broca- als auch das Wernicke-Areal zerstört werden, hat dies umfassende sprachliche Ausfälle

☐ Tab. 2.3 Prädiktoren und ihr Einfluss auf eine Wiederherstellung von Funktionen nach Schlaganfall. (Nach Frommelt 1999)

Prädiktor	Einfluss auf den Rehabilitationserfolg
Alter	Gering
Ätiologie	Gering
Betroffene Hemisphäre	Gering
Soziales Netz	Vorhandensein verbessert Prognose deutlich
Ausmaß der initialen Hirnschädigung	Je größer die Läsion, desto ungünstiger die Prognose
Komorbidität	Nicht die Anzahl, sondern die Schwere von Begleiterkrankungen ist bedeutsam
Vorangegangener Schlaganfall	Nicht der Schlaganfall selbst, sondern die funktionellen Einschränkungen sind bedeutsam
Funktionelle Einschränkungen in der Frühphase	Je schwerer die initialen Funktionseinschränkungen, desto ungünstiger die Prognose
Herzinsuffizienz	Ungünstiger Prädiktor
Initiale Blaseninkontinenz	Ungünstiger Prädiktor
Mangelhafte Rumpfkontrolle	Ungünstiger Prädiktor
Kognitive Defizite, insbesondere Neglect	Ungünstiger Prädiktor
Handfunktion	Wiederherstellung der Handfunktion, wenn nach einem Monat willkürliche Greiffunktionen möglich sind

zur Folge. Liegt jedoch ein Mediateilinfarkt vor, bei dem einzelne Mediaäste betroffen sind, ist die entstehende Läsion kleiner. Ein **Mediateilinfarkt** führt dann zu einer Aphasie, wenn er sich auf die Versorgung durch die A. praerolandica oder die A. temporalis posterior auswirkt.

> ❯ **Das Ausmaß und der Ort einer Hirnläsion sind für die Variabilität aphasischer Störungen entscheidend.**

Dabei ist eine große Läsion prognostisch ungünstiger als eine kleine (Frommelt 1999). Über weitere **prognostische Prädiktoren** für eine Wiederherstellung von Funktionen nach Schlaganfall informiert ☐ Tab. 2.3.

> ❗ **Manchmal werden das Alter eines Patienten oder die betroffene (linke) Hirnhemisphäre als ungünstige Prädiktoren für einen Rehabilitationserfolg genannt. Diese Argumente sind nach neuen Erkenntnissen falsch (Frommelt 1999). Damit ist es nicht (mehr) zu vertreten, einen Patienten mit einer Sprachstörung allein aufgrund seines Alters von einer Behandlung auszuschließen.**

2.3 Welche Störungen können mit einer Aphasie einhergehen?

Hier werden die Störungen aufgezählt, die eine Aphasie begleiten können. Dabei wird deutlich, dass ein Betroffener in der Regel nicht nur die Hilfe von Sprachtherapeutinnen benötigt, sondern auch die einer Anzahl weiterer Spezialisten.

Zwar können aphasische Störungen isoliert auftreten, aber häufig werden sie von weiteren (**nichtsprachlichen**) **Problemen** begleitet. Diese lassen sich in einem groben Schema zusammenfassen (☐ Tab. 2.4). In der Tabelle sind zusätzlich die Berufsgruppen angegeben, die sich typischerweise einer bestimmten Störung annehmen.

Aus den aufgelisteten Störungen ergeben sich oft **psychosoziale Probleme** (vgl. auch Herrmann

2

▣ Tab. 2.4 Begleitstörungen zu einer Aphasie

	Störung	Zuständige Berufsgruppe
Medizinisch-pflegerische Probleme	- (Zentrale) Schmerzen, veränderte Temperatur- und Tastempfindungen	Neurologie, Ergotherapie, Physiotherapie
	- Epilepsie	Neurologie, Epileptologie
	- Dekubitus/Inkontinenz	Krankenpflege
Sensomotori-sche Probleme	- Hemiplegie (rechts) (komplette Halbseitenläh-mung)	Physiotherapie, Ergotherapie, Sport-therapie
	- Hemiparese (rechts) (inkomplette Halbseiten-lähmung)	Physiotherapie, Ergotherapie, Sport-therapie
	- Gestörte Tiefensensibilität	Physiotherapie, Ergotherapie
	- Fazialisparese (rechts) (Gesichtslähmung)	Logopädie, Physiotherapie
	- Dysphagie (Schluckstörung)	Logopädie, Diätberatung, Krankenpflege, Neurologie, Radiologie, HNO-Medizin, Phoniatrie
	- Dysarthrophonie/Sprechapraxie (Sprechstörungen)	Logopädie
Neuropsycholo-gische Probleme	- Hemianopsie (Halbseitenblindheit)	Orthoptik
	- Doppelbilder	Orthoptik
	- Neglect (Halbseitenvernachlässigung)	Neuropsychologie, Orthoptik
	- Anosognosie (fehlende Krankheitseinsicht)	Neuropsychologie
	- Apraxie (gestörte Handlungsfolgen)	Ergotherapie, Neuropsychologie
	- Agnosie (gestörte Objekterkennung)	Neuropsychologie
	- Amnesie (Gedächtnisstörung)	Neuropsychologie
	- Vigilanzminderung (reduzierte Wachheit)	Gesamtes therapeutisches Team
	- Aufmerksamkeitsdefizite	Neuropsychologie
	- Störungen der Affekt- und Impulskontrolle	Neuropsychologie, Neurologie
	- Störungen der Exekutivfunktionen (Störungen im vorausschauenden Denken und Handeln)	Neuropsychologie
Psychopatholo-gische Probleme	- Depressionen (»post stroke depression«) - Schlafstörungen - Angststörungen	Neurologie, Neuropsychologie

u. Wallesch, 1989; Herrmann et al. 1993). Mitarbeiterinnen der Sozialberatung haben regelmäßig damit zu tun, ambulante Hilfsdienste zur häuslichen Unterstützung zu organisieren oder geeignete Pflegeeinrichtungen zu finden, Selbsthilfegruppen zu vermitteln, eine Betreuung einzuleiten und finanzielle Hilfen in Form von Krankenhaustagegeld, Rente oder Schwerbehindertengeld und eine Einstufung in die Pflegeversicherung zu beantragen.

Jenseits der pflegerischen und finanziellen Probleme wirkt sich eine Aphasie auch oft einschneidend auf die **familiäre Situation** eines Patienten aus. Ein sicherlich nicht alltägliches Beispiel dafür ist die Geschichte von Herrn K.

Beispiel
Der 55-jährige Herr K. hat sich von seiner Ehefrau und den beiden schon erwachsenen Kindern getrennt, um mit seiner Lebensgefährtin in einer gemeinsamen Wohnung zu leben. Die Scheidung ist bereits beantragt, als Herr K. einen Schlaganfall erleidet. Bei Aufnahme in die Rehabilitation werden eine Stuhl- und Urininkontinenz, eine Hemiparese rechts, eine Fazialisparese rechts, eine Dysphagie, eine globale Aphasie sowie der Verdacht auf eine Sprechapraxie diagnostiziert. Nach der Entlassung aus der Rehabilitationsbehandlung, in der eine Verbesserung des Sprachverständnisses sowie ein rudimentärer Gebrauch von »ja« und »nein« erreicht

werden konnte, beraumt der zuständige Richter am Familiengericht einen Verhandlungstermin wegen der Scheidung an. Die Frage des Richters, ob sich die Ehefrau scheiden lassen wolle, wird von dieser verneint. Dieselbe Frage an Herrn K. gestellt führt aufgrund der nach wie vor ausgeprägten Aphasie zu keiner eindeutig verwertbaren Antwort. Während die Lebensgefährtin die Scheidungsabsicht von Herrn K. vor Gericht bekräftigt, widersprechen dessen Kinder entschieden und argumentieren, dass sich ihr Vater der Mutter wieder zugewandt habe. Die Lebensgefährtin betreibe die Scheidung nur, weil sie sich von einer Ehe mit dem Vater finanzielle Vorteile erhoffe. Da sich der Richter über die Absichten von Herrn K. keine Klarheit verschaffen kann, gibt er ein Gutachten in Auftrag. Dieses soll den Willen von Herrn K. klären. Der Gutachter kommt in seinem Bericht zu dem Schluss, dass nach einer umfangreichen Prüfung der kognitiven Fähigkeiten ein eindeutiger Wille von Herrn K. zu erkennen sei: Er lehne die Scheidung ab und wolle die Ehe wieder aufnehmen.

Das Ausmaß der Krankheitsfolgen wird jedoch nicht allein durch demografische, medizinische oder funktionelle Faktoren bestimmt (vgl. ◘ Tab. 2.3). Ein nicht zu unterschätzender förderlicher oder hinderlicher Einfluss geht auch von internen und externen Kontextfaktoren aus (Fries et al. 2005). **Externe Kontextfaktoren** (Umweltfaktoren) stellen unter anderem die Verfügbarkeit sozialer Unterstützung, die finanzielle Situation oder die Wohnsituation dar. **Interne Kontextfaktoren** beziehen sich auf die erkrankte Person selbst und schließen beispielsweise prämorbide Fähigkeiten, Persönlichkeitsmerkmale, biografische Aspekte sowie Bewältigungsstrategien ein (vgl. ICF-Modell in ► Abschn. 3.2.1).

Externe und Interne Kontextfaktoren beeinflussen den Verlauf einer neurologischen Erkrankung und sollten daher bei Überlegungen zur Prognose und Therapieplanung unbedingt berücksichtigt werden (Prigatano 2004).

Nahezu alle Begleitsymptome üben einen Einfluss auf die logopädische Arbeit aus: So führt eine **Hemianopsie** (Halbseitenblindheit) dazu, dass z. B. Wörter oder Sätze nicht mehr richtig gelesen werden können, eine **Parese** (Lähmung) der rechten Hand verhindert, dass ein Stift in dieser meist bevorzugten Hand gehalten werden kann, und eine zu **kurze Aufmerksamkeitsspanne** reduziert die Dauer einer Therapiesitzung.

Um auch den Begleitstörungen gerecht zu werden, ist eine multidisziplinäre (von verschiedenen Berufsgruppen getragene) Behandlung von Patienten mit einer Aphasie notwendig.

In der stationären Rehabilitation sollten sich die verschiedenen Berufsgruppen in regelmäßigen Abständen treffen, um gemeinsame Ziele und ein einheitliches therapeutisches Vorgehen zu verabreden. Damit wandelt sich die multidisziplinäre Zusammenarbeit in eine **interdisziplinäre**, die in der (neurologischen) Rehabilitation zu bevorzugen ist (Drechsler 1999, 2000).

2.4 Definitionen: Aphasie, Alexie, Agraphie und Akalkulie

Die Begriffe »Aphasie«, »Alexie«, »Agraphie« und »Akalkulie« werden definiert und damit von anderen Störungen abgegrenzt.

Aphasien sind definiert als zentral bedingte Störungen der Sprache, die nach abgeschlossenem Spracherwerb aufgrund einer erworbenen Hirnschädigung auftreten.

Typischerweise setzen die Störungen plötzlich ein und beruhen auf einer umschriebenen Läsion der linken Hirnhemisphäre. Bei degenerativen Erkrankungen des Gehirns, wie z. B. bei Morbus Alzheimer, kann es jedoch auch zu fortschreitenden aphasischen Störungen (progrediente Aphasie) kommen, die nicht auf eine umschriebene Hirnläsion zurückführbar sind. Die aphasischen Symptome lassen sich als Beeinträchtigungen auf **allen linguistischen Ebenen** und in **allen sprachlichen Modalitäten** beschreiben. Dadurch sind Aphasien als **supramodale** und **multimodale Sprachstörungen** charakterisiert. Eine Aphasie betrifft immer das System Sprache und ist damit keine Sprech-, Denk- oder Hörstörung.

2

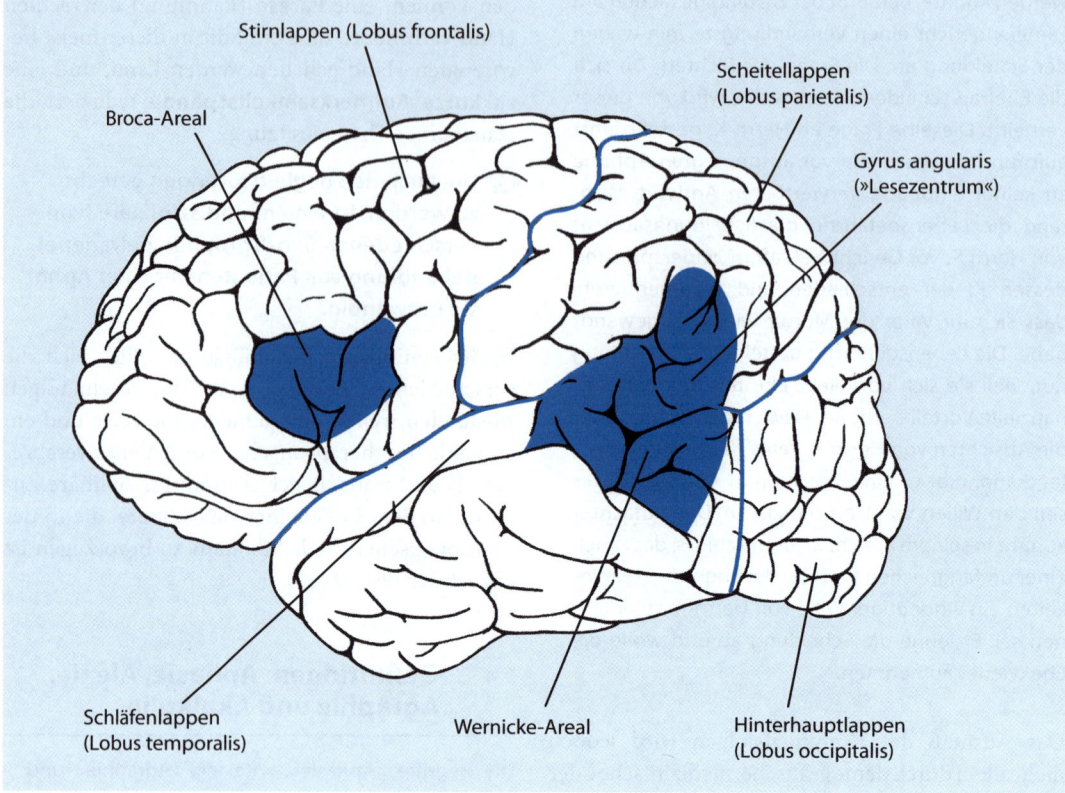

Stirnlappen (Lobus frontalis)

Scheitellappen
(Lobus parietalis)

Broca-Areal

Gyrus angularis
(»Lesezentrum«)

Schläfenlappen
(Lobus temporalis)

Wernicke-Areal

Hinterhauptlappen
(Lobus occipitalis)

◻ **Abb. 2.2** Lokalisation des Lese- und Schreibzentrums

> Der Begriff »kindliche Aphasie« birgt einen Widerspruch in sich, weil die Diagnose einer Aphasie einen vollendeten Spracherwerb voraussetzt.

Da der Spracherwerb erst mit dem Beginn der Pubertät abgeschlossen ist (Lenneberg 1977), kann im Kindesalter streng genommen keine Aphasie vorliegen. Wird der Begriff dennoch verwendet, soll er zum Ausdruck bringen, dass eine Sprachstörung durch eine erworbene Hirnschädigung verursacht worden ist (▶ Abschn. 3.2.6).

> Unter Alexien (Synonym: Dyslexien) werden Störungen des Lesens verstanden, die nach abgeschlossenem Leseerwerb aufgrund einer erworbenen Hirnschädigung auftreten. Agraphien (Synonym: Dysgraphien) sind als Störungen des Schreibens definiert, die nach abgeschlossenem Schreiberwerb wiederum als Folge einer erworbenen Hirnschädigung auftreten.

Alexien und Agraphien können sich als isolierte Störungen zeigen, in der Regel sind sie jedoch mit einer Aphasie verbunden. Sie sind von
= einer Lese-Rechtschreib-Schwäche,
= einem Analphabetismus und
= einem funktionellen Analphabetismus

abzugrenzen, die als Störungen entweder während des Lese-/Schreiberwerbs auftreten oder auf eine mangelnde Schulbildung zurückzuführen sind.
Sowohl die Alexien als auch die Agraphien werden durch Läsionen im Gyrus angularis und im Gyrus supramarginalis (dem Lese-Schreib-Zentrum) verursacht, die sich im linken Parietallappen befinden (◻ Abb. 2.2). Es werden jedoch auch andere Läsionsorte für Alexien (Black u. Behrmann

1994; Huber 1997) und Agraphien (Roeltgen 1994) angenommen.

> ❯ **Bei Akalkulien (Synonym: Dyskalkulien) kommt es infolge einer Hirnschädigung zu Störungen im Umgang mit Zahlen.**

Dabei können Schwierigkeiten im Bereich der Zahlenverarbeitung oder mit dem Rechnen vorliegen. Bei einer Akalkulie handelt es sich um eine erworbene Störung bei prämorbid adäquaten Rechenfähigkeiten. Eine aphasische Störung geht häufig mit einer Akalkulie einher.

Zahlenleistungen sind überwiegend kortikal repräsentiert und umfassen nicht nur Zentren in allen 4 Hirnlappen der linken Hemisphäre, sondern auch rechtshemisphärische Gebiete im Parietallappen. Einzelne Komponenten der Zahlenverarbeitung können mit bestimmten Hirnarealen in Verbindung gebracht werden. Das Lesen und Schreiben von Zahlen ist z. B. links temporoparietal, das räumliche Anordnen von Zahlen vorwiegend rechts parietal und das Rechnen rechts- und linkshemisphärisch lokalisiert.

Aphasische Symptome und Syndrome

B. Schneider, M. Wehmeyer, H. Grötzbach

3

3.1 Welche Fehler machen Patienten mit einer Aphasie beim Sprechen?

M. Wehmeyer, H. Grötzbach, B. Schneider

Die für den sprachlich expressiven Bereich definierten Symptome werden aufgelistet und erklärt. Fehler, die beim Lesen oder Schreiben entstehen können, werden in ▶ Kap. 4 beschrieben.

Vergleicht man die sprachlichen Fähigkeiten und Einschränkungen aphasischer Patienten miteinander, so stellt man fest, dass sich die Fehler beim Sprechen hinsichtlich Art und Ausprägung voneinander unterscheiden können. Zur Verdeutlichung sollen zunächst einige Beispiele dienen (U = Untersucherin, P = Patient).

Beispiel

U: Erzählen Sie mal von Ihrer Familie!

P1: Was ... hm ... äh ... mein Mutter ist gestorben ... erst kurz ... und ander Familie weit äh verstreut.

U: Was machen Ihre Geschwister denn so?

P1: Äh ... eine ... Rente ... andere Rente äh arbeiten im äh ... weiß ich nicht sehr ... hm ... das weiß ich nicht ... und andere äh Telefon nix.

U: Mit der haben Sie keinen Kontakt mehr? Und was machen Sie selbst?

P1: Auch ... äh Rente.

U: Welchen Beruf haben Sie denn gelernt?

P1: Ma äh Metzger aber zurzeit bin ich äh Staplerfahrer äh Auto fahren ... äh ... manchmal beschäftigen ... hm ... Großmarkt ... des was anfällt.

U: Und was machen Sie gern in Ihrer Freizeit?

P1: Des äh ... ist Sache der ... früher war ich äh gern Fußball aber jetzt ... Probleme äh gehen und äh sprechen und laufen äh ... äh kann ich nicht sprechen äh des ist ho äh hinfällig.

In der Spontansprache dieses Patienten fällt auf, dass ihn die Suche nach passenden Wörtern oder Sätzen sehr anstrengt.

Ganz andere Auffälligkeiten zeigt jedoch folgender Patient:

Beispiel

U: Erzählen Sie doch mal, wie das mit der Krankheit angefangen hat!

P2: Mit einer farte zu einem wie sagt man einfach oder ich wie heißt das ... huchwang ... bringheit ... ne wie heißt'n die die wie die weide des weiß ich gar ... also ich bin vom Gart ... vom Kohn defraum hab ich ein Wein gegolt zum Breunen ... und da bin ich beim einen war raus beim dennenächst ... hoppsa einfach bin ich umgefallen ungelabert ... ja und bin ich aber ich sofort wieder ausgelassen ... ne ... dann wieder ausgelassen ne ... und bin ich auch wieder rausgewachsen ne ... und zwo zwei äh Uksenstein ... ne bin ich dann gleich wieder aufgeschoben und aber noch mehr nazu daheim zu ru zugelupst hätten ne ... und da hat die natürlich auch dann schon die Frauen ... bei mir gewein.

Diesen Patienten scheint das Sprechen kaum anzustrengen, und es bleibt unklar, in welchem Ausmaß er seine sprachlichen Fehler überhaupt wahrnimmt. Die vielen lautlichen Veränderungen machen seine Äußerungen nahezu unverständlich.

Eine ausgedehnte Hirnschädigung kann dazu führen, dass im Gespräch keine Informationen mehr vermittelt werden können:

Beispiel

U: Sie waren in Regensburg. Was ist denn dort passiert?

P3: ... keine Ahnung ...

U: Sie sind operiert worden?

P3: Ja.

U: Wo denn?

P3: ja ... es passt schon es ist keine Ahnung es ist passt schon

U: Können Sie noch mal versuchen zu sagen, wo Sie operiert worden sind?

P3: Na.

U: Eine Operation am Kopf?

P3: Ja.

U: Und was haben die Ärzte gemacht?

P3: ... da des is ... i weiß net ... des passt schon und dann ... ist wursch

U: Wann ist das gewesen?

P3: Ah ... jetza ... ah keine Ahnung ... ah eins zwei drei ungefähr

Exkurs

Was ist der Unterschied zwischen »phonologisch«, »phonematisch« und »phonetisch«?
Es mag anfangs verwirrend sein, »phonematischen« und nicht »phonologischen« Paraphasien zu begegnen. Glücklicherweise kann die Verwirrung leicht behoben werden: In linguistischen Lexika sind die beiden Begriffe als Synonyme aufgeführt (Bußmann 1990; Peuser u. Winter 2000). In den wenigen Fällen, in denen sie nicht synonymisch verwendet werden, steht die Phonematik als Oberbegriff für die Phonologie und Phonetik oder – vor allem in Frankreich – für den Bereich der Phonologie, der sich mit den einzelnen Phonemen (bedeutungsunterscheidenden Sprachlauten) beschäftigt (Bußmann 1990).

Die Phonologie (und mithin die Phonematik) ist der Teilbereich der Linguistik, der Phoneme identifiziert, ihre relevanten Eigenschaften beschreibt und die Beziehungen der Phoneme untereinander analysiert (Bußmann 1990). Damit stehen die Phoneme im Vordergrund des phonologischen Interesses. Sie werden z. B. durch Minimalpaare ermittelt. Ein Minimalpaar besteht aus zwei Wörtern, die sich in nur einem Laut unterscheiden (z. B. »Rat« und »Tat«). Bewirkt der Lautunterschied einen Bedeutungsunterschied, wie es in dem Beispiel der Fall ist, liegen zwei Phoneme (/r/ und /t/) vor. Dies gilt auch dann, wenn durch Austausch eines Lautes ein Nicht-Wort ohne Bedeutung entsteht (z. B. »Rat« und »Pat«).

Phoneme sind nicht mit gesprochenen Lauten gleichzusetzen. Vielmehr handelt es sich um abstrakte Einheiten, da bei ihnen diejenigen lautlichen Merkmale vernachlässigt werden, die nicht zur bedeutungsunterscheidenden Funktion beitragen (Bußmann 1990). Für die Bedeutung des Wortes »Rat« ist es beispielsweise irrelevant, ob das Phonem /r/ als Zungen-[r] oder als Rachen-[R] artikuliert wird. Der (dialektal bedingte) Lautunterschied spielt daher bei der Bestimmung des Phonems /r/ keine Rolle. Um den abstrakten Status der Phoneme zu kennzeichnen, werden sie zwischen zwei Schrägstrichen geschrieben. Im Gegensatz dazu werden tatsächlich realisierte Laute, die den Gegenstandsbereich der Phonetik darstellen, in eckigen Klammern notiert.

Der Begriff »phonematische Paraphasie« bringt zum Ausdruck, dass aufgrund gestörter phonologischer Prozesse die Wahl oder die Reihenfolge der Phoneme für ein Zielwort durch eine Addition (Hinzufügung), Substitution (Ersetzung), Elision (Auslassung) oder Metathese (Umstellung) verändert worden ist. Da von der Artikulation eines Fehlers abstrahiert wird, heißt die Paraphasie folgerichtig »phonematisch« und nicht »phonetisch«. Die artikulatorischen Fähigkeiten sind jedoch dann nicht mehr zu vernachlässigen, wenn zusätzlich zu einer Aphasie eine Sprechstörung (Dysarthrophonie oder Sprechapraxie) vorliegt.

Selbst wenn die sprachlichen Fähigkeiten eines Patienten ausreichen, um sich ohne Unterstützung zu verständigen, können seine Äußerungen auffällig bzw. fehlerhaft sein:

Beispiel
U: Erzählen Sie mal, wie das alles angefangen hat mit den Schwierigkeiten!

P4: In der Nacht ist das passiert. Ja, also dieser … ja wie soll ich halt sagen das … Eigentlich äh ich hab erst gar nicht das … vielleicht nicht gemerkt. Ja und dann ist das so gewesen, dass ich gemerkt hab … ich bin vom Zimmer überhaupt nicht mehr rausgekommen … Ja und jedes Mal, wenn ich im Grund genommen fertig war und wollte wieder aufstehen, bin ich wieder umgefallen, das weiß ich noch. Und dann weiß ich wieder einmal paar Stunden weiß ich überhaupt nichts mehr. Ja … im Grund eigentlich die ganze ich denk mal die ganze Nacht war des des ein einz… einige Mal des passiert ist so. Und dann äh hab ich eigentlich äh wie soll ich sagen … äh … ich denke mir selber heute, heutzutage bin ich schon mal weiter.

> **Je nach Ausmaß und Ort der Hirnschädigung treten sprachliche Fehler (aphasische Symptome) in unterschiedlicher Kombination und in unterschiedlichem Schweregrad auf.**

In ◻ Tab. 3.1 werden alle aphasischen Symptome mit Definitionen und Beispielen vorgestellt, zur Erklärung der Terminologie siehe auch ► Exkurs »Was ist der Unterschied zwischen ‚phonologisch‘, ‚phonematisch‘ und ‚phonetisch‘?«.

Fazit
- Aphasische Fehler lassen sich als Symptome beschreiben.
- Es kann zu Störungen im Satzbau, in der Wortwahl bzw. Wortbildung oder in der Kombination von Lauten kommen. Zusätzlich können automatisierte Sprachelemente oder suprasegmentale Auffälligkeiten vorliegen.
- Aphasische Symptome können in unterschiedlicher Kombination und in unterschiedlichem Schweregrad auftreten.

3

◻ Tab. 3.1 Aphasische Symptome und Störungsmerkmale mit Definitionen und Beispielen

Symptome und Störungsmerkmale		Definition	Beispiele
Automatisierte Sprachelemente	Echolalie	Wiederholen einer Äußerung des Gesprächspartners mit oder ohne leichte Umformungen in Wortstellung oder Wortwahl.	**U:** »Wie hat das angefangen mit Ihrer Krankheit?« **P:** »Ja, wie das angefangen hat mit Ihrer Krankheit, das war ganz schnell und vorbei.«
	Perseveration	Unbeabsichtigte und unpassende Wiederholung eines zuvor aktivierten Wortes oder Satzteils, wobei der (sprachliche) Kontext eine neue Reaktion verlangt. Semantische, prosodische oder morphosyntaktische Merkmale weisen auf eine Perseveration hin.	»Vor zwanzig Jahren hab ich meine Frau geheiratet, und dann kam auch schon bald meine älteste *Frau* auf die Welt.« »Ich hab ein Buch und sogar eine *Buch* dabei.« »Ja und bin ich aber ich sofort wieder ausgelassen … ne … dann wieder *ausgelassen* ne … und bin ich auch wieder rausgewachsen ne.«
	Redefloskel	Inhaltsleere Redewendung, die - variabel in Wortwahl und Länge ist und - vereinzelt auftritt.	»Mit einer farte zu einem *wie sagt man einfach oder ich wie heißt das* …«
	Stereotypie	Ein Wort oder eine Redefloskel, das/die - kontextadäquat, aber - formstarr ist und - ständig wiederkehrt.	»Ach, *das kann ich nicht.* Also ich bin … nein ich wollte schon äh … *das kann ich nicht* … ich wollte zuerst nach Hause und dann äh … zu Hause äh … ach … *das kann ich doch nicht*.«
	Sprachautomatismus	Ein Wort oder eine Redefloskel, das/die - formstarr ist, - ständig wiederkehrt, - weder lexikalisch noch syntaktisch in den sprachlichen Kontext passt und - gegen die vom Gesprächspartner erwartete Intention hervorgebracht wird.	**U:** »Wo sind Sie operiert worden?« **P:** »Ja… *es passt schon* es ist keine Ahnung *es ist passt schon*.« **U:** »Und was haben die Ärzte gemacht?« **P:** »I weiß net… *des passt schon* und dann… ist wurscht.«
	»Recurring Utterances«	Sprachautomatismen, die ausschließlich aus einer flüssigen Aneinanderreihung von Silben, Wörtern oder Phrasen bestehen.	**U:** »Erzählen Sie mal von Ihrer Familie.« **P:** *»Ach Gott ach Gott. Gott oh Gott oh Gott.«* **U:** »Sind Sie verheiratet?« **P:** *»Gott ach Gott oh Gottogott.«*
Agrammatismus		Aneinanderreihung einzelner Inhaltswörter ohne grammatische Verknüpfung.	»Ja also Mann … und Tochter zwei … und üben und schreiben … und Wochenende äh spazieren.«

3.1 · Welche Fehler machen Patienten mit einer Aphasie beim Sprechen?

19

3

◻ Tab. 3.1 Fortsetzung

Symptome und Störungsmerkmale		Definition	Beispiele
	Kurze, einfache Sätze bzw. unvollständige Sätze	Sätze mit Subjekt und Prädikat ohne Einbettungen von attributiven Ergänzungen oder Nebensätzen.	»Zuerst äh bewusstlos war ich und so … Mein Mann äh … telefonieren … und dann ja mit Krankenwagen also dann äh … Klinik fahren … und das war äh … ach, ich kann das nicht.«
	Satzabbruch	Ein begonnener Satz wird unvollständig abgebrochen, erkennbar auch an prosodischen Merkmalen (Sprechmelodie, Sprechrhythmus).	»Früher war ich äh gern Fußball aber jetzt … Probleme äh gehen und äh sprechen und laufen äh … äh kann ich nicht sprechen äh des ist ho äh hinfällig.«
	Fehlende Funktionswörter	Auslassen von Artikeln, Pronomen, Präpositionen.	
	Fehlende Flexionsformen	Fehlende Deklination von Nomen, Adjektiven oder Artikeln bzw. fehlende Konjugation von Verben. Redefloskeln werden hingegen grammatisch korrekt gebildet.	
Paragrammatismus	Lange, komplexe Sätze	Sätze mit Einbettungen von attributiven Ergänzungen oder Nebensätzen, die dadurch oft auffällig lang und verschachtelt sind.	»Die Mutter sieht sehr traurig aus, und man sieht ihr an, dass sie gar nichts an sich denkt jetzt, wenn sie den Teller mit dem, ja wenn eben die beiden schon abgetrockneten Tassen und den anderen Teller, der schon fertig war äh, hat sie nachher oder wird sie noch immer mal mit dem Geschirr hantieren.«
	Satzverschränkung	Überschneidung von zwei Satzstrukturen, die ohne sprachliches Suchverhalten in einem Intonationsbogen gesprochen werden. Dabei ist das verschränkende Satzteil sowohl Bestandteil des ersten wie auch des zweiten Satzes.	»Ich wollte ja eigentlich am Abend hat meine Frau angerufen.«
	Verdopplung von Satzteilen	Identische Satzteile werden innerhalb eines Satzes unpassend wiederholt, wobei im Gegensatz zur Perseveration an dieser Stelle kein (anderes) Wort oder Satzteil erforderlich wäre.	»Ich hab ja Fußball gerne im Verein Fußball gern gespielt.« »Wie soll ich das so sagen sollen?«
	Falsche Flexionsformen	Unpassende Deklination von Nomen, Adjektiven, Artikeln oder Pronomen bzw. unpassende Konjugation von Verben.	»Das äh das kann ich schon jeden Tagen lang trainierst und so weiter.« »Mein Freund will mir morgen besuchen.«
Paraphasie	Semantische Paraphasie	Fehlerhaftes Auftreten eines Wortes der Standardsprache, das zum Zielwort entweder eine bedeutungsmäßige Ähnlichkeit hat (enge semantische Paraphasie) oder grob davon abweicht (weite semantische Paraphasie). In der Spontansprache sind semantische Paraphasien dadurch erkennbar, dass Wörter semantisch unpassend verknüpft werden.	»Meine zwei Freundinnen sind nach Garmisch gegeben.« »Ich hab äh … meine Mutter ja schon vor fast zwanzig Jahren äh hab ich die geheiratet.«

3

◻ Tab. 3.1 Fortsetzung

Symptome und Störungsmerkmale		Definition	Beispiele
	Phonematische Paraphasie	Lautliche Veränderung eines Wortes durch Ersetzung (Substitution), Auslassung (Elision), Hinzufügung (Addition) oder Umstellung (Metathese) einzelner Laute. Das Zielwort bleibt erkennbar.	»Dann hat meine *Schester* gesagt, ich soll ins *Trankenhaus*.« »Letzte Nacht hab ich einen schrecklichen *Hasten* gehabt.«
	Conduite d'approche	Stufenweises semantisches oder phonematisches Annähern an ein Zielwort im Rahmen eines Selbstkorrekturversuchs.	»Das mit dem *Salt* äs *Schalk* äh nein nicht *Schag* äh *Schlag* genau, das war ja schon in langer Zeit.«
	Conduite d'écart	Stufenweises semantisches oder phonematisches Abdriften von einem Zielwort im Rahmen eines Selbstkorrekturversuchs.	»Und dann sind wir in die *Klinek* äh nein in die *Kliner* oder *Ki Kiner Kinel* nein ach dahin halt so hierher.«
	Formale Paraphasie	Ganzwortersetzung mit phonologischer Ähnlichkeit zum Zielwort.	»Im Sommer … ich immer gerne…. *Schrank* gegangen…« (statt Strand)
Neologismus	Semantischer Neologismus	Zusammengesetztes Wort (Nomenkompositum), das in der Standardsprache nicht üblich ist.	»Ich kann ja immer noch gerne mit dem *Eiergarten* hantieren.«
	Phonematischer Neologismus	Lautliche Veränderung eines Wortes, die dazu führt, dass ein Zielwort nicht mehr erkannt wird.	»… und zwo zwei äh *Uksenstein* … ne bin ich dann gleich wieder aufgeschoben und aber noch mehr nazu daheim zu ru zugelupst hätten ne …«
Supraseg-mentale Störungen	Logorrhö	Ungehemmte, überschießende Sprachproduktion. Selbst auf geschlossene Fragen reagiert der Patient mit ausschweifenden Äußerungen. Manche Patienten lassen sich dabei nur schlecht unterbrechen.	U: »Hatten Sie einen Schlaganfall?« P: »Ach, das mit dem Schlaganfall, wenn das so einfach, also ich komme ja normalerweise in meinem Beruf kann ich machen was ich will, und da ist das dann mal so und mal so aber eigentlich macht die Arbeit gar keine Mühe, wenn Sie wissen, was ich meine. Und da bleibt dann keine Zeit mehr mit dem Fußball und all den anderen Dingen. Das bedauere ich schon sehr und meine Mutter schimpft und schimpft.«
	Nichtflüssige Sprachproduktion	Viele Unterbrechungen und verlangsamte Sprechgeschwindigkeit (weniger als 90 Wörter pro Minute) bei einer durchschnittlichen Phrasenlänge von weniger als 5 Wörtern.	»Ich … äh ich hab äh … will schon äh ja … also die Zeitung … ja genau … ach, das geht nicht … mit der Zeitung oder … na ja Sie wissen schon.«
	Sprachanstrengung	Schwierigkeit, Gedanken sprachlich auszudrücken aufgrund von phonematischen, semantischer oder morphosyntaktischen Störungen.	»Grade war ich ja im Guts nein im *Zupa* äh nicht so … *Zuper* ach *Supermat Su-per-markt* eben und hab den … na also den neuen äh hm also hab ich dort den äh Mensch, wie heißt der denn, der der äh … der also so was *Dummes*, der *Dof Doster* na *Doktor* ge äh na … troffen.«

3.1 · Welche Fehler machen Patienten mit einer Aphasie beim Sprechen?

21

3

■ **Tab. 3.1** Fortsetzung

Symptome und Störungsmerkmale		Definition	Beispiele
	Semantischer Jargon	Sinnlose Aneinanderreihung von semantischen Paraphasien oder Neologismen und Redefloskeln bei flüssiger Sprachproduktion.	»Und mit der Maschine ist ja dann auch im Haus gegeben, wenn aber meine Zähne nicht so kommen … ich will ja schon mal wieder alles bauen und meine Frau ja genauso.«
	Phonematischer Jargon	Sinnlose Aneinanderreihung von phonematischen Paraphasien oder Neologismen bei flüssiger Sprachproduktion.	»Mit einer farte zu einem wie sagt man einfach oder ich wie heißt das … huchwang … bringheit … ne wie heißt'n die die wie die weide des weiß ich gar … also ich bin vom Gart… vom Kohn defraum hab ich ein Wein gegolt zum Breunen.«
Wortfin-dungsstörung	Störung in der Wortbedeutung	Stocken im Sprachfluss, wobei offensichtlich ein bestimmtes Wort nicht zur Verfügung steht. Stattdessen kommt es zu Interjektionen, Redefloskeln, Wortwiederholungen oder Satzabbrüchen. Die Bedeutung des Zielwortes ist ungenau oder verfälscht, der Artikel eines gesuchten Nomens ist in der Regel ebenso wenig aktivierbar. Kompensatorisch kommt es vor allem zu semantischen Paraphasien.	»Und dann gehe ich äh ich gehe in äh in … na, wie heißt das noch mal … ins Kino … nein, nicht Kino … also ich gehe gerne in … ist ja auch egal.«
	Störung in der Wortformaktivierung	Stocken im Sprachfluss, wobei offensichtlich ein bestimmtes Wort nicht zur Verfügung steht. Stattdessen kommt es zu Interjektionen, Redefloskeln, Wortwiederholungen oder Satzabbrüchen. Die Bedeutung des Wortes ist klar, und der Artikel wird häufig schon genannt. Das Wort kann kompensatorisch gut umschrieben werden, und liegt dem Patienten »auf der Zunge« (»Tip-of-the-tongue-Phänomen«).	»Ich habe dann mit meiner Mu äh, nein, was sag ich denn, nicht Mutter, sondern mit meiner ja meiner Sches äh also nicht Bruder aber so ähnlich … es liegt mir auf der Zunge.«

3

3.2   Wie lassen sich Aphasien einteilen?

Wie viele andere Krankheitsbilder auch lassen sich Aphasien nach verschiedenen Gesichtspunkten unterscheiden und klassifizieren. Zunächst soll Aphasie als Gesundheitsstörung übergreifend in das Klassifikationssystem der ICF eingeordnet werden, um deutlich zu machen, dass über die reine Sprach-Funktionsstörung hinaus weitere Facetten bei Menschen mit Aphasie betroffen sind. Anschließend werden Aphasien nach ihrer Dauer, der Flüssigkeit der Sprachproduktion und nach Syndromen unterschieden. Solche Möglichkeiten der Klassifizierung geben einen orientierenden Überblick und beeinflussen die Auswahl therapeutischer Ziele und Methoden.

3.2.1   Aphasie in der ICF

B. Schneider

Menschen mit Aphasie leiden unter weit mehr als nur unter einer Sprachstörung. Mit ihrer beeinträchtigten Verständigungsmöglichkeit sind sie in ihrer kommunikativen Selbstständigkeit, im all täglichen Handeln und in der sozialen Interaktion eingeschränkt (vgl. Bucher 2006, S. 137). Sprachtherapeutinnen sollten nicht nur die gestörten Sprachfunktionen ihrer Patienten im Blick haben, sondern auch die mit der Aphasie einhergehenden kommunikativen und sozialen Beeinträchtigungen berücksichtigen. Seit 2001 bietet die WHO (Weltgesundheitsorganisation) mit der ICF (Internationale Klassifikation der Funktionsfähigkeit, Behinderung und Gesundheit) ein »umfassendes Strukturierungswerkzeug« (Bucher 2006, S. 137), um nicht nur die gestörte Sprachfunktion, sondern auch die Auswirkungen der Aphasie auf die Alltagsaktivitäten und die soziale Teilhabe Betroffener zu beschreiben sowie Ressourcen in Form von fördernden Umweltfaktoren zu identifizieren (◘ Tab. 3.2). Damit wird eine rein defizitorien-

tierte Sichtweise aufgegeben, die zum Beispiel in Bezeichnungen zu einer entsprechenden Reduktion von Personen auf die Krankheit führen kann (»Aphasiker«, »Schädel-Hirn-Traumatiker«; vgl. Grötzbach 2006). Ebenfalls wird den unterschiedlichen Faktoren eine Wechselwirkung zugesprochen (◘ Abb. 3.1), was bedeutet, dass ein Gesundheitsproblem wie Aphasie nicht nur als Ursache für beispielsweise eingeschränkte Alltagsaktivitäten zu sehen ist. Eine geringere kommunikative Aktivität im Alltag kann auch umgekehrt eine negative Wirkung auf die Aphasie haben.

> ❯ Das Gesundheitsproblem eines Menschen wird in der ICF im Gesamtzusammenhang mit seinen Aktivitäten, seiner sozialen Teilhabe und seiner Umwelt gesehen, sie folgt daher einem biopsychosozialen Ansatz.

Die ◘ Tab. 3.2 zeigt exemplarisch, wie die Folgen eines Schlaganfalls den unterschiedlichen Komponenten der ICF zugeordnet werden können.

Aphasien als komplexe Gesundheitsstörungen lassen sich in der ICF auf den unterschiedlichen Komponenten differenziert beschreiben und in ihrem Schweregrad einschätzen. Dazu bedient sich die ICF eines detaillierten und hierarchisierten Kodierungssystems, das an dieser Stelle darzustellen den Rahmen dieses Buches sprengen würde. Deshalb werden die einzelnen Komponenten und ihre Relevanz für die Aphasie kurz und überblicksartig dargestellt. Eine weitere Möglichkeit, die für eine Aphasie relevanten ICF-Kategorien zusammenzufassen, stellt ein sog. Core Set dar (siehe ICF Core Set unter im ▶ Serviceteil und unter ▶ http://extras.springer.com). In einer solchen Liste werden die Komponenten und Kategorien aus der gesamten ICF selektiert, anhand derer die Beeinträchtigungen bei einer Aphasie dargestellt und ggf. kodiert werden können. Allerdings ist die Kehrseite dieser Übersichtlichkeit die Gefahr, ebenfalls relevante, aber nicht gelistete Aspekte zu übersehen.

▣ Tab. 3.2 Einordnung des Gesundheitsproblems eines Patienten nach Schlaganfall mit Aphasie und Hemiparese rechts in der ICF. (In Anlehnung an Grötzbach 2006, S. 28)

Komponente	Erfasst	Beispiele	Störung
Körperfunktion	Psychische und physiologische Funktionen von Körpersystemen	Denken Sprache Schmerz Muskelkraft	Funktionsschädigung (»impairment«)
Körperstruktur	Anatomische Teile des Körpers (Organe, Gliedmaßen und ihre Bestandteile)	Mediainfarkt	Strukturschädigung (»impairment«)
Aktivität	Die Durchführung einer Aufgabe oder Handlung (Aktion); der Mensch als selbstständig handelndes Subjekt	Sich unterhalten Zeitung lesen Eine E-Mail schreiben Gehen Treppensteigen	Aktivitäts- oder Leistungsstörung (»activity limitation«)
Partizipation (Teilhabe)	Das Einbezogensein in eine Lebenssituation; der Mensch als Subjekt in Gesellschaft und Umwelt	Rolle als Rektorin einer Grundschule Rolle als alleinerziehende Mutter Vorstandsmitglied eines Tierschutzvereins	Beeinträchtigung der Partizipation (»participation restriction«)
Umweltfaktoren	Die physikalische, soziale und einstellungsbezogene Umwelt mit ihren hindernden und unterstützenden Faktoren auf die Funktionsfähigkeit einer Person	Ambulante Therapien Öffentliche Verkehrsmittel Freundeskreis Technische Hilfsmittel Gesetzliche Regelungen	Barrieren (»barriers«) Förderfaktoren (»facilitators«)
Personenbezogene Faktoren	Attribute oder Eigenschaften einer Person, die nicht Teil ihres Gesundheitsproblems oder ihres funktionellen Zustands sind	Alter Geschlecht Gewohnheiten Erziehung Charakter	Personenbezogene Faktoren werden in der ICF (bislang) nicht klassifiziert

Tipp Literatur

- ICF (Internationale Klassifikation der Funktionsfähigkeit, Behinderung und Gesundheit), Stand Oktober 2005. Genf: Deutsches Institut für Medizinische Dokumentation und Information (DIMDI) (Hrsg)
- ICF als kostenfreier Download der DIMDI: http://www.dimdi.de/dynamic/dc/klassi/downloadcenter/icf/endfassung/ (letzter Zugriff 05.09.2013)
- Rentsch HP, Bucher PO (2006) ICF in der Rehabilitation, 2. Aufl. Schulz-Kirchner, Idstein
- Grötzbach, H., Hollenweger Haskell, J., Iven, C. (2014) (Hrsg.): ICF und ICF-CY in der Sprachtherapie. Umsetzung und Anwendung in der logopädischen Praxis. Schulz-Kirchner, Idstein.

Auf der Ebene der **Körperfunktionen** sind für die Beschreibung einer Aphasie die »Kognitiv-sprachlichen Funktionen« (b167) relevant. Die Einschränkung des lautsprachlichen Ausdrucksvermögens bei einer Aphasie beispielsweise ließe sich kodieren als b16710. Zusätzlich kann mit einer weiteren Ziffer hinter der Kodierung das Ausmaß des Problems kenntlich gemacht werden (z. B. b16710.3 = erheblich ausgeprägtes Problem). Weiterhin lassen sich aphasietypische Schwierigkeiten im Sprachverständnis einordnen (b1670).

Die Komponente der **Körperstruktur** erfasst die hirnorganische Schädigung, die einer Aphasie zugrunde liegt. Deren genaue Diagnose und Behandlung obliegt Medizinern, deshalb ist diese ICF-Komponente für Sprachtherapeutinnen nur sekundär relevant. Allerdings ist das Wissen um Art und Ausmaß der Schädigung bedeutsam, wenn es um

3

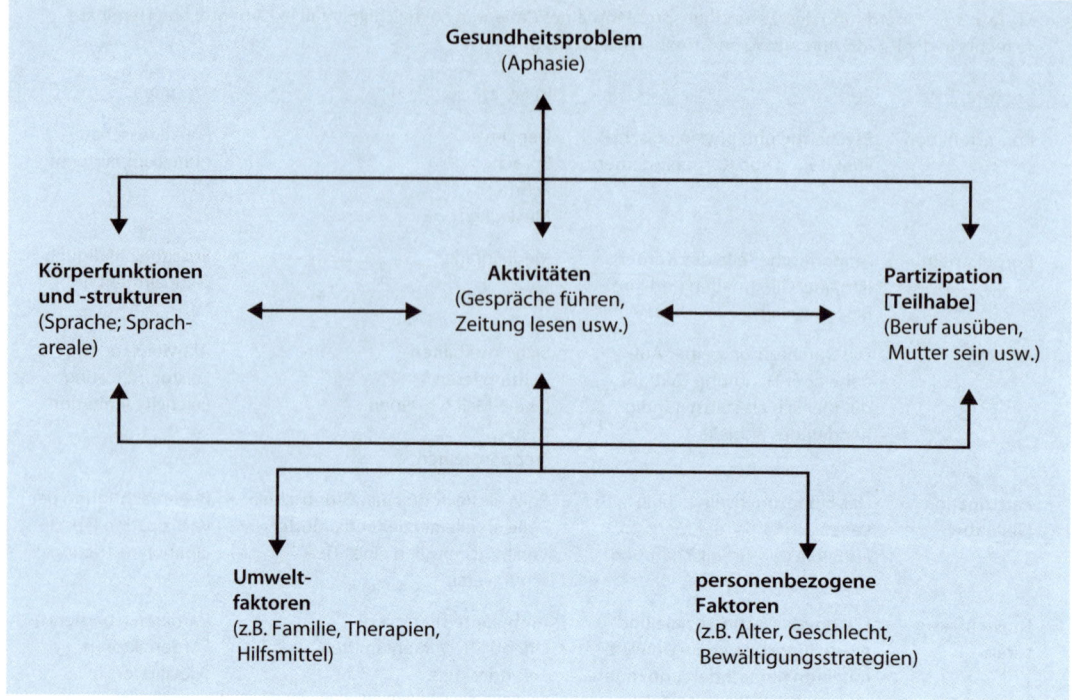

Gesundheitsproblem
(Aphasie)

Körperfunktionen
und -strukturen
(Sprache; Sprach-
areale)

Aktivitäten
(Gespräche führen,
Zeitung lesen usw.)

Partizipation
[Teilhabe]
(Beruf ausüben,
Mutter sein usw.)

Umwelt-
faktoren
(z.B. Familie, Therapien,
Hilfsmittel)

personenbezogene
Faktoren
(z.B. Alter, Geschlecht,
Bewältigungsstrategien)

■ **Abb. 3.1**   Wechselwirkung zwischen den Komponenten der ICF. (Adaptiert nach DIMDI 2005)

die Prognose bzw. den Verlauf einer Aphasie sowie den Erfolg der logopädischen Behandlung geht.

Ebenso können auf der Ebene der **Aktivitäten** und der **Partizipation** die Folgen einer Aphasie im Alltag beschrieben werden. Den größten relevanten Bereich stellt die Domäne »Kommunikation« (d310–d399) dar: Hier kann bewertet werden, inwiefern das Kommunizieren als Empfänger, das Kommunizieren als Sender sowie die Konversation und der Gebrauch von Kommunikationsgeräten und Techniken beeinträchtigt oder auch erhalten sind.

Auf der Ebene der **Umweltfaktoren** kann erfasst werden, ob sich bestimmte Aspekte in der externen Umgebung eines von Aphasie Betroffenen eher hemmend oder eher förderlich auf seine Sprachstörung auswirken. Beispielsweise kann das Fehlen von Familie oder engen Bezugspersonen [Unterstützungen und Beziehungen (e310–e399)] eine Barriere darstellen, die Unterstützung durch regelmäßige logopädische Therapie hingegen ein Förderfaktor sein.

Personenbezogene Faktoren, wie z. B. Alter, Geschlecht, Bildung oder Wertvorstellungen, werden von der ICF bisher aufgelistet, können jedoch nicht klassifiziert werden. Auch sie haben Einfluss auf den Verlauf einer Aphasie oder auch auf den Erfolg einer logopädischen Therapie.

Fazit
— Die ICF stellt ein biopsychosoziales Klassifikationsinstrument dar, das bei der Einordnung von Aphasien, deren Diagnostik und Therapie Orientierung bietet und den Blickwinkel von der reinen Funktionsstörung auf ebenso wichtige Bereiche wie Alltagsaktivitäten, Teilhabe und Umwelt des Betroffenen lenkt.
— Sie ist ein Kommunikationsinstrument, mit dem sich Fachleute disziplinenübergreifend und international über Krankheiten verständigen können.
— Mithilfe der ICF kann die individuelle Lebenssituation eines Menschen mit Aphasie auf den

unterschiedlichen Komponenten und Domänen beschrieben werden.

- Sogenannte Core Sets (Liste von für eine spezifische Krankheit relevanten ICF-Kategorien) stellen ein weiteres Instrument dar, typische Beeinträchtigungen bei Schlaganfall zu beschreiben (das ICF Core Set steht im ► Serviceteil und online unter ► http://springer.extras.com zur Verfügung). Der Vorteil von Core Sets ist die Selektion relevanter Kategorien und deren Überschaubarkeit; der Nachteil liegt in der Einengung des Blickes auf ein Krankheitsbild, sodass möglicherweise untypische und somit nicht aufgelistete Aspekte vernachlässigt werden (vgl. Grötzbach u. Iven 2009).

3.2.2 Akute, postakute und chronische Aphasien

M. Wehmeyer, H. Grötzbach

In den ersten 4–6 Wochen nach einer plötzlich eintretenden Hirnschädigung spricht man von akuten Aphasien, danach von postakuten und ab 12 Monaten Dauer von chronischen Aphasien. Diese Einteilung entspricht dem Rückbildungsverlauf der Symptomatik und geht mit neuronalen Reorganisationsprozessen einher (► Abschn. 3.5.2). Das Vorgehen in der logopädischen Therapie sollte an die jeweilige Phase angepasst sein, um die jeweiligen Rückbildungsprozesse gezielt zu unterstützen (vgl. Nobis-Bosch et al. 2013).

Da die Symptomatik in den ersten Wochen stark fluktuiert, werden akute Aphasien nicht nach Syndromen klassifiziert (Biniek 1993). Die meisten Patienten sind anfangs kaum ansprechbar. Sie reagieren sprachlich nicht (initialer Mutismus) oder äußern sich ausschließlich in Stöhnlauten, Floskeln, Stereotypien oder Automatismen. Es kann auch zu jargonähnlichen Symptomen kommen. Perseverationen sind initial besonders stark ausgeprägt. Jede dritte bis vierte Aphasie bildet sich noch im Akutstadium spontan zurück, vor allem wenn die Läsion die perisylvische Region (Gebiet um die Zentralfurche herum) ausspart (Huber et al. 2006).

3.2.3 Flüssige und nichtflüssige Aphasien

M. Wehmeyer, H. Grötzbach, B. Schneider

Sowohl akute als auch chronische Aphasien können nach der Flüssigkeit der Sprachproduktion eingeteilt werden und man unterscheidet flüssige von nichtflüssigen Aphasien.

Eine **nichtflüssige Sprachproduktion** ist nach Huber et al. (1983) durch eine verlangsamte Sprechgeschwindigkeit mit vielen Unterbrechungen und einer durchschnittlichen Phrasenlänge von weniger als 5 Wörtern definiert. Nichtflüssige Aphasien gehen mit einer Sprachanstrengung einher. Laut Nobisch-Bosch et al. (2013) sind jedoch die Kriterien zur Einteilung in die Kategorien flüssig und nichtflüssig in der Literatur uneinheitlich. Somit ist das Kriterium flüssig versus unflüssig zur Beschreibung von aphasischer Spontansprache als einziges Merkmal unzureichend und muss durch weitere Parameter ergänzt werden.

3.2.4 Standardsyndrome und Sonderformen

M. Wehmeyer, H. Grötzbach

Für **chronische Aphasien vaskulärer Ursache** ist eine Einteilung in Syndrome beschrieben.

Es sind 4 Standardsyndrome definiert:
- globale Aphasie,
- Wernicke-Aphasie,
- Broca-Aphasie,
- amnestische Aphasie.

▪ Leitsymptome
Jedem der Standardsyndrome ist ein Leitsymptom zugeordnet. Darunter versteht man ein Störungsmerkmal, das ausschließlich bei einem Syndrom auftritt oder das innerhalb eines Syndroms das am stärksten ausgeprägte darstellt (Greitemann 1988):
- Bei **globalen Aphasien** bestimmen »**Recurring Utterances**« oder **Sprachautomatismen** das Syndrom. Es ergeben sich leicht unterschiedliche klinische Bilder: Während

3

Exkurs

Woher kommen die Begriffe »Agrammatismus« und »Paragrammatismus«?
Karl Kleist, ein Schüler und Assistent von Carl Wernicke, veröffentlicht 1914 einen Aufsatz, in dem er die geringen Fortschritte in der Aphasie-Forschung seit den Entdeckungen von Broca und Wernicke beklagt. Die Gründe dafür liegen seiner Ansicht nach in den Untersuchungen, die bislang zu einseitig auf Patienten mit einem Schlaganfall ausgerichtet gewesen seien. Diese Untersuchungen könnten zu keinen neuen Erkenntnissen führen, »denn die Herderkrankungen wirken massig und vernichten viele Funktionen (…) auf einmal« (Kleist 1914, S. 9). Aufgrund des massiven Verlusts sei es nicht möglich, die Einzelheiten einer Störung isoliert zu betrachten.

Um diesem Missstand zu begegnen, favorisiert Kleist Untersuchungen von Patienten mit einer Geisteskrankheit. Denn im Gegensatz zu Herderkrankungen bewirkten Geisteskrankheiten, dass sich komplexe seelische Leistungen in Einzelkomponenten auflösten. Diese seien dann gut zu beobachten. So könne auch das Studium von Sprachstörungen am besten bei »alten Anstaltsinsassen« mit einer Schizophrenie oder Demenz vorgenommen werden.

Kleist beobachtete zwei verschiedene Störungen des Satzbaus, die in der Literatur bislang immer undifferenziert als »Agrammatismus« bezeichnet worden seien.

Die erste der beiden Satzbaustörungen, die Kleist »Agrammatismus« nennt und die bei einem Katatoniker zu beobachten gewesen sei, trägt folgende Charakteristika:
»Der Grundzug des Agrammatismus ist die Vereinfachung und Vergröberung der Wortfolgen. Komplizierte Satzgefüge (Unterordnung von Sätzen) kommen nicht zustande. Die Kranken sprechen nur noch in kleinen, primitiven Sätzchen, sofern sie überhaupt noch Sätze bilden. Es werden alle mindernotwendigen Worte, insbesondere die Pronomina und Partikeln eingeschränkt oder weggelassen. Insofern berührt sich der Agrammatismus mit der Wortschatzverarmung. Dadurch verkümmert auch die Konjugation, die ja zum Ausdruck verschiedener Zeiten und Modi der Wortfolgen benötigt (…) [wird]. Aber auch die bei der Konjugation, Deklination und Komparation an den Worten selbst vor sich gehenden Änderungen (…) unterbleiben mehr oder weniger. In schweren Fällen bleiben nur noch Hauptworte und Adjektiva im Nominativ und Zeitworte im Infinitiv und Partizip über.« (Kleist 1914, S. 11–12)

Die zweite Satzbaustörung, die Kleist »Paragrammatismus« nennt und die bei einem Paranoiden zu beobachten gewesen sei, ist folgendermaßen charakterisiert:

»Beim Paragrammatismus ist die Fähigkeit zur Bildung von Wortfolgen nicht aufgehoben, aber Wendungen und Sätze werden oft falsch gewählt und dabei verquicken, kontaminieren sie häufig miteinander. Sehr oft werden angefangene Wendungen und Satzkonstruktionen nicht durchgeführt: Es entstehen Anakoluthe. Der sprachliche Ausdruck wird im Ganzen nicht vereinfacht, sondern er schwillt, mitbedingt durch die starke Überproduktion an Wortfolgen, zu verworrenen Satzungeheuern auf. In all dem zeigt sich deutlich, dass der Paragrammatismus eine koordinatorische Sprachstörung ist (…).« (Kleist 1914, S. 12)

Kleist argumentiert, dass die beiden Störungen durch unterschiedliche Läsionen hervorgerufen werden. Während der Agrammatismus auf eine Schädigung des Stirnlappens zurückzuführen sei, unterliege dem Paragrammatismus eine Schädigung im Schläfenlappen.

Mit dieser lokalisatorischen Zuordnung und mit seiner inhaltlichen Beschreibung hat Kleist zu Beginn des letzten Jahrhunderts zwei Begriffe definiert, die bis heute unverändert gültig sind. Als Ironie der Geschichte mag dabei gelten, dass die beiden Begriffe »Agrammatismus« und »Paragrammatismus« nicht auf einer Beschreibung von neurologisch, sondern psychiatrisch erkrankten Patienten beruhen.

die einen globalaphasischen Patienten mühsam Sprechversuche unternehmen und sich ihr Versagen im Äußern von Automatismen widerspiegelt, produzieren die anderen globalaphasischen Patienten flüssig und scheinbar ungehemmt Recurring Utterances.
— Bei **Wernicke-Aphasien** ist der **Paragrammatismus** als Leitsymptom definiert. Im Hinblick auf **semantische** und **phonologische Fähigkeiten** lassen sich zwei Untergruppen bilden:
  — Patienten mit vorwiegend semantischen Paraphasien oder Neologismen, bei schwerwiegenden Störungen kommt es zum semantischen Jargon;
  — Patienten, die vorrangig phonematische Paraphasien oder Neologismen bilden, sie können zum phonematischen Jargon führen.
— Bei **Broca-Aphasien** stellt der **Agrammatismus** das Leitsymptom dar. Dabei muss die Wort- und Satzbildung nicht völlig zusammengebrochen sein. Vielmehr kann der Agrammatismus in verschiedenen Schweregraden vorliegen (▶ Exkurs »Woher kommen die Begriffe ‚Agrammatismus‘ und ‚Para-

grammatismus'?«, ▶ Exkurs »Woher kommen die Begriffe ‚sensorische' und ‚motorische' Aphasie'?«).

▬ Bei **amnestischen Aphasien** bestimmen **Wortfindungsstörungen** das klinische Bild. Wortfindungsstörungen treten bei allen Aphasie-Formen auf. Die Definition als Leitsymptom der amnestischen Aphasien bringt zum Ausdruck, dass Wortfindungsstörungen bei dieser Störung im Vordergrund stehen.

■ **Symptomkomplexe**

Die für die jeweiligen Standardsyndrome typischen Fehlerverteilungen in der Sprachproduktion sind in ◘ Tab. 3.3 dargestellt.

Die Zuordnungen der Symbole zu den Standardsyndromen spiegeln eine erwartete Häufigkeit wider. Das Störungsprofil kann im Einzelfall abweichen.

Für die **globale Aphasie** ergibt sich eine zweifache Unterteilung:
▬ globale Aphasien mit Recurring Utterances und flüssiger Sprachproduktion,
▬ globale Aphasien mit Sprachautomatismen und nichtflüssiger Sprachproduktion.

Die **Wernicke-Aphasien** werden ebenfalls unterteilt in:
▬ Wernicke-Aphasien mit vorrangig semantischen Störungen oder
▬ Wernicke-Aphasien mit vorrangig phonematischen Störungen.

Das **Sprachverständnis** ist im Zusammenhang mit dem allgemeinen Schweregrad der Aphasie
▬ bei globaler Aphasie schwer (auf Wortebene),
▬ bei Wernicke-Aphasie mittelschwer bis schwer (auf Wort- bzw. Satzebene),
▬ bei Broca-Aphasie mittelschwer bis leicht (vor allem auf Satzebene) und
▬ bei amnestischer Aphasie leicht (auf Textebene)

gestört. Diese Schweregradverteilung zeigt sich auch beim Lesen und Schreiben.

In ▶ Abschn. 3.1 wurden 4 Patienten mit **unterschiedlichen Spontansprachprofilen** vorgestellt. Anhand von ◘ Tab. 3.3 und der Beschreibung der **Leitsymptome** lassen sich nun die 4 Standardsyndrome zuordnen:
▬ das erste Patientenbeispiel P1 kann als Broca-Aphasie,
▬ das zweite Patientenbeispiel P2 als Wernicke-Aphasie,
▬ das dritte Patientenbeispiel P3 als globale Aphasie und
▬ das vierte Patientenbeispiel P4 als amnestische Aphasie

klassifiziert werden.

Zusätzlich zu den 4 Standardsyndromen werden 4 **Sonderformen** unterschieden:
▬ Leitungsaphasie,
▬ transkortikal motorische Aphasie,
▬ transkortikal sensorische Aphasie,
▬ transkortikal gemischte Aphasie.

◘ Tab. 3.3 Aphasische Standardsyndrome

Symptome	Syndrome			
	Globale Aphasie	Wernicke-Aphasie	Broca-Aphasie	Amnestische Aphasie
Echolalie	••	••	•	•
Perseverationen	••	••	•	•
Redefloskeln		•	•	••
Stereotypien	••	••	••	•
Sprachautomatismen	•••			
Recurring Utterances	•••			
Agrammatismus			•••	
Paragrammatismus		•••	•••	
Phonematische Paraphasien	○	•	••	○
Semantische Paraphasien	○	••	•	•
Conduite d'approche		•	••	••
Conduite d'écart	•	•	•	•
Phonematische Neologismen	••	•	••	•
Semantische Neologismen	••	••	•	
Logorrhö		••	••	
Nichtflüssig	••		••	
Sprachanstrengung	••		••	○
Semantischer Jargon		○		
Phonematischer Jargon		○		
Wortfindungsstörungen	••	••	••	•••

••• Leitsymptom; •• stark ausgeprägt; • vorhanden; ○ gelegentlich vorhanden.

Deren Fehlerverteilungen sind unzureichend und uneinheitlich dokumentiert. Übereinstimmungen bestehen hinsichtlich einzelner Symptome, die den Sonderformen in der ◘ Tab. 3.4 orientierend zugeordnet werden.

Charakteristisch sind die **herausragenden Nachsprechleistungen**:

— Bei Leitungsaphasien ist das Nachsprechen herausragend schwer gestört,
— bei transkortikalen Aphasien ist das Nachsprechen herausragend gut erhalten.

> **Gemäß Huber et al. (2006, S. 158) können 80–90% aller Aphasien mit einer vaskulären Ursache einem Syndrom zugeordnet werden.**

Das gilt vor allem für Patienten mit Schlaganfall oder Schädel-Hirn-Trauma. Bei raumfordernden, entzündlichen oder degenerativen Hirnschädigungen ist eine Syndromklassifikation häufig nicht möglich. Kann eine Aphasie nicht zuverlässig einem der Syndrome zugeordnet werden, gilt sie als **nicht**

◻ Tab. 3.4	Aphasische Sonderformen
Sonderform	**Symptomatik und Störungsmerkmale**
Leitungs-aphasie	Herausragend schlechte Nachsprechleistungen
	Flüssige Sprachproduktion
	Viele phonematische Paraphasien mit Conduite d'approche
	Gutes Sprachverständnis
Transkortikal sensorische Aphasie	Herausragend gute Nachsprechleistungen
	Flüssige Sprachproduktion
	Viele semantische Paraphasien
	Echolalien
	Starke Wortfindungsstörungen
	Schlechtes Sprachverständnis
Transkortikal motorische Aphasie	Herausragend gute Nachsprechleistungen
	Geringe Sprachproduktion
	Gutes Sprachverständnis
	Kein Agrammatismus
Transkortikal gemischte Aphasie	Herausragend gute Nachsprechleistungen
	Geringe, nichtflüssige Sprachproduktion
	Echolalien
	Stereotypien und Sprachautomatismen
	Schlechtes Sprachverständnis

klassifizierbar. Die Wahrscheinlichkeit für das Vorliegen eines bestimmten Syndroms kann mit dem Aachener Aphasie Test berechnet werden und sollte mindestens 70% betragen (▶ Abschn. 8.4.1).

▪ Lokalisation

Auch wenn vom Ort der Hirnschädigung nicht ohne Weiteres auf ein Aphasie-Syndrom oder umgekehrt von einem Aphasiesyndrom auf den Ort der Hirnschädigung zurückgeschlossen werden kann (▶ Abschn. 3.3), sind doch häufig Zusammenhänge erkennbar:

- Eine **globale Aphasie** ist mit einer Unterbrechung der A. cerebri media verbunden, die zu einer ausgedehnten Läsion der gesamten perisylvischen Region bis tief in die weiße Substanz führt. Typischerweise sind das gesamte Broca- und Wernicke-Areal sowie die Verbindung zwischen ihnen, der Fasciculus arcuatus, betroffen.
- Bei einer **Broca-Aphasie** geht die Läsion in der Regel über das klassische Broca-Areal hinaus. Betroffen sind auch die unteren Teile des motorischen Rindenfeldes, die vordere Insel sowie die darunter liegende weiße Substanz.
- Eine **Wernicke-Aphasie** geht mit einer Schädigung des Wernicke-Areals einher, wobei häufig auch der Gyrus angularis und der Gyrus supramarginalis in ihren Funktionen beeinträchtigt sind. Es kann auch der Übergang zum Okzipitallappen betroffen sein.
- Die **amnestische Aphasie** lässt sich von den 4 Standardsyndromen am schlechtesten lokalisieren. Läsionen im Gyrus angularis, im unteren Anteil des Parietallappens, im Temporallappen sowie im temporoparietalen Grenzgebiet werden im Zusammenhang mit einer amnestischen Aphasie diskutiert.
- Eine Unterbrechung des Fasciculus arcuatus, der das Broca- und Wernicke-Areal miteinander verbindet, führt zur **Leitungsaphasie**.
- Zu den **transkortikalen Aphasien** kommt es, wenn die Sprachzentren durch Läsionen von den jeweils umgebenden Hirnarealen getrennt werden. So entsteht eine transkortikal gemischte Aphasie, wenn das Broca-Areal, das Wernicke-Areal sowie der Fasciculus arcuatus zwar intakt, ihre Verbindungen zu den umgebenden Hirngebieten jedoch unterbrochen sind. Die transkortikal motorische Aphasie wird auf eine Läsion des supplementär-motorischen Kortex bzw. des Frontallappens anterior zum Broca-Areal zurückgeführt. Das Broca-Areal selbst ist dabei nicht betroffen. Eine transkortikal sensorische Aphasie resultiert aus einer Schädigung des temporoparietalen Bereichs, wobei das Wernicke-Areal ausgespart bleibt.

3

3.2.5 Restaphasien

M. Wehmeyer, H. Grötzbach

Von einer **Restaphasie** wird gesprochen, wenn sprachliche Fehler oder Unsicherheiten so gering ausgeprägt sind, dass sie einem Laien nicht auffallen. Auch Testergebnisse lassen eine eindeutige Einstufung als Aphasie nicht zu. Es kann jedoch in **Gesprächen mit hohen Anforderungen** an die sprachliche Ausdrucksfähigkeit zu Leistungseinschränkungen kommen, die sich typischerweise in **Wortfindungsstörungen** zeigen. Patienten berichten, dass sie **komplexe sprachliche Sachverhalte** nicht umfassend verstehen. Das **Lesetempo** kann reduziert sein, und beim **Schreiben** kommt es vereinzelt zu Fehlern, die Rechtschreibfehlern ähneln können (▶ Kap. 1).

❯ In Abhängigkeit von den individuellen alltäglichen oder beruflichen Anforderungen sowie dem Leidensdruck eines Patienten verlangt auch eine Restaphasie eine gezielte sprachliche Behandlung.

Tipp Literatur		

Jaecks, P. (2014): Restaphasie. Thieme, Stuttgart. Erscheint am 22.10.14

3.2.6 »Kindliche« Aphasie

M. Wehmeyer, H. Grötzbach, B. Schneider

Mit dem Begriff »kindliche Aphasie« wird auf eine Sprachstörung verwiesen, die im Kindesalter als Folge einer erworbenen Hirnschädigung auftritt. Die bis dahin regelrechte Sprachentwicklung wird durch ein neurologisches Ereignis gestört. Meist ist diese Hirnschädigung durch ein Schädel-Hirn-Trauma verursacht, sie kann aber auch durch eine vaskuläre Hirnschädigung (z. B. Aneurysmablutung), durch Hirntumoren, Enzephalitiden oder durch das Landau-Kleffner-Syndrom hervorgerufen werden.

Da die Definition der Aphasie einen abgeschlossenen Spracherwerb voraussetzt, ist die Bezeichnung »kindliche Aphasie« widersprüchlich und wird daher in Anführungszeichen gesetzt (▶ Abschn. 2.4).

Die Plastizität des kindlichen Gehirns und die noch nicht abgeschlossene Sprachentwicklung sind dafür verantwortlich, dass eine »kindliche Aphasie« nicht mit der allgemeinen Symptomatik, Syndromeinteilung oder Verlaufsbeschreibung von Aphasien gleichgesetzt werden kann. Beispielsweise führen Schädigungen in posterior gelegenen Hirnarealen bis zum 8. Lebensjahr im Gegensatz zu Erwachsenen zu einer nichtflüssigen Sprachproduktion (Böhme 2003). Typische sprachliche Symptome bei Aphasien im Kindesalter sind initialer Mutismus, nichtflüssige Sprachproduktion, Wortfindungsstörungen und Verarmungen im Wortschatz, Paraphasien und Neologismen, agrammatische bzw. syntaktisch vereinfachte Äußerungen sowie Störungen im Sprachverständnis und in der Schriftsprache.

Da es keine Tests für »kindliche Aphasien« gibt, müssen in der Diagnostik Testverfahren zur Erfassung von Aphasien bei Erwachsenen mit normierten Sprachentwicklungstests sowie informellen Verfahren wie Bildbeschreibungen kombiniert werden. Lediglich der Token Test weist eine Altersnormierung ab 5 Jahren auf (Gutbrod u. Michel 1986). Geeignet ist auch der Regensburger Wortflüssigkeitstest (RWT, Aschenbrenner et al. 2000), der für Kinder und Jugendliche zwischen 8 und 15 Jahren normiert ist.

Die Therapie setzt sich nicht nur aus Bereichen und Zielen einer Aphasie-Therapie, sondern auch aus Ansätzen zur Behandlung von Sprachentwicklungsstörungen zusammen. Die Therapieinhalte integrieren die für den Spracherwerb wichtigen sensorischen, motorischen, kognitiven und emotionalen Teilbereiche und gehen in der Regel über eine isolierte Behandlung sprachlicher Defizite weit hinaus.

Zwar haben Verlaufsstudien gezeigt, dass bei der Mehrheit der betroffenen Kinder die aphasische Symptomatik innerhalb eines Jahres »post onset« nicht mehr nachweisbar ist und auch die spontansprachliche Kommunikation unauffällig erscheint (z. B. Martins u. Ferro 1992). Dennoch beeinflussen auch bei deutlicher Verbesserung der aphasischen Symptome weiterhin bestehende neuropsychologische und linguistische Restsymptome den schulischen Werdegang der Kinder (Schröder u. Stadie 2009). Dies bestätigt sich ebenfalls in der ersten deutschsprachigen Studie zum Langzeitverlauf der Aphasie bei 23 Kindern und Jugendlichen (Friede et al. 2012), die durchschnittlich 4 Jahre lang nach der akuten Hirnschädigung begleitet wurden. Trotz unbeeinträchtigter Spontansprache und minimalen bis keinen Defiziten in Sprachproduktion und -rezeption im AAT (Huber et al. 1983), zeigten sich dagegen deutliche Defizite im RWT (Aschenbrenner et al. 2000), eine unterdurchschnittliche Intelligenz sowie unterdurchschnittliche Leistungen im Leseverständnis und in der Rechtschreibung (vgl. Friede et al. 2012). Diese z. T. gravierenden persistierenden Beeinträchtigungen wirken sich negativ auf die Schullaufbahn sowie auf die sozialen Kontakte der Kinder und Jugendlichen aus. Der Bundesverband für die Rehabilitation der Aphasiker e.V. (▶ »Kontaktadressen« im Serviceteil) hat aufgrund dieser Problematik von 2007 bis 2010 ein Projekt zur »Beschulung aphasischer Kinder« durchgeführt, um die schulische Situation aphasischer Kinder und Jugendlicher nachhaltig zu verbessern (www.aphasiker-kinder.de).

Fest steht, dass bei noch nicht abgeschlossener Hirnreifung bis ungefähr zum 12. Lebensjahr umschriebene Funktionsstörungen aufgrund der Plastizität des Gehirns leichter kompensiert werden können als bei später eintretender Hirnschädigung (Huber u. Ziegler 2000). Dabei scheint weniger das Alter als vielmehr die Ätiologie der Hirnschädigung von prognostischer Bedeutung zu sein. Die beste Prognose ist bei einem Schädel-Hirn-Trauma gegeben.

3.2.7 Aphasie bei Mehrsprachigkeit

M. Wehmeyer, H. Grötzbach

Aphasische Symptome treten bei mehrsprachigen (polyglotten) Aphasikern meist in allen erlernten Sprachen auf. Dabei können die verschiedenen Sprachen gleichermaßen betroffen sein und eine ähnliche, wechselseitig beeinflusste Rückbildung (synergistische Restitution) aufweisen. Es kann aber auch zur antagonistischen Restitution kommen, bei der sich die eine Sprache verschlechtert, während sich die andere bessert (Fabbro 1999). Oder eine Sprache zeigt erst dann Besserungen, wenn eine andere schon reaktiviert ist (sukzessive Restitution). Außerdem kann es zu einer Misch-

sprache (sog. »code-mixing«) kommen, in der die erlernten Sprachen aufgrund mangelnder Hemmungsmechanismen inadäquat verknüpft werden (Paradis 1987). Eine isolierte Störung einer Sprache oder eine Rückbildung in nur einer Sprache (selektive Restitution) finden sich selten. Erklärungen für die unterschiedlichen Störungs- und Restitutionsmuster berücksichtigen

- den Zeitpunkt des Spracherwerbs: Die zuerst erworbene Sprache scheint eine geringere Störanfälligkeit aufzuweisen;
- die Spracherwerbsmethode: Die Vermittlung metalinguistischen Wissens über eine Sprache scheint sich förderlich auf deren sprachliche Rehabilitation auszuwirken;
- die Sprachpraxis bzw. das Sprachmilieu: Die vorrangig benutzte Sprache scheint besser reaktivierbar zu sein;
- die sprachbezogene Motivation: Die für einen Patienten wichtigere Sprache scheint eine schnellere Rückbildung aufzuweisen;
- die linguistische Struktur: Übereinstimmende linguistische Merkmale fördern eine Übertragung von sprachlichen Fähigkeiten auf eine nicht trainierte Sprache, z. B. im Zusammenhang mit semantischen Hilfestellungen;
- die Sprachkenntnisse: Die prämorbiden sprachlichen Fertigkeiten bzw. der Automatisierungsgrad im Gebrauch einer Sprache beeinflussen die sprachliche Rehabilitation;
- die Lokalisation: Elektrostimulationen legen nahe, dass lexikalische Einträge verschiedener Sprachen nur teilweise übereinstimmend lokalisiert sind (Calvin u. Ojemann 2000).

Eine Übertragung sprachlicher Fähigkeiten von einer therapierten in eine untrainierte Sprache ist möglich. Um aber eine Mischsprache zu vermeiden, wird parallel zur Stimulation der einen Sprache die Aktivierung der anderen gehemmt. Eine antagonistische Restitution ist damit nicht ausgeschlossen. Die Sprache, in der eine Aphasie-Therapie erfolgt, muss also sorgfältig und entsprechend der individuellen Relevanz im Alltag ausgewählt werden. Wie im bilingualen Spracherwerb von Kindern sollte in der Kommunikation ein unkontrollierter Wechsel der Sprachen vermieden werden.

3

Fazit

— Aphasien können als Kommunikationsstörungen in allen Komponenten der ICF beschrieben werden: Als Beeinträchtigung der Sprachfunktionen, als Beeinträchtigung der (kommunikativen) Aktivitäten und der Partizipation sowie in Wechselwirkung mit externen und internen Kontextfaktoren.

— Aphasien können nach ihrer Dauer in akute, postakute oder chronische Aphasien sowie nach der Flüssigkeit der Sprachproduktion in flüssige und nichtflüssige Aphasien unterteilt werden.

— Üblicherweise werden Aphasien nach Syndromen unterschieden und in Standardsyndrome (globale Aphasie, Wernicke-Aphasie, Broca-Aphasie, amnestische Aphasie) bzw. Sonderformen (Leitungsaphasie, transkortikal motorische Aphasie, transkortikal sensorische Aphasie, transkortikal gemischte Aphasie) eingeteilt. Kann eine Aphasie keinem der Syndrome zugeordnet werden, spricht man von einer nicht klassifizierbaren Aphasie. Bei minimal ausgeprägten sprachlichen Schwierigkeiten liegt eine Restaphasie vor.

— Besonderheiten in der Symptomatik können dann auftreten, wenn eine Aphasie bei Mehrsprachigkeit oder eine Aphasie im Kindesalter vorliegt.

3.3   Was nützt die Einteilung in Syndrome?

M. Wehmeyer, H. Grötzbach

In den letzten Jahren ist viel über die Legitimität und Sinnhaftigkeit der Syndromdiagnose an sich diskutiert worden. Forscher wie beispielsweise Caramazza (1986) gehen sogar davon aus, dass es aufgrund der Vielzahl unterschiedlicher, selektiv störbarer kognitiver Teilfunktionen gar nicht möglich ist, homogene Patientengruppen im Sinne von Syndromen zu bilden (▶ Abschn. 8.4.2). Im Folgenden werden Argumente, die für oder gegen die Syndromklassifikation sprechen, dargestellt und die jeweiligen Standpunkte kritisch gewürdigt.

> **Ein Syndrom erleichtert die Verständigung, da es eine sich ständig wiederholende Aufzählung von Symptomen überflüssig macht.**

Aphasische Syndrome (Krankheitsbilder) werden als gegeben angenommen, wenn unterschiedliche Gruppen von Symptomen (Krankheitszeichen) existieren, die typischerweise zusammen auftreten. Dabei wird als Leit- oder Kardinalsymptom das Merkmal bezeichnet, das ein Syndrom definiert, wie z. B. der Agrammatismus die Broca-Aphasie (▶ Abschn. 3.2.4).

> **Aphasische Syndrome geben Hinweise auf die funktionelle Hirnanatomie.**

Hinsichtlich ihrer Ursache (**Ätiologie**) sind die **Symptomenkomplexe** hirnanatomisch bedingt: Läsionen in unterschiedlichen Hirnarealen rufen jeweils spezifische Symptomenkomplexe hervor. Aufgrund dieser Beziehung sind Schlüsse in zwei Richtungen möglich: Aus dem Ort einer Hirnläsion kann mit einer gewissen Wahrscheinlichkeit ein aphasisches Syndrom und aus einem aphasischen Syndrom in begrenztem Umfang auf eine zugrunde liegende Hirnläsion geschlossen werden.

> **Die Existenz von aphasischen Syndromen ist immer wieder bezweifelt worden (Caramazza u. Badecker 1991; Tesak 1997, 2001).**

Dafür gibt es mehrere Gründe:

— Die Zweifler argumentieren, dass die **enge Beziehung** zwischen Hirnläsion einerseits und daraus resultierendem Syndrom andererseits eine **Fiktion** sei. Beispielsweise zeigte de Bleser (1988) in einer Untersuchung, dass die Symptome einer Broca-Aphasie eben nicht nur durch eine Läsion des Broca-Areals, sondern auch des Wernicke-Areals hervorgerufen wurden.

— Aber auch bei einer gleich bleibenden Hirnläsion kann es im Krankheitsverlauf zu **sich verändernden Symptomen** kommen: Bei 9% der Patienten mit einer Broca-Aphasie trat z. B. innerhalb von 4 Monaten und bei 16% innerhalb von 7 Monaten nach Krankheitsbeginn ein Syndromwandel ein (Huber et al. 2006).

Ein weiteres Problem entsteht durch die nur **unscharf definierten Symptome**. So ist die Annahme eines (relativ) intakten Sprachverständnisses bei Broca-Aphasikern leicht zu erschüttern: Werden den Patienten Sätze vorgegeben, bei denen es vor allem auf ein Verständnis der Morphologie und Syntax ankommt, verschlechtert sich das Sprachverständnis signifikant (Schwartz et al. 1980). Diese Verschlechterung ist jedoch nicht bei jedem Patienten zu beobachten (Kolk et al. 1985).

Auch die **Leitsymptome** sind unscharf definiert. Unklar ist z. B., wie ausgeprägt der Agrammatismus sein muss, damit eine Broca-Aphasie diagnostiziert werden kann. Liegt bei einer Patientin eine Broca-Aphasie vor, wenn sie in ihrer Spontansprache über die Hälfte der Funktionswörter und Flexionsendungen auslässt, aber in einer Satzergänzungsaufgabe die meisten Funktionswörter und Flexionsendungen korrekt verwendet (Kolk et al. 1985)?

> Die Bedeutung der Syndrome für den logopädischen Alltag ist fragwürdig. Denn ein Syndrom sagt nur wenig darüber aus, wie ein Patient seine Gedanken zum Ausdruck bringen kann.

Dazu trägt auch die **Heterogenität der Symptome** bei, die unter einem Syndrom subsumiert werden. Überdies helfen die Syndrome bei einer Therapieplanung nicht weiter, da immer die Symptome und deren Auswirkungen auf den Alltag im Vordergrund der Therapie stehen.

Fazit

- Dem Syndromansatz kommt ein historischer und theoretischer Wert zu.
- Er hat außerdem die Konzeption von Diagnoseinstrumenten, wie z. B. den Aachener Aphasie-Test (AAT, Huber et al. 1983), entscheidend beeinflusst.
- Für die Einschätzung alltagssprachlicher Fähigkeiten und für die Therapieplanung sind die Syndrome jedoch weniger geeignet. Sie sollten daher durch eine symptomatologische Beschreibung ergänzt werden. Liefert diese Beschreibung auch noch die zugrunde liegende Ursache für ein Symptom, wie es mit der lexikalisch

modellorientierten Aphasie-Diagnostik (LEMO, de Bleser et al. 2004) intendiert ist, wird eine störungsspezifische Therapieplanung erleichtert.

3.4 Wie kann man aphasische Fehler erklären?

M. Wehmeyer, H. Grötzbach

Dieses Kapitel geht der Frage nach, ob aphasische Fehler auf ein Intelligenzdefizit oder einen Verlust sprachlicher Fähigkeiten zurückgeführt werden können. In weiteren Erklärungsansätzen werden aphasische Fehler durch bewusst oder unbewusst angewendete Kommunikationsstrategien erklärt. Auch wenn keiner der Ansätze (Denkstörung, Verlusthypothese, Zugriffsstörung, adaptive Strategien) eindeutig richtig oder falsch ist, werden hier Argumente angeführt, die eine Erklärung stützen oder entkräften.

3.4.1 Denkstörung

Dieser Erklärungsansatz sieht aphasische Störungen nicht als eigenständige Symptome, sondern »sie sind gewöhnlich mit tieferen Störungen der Intelligenz verbunden, insbesondere einer Schwäche der geistigen Kraft, oder sie sind der Ausdruck wahnsinniger Schrullenhaftigkeit« (Kussmaul 1881, S. 195). Bereits Broca (1861a) hatte jedoch darauf hingewiesen, dass eine Aphasie unabhängig von einer Denkstörung auftreten kann (► Abschn. 2.1 und ► Abschn. 9.4). Seine Annahme wird durch eine Reihe von Beobachtungen unterstützt: Patienten mit einer Aphasie können beispielsweise oft

- soziale Situationen richtig erkennen;
- Alltagshandlungen wie die Einnahme von Mahlzeiten, das An- und Auskleiden oder die tägliche Körperhygiene korrekt durchführen;
- neue Dinge wie z. B. das Rollstuhlfahren oder das Sich-Zurechtfinden in einer fremden Umgebung lernen;
- sich an Vergangenes erinnern;
- vorausschauend denken und handeln, indem z. B. ein Regenschirm bei einem wolkenverhangenen Himmel mitgenommen wird;

3

- Wünsche und Absichten entwickeln, die mit den verbliebenen sprachlichen Fähigkeiten zum Ausdruck gebracht werden;
- Mimik, Gestik und Prosodie eines Gesprächspartners verstehen und somit dessen Gemütsverfassung erkennen.

❯ Von »tieferen Störungen der Intelligenz« kann bei einer Aphasie nur selten ausgegangen werden.

3.4.2   Verlusthypothese

Ein zweiter Ansatz führt aphasische Symptome auf einen **Verlust sprachlichen Wissens** zurück. Dieser kann entweder das gesamte sprachliche Wissen oder nur Teilbereiche, wie z. B. das syntaktische Wissen, umfassen. Wenn angenommen wird, dass sprachliches Wissen modalitätsunabhängig repräsentiert ist, dann wirkt sich ein Verlust gleichmäßig auf **alle Sprachmodalitäten** aus: Er zeigt sich sowohl in der Sprachproduktion als auch im Sprachverständnis sowie im Lesen und Schreiben. Der Verlust führt außerdem zu einer »Alles-oder-nichts-Leistung«: Wenn sprachliches Wissen verloren gegangen ist, dann bleiben die daraus resultierenden aphasischen Symptome so lange bestehen, bis ein Wiedererwerb stattgefunden hat. Ein **umfassender Verlust** sprachlichen Wissens kann für einen Teil der globalen Aphasien angenommen werden, die typischerweise durch multimodale, invariante und persistierende aphasische Symptome gekennzeichnet sind (Stachowiak et al. 1977). Auf einen Teilverlust sprachlichen Wissens, der die Syntax umfasst, kann der Agrammatismus zurückgeführt werden (Bonhoeffer 1902; Berndt u. Caramazza 1980, 1981).

3.4.3   Zugriffsstörung

Aphasische Störungen, die **fluktuierend auftreten**, sind mit dem Verlustansatz nur schwer zu vereinbaren. Beispielsweise deutet eine Wortfindungsstörung, bei der Gegenstände inkonstant richtig bzw. falsch benannt werden, viel eher auf eine Zugriffsstörung hin (Weigl u. Bierwisch 1970). Dabei ist das lexikalische Wissen durchaus erhalten, es

kann aber **nicht verlässlich abgerufen** werden. Bei sprachgesunden Personen ist dieser Zustand im Sinne von »das Wort liegt auf der Zunge« (»Tip-of-the-tongue-Phänomen«) bekannt. Ähnlich wie Sprachgesunde können auch Aphasiker manchmal angeben, mit welchem Laut ein gesuchtes Wort beginnt und wie viele Silben es hat. Es gelingt ihnen außerdem oft, ein gesuchtes Wort durch Umschreibungen oder mit gestischer Hilfe zu verdeutlichen. Werden falsche Alternativen zu einem Zielwort angeboten, dann können diese häufig zurückgewiesen werden. Die Vorgabe eines richtigen Zielwortes wird dagegen in der Regel sofort akzeptiert. All das ist nur möglich, wenn ein Zielwort noch repräsentiert ist. Bei einer Zugriffsstörung profitieren die Aphasiker auch von phonematischen oder semantischen Hilfen (Kotten 1997), die daher in der Therapie von Wortfindungsstörungen eingesetzt werden (▶ Abschn. 12.3). Der Ansatz einer Zugriffsstörung ist nicht nur für die Wortfindung, sondern auch für die Bereiche Morphologie und Syntax entwickelt worden (Friederici 1985).

3.4.4   Störung im automatisierten Abruf von Sprache

In einer Variante der Zugriffsstörung wird angenommen, dass der automatisierte Ablauf von sprachlichen Prozessen beeinträchtigt ist. Aufgrund der hohen zeitlichen Anforderungen an die Sprachproduktion ist ein schneller Zugriff auf sprachliches Wissen erforderlich, der bei einem gesunden Sprecher automatisiert abläuft. Bei einem Aphasiker ist dies jedoch nicht mehr der Fall.

Beispiel
Ein Patient schreibt: »Aber wie viele Schwierigkeiten oft bei dem kleinsten Sätzlein muss der Sprachgeschädigte überwinden, das ein gesunder Kopf nur mechanisch aussprechen kann. Der kranke Kopf muss ganz bewusst tun, was er sprechen will. (…) Da muss man das betreffende Wort und seine Artikulation genau kennen, dann probieren, wie der Artikel lautet, die Stellung einzelner Wörter und das Verbum kennen, ob es haben oder sein verlangt, ob es aktiv oder passiv, persönlich oder unpersönlich angewandt wird, ob es im Singular oder

Plural steht usw. Da aber diese Erwägungen sehr schnell hintereinander folgen müssen, so schleichen sich viele Fehler ein (…).« (Isserlin 1922, S. 399)

Diese Fehler zeigen sich vor allem in zeitsensitiven Aufgaben (»**on-line-tasks**«), wie z. B. in der Spontansprache, weniger jedoch in zeitinsensitiven Aufgaben (»**off-line-tasks**«), wie z. B. im willkürlichen Schreiben.

> ❯ Experimentelle Untersuchungen haben Hinweise darauf gegeben, dass Aphasiker in »off-line-tasks« weitaus bessere Leistungen erbringen können als in »on-line-tasks« (Kolk 1998).

3.4.5 Anstrengungsökonomie

Dieser und der folgende Ansatz stellen die **Reaktionen der Patienten auf ihr Defizit** in den Vordergrund. Dabei wird davon ausgegangen, dass **bewusste** oder **unbewusste strategische Entscheidungen** der Patienten zu Auffälligkeiten führen.

Beispiel
Beispielsweise könnten Broca-Aphasiker auf eine zusätzlich vorliegende Sprechstörung und die damit einhergehende Sprechanstrengung so reagieren, dass sie die »unwichtigen« Wörter in einer Äußerung (die Funktionswörter) auslassen. Dadurch vermindert sich ihre Anstrengung, während der Sinn des Gesagten weitestgehend erhalten bleibt.

> ❯ Die Hypothese einer »Anstrengungsökonomie« mag zwar plausibel erscheinen, sie ist jedoch aufgrund experimenteller Ergebnisse verworfen worden (Goodglass et al. 1972).

Ein Auftreten agrammatischer Symptome in allen Modalitäten (supramodale Störung) spricht gegen eine rein ökonomische Entscheidung in der mündlichen Sprachproduktion (Huber et al. 2006).

3.4.6 Adaptationshypothese

Eine weitere Möglichkeit, auf ein sprachliches Defizit zu reagieren, kann die Adaptation sein (Hee-

schen 1985; Heeschen u. Kolk 1988; Kolk u. Heeschen 1990, 1992). Diese Hypothese besagt, dass Auslassungen in der Spontansprache auf einer **Vermeidungsstrategie** beruhen können: Die Patienten lassen diejenigen sprachlichen Konstruktionen aus, auf die sie nicht schnell genug zugreifen können oder die sie nicht sicher beherrschen. Vereinfachte sprachliche Strukturen sind damit weder auf einen Verlust sprachlichen Wissens noch auf eine »Anstrengungsökonomie« zurückzuführen, sondern sie basieren auf einer **strategischen Entscheidung**, sprachliche Hürden zu vermeiden. Diese steht zwar potenziell allen Aphasikern zur Verfügung, man geht aber davon aus, dass sie nur von den **Agrammatikern** angewandt wird. Denn im Gegensatz zu anderen Aphasikern, vor allem jedoch zu den Paragrammatikern, erfüllen nach Heeschen nur die Agrammatiker folgende Kriterien, die zur Entwicklung der Vermeidungsstrategie führen (Heeschen 1985, S. 234):

- Sie sind sich ihrer sprachlichen Probleme bewusst.
- Sie können die Ursache ihrer Probleme relativ genau einschätzen.
- Ihre Probleme führen zu erheblichen Konsequenzen.
- Sie verfügen über keine Möglichkeiten, mit denen sie die Ursache der Probleme komplett beseitigen könnten.
- Das Ergebnis der Strategie, mit der sie auf ihre Probleme reagieren, muss ihre sprachliche Situation verbessern.
- Sie besitzen genügend Energie und Motivation, um gegen ihre Probleme anzugehen.

> ❯ Um an das sprachliche Defizit adaptieren zu können, wird Zeit benötigt. Daher ist der Agrammatismus in der Akutphase (bis 4 Wochen nach Krankheitsbeginn) noch nicht voll ausgeprägt.

Danach tritt er komplett auf und entwickelt sich entweder innerhalb eines Jahres vollständig zurück oder bleibt als chronischer Agrammatismus mit oder ohne partielle Rückbildung bestehen (Springer et al. 2000).

Der Gedanke, dass aphasische Symptome nicht nur ein zugrunde liegendes Defizit, sondern auch (adaptive) Reaktionen auf das Defizit widerspie-

3

geln, ist nicht neu (▶ Exkurs »Aphasische Symptome als Anpassungsleistungen«).

Fazit
- Es werden mehrere Erklärungsansätze für aphasische Fehler diskutiert. Da es für jeden Ansatz experimentelle Evidenzen gibt, kann zwischen ihnen nicht im Sinne von richtig oder falsch entschieden werden.
- Einen Ansatz mit nur geringer Plausibilität stellt jedoch die Hypothese einer Denkstörung dar: Eine Reihe von Forschern geht von der Annahme aus, dass Sprache unabhängig von nichtsprachlichen kognitiven Fähigkeiten störbar ist (Friederici 1985; Huber et al. 2006).
- Möglicherweise schließen sich einige Ansätze auch nicht gegenseitig aus, sondern treten gemeinsam auf. So ist es denkbar, dass es aufgrund einer Zugriffsstörung zu einer Entwicklung von Kompensationsstrategien kommt.

3.5   Reorganisationsprozesse und Verlauf von Aphasien

Dem Verlauf einer Aphasie liegen unterschiedliche neuronale Erholungsmechanismen des Gehirns zugrunde. Diese sollen im Folgenden dargestellt werden; außerdem werden Faktoren genannt, die den Verlauf von Aphasien maßgeblich beeinflussen. Die Möglichkeit eines Syndromwandels wird diskutiert.

3.5.1   Inzidenz und Prävalenz

M. Wehmeyer, H. Grötzbach

Eine Schätzung der Anzahl von Personen, die jedes Jahr neu an einer Aphasie erkranken (Inzidenzrate), ist in ◘ Tab. 3.5 wiedergegeben. Da Aphasien über Jahre bestehen bleiben können, ist die Anzahl derjenigen, bei denen zu einem bestimmten Zeitpunkt eine Aphasie vorliegt (Prävalenzrate), sehr viel höher als die Inzidenzrate (◘ Tab. 3.5). Beide Angaben basieren auf den Häufigkeiten von Schlaganfällen, Schädel-Hirn-Traumen, Tumoren und entzündlichen Erkrankungen des Gehirns. Die Zahlen erhöhen sich noch, wenn auch hirnatrophische Erkrankungen wie Morbus Alzheimer als Ursache für eine Aphasie berücksichtigt werden.

3.5.2   Reorganisationsprozesse

B. Schneider

Wie in ▶ Abschn. 3.2.2 beschrieben, lassen sich Aphasien in akute (4–6 Wochen nach Ereignis), postakute (bis 12 Monate nach Ereignis) und chronische Aphasien (ab 12 Monate nach Ereignis) einteilen. Dieser Einteilung liegen unterschiedliche neuronale Erholungsmechanismen des Gehirns (»brain repair«) zugrunde, die die Rückbildung und den Verlauf einer Aphasie beeinflussen.

◼ **Tab. 3.5** Inzidenz und Prävalenz von Aphasien (Schätzungen nach BAR 1994; Huber et al. 2006)

	Pro 100.000 Einwohner	Für 80 Mio. Einwohner
Inzidenz pro Jahr	25–50	20.000–40.000
Prävalenz	50–110	40.000–88.000

■ **Restitution**

In der **Akutphase** ist das Ausmaß der spontanen Rückbildung aphasischer Symptome, d. h. ohne therapeutische Intervention, am größten (vgl. Wittler 2009, S. 12). Diese spontane Rückbildung beruht darauf, dass bestimmte Gewebefunktionen nach dem Schlaganfall oder einem Schädel-Hirn-Trauma wiederhergestellt werden können, indem sich der anfangs reduzierte Blutfluss in der Umgebung des vorübergehend gestörten Areals wieder normalisiert. Häufig bildet sich ein Ödem um das geschädigte Gebiet (Penumbra), das dazu führt, dass die Zellen in ihrem Funktionsstoffwechsel beeinträchtigt sind, aber nicht absterben, solange die Zellkerne erhalten bleiben. Bildet sich das Ödem innerhalb von ungefähr 6 Wochen zurück, können diese nur temporär geschädigten Zellen ihre Funktion wieder aufnehmen. Außerdem können entfernte, aber mit der geschädigten Region verbundene Areale in ihrer Funktion gestört sein (Fernwirkungseffekte oder Diaschisis, vgl. ► Abschn. 6.1.2, ► Exkurs »Die Diaschisislehre«). Auch diese Dysfunktionen können dann wieder aufgehoben werden. Wenn die ursprünglichen Funktionen wieder zurückkehren, spricht man von **Spontanremission**.

Die Rückbildung aphasischer Symptome in der **Postakutphase** unterliegt hingegen Prozessen der **strukturellen (neuronalen) und funktionellen Reorganisation von Gehirnstrukturen** (vgl. Wittler 2009, S. 13).

■ **Substitution**

Bei der strukturellen oder neuronalen Reorganisation können benachbarte, gleichwertige Zellverbände die Funktionen des dauerhaft geschädigten Gebiets übernehmen. Dies ist möglich, weil Funktionen mehrfach neuronal repräsentiert sind. Allerdings erfordert das Ersetzen ein Umleiten des Informationsflusses im Gehirn. Dieser Lernprozess kann durch gezielte Sprachtherapie unterstützt werden.

■ **Kompensation**

Bei der funktionellen Reorganisation kompensieren mittel- oder langfristig weiter entfernte, funktionell weniger verwandte Teilnetze oder analoge Strukturen der kontralateralen Hemisphäre durch eine vermehrte Aktivität die gestörten Hirnfunktionen. In der Sprachtherapie lernen Patienten, eine verloren gegangene Sprachfunktion, wie etwa das Benennen, durch eine ähnliche Verhaltensweise, wie z. B. das Umschreiben, zu kompensieren.

Mithilfe von bildgebenden und elektromagnetischen Verfahren konnte gezeigt werden, dass die Reorganisationsprozesse nicht nur in der sprachdominanten Hemisphäre stattfinden, sondern auch symmetrisch gegenüberliegende (homologe) Areale der nichtbetroffenen Hirnhälfte miteinbezogen sind. Welche Rolle die rechte Hemisphäre dabei genau spielt, wird allerdings kontrovers diskutiert. Saur et al. (2006) konnten in einer fMRI-Studie nachweisen, dass sich das Gehirn nach einem Schlaganfall in 3 Phasen reorganisiert:

⬮ Zunächst ist die Aktivierung in den noch intakten Spracharealen der linken Hemisphäre herabgesetzt.
⬮ Dann findet eine Hochregulation der Aktivierung in den homologen rechtshemisphärischen Arealen statt, die eine verbesserte Sprachleistung zur Folge haben.
⬮ Abschließend normalisiert sich die Aktivierung in den Spracharealen der linken Hemisphäre wieder, es findet ein sog. Re-Shift (Rückwechsel) zur sprachdominanten Hirnhälfte statt.

Allerdings fanden Winhuisen et al. (2005, 2007) in ihren Studien, dass dieser Re-Shift nicht bei allen Patienten stattfindet. Weitere Studien weisen darauf hin, dass Patienten, bei denen die rechtsseitige Aktivierung bestehen bleibt, die schlechtere Prognose haben, was den Verlauf der Aphasie angeht. Dies könnte bedeuten, dass die linkshemisphärischen Sprachareale so stark zerstört wurden, dass eine Regeneration und somit ein Wechsel von

3

rechts nach links nicht möglich ist. Eine Reorganisation von sprachlichen Funktionen innerhalb des bestehenden linkshemisphärischen Systems scheint also für den Verlauf vorteilhafter zu sein (vgl. Grande u. Huber 2005).

Neuere Untersuchungen legen außerdem die Vermutung nahe, dass es auch im menschlichen Gehirn zur **Neubildung von Nervenzellen** kommen kann. Für eine Region im Hippokampus sind solche Prozesse bereits nachgewiesen (Eriksson 1999).

Welche Art von logopädischer Therapie ist nun in der akuten bzw. postakuten Phase sinnvoll? Soll die rechte Hemisphäre durch entsprechende ganzheitliche Therapieansätze, wie z. B. Melodische Intonationstherapie (Albert et al. 1973, vgl. ▶ Abschn. 11.1.1), bewusst miteinbezogen und stimuliert werden oder ist es besser, die Reorganisation der noch intakten Sprachareale der linken Gehirnhälfte durch sprachsystematische Verfahren zu unterstützen? Nobis-Bosch et al. (2013, S. 29) schlagen ein zweistufiges therapeutisches Vorgehen vor, in dem bis etwa zur 2. Woche nach Ereignis zunächst rechtshemisphärisch vermittelte Sprachfunktionen aktiviert werden. Dies kann z. B. durch die Kombination sprachlicher Hilfen (z. B. Vor- und Mitsprechen) und nichtsprachlicher Hilfen (z. B. rhythmisch-melodisches Intonieren, Gesten) oder durch emotional ansprechende Stimuli realisiert werden. In der 3. und 4. Woche nach Ereignis sollen dann verstärkt linkshemisphärisch vermittelte Sprachfunktionen angesprochen und nonverbale Hilfen zugunsten von sprachlichen Hilfen abgebaut werden (vgl. Nobis-Bosch et al. 2013), um den neuronalen Re-Shift zu unterstützen.

Fazit
- Die neuronalen und funktionellen Reorganisationsmechanismen Restitution, Substitution und Kompensation führen dazu, dass trotz einer Hirnschädigung sprachliche Funktionen wieder hergestellt bzw. Fortschritte erreicht werden können.
- Die Rolle der rechten Hemisphäre bei der Reorganisation ist noch ungeklärt. Günstig scheint nach bisherigen Erkenntnissen eine vorübergehende Aktivierung homologer rechtshemisphärischer Areale mit einem Rückwechsel (Re-Shift) in die sprachdominante Hirnhälfte.

- Die Sprachtherapie in der Akutphase sollte zweistufig zunächst rechtshemisphärisch vermittelte Sprachfunktionen aktivieren, danach verstärkt Sprachfunktionen der linken Hemisphäre ansprechen.

3.5.3 Prognosefaktoren

M. Wehmeyer, H. Grötzbach

Eine **komplette Rückbildung** von Aphasien ist durchaus möglich, sie hängt jedoch von mehreren Faktoren ab:
- Ursache der Erkrankung,
- Zeitraum nach Krankheitsbeginn,
- Größe der Hirnläsion.

Ursache der Erkrankung   Sie ist von entscheidender Bedeutung: Eine **umschriebene Läsion**, die typischerweise infolge eines Schlaganfalls auftritt, ist prognostisch günstiger als eine **diffuse Schädigung**, die z. B. durch eine Hypoxie (kurzzeitige Sauerstoffminderversorgung des Gehirns) verursacht wird. Zu den prognostisch ungünstigen Ursachen gehören auch die **hirnatrophischen Erkrankungen**, bei denen eine zunehmende Verschlechterung der sprachlichen Fähigkeiten zu erwarten ist.

Zeitraum nach Krankheitsbeginn (»Post-onset-Zeit«)   Eine spontane Rückbildung (d. h. ohne therapeutische Intervention) findet vor allem im ersten Monat post-onset statt. Vom 4. bis zum 7. Monat post-onset verringert sich die Häufigkeit der spontanen Rückbildung zunehmend. Ab dem 12. Monat post-onset treten keine spontanen Rückbildungen mehr auf: Die Aphasien gehen in einen chronischen Zustand über, und auch bei intensiv durchgeführter Sprachtherapie sind oft nur noch begrenzte Fortschritte möglich.

Größe der Hirnläsion   Eine große Hirnläsion ist prognostisch ungünstiger als eine kleine (▶ Abschn. 2.2). Dies stimmt mit der Beobachtung überein, dass sich eine globale Aphasie weder nach dem 4. noch nach dem 7. Monat post-onset zurückbildet. Im Gegensatz dazu nimmt die Anzahl der

▣ **Tab. 3.6** Häufigkeit spontaner Rückbildungen von aphasischen Syndromen im 4. und 7. Monat post-onset (Huber et al. 2006)

Diagnose 1 Monat post-onset	(n)	Keine Aphasie bzw. Restaphasie 4 Monate post-onset (%)	Keine Aphasie bzw. Restaphasie 7 Monate post-onset (%)
Globale Aphasie	21	0	0
Wernicke-Aphasie	19	10	26
Broca-Aphasie	12	33	42
Amnestische Aphasie	32	59	66

▣ **Tab. 3.7** Häufigkeit von Syndromwandeln. (Nach Huber et al. 2006)

Diagnose 1 Monat post-onset	Nach 4 Monaten		Nach 7 Monaten	
	Gleiches Syndrom (%)	Syndromwandel (%)	Gleiches Syndrom (%)	Syndromwandel (%)
Globale Aphasie	57	43	52	48
Wernicke-Aphasie	32	58	16	58
Broca-Aphasie	58	9	42	16
Amnestische Aphasie	41	0	34	0

Rückbildungen kontinuierlich über die Wernicke-, Broca- und amnestische Aphasie zu (▣ Tab. 3.6).

Weitere Prognosefaktoren wurden bereits in ► Abschn. 2.2 aufgelistet.

3.5.4 Syndromklassifikation und Syndromwandel

M. Wehmeyer, H. Grötzbach

Während die aphasischen Symptome in den ersten Wochen post-onset noch stark fluktuieren können (Biniek 1993), stabilisieren sie sich nach Ablauf eines Monats. Sie lassen sich dann mit Hilfe des Aachener Aphasie Tests (AAT, Huber et al. 1983) erfassen und möglicherweise einem der Aphasiesyndrome zuordnen (► Abschn. 8.4.1).

Im weiteren Krankheitsverlauf kann ein **Syndromwandel** eintreten (▣ Tab. 3.7), der jedoch nach einem Jahr post-onset nur noch selten zu beobachten ist. Über die Häufigkeit aphasischer Syndrome, die im Mittel 16 Monate post-onset mit dem AAT

▣ **Tab. 3.8** Häufigkeit aphasischer Syndrome nach durchschnittlich 16 Monaten post-onset (eigene Daten)

Diagnose	Häufigkeit (%) (n = 222)
Wernicke-Aphasie	17
Globale Aphasie	15
Amnestische Aphasie	15
Transkortikale Aphasie	8
Broca-Aphasie	7
Leitungsaphasie	2
Nicht klassifizierbar	36

diagnostiziert wurden, informiert ▣ Tab. 3.8. Die Häufigkeitsangaben basieren auf den Diagnosen von allen Patienten, die innerhalb eines Jahres in der sprachtherapeutischen Abteilung eines neurologischen Rehabilitationszentrums aufgenommen worden sind.

3

Fazit
- Der Verlauf einer Aphasie folgt verschiedenen strukturellen und funktionellen Reorganisationsprozessen und hängt von der Art und dem Ausmaß einer Hirnschädigung ab. Während atrophische oder raumfordernde Erkrankungen des Gehirns erwartungsgemäß mit einer fortschreitenden Verschlechterung der Symptomatik einhergehen, kann bei akuten Hirnverletzungen (z. B. Schlaganfall oder Schädel-Hirn-Trauma) mit einer zunehmenden Besserung gerechnet werden.
- Bei akuten Aphasien schwankt die Symptomatik stark. Postakute oder chronische Aphasien können jedoch häufig einem Syndrom zugeordnet werden, wobei es im weiteren zeitlichen Verlauf zu einem Syndromwandel kommen kann.

Einteilung der Alexien, Agraphien und Akalkulien

M. Wehmeyer, H. Grötzbach

4.1   Was passiert beim Lesen oder Schreiben?

Die Lese- und Schreibstrategien einer Person hängen wesentlich von ihrer Übung ab: Während bei ungeübten Lesern oder Schreibern eine einzelheitliche Lese- und Schreibstrategie im Vordergrund steht, greifen geübte Leser oder Schreiber auf ganzheitliche Fähigkeiten zurück. Im Falle einer Alexie und Agraphie können beide Strategien unabhängig voneinander gestört sein. Die daraus resultierenden Lese- und Schreibfehler werden klassifiziert, und es wird ein Unterschied zwischen peripher und zentral bedingten Lese- und Schreibstörungen getroffen.

4.1.1   Ganzheitliches und einzelheitliches Lesen und Schreiben

Nach modernen Modellvorstellungen (z. B. de Bleser 2000) können Wörter generell **ganzheitlich** (holistisch) oder **einzelheitlich** (sequenziell), d. h. Buchstabe für Buchstabe, gelesen bzw. geschrieben werden. Die ganzheitliche Methode ist bei Wörtern zu beobachten, die einem Leser oder Schreiber vertraut sind: Beispielsweise müssen hochfrequente Wörter wie »Frau« oder »die« nicht erst in ihre Einzelbuchstaben segmentiert werden, bevor sie gelesen oder geschrieben werden können. Die Anzahl der holistisch gelesenen und geschriebenen Wörter nimmt mit der Übung zu: Während sie bei Beginn des Lese- und Schreiberwerbs noch gering ist, steigt sie im Laufe des Schulunterrichts stetig an. Werden Wörter ganzheitlich erfasst, bleiben Schreibfehler manchmal unentdeckt: Sie werden »überlesen«. Mit der sich vergrößernden Menge von ganzheitlich gelesenen und geschriebenen Wörtern beschränkt sich die **einzelheitliche Methode** in der Regel auf

- orthographisch schwierige Wörter, wie z. B. »Ingenieur«,
- unbekannte Wörter, wie z. B. »Lysergsäurediäthylamid«,
- Fremdwörter, wie z. B. »Didgeridoo«,
- lange Wörter, wie z. B. »Eierschalensollbruchstellenverursacher«,
- Nicht-Wörter, wie z. B. »Ultrat«.

Für die orthographisch schwierigen Wörter liegt häufig ein holistisches Wissen vor. An diesem orientieren sich Schreiber, indem sie entscheiden, ob ein Wort »gut aussieht«, wenn sie im Wort Buchstaben hinzufügen, weglassen, austauschen oder umstellen. Unbekannte sowie lange Wörter werden typischerweise Buchstabe für Buchstabe oder silbisch gelesen und geschrieben.

> ❗ Wegen unterschiedlicher Lese- und Schreibgewohnheiten und eines idiosynkratisch (individuell) ausgeprägten Wortschatzes ist es im Einzelfall nicht voraussagbar, welche Wörter ganz- bzw. einzelheitlich verarbeitet werden. Mancher Leser dieses Buches wird das Wort »Silbendiadohokinese« zügig lesen, ohne den Fehler darin zu erkennen.

4.1.2   Klassifizierung von Lese- und Schreibfehlern

Zwischen der **lautlichen Gestalt** eines Wortes und seiner **Schreibweise** besteht häufig ein **regelgeleiteter Zusammenhang**. Dieser liegt dann vor, wenn sich beim Lesen die Buchstaben eines Wortes (**Grapheme**) direkt in die ihnen entsprechenden Laute (**Phoneme**) umwandeln (**konvertieren**) lassen bzw. wenn beim Schreiben eine direkte Konvertierung von Phonemen in Grapheme möglich ist. Beispiele für solche Wörter sind »Oma«, »Kanu« oder »Banane«. Es gibt jedoch auch Wörter, für die **keine direkte Konvertierung** möglich ist. Beispiele dafür sind Wörter wie »Jeep« oder »Chef«.

Aphasisch bedingte Lese- und Schreibfehler lassen sich, parallel zu den Fehlern in der Lautsprache, nach ihrer Relation zum jeweiligen Zielwort klassifizieren. Wird ein Zielwort durch Tilgung (**Elision**), Ersetzung (**Substitution**), Umstellung (**Metathese**) oder Hinzufügung (**Addition**) eines Lautes bzw. Buchstabens falsch realisiert, handelt es sich

- beim **Lesen** um eine phonematische Paralexie (z. B. »Kirne« statt »Birne«) und
- beim **Schreiben** um eine graphematische (orthographische) Paragraphie.

Häufen sich Paralexien oder Paragraphien in einem Wort, so entsteht ein **Neologismus**. Das Zielwort kann dann nicht mehr identifiziert werden.

Wenn Zielwörter durch andere Wörter ersetzt werden, dann wird

- der daraus resultierende **Lesefehler** als semantische Paralexie (z. B. »Schwester« statt »Bruder« oder »Auto« statt »Tonne«) und
- der **Schreibfehler** als semantische Paragraphie

bezeichnet.

> ❯ Sowohl die phonematischen/graphematischen als auch die semantischen Paralexien und Paragraphien können bei allen Alexie- und Agraphiesyndromen auftreten.
> — Eine Häufung der phonematischen Paralexien bzw. graphematischen Paragraphien ist bei einer Störung der ganzheitlichen Verarbeitung zu beobachten.
> — Demgegenüber häufen sich die semantischen Paralexien und Paragraphien bei einer gestörten einzelheitlichen Verarbeitung.

Weder in der deutschen (vgl. de Bleser 2000; Huber 1997; de Langen 1988; Leischner 1979) noch in der angloamerikanischen Literatur (vgl. Bradshaw u. Mattingley 1995; Ellis 1984; McCarthy u. Warrington 1990; Shallice 1988) herrscht völlige Übereinstimmung darüber, wie viele Alexie- und Agraphiesyndrome zu differenzieren sind. Auch in der Bezeichnung der Syndrome existieren Unterschiede. Einig sind sich die verschiedenen Klassifikationsschemata jedoch darin, dass zwischen **peripher** und **zentral bedingten** Alexien und Agraphien unterschieden wird.

- Bei einer **peripheren Alexie/Agraphie** ist die visuelle Informationsverarbeitung oder die graphomotorische Ausführung gestört, und
- bei einer **zentralen Alexie/Agraphie** sind die sprachlichen Prozesse beeinträchtigt.

> ❗ Die Bezeichnung »peripher« bei einer Alexie/Agraphie ist nicht so zu verstehen, dass die Alexie/Agraphie durch eine periphere Läsion des ZNS verursacht worden ist. Das Gegenteil trifft zu: Auch die peripher bedingten Alexien und Agraphien beruhen auf einer zentralen Störung. Das Wort »peripher« deutet vielmehr an, dass in einer sehr frühen Phase des Lesens bzw. in einer sehr späten Phase des Schreibens eine Störung vorliegt.

In den heutigen Klassifikationsschemata (de Bleser 2000) wird kein Versuch unternommen, die verschiedenen Alexie- und Agraphiesyndrome auf umschriebene Läsionsorte im Gehirn zurückzuführen oder sie den Aphasie-Syndromen zuzuordnen. Stattdessen werden die Lese- und Schreibstörungen, dem gegenwärtigen Stand der Neuropsychologie folgend, **modelltheoretisch abgeleitet und erklärt**. Dazu dienen häufig das Logogen-Modell (Morton 1980) oder Varianten davon (z. B. Ellis u. Young 1990) (▶ Abschn. 7.4). Das Diagnoseinstrument LEMO (Stadie et al. 2013) (▶ Abschn. 8.4.4) basiert auf der im Folgenden dargestellten Syndromeinteilung.

4.2 Einteilung der Alexien

Alexien können nicht nur im Rahmen einer Aphasie, sondern auch als isolierte Störungen oder als Folge von visuellen bzw. neuropsychologischen Beeinträchtigungen auftreten. Die Alexien lassen sich in Syndrome unterteilen. Die für ein Syndrom typischen Symptome werden aufgezählt und anhand von Beispielen verdeutlicht.

Zur Gruppe der **peripher bedingten Alexien**, die auch als »visuelle Wortformalexien« bezeichnet werden, gehören

- die Neglect-Alexie und
- die reine Alexie mit Lesesinnverständnisstörungen.

Die **zentral bedingten Alexien** umfassen

- die reine Alexie mit partiell erhaltenem Lesesinnverständnis,
- die globale Alexie,
- die Tiefenalexie,
- die Oberflächenalexie und
- die phonologische Alexie.

4

◻ **Tab. 4.1**   Beispiele für Fehler bei linksseitiger Neglect-Alexie

Zielwort	Reaktion
BEIN	EIN
WAHL	ZAHL
STRAND	SAND
LAUFEN	KAUFEN
VORTEIL	URTEIL
TROCKEN	SOCKEN
SCHNELLER	HELLER
SCHAUMGUMMIPOLSTER	GUMMIPOLSTER

4.2.1   Neglect-Alexie

Aufgrund eines visuellen Neglects nach links oder rechts (wobei der Neglect nach links weitaus häufiger ist als der Neglect nach rechts) werden Wortanfänge bzw. Wortenden nicht mehr korrekt gelesen. Die Fehler bestehen dabei neben **Tilgungen der Anfangs- oder Endbuchstaben** häufig aus **Buchstabenersetzungen und -hinzufügungen**.

Diese führen in der Regel zu tatsächlich existierenden Wörtern (Baxter u. Warrington 1983; Ellis et al. 1987), die in ihrer Länge mit den jeweils vorgegebenen Zielwörtern oft übereinstimmen (◻ Tab. 4.1). Ein Teil der Fehler kann darauf zurückgeführt werden, dass die fehlenden visuellen Informationen durch Rateversuche kompensiert werden.

Tipp		

- Hinweise auf das Vorliegen eines visuellen Neglects können Screening-Verfahren liefern, die relativ leicht durchführbar sind. Dazu gehören das Teilen einer etwa 20 cm langen Linie in der Mitte, das Zeichnen einer Uhr mit der dazugehörigen Stundeneinteilung sowie das Ausstreichen von Punkten, die willkürlich über ein DIN-A4-Blatt verteilt sind.
- Ergänzt werden diese Verfahren durch Beobachtungen im Alltag, wie z. B. ein Übersehen von Gegenständen auf der betroffenen Seite. Eine ausführliche Neglect-Diagnostik erfolgt in der Neuropsychologie bzw. in der Orthoptik.

4.2.2   Reine Alexie mit Lesesinnverständnisstörungen

Eine Störung in der graphematischen Analyse von Buchstaben führt dazu, dass diese nicht mehr identifiziert werden können. Dadurch kommt es zu einer **ausgeprägten Beeinträchtigung** des lauten Lesens und des Lesesinnverständnisses für alle Wörter.

4.2.3   Reine Alexie mit partiell erhaltenem Lesesinnverständnis

Eine Identifikation von Einzelbuchstaben ist möglich. Diese Fähigkeit wird dazu genutzt, Wörter nicht mehr als Ganzes, sondern Buchstabe für Buchstabe zu lesen. Während bei kurzen Wörtern das **buchstabierende Lesen** (»letter by letter reading«) oft erfolgreich ist, können lange Wörter häufig nicht korrekt gelesen werden. Da das buchstabierende Lesen einerseits mühsam ist und andererseits sehr viel Zeit in Anspruch nimmt, wird oft versucht, ein Wort aufgrund einiger identifizierter Buchstaben zu erraten.

Beispiel
Bei der Vorgabe des Zielwortes »schlicht« reagiert ein Patient z. B. folgendermaßen: »(…) das ist ein S … ein S … und das ist ein O … nein … (…) H … L … T … nein nein Moment … könnte der doch T … das ist wieder der, den ich vorhin ausließ (…) … H … T. (…) Sollte das Salat heißen?« (Huber 1997, S. 173)

Das **Schreiben nach Diktat** ist in der Regel erhalten (daher die Bezeichnung »reine Alexie«). Die Patienten können das von ihnen selbst Geschriebene jedoch nicht immer lesen.

4.2.4   Globale Alexie

Das Lesen ist **massiv eingeschränkt** und kann auf das Erkennen des Eigennamens reduziert sein. Möglicherweise können noch die Adresse sowie einige hochfrequente Wörter gelesen werden. Eine Prüfung des Lesesinnverständnisses zeigt, dass eine Zuordnung von Wortkarten zu Bildern oder Gegenständen nur ausnahmsweise gelingt. Beim lauten Lesen kommt es zu **Nullreaktionen** oder zu **Neologismen**.

4.2.5 Tiefenalexie

Das Kardinalsymptom der Tiefenalexie besteht aus einer häufigen **Ersetzung von Zielwörtern durch semantisch assoziierte Wörter** (z. B. »Stuhl« statt »Tisch«), durch Annäherungen (z. B. »Beutel, Tasche« statt »Koffer«) oder durch Umschreibungen (z. B. »kein Fußballspieler« statt »Sportler«). Während die Fehler von einem Teil der Patienten bemerkt und korrigiert werden, bleiben sie bei einem anderen Teil unbemerkt stehen.

Das Lesen von **grammatischen Morphemen** (Artikel, Pronomen, Konjunktionen) bereitet in der Regel mehr Schwierigkeiten als das Lesen von **lexikalischen Morphemen** (Nomen, Verben, Adjektive, Adverbien). Bei den Nomen ergeben sich meist bessere Leseleistungen für Wörter mit einer **konkreten** als für Wörter mit einer **abstrakten Bedeutung**.

Es treten auch häufiger Fehler auf, die die grammatischen Endungen von Wörtern betreffen: So kann z. B. der Plural eines Nomens als Singular (»Auto« statt »Autos«) oder die Flexionsendung eines Verbs als Infinitiv (»gehen« statt »geht«) gelesen werden. Ein Lesen von Nicht-Wörtern gelingt nicht. Das Lesesinnverständnis ist nahezu immer beeinträchtigt.

4.2.6 Oberflächenalexie

Insgesamt liegen deutliche Beeinträchtigungen bei denjenigen Wörtern vor, bei denen keine regelgeleiteten Zusammenhänge zwischen ihrer Schreibweise und deren lautlicher Realisation bestehen. Es kommt zu Fehlern dadurch, dass diese Wörter regelgeleitet gelesen werden: Damit wird z. B. aus »Jeep« [jeːp] statt [dʃiːp]. Mit den so entstehenden **Regularisierungsfehlern** ist eine Störung des Lesesinnverständnisses verbunden. Bei Wörtern mit einem regelgeleiteten Zusammenhang sowie bei Nicht-Wörtern treten geringere Schwierigkeiten auf.

Unterscheiden sich zwei Wörter in ihrer Schreibweise, nicht jedoch in ihrer lautlichen Realisation, wie z. B. »Saite« und »Seite« (homophone Allographen), so kann der orthographisch bedingte Bedeutungsunterschied in der Regel nur schwer erfasst werden (de Bleser 2000).

4.2.7 Phonologische Alexie

Aufgrund einer **Störung des einzelheitlichen Lesens** können vor allem Nicht-Wörter nicht gelesen werden. Bei existierenden Wörtern zeigen sich dann Beeinträchtigungen im lauten Lesen und im Lesesinnverständnis, wenn sie nicht mehr ganzheitlich repräsentiert sind. Die Wahrscheinlichkeit dafür, dass die **ganzheitliche Repräsentation** erhalten bleibt, hängt

- einerseits von der **Wortklasse** (lexikalische Morpheme sind seltener betroffen als grammatische) und
- andererseits von der **Konkretheit** (Wörter mit einer konkreten Bedeutung sind weniger beeinträchtigt als Wörter mit einer abstrakten Bedeutung)

ab. Zusätzlich ist die **Frequenz** für die ganzheitliche Repräsentation entscheidend. Häufig vorkommende Wörter sind eher erhalten als selten vorkommende. Die auftretenden Lesefehler bestehen in der Regel aus Nullreaktionen, seltener treten Ratefehler auf.

Beispiel
Auf die Bitte, das Wort »Glück« zu lesen, reagiert ein Patient z. B. mit »oh das weiß ich nicht … was soll das sein? … ich kenne das Wort nicht … nein … das weiß ich nicht.«

Ist die phonologische Alexie ausgeprägt, können Buchstaben weder alphabetisierend noch lautierend benannt werden.

4.3 Einteilung der Agraphien

Agraphien können nicht nur im Rahmen einer Aphasie, sondern auch als isolierte Störung im Zusammenhang mit einer räumlich-konstruktiven Beeinträchtigung auftreten. Die Agraphien lassen sich in Syndrome unterteilen. Die für ein Syndrom typischen Symptome werden aufgezählt und anhand von Beispielen verdeutlicht.

4

ZIEL	REAKTION
A	
E	
L	
M	
O	
B	
R	
D	
S	

Abb. 4.1 Umwandlung von Lauten in Buchstaben bei reiner Agraphie

Zur **peripheren Form der Schreibstörung** zählt
— die reine Agraphie,

und zur Gruppe der **zentralen Schreibstörungen** gehören
— die globale Agraphie,
— die Tiefenagraphie,
— die Oberflächenagraphie und
— die phonologische Agraphie.

4.3.1   Reine Agraphie

Die **graphischen Gestalten von Buchstaben** können nicht immer korrekt realisiert werden. Dies betrifft insbesondere selten vorkommende Buchstaben (z. B. »q«, »x« und »y«), kann aber auch bei häufig vorkommenden auftreten. Oft werden mehrere Versuche benötigt, bis eine Buchstabengestalt korrekt realisiert ist. Die Störungen können sich nicht nur bei einer **Umwandlung von Lauten in Buchstaben** (◻ Abb. 4.1), sondern auch beim **Kopieren von vorgegebenen Wörtern** (◻ Abb. 4.2)

VORGABE	KOPIE
Haus	
Tisch	
Resi Inde.	

Abb. 4.2   Kopieren von Wörtern bei reiner Agraphie

zeigen. Sie sind meist auch dann zu beobachten, wenn wechselweise Druck- in Schreibbuchstaben bzw. Groß- in Kleinbuchstaben umzuwandeln sind. Die reine Agraphie ist in der Regel Teil einer umfassenden **räumlich-konstruktiven** Störung, die außer den Buchstaben auch nichtsprachliches Material betrifft. Figuren können daher häufig nur mit Schwierigkeiten gezeichnet bzw. kopiert werden.

4.3.2   Globale Agraphie

Das Schreiben ist umfassend gestört: Es treten bei allen Wörtern unabhängig von Frequenz, Länge und Bedeutung Fehler auf. Diese bestehen entweder aus einer **sinnlosen Aneinanderreihung von Buchstaben**, oder ein Schreibversuch wird nach 1–2 Buchstaben abgebrochen. Möglich sind auch **Perseverationen**, bei denen Buchstaben oder Silben mehrfach wiederholt werden.

Ist die globale Agraphie ausgeprägt, können weder die Adresse noch der eigene Name geschrieben werden. Ein Beispiel dafür ist in ◻ Abb. 4.3 zu sehen: Die Patientin versucht mehrfach, ihren Nachnamen zu schreiben. Dabei sind bei jedem Versuch die ersten 3 Buchstaben korrekt. Wenn das Schreiben des Eigennamens als hochüberlernte Leistung nicht gelingt, können in der Regel auch keine anderen Wörter mehr geschrieben werden.

VERSUCH	NAME
1	*BRURURUN*
2	*BRUBAUNUR*
3	*BRURUNBR*
4	*BRURUQUR*
5	*BRURUURUR*
6	*BRURUURUR*

◘ Abb. 4.3 Schreiben des Nachnamens bei globaler Agraphie

ZIELSATZ	REAKTION
Peter ruft.	*Peter ruft*
Er kommt.	*Es Er kommt*
Sie weint.	*Die Weit* *Wie m* *Wie r*
Die Frau schläft.	*Die Frau schlaf*
Ein Ball rollt.	*Ein Ball roll*
Die Rosen blühen.	*In Oser goße*
Der Junge lacht.	*Der Junge lacht*
Er holt sie ab.	*Es* *Es* *Er ... ...*

◘ Abb. 4.4 Schreiben nach Diktat bei phonologischer Agraphie

4.3.3 Tiefenagraphie

Kennzeichnend sind Fehler, die aus **Ersetzungen von Zielwörtern durch semantisch assoziierte Wörter** (z. B. »nehmen« statt »geben«, »Hund« statt »Katze«) bestehen. Die Substitutionen sind orthographisch oft korrekt, sie werden jedoch nicht immer erkannt und können daher auch nicht immer selbstständig korrigiert werden. Tendenziell sind die lexikalischen Morpheme besser erhalten als die grammatischen. Unter den lexikalischen Morphemen sind es die hochfrequenten und konkreten, die weniger Schwierigkeiten verursachen als die niederfrequenten und abstrakten.

4.3.4 Oberflächenagraphie

Betroffen sind vor allem Wörter, bei denen keine Eins zu eins Beziehung zwischen den Phonemen einerseits und den Graphemen andererseits existiert. Die Fehler bestehen oft aus **Regularisierungen**: So wird aus »Axt« »Akst« oder aus »Quark« »Kwark«. Aufgrund einer Störung der wortspezifischen Orthographie orientieren sich die Patienten an den Lauten und »schreiben so, wie man es spricht«. Diese Strategie führt bei den Wörtern, die regelgeleitet geschrieben werden können, häufig zu einem Erfolg.

4.3.5 Phonologische Agraphie

Fehler treten bei Wörtern auf, für die keine ganzheitlichen Repräsentationen mehr vorliegen. Typischerweise kommt es entweder zu Nullreaktionen, oder es werden 2–3 Buchstaben geschrieben, bevor der Schreibversuch abgebrochen wird. Da nicht vorhersagbar ist, welche Wörter nach der Hirnschädigung noch holistisch repräsentiert sind, können alle Wortarten von der Schreibstörung betroffen sein. Beeinträchtigt ist jedoch immer das **Schreiben von Nicht-Wörtern**, und grammatische Morpheme sind in der Regel schwieriger als lexikalische. Liegt eine ausgeprägte phonologische Agraphie vor, so ist die **Phonem-Graphem-Konvertierung schwer gestört.**

Beispiele für Fehler aufgrund einer phonologischen Agraphie sind in ◘ Abb. 4.4 wiedergegeben. Auffällig ist, dass vor allem grammatische, aber auch lexikalische Morpheme nicht nach Diktat geschrieben werden können. Der Patient ist sich seiner Fehler zwar bewusst, er kann diese jedoch trotz wiederholter Versuche nicht korrigieren. Ein Schreiben von Nicht-Wörtern lehnt er ab.

Fazit

- Die aphasisch bedingten Lese- und Schreibfehler hängen vor allem davon ab, ob die einzelheitliche oder ganzheitliche Verarbeitung gestört ist. Sie werden außerdem durch die Wortart sowie durch den Zusammenhang zwischen der lautlichen Form eines Wortes und seiner Schreibweise bestimmt.
- Bei der Einteilung der Alexien und Agraphien handelt es sich um eine idealisierte Darstellung. In der Praxis muss daher damit gerechnet werden, dass sich die Symptome nicht immer eindeutig einem Syndrom zuordnen lassen.

4.4   Welche Probleme können im Umgang mit Zahlen auftreten?

Akalkulien können einerseits im Rahmen einer Aphasie, andererseits auch isoliert oder als Folge von visuellen bzw. neuropsychologischen Störungen auftreten. Die im Bereich der Zahlenverarbeitung und des Rechnens typischen Fehler werden beschrieben und anhand von Beispielen verdeutlicht.

Störungen im Umgang mit Zahlen können isoliert auftreten (**primäre Akalkulie**). Demgegenüber bezeichnen **sekundäre Alkalkulien** Störungen der **Zahlenverarbeitung** und/oder des Rechnens als Folge

- einer Aphasie,
- einer Störung der Aufmerksamkeit,
- einer Störung des Gedächtnisses (Amnesie),
- einer räumlich-konstruktiven Störung,
- einer Störung der visuellen Wahrnehmung (Hemianopsie) oder
- eines visuellen Neglects.

Eine aphasische Störung impliziert in vielen Fällen auch Schwierigkeiten mit der Zahlenverarbeitung (Claros Salinas u. Willmes 2000). Numerische Informationen werden beim Sprechen und lauten Lesen in Zahlwörtern vermittelt (Beispiele: »zwölf«, »neunzehnhunderteinundsiebzig«). Diese **Zahlwörter** können – wie andere Wörter auch – im Rahmen einer Aphasie **falsch verstanden** oder durch **Paraphasien entstellt** sein.

❗ Bei einem Patienten mit einer Sprachstörung können neben aphasisch bedingten Problemen in der Zahlenverarbeitung auch Schwierigkeiten im Umgang mit Zahlen vorliegen, die nicht auf die Aphasie zurückführbar sind.

Die **Zahlenmenge** bildet eine **eigene lexikalische Klasse**, deren (27) Zahlenelemente in 3 Stapeln geordnet sind. Zusätzlich ist in diesem Lexikon eine überschaubare Anzahl an Wörtern wie »hundert« oder »tausend« gespeichert (McCloskey et al. 1990). Daraus ergibt sich das in ❑ Abb. 4.5 dargestellte **Zahlensystem**. Durch eine Verknüpfung von Stapelelementen und Zahlmorphemen lässt sich jede beliebige Zahl abbilden.

Zusammen mit modernen Modellvorstellungen über die Verarbeitung von Zahlen (Claros Salinas u. Willmes 2000) bildet dieses Zahlensystem die Grundlage für die nachfolgende **Einteilung zahlenbezogener Fehler**, die im Rahmen einer Akalkulie auftreten können.

4.4.1   Störungen der Zahlenverarbeitung

Unter der Zahlenverarbeitung im engeren Sinn wird die Fähigkeit verstanden, Zahlen unabhängig von arithmetischen Prozeduren zu verarbeiten.

Beim Verstehen, Sprechen, Lesen oder Schreiben von Zahlen kann es zu lexikalischen oder syntaktischen Fehlern kommen.

Lexikalische Fehler sind durch Ersetzungen von Ziffern oder Zahlen gekennzeichnet. Häufig zeigen sich systematische Fehler, indem

- der Stapel des Zahlensystems falsch, die Position innerhalb des Stapels jedoch richtig gewählt wurde (»stack errors«),
  Beispiel: »5« statt »15«; »130« statt »113«,
- der Stapel korrekt, die Stapelposition jedoch falsch verarbeitet wurde (»stack position errors«; McCloskey et al. 1990)
  Beispiel: »17« statt »15«.

Syntaktische Fehler ergeben sich bei falscher Verknüpfung lexikalischer Elemente. Sie äußern sich durch eine

Einer »Ones«	Zehner »Teens«	Dekaden »Tens«
eins	elf	zehn
zwei	zwölf	zwanzig
drei	dreizehn	dreißig
vier	vierzehn	vierzig
fünf	fünfzehn	fünfzig
sechs	sechzehn	sechzig
sieben	siebzehn	siebzig
acht	achtzehn	achtzig
neun	neunzehn	neunzig
Zahlmorpheme: und, null, Komma, hundert, tausend, ...		
stack error	stack position error	

Abb. 4.5 Deutsches Zahlensystem. (Adaptiert nach Grötzbach u. Schöler 1999, S. 220)

- falsche Verknüpfung richtig gewählter lexikalischer Einheiten,
  Beispiel: »500« statt »105«; »2610« statt »6210«;
- falsche Verwendung von Zahlmorphemen
  Beispiel: »604« statt »6004«;
- fehlerhafte Auslassung oder Hinzufügung von eingebetteten Nullstellen
  Beispiel: »150004« statt »1504«;
- sog. Term-by-term-Strategie, d. h. ein abschnittsweises Übertragen von Zahlwörtern in arabische Zahlen (Deloche u. Seron 1987)
  Beispiel: »800050040« statt »8540«;
- fehlende Inversion von Einer- und Zehnerziffer im Deutschen
  Beispiel: »93« statt »39«.

Visuell bedingte Fehler entstehen vor allem beim Zahlenlesen
- durch Vernachlässigung von Ziffern am Anfang oder am Ende einer mehrstelligen Zahl
  Beispiel: »34« statt »6934«; »134« statt »13426«;
- durch Verwechslungen visuell ähnlicher Ziffern
  Beispiel: »65« statt »95«.

Bei **Störungen der Zahlenmerkspanne** kann das Schreiben nach Diktat durch Abbruchphänomene gekennzeichnet sein. So ist es möglich, dass bei einer Additionsaufgabe mit zwei Summanden nur der erste Summand notiert wird oder dass bei der Vorgabe von vier einstelligen Zahlen nur zwei geschrieben werden.

Das **stellenwertbezogene Anordnen von Zahlen** kann – gerade bei visuellen oder räumlich-konstruktiven Störungen – beeinträchtigt sein. Zur Vorbereitung einer schriftlichen Rechnung werden Zahlen stellenwertbezogen untereinander geschrieben, also Einerziffer unter Einerziffer, Zehnerziffer unter Zehnerziffer usw. Wie ■ Abb. 4.6 zeigt, müssen falsche Rechenergebnisse nicht zwangsläufig auf falschen arithmetischen Prozessen beruhen, sondern können durch falsches Anordnen der zu verrechnenden Zahlen entstehen.

Bei **semantischen Störungen in der Zahlenverarbeitung** ist die Wertigkeit oder die Bedeutung von Zahlen betroffen:
- Selbst wenn Zahlen richtig verstanden werden, kann es zu **Fehlern beim Erfassen des Zahlwertes** (Synonym: Magnitude) kommen. Patienten können dann beispielsweise Zahlen nicht einer entsprechenden Punktmenge zuordnen, sie können Größen nicht abschätzen oder Zahlen in eine Wertigkeitsreihenfolge bringen.
- Es kann auch zu **Fehlern im Abruf aus dem Zahlenweltwissen** kommen. Im Bereich Zahlenweltwissen sind Zahlenangaben gespeichert, die eine Semantik besitzen, z. B. »31.12.«, »1945«, »112«, »007«, »4711«.

4

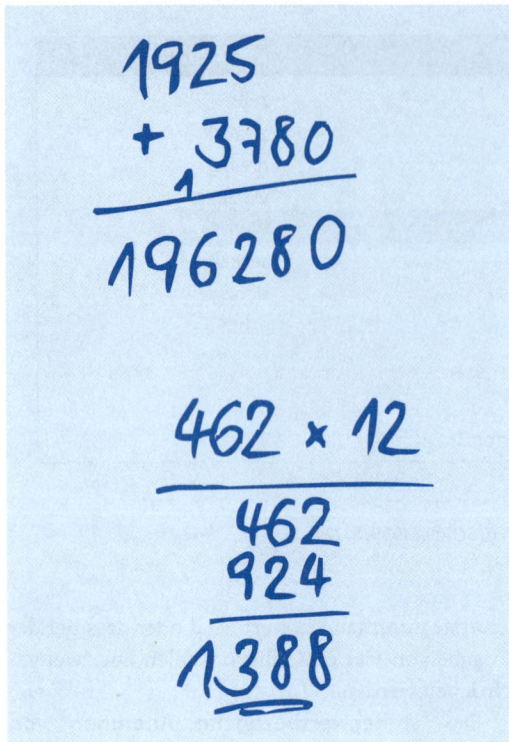

🔲 **Abb. 4.6** Störung im stellenwertbezogenen Anordnen (»spatial acalculia«)

Zum Zahlenweltwissen gehören auch individuell bedeutsame Zahlen wie Telefonnummern oder Geburtsdaten.

Semantische Störungen werden erst dann offensichtlich, wenn Fehler nicht auf allgemeine Schwierigkeiten beim Verstehen oder Produzieren von Zahlen (oder des sprachlichen Kontexts) zurückgeführt werden können.

4.4.2 Störungen des Rechnens

Das Rechnen setzt das Verstehen und Produzieren von Zahlen voraus. Zusätzlich müssen Rechensymbole richtig verarbeitet, hoch überlernte Rechenleistungen wie das kleine Einmaleins abgerufen und das in der Schule vermittelte Regelwissen zum schriftlichen Rechnen angewandt werden.

Beim **Verarbeiten von Operationssymbolen** geht es nicht nur um das korrekte Lesen oder Schreiben von Rechenzeichen, sondern auch um das Wissen der jeweiligen Bedeutung. Patienten können beispielsweise nicht beurteilen, wie man die Zahlen »3« und »4« verrechnet, damit die Zahl »12« entsteht, oder sie geben als Lösung der Rechnung »3×4« die Zahl »7« an.

Das **Zählen** kann als einfachste Additions- bzw. Subtraktionsleistung angesehen werden. Während die (automatisierte) Fähigkeit, von 1 bis 10 zu zählen, oft auch noch bei schweren Störungen erhalten ist, können Patienten im Bereich mehrstelliger Zahlen häufig nicht auf- oder abwärts zählen. Kritisch sind dabei vor allem Zehnerübergänge.

Beispiel
Patient: »76, 75, 74, 73, 72, 71, 70, 71, 72 äh nein, also 72, 71, 70, 79, 78, 77, 67, 66, 65, 64 …«

Durch wiederholte Berechnungen einfacher Grundrechenaufgaben werden bestimmte Rechenergebnisse im Gedächtnis gespeichert und können somit schnell abgerufen werden. Dieses sog. **Zahlenfaktenwissen** umfasst mindestens Additions- und Subtraktionsaufgaben im Zahlenraum bis 20 sowie Multiplikations- und Divisionsaufgaben aus dem kleinen Einmaleins. Störungen des Zahlenfaktenwissens zeigen sich in erhöhtem Zeitaufwand und/oder in falschen Ergebnissen. Beim Multiplizieren sind Fehler oft nicht willkürlich, sondern stammen aus der gleichen oder einer anderen Reihe des Einmaleins.

Beispiel
7×8=63, 3×8=25

Wie 🔲 Abb. 4.7 zeigt, kann das Zahlenfaktenwissen unabhängig von der operationalen Rechenfähigkeit betroffen sein.

Berechnungen, die die Kapazität des Zahlenfaktenwissens übersteigen, verlangen ein **operationales Vorgehen**. Zahlen werden dabei im Kopf oder schriftlich mithilfe von Zwischenschritten verrechnet. Fehler entstehen dadurch, dass Patienten nicht, unvollständig oder falsch auf das in der Schule vermittelte Regelwissen, beispielsweise zum »Zehnerborgen« beim Subtrahieren, zurückgreifen. Dabei ist jede Grundrechenart isoliert störbar (Claros Salinas u. Willmes 2000). Störungen des

4.4 · Welche Probleme können im Umgang mit Zahlen auftreten?

51

4

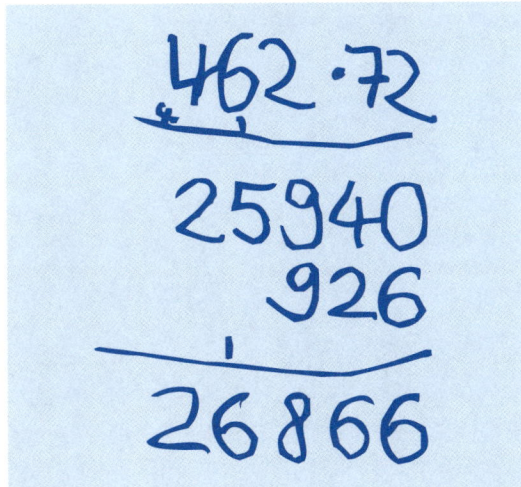

Abb. 4.7 Störung des Zahlenfaktenwissens

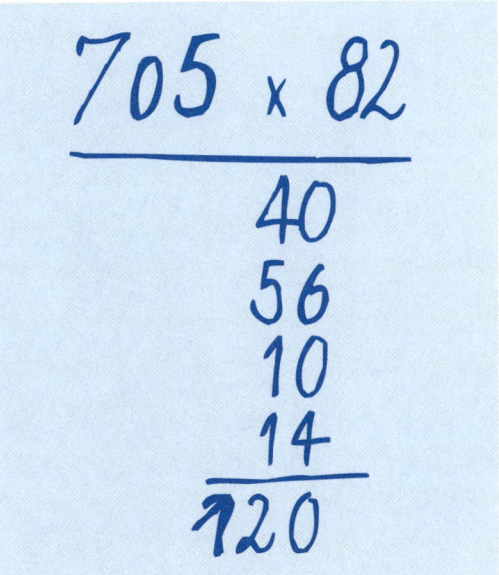

Abb. 4.8 Störung des operationalen Rechnens

Arbeitsgedächtnisses führen dazu, dass Zwischenergebnisse nicht oder falsch gespeichert werden.

Die ▶ Abb. 4.8 zeigt, dass bei erhaltenem Zahlenfaktenwissen ausschließlich das operationale Vorgehen beeinträchtigt sein kann.

Das Ableiten eines adäquaten Rechenwegs aus einer zahlenbezogenen Aufgabe, auch **angewandtes Rechnen** genannt, stellt eine besondere Anforderung dar, die im Alltag von großer Bedeutung ist. Fehler aufgrund einer Akalkulie können auch dadurch entstehen, dass nach einer korrekten Erfassung des sprachlichen Kontexts die in der Aufgabe präsentierten Zahlen in falscher Kombination oder Rechenoperation verknüpft werden.

Beispiel
Eine Wohnung mit 9 m Länge und 6 m Breite kostet monatlich 600 € Miete. Wie hoch ist der Quadratmeterpreis?
Patient berechnet: 9+6=15; 600:15=40 €

Beispiel
Sie kaufen 10 Tulpen zu je 0,80 € und 15 Narzissen zu je 0,50 €. Wie teuer wird der Strauß?
Patient berechnet: 10+15=25; 0,80 €+0,50 € =1,30 €; 25×1,30 €=32,50 €

▪ Einteilung
Akalkulien werden nicht in Syndrome unterteilt. Auf der Basis der Arbeit von Hécaen et al. 1961 (in McCarthy u. Warrington 1990) wird jedoch zwischen 3 Störungsschwerpunkten unterschieden:
– Störungen im Rechnen,
– räumliche Akalkulie,
– Alexie und/oder Agraphie für Zahlen.

Fazit
– Die Zahlenverarbeitung umfasst das Verstehen, Sprechen, Lesen und Schreiben von Zahlen, den Abruf des Stellenwertkonzepts, das Verständnis von Zahlwerten sowie den Abruf von Zahlen aus dem Zahlenweltwissen.
– Zu den Rechenleistungen zählen das Verarbeiten von Rechenzeichen, der Abruf von Zahlen aus dem Zahlenfaktenwissen, die Anwendung operationalen Regelwissens sowie das Ableiten eines adäquaten Rechenwegs (Algorithmus) aus einer zahlenbezogenen Aufgabe.
– Jede Komponente der Zahlenverarbeitung ist selektiv störbar und verlangt einen spezifischen Therapieansatz.

Abgrenzung der Aphasie zu anderen kommunikativen Beeinträchtigungen

B. Schneider, M. Wehmeyer, H. Grötzbach

Eine Aphasie ist abzugrenzen von einer Dysarthrophonie, Sprechapraxie und von nichtaphasisch bedingten Sprachstörungen (Kognitiven Dysphasien) sowie Beeinträchtigungen der Kommunikation bei einer Demenz. Die differenzierenden Symptome werden beschrieben und es werden Hinweise auf die Differenzialdiagnose gegeben.

In der **Differenzialdiagnostik** geht es darum, eine Aphasie von einer
- Dysarthrie bzw. Dysarthrophonie,
- Sprechapraxie,
- nichtaphasischen Sprachstörung,
- Kommunikationsstörung bei Demenz

zu trennen.

5.1   Dysarthrophonie

M. Wehmeyer, H. Grötzbach

Die Dysarthrophonie zählt zu den zentralen sprechmotorischen Störungen und kann nach einer Hirnverletzung sowohl isoliert als auch begleitend bei einer Aphasie auftreten. Im Folgenden werden die Symptome einer Dysarthrophonie, die Lokalisation der Hirnläsion sowie Diagnostikmöglichkeiten dargestellt.

■ Symptomatik

Bei einer Dysarthrophonie (synonym: Dysarthrie, Dysarthropneumophonie) werden Bewegungen der Atem-, Stimm- und Artikulationsorgane durch **sensomotorische Einschränkungen** ungenau ausgeführt. Im Gegensatz zu einer Aphasie
- ist in der Regel die **Stimmgebung** betroffen,
- kann eine **Hypernasalität** vorliegen,
- herrschen **Lautentstellungen** (Distorsionen) vor,
- häufen sich **Fehler am Wort- oder Äußerungsende** und in **Konsonantenverbindungen**,
- sind **lautliche Metathesen** oder **Additionen** nicht zu erwarten,
- geht eine **Sprechanstrengung** oft mit einem reduzierten Sprechtempo sowie mit einem silbischen oder skandierenden bzw. monotonen Sprechen einher.

■ Lokalisation

Eine Dysarthrophonie kann durch **links- oder rechtshirnige Läsionen** verursacht werden. Es können die kortikalen Gesichtsareale, das extrapyramidale System sowie die Verbindungen zwischen dem Gesichtsareal und den entsprechenden Hirnnervenkernen im Hirnstamm betroffen sein. Im Gegensatz zu Aphasien kann eine Dysarthrophonie auch aufgrund einer **Kleinhirn- oder Hirnstammläsion** entstehen. Häufig treten Dysarthrophonien in Zusammenhang mit **degenerativen Erkrankungen** wie Morbus Parkinson, multipler Sklerose oder amyotropher Lateralsklerose auf. Dysarthrophonien sind häufig mit **Schluckstörungen** (Dysphagien) assoziiert.

■ Diagnose

Zur Diagnose einer Dysarthrophonie wird eine **neurophonetische Untersuchung** durchgeführt (Ziegler et al. 1998). Dabei werden die **Parameter** überprüft, die in Zusammenhang mit den Funktionskreisen **Atmung**, **Stimmgebung/Prosodie** und **Artikulation** stehen:
- Atemmuster, Atemfrequenz, Luftabgabedauer/ Tonhaltedauer, Vitalkapazität;
- Stimmqualität, Stimmstabilität, Stimmeinsatz, Sprechlautstärke, Lautstärke- und Tonhöhenmodulation;
- Wort- und Satzakzent, Intonation, Sprechrhythmus, Sprechtempo;
- Silbendiadochokinese, Artikulation unterschiedlich komplexer Silbenstrukturen auf Wort-, Satz- und Textebene;
- Motorik und Sensibilität im orofazialen Bereich: Kiefer, Lippen, Wange, Zunge, Gaumensegel, Kehlkopf.

5.2   Sprechapraxie

M. Wehmeyer, H. Grötzbach

Die Sprechapraxie zählt zu den zentralen sprechmotorischen Störungen und betrifft die Planung und Koordination sprechmotorischer Bewegungen. Isoliert tritt sie eher selten auf, meist begleitet sie eine Aphasie. Im Folgenden werden die Symptome einer Sprechapraxie, die Lokalisation der Hirnläsion sowie Möglichkeiten der Diagnostik dargestellt.

■ **Symptomatik**

Bei einer Sprechapraxie ist die Programmierung von Sprechbewegungen gestört. Kennzeichen sind **phonologische Fehler** in Form von

— Umstellungen,
— Auslassungen,
— Hinzufügungen oder
— Vertauschungen

von Lauten. Im Unterschied zu phonematischen Paraphasien im Rahmen einer Aphasie sind sprechapraktische Lautfehler meist durch geringfügige **Veränderungen der artikulatorischen Parameter** gekennzeichnet.

— Häufig stimmen Artikulationsort oder Artikulationsmodus von Konsonanten mit einem Ziellaut überein.
— Lautliche Fehler entstehen vorrangig an Wortanfängen oder in Konsonantenverbindungen.
— Die Störung in der räumlichen und zeitlichen Programmierung geht mit Suchbewegungen der Artikulationsorgane einher und kann sich neben phonologischen Fehlern auch in Lautentstellungen (Distorsionen) äußern.
— Bei manchen Patienten kommt es zu Laut-, Silben- oder Wortwiederholungen (Iterationen).

Suchbewegungen, Distorsionen oder **Iterationen** sind bei einer aphasischen Störung ebenso wenig zu erwarten wie die **Sprechanstrengung**, die sich durch silbisches oder skandierendes Sprechen mit ausgeprägtem Selbstkorrekturverhalten zeigt.

■ **Lokalisation**

Eine Sprechapraxie ist unabhängig von der Händigkeit Folge einer **linksseitigen Läsion im Versorgungsgebiet der A. cerebri media**. Dabei sind die dem Broca-Zentrum benachbarten Hirngebiete betroffen, vor allem der prämotorische Kortex, die angrenzenden Regionen des frontalen Operculums, die Inselrinde sowie das darunter liegende Marklager. Sprechapraxien gehen eher mit aphasischen als mit dysarthrischen Beeinträchtigungen einher. Erwartungsgemäß können vor allem Patienten mit einer **Broca-Aphasie** zusätzlich eine Sprechapraxie aufweisen.

■ **Diagnose**

Eine genaue Untersuchung von sprechapraktischen Störungen umfasst

— die Artikulation unterschiedlich komplexer Silbenstrukturen auf Wort-, Satz- und ggf. Textebene. Bei schweren Störungen sollte zumindest die willkürliche Produktion von Lauten geprüft werden;
— die Ausführung orofazialer Bewegungen zur Diagnose einer begleitenden buccofazialen Apraxie.

❯ **Aufgrund der charakteristischen Fehlerkonfigurationen stellen Dysarthrophonien und Sprechapraxien eigenständige Syndrome dar, die sich in der Diagnose und Therapie deutlich von einer Aphasie-Behandlung unterscheiden.**

Tipp

Liegt zusätzlich zu einer Aphasie auch eine Dysarthrophonie oder eine Sprechapraxie vor, werden diejenigen Störungsbereiche vorrangig behandelt, deren Verbesserungen mit der größten funktionellen Relevanz einhergehen.

— Bei ausgeprägten Sprachverständnis- oder Wortfindungsstörungen wird die Arbeit an der Laut- oder Stimmbildung zurückgestellt.
— Ein Artikulationstraining steht dann im Vordergrund der Therapie, wenn die Aktivierung des semantischen und phonologischen Lexikons für Unterhaltungen ausreicht. Da viele Patienten bevorzugt am »Sprechen« arbeiten wollen, können bei kombinierten aphasischen und dysarthrischen bzw. sprechapraktischen Beeinträchtigungen Übungen aus der Sprechapraxie- oder Dysarthrophonie-Therapie begleitend in die Aphasie-Therapie einbezogen werden.

Fazit

— Sprechapraxien und Dysarthrophonien stellen eigenständige Syndrome dar.
— Sprechapraktische oder dysarthrische Symptome zeigen sich als phonologische oder

5

phonetische Fehler beim Sprechen, wobei es im Rahmen einer Sprechapraxie eher zu phonologischen und im Kontext einer Dysarthrophonie eher zu phonetischen Fehlern kommt.

- Eine Sprechapraxie grenzt sich von einer Aphasie vor allem durch ein ausgeprägtes Selbstkorrekturverhalten, Suchbewegungen, Distorsionen, Iterationen sowie eine Sprechanstrengung ab.
- Eine Dysarthrophonie unterscheidet sich von einer Aphasie insbesondere durch Störungen der Atmung, Phonation und Artikulation. Im Gegensatz zur Aphasie treten überwiegend Distorsionen auf, die sich in Konsonantenverbindungen sowie an Wort- oder Äußerungsenden häufen.
- Bislang existieren im deutschen Sprachraum keine normierten Testverfahren für die Diagnose einer Sprechapraxie oder Dysarthrophonie.

5.3 Kognitive Dysphasie

B. Schneider

Kognitive Dysphasien werden auch sekundäre Aphasien, »pragmatic aphasia« (Glindemann 2006) oder nichtaphasische Sprach- bzw. Kommunikationsstörungen genannt. Heidler führte 2006 den Begriff der Kognitiven Dysphasie ein, der deutlich macht, dass neuropsychologische Grundstörungen für die sprachlichen Auffälligkeiten verantwortlich sind. Im Folgenden werden typische Symptome der Kognitiven Dysphasie, die Lokalisation der Hirnläsion sowie Möglichkeiten der Diagnostik dargestellt.

▪ Symptomatik

Heidler (2006, S. 32) definiert Kognitive Dysphasien als »hirnorganisch bedingte Sprach(handlungs)störungen nach erfolgtem Spracherwerb infolge neuropsychologischer (attentionaler, mnestischer, demenzieller oder psychotischer) Grundstörungen«.

Grundsätzlich zeichnen sich Kognitive Dysphasien also dadurch aus, dass aufgrund der primär kognitiven Störungen die Organisation von Sprache nicht gelingt. Dies zeigt sich weniger in sprachsystematischen Beeinträchtigungen, als vielmehr in Auffälligkeiten bei der Verwendung von Sprache, vor allem auf Gesprächs- (Diskurs-) und Textebene. Die Symptome Kognitiver Dysphasien lassen sich zunächst genauer nach dem Läsionsort unterscheiden: Je nachdem, ob rechtshemisphärielle oder frontale Läsionen vorliegen, kommt es zu Störungen der Aufmerksamkeit, des Gedächtnisses, des Antriebs oder der exekutiven Funktionen (► Exkurs »Störungen der Exekutivfunktionen«) und sekundär zu entsprechenden Beeinträchtigungen auf der sprachlich-kommunikativen Ebene. Zu diesen Beeinträchtigungen gehören zum Beispiel:

- Auffälligkeiten im Gesprächsverhalten (Diskursebene), sowohl auf expressiver als auch auf rezeptiver Ebene, z. B. wird die kommunikative Intention des Gesprächspartners nicht erfasst oder fehlendes Vorwissen des Gesprächspartners nicht berücksichtigt (◨ Tab. 5.1).
- Störungen bei der Produktion von Texten, z. B. werden statt der Hauptinformationen nebensächliche Details berichtet, sodass das Erzählte unzusammenhängend und weitschweifig erscheint.
- Störungen beim Verstehen gehörter oder gelesener Texte, z. B. wird das Thema des Textes nicht erfasst, oder es können keine Schlussfolgerungen (Inferenzen) gezogen werden.
- Störungen der Wortflüssigkeit, Satzgenerierungsstörungen und Wortschatzdefizite.

▪ Lokalisation

Während Aphasien nach umschriebenen Läsionen in den perisylvischen (die Sylvische Furche umgrenzenden) Arealen der sprachdominanten Hemisphäre zustande kommen (► Abb. 2.1), treten Kognitive Dysphasien nach Schädigungen der rechten Hemisphäre, des Frontalhirns oder auch im Zusammenhang mit psychiatrischen oder demenziellen Erkrankungen auf. Aufgrund der Lokalisation gibt es nach Heidler (2006) aber auch nicht eindeutig zuzuordnende Formen, wie z. B. die transkortikalen Aphasien und die subkortikalen Aphasien. Diese bewegen sich in einer Grauzone zwischen Aphasien und Kognitiven Dysphasien.

Exkurs

Störungen der Exekutivfunktionen
Dem Frontalhirn werden sog. Exekutivfunktionen zugesprochen. Damit sind steuernde und kontrollierende Funktionen gemeint, z. B. die Planung, Initiierung, Sequenzierung und Zielüberwachung (Monitoring) von Handlungen. Weiter gehören kognitive Flexibilität, Aufmerksamkeitslenkung, Antizipationsvermögen, Koordination und sprachlogische Denkprozesse dazu (vgl. Heidler 2006).

Patienten mit Frontalhirnläsionen sind nur eingeschränkt in der Lage, ihre kognitiven Defizite wahrzunehmen (vgl. Glindemann 2006). Sie haben häufig immense Schwierigkeiten beim schlussfolgernden und problemlösenden Denken. Störungen der Exekutivfunktionen stellen einen der bedeutsamsten negativen Prädiktoren für die berufliche Wiedereingliederung dar (Frommelt u. Kühne 1999).

Tab. 5.1 Pragmatisch bedingte Störungen der Sprache. (Nach Grötzbach u. Schöler 1999)

Pragmatischer Teilbereich	Beispiel für eine Störung
Bildung von Inferenzen	Aus dem Satz »Ober, zahlen bitte« wird nicht darauf geschlossen, dass es sich um eine Situation in einem Lokal handelt
Auswahl und Integration relevanter Informationen	Statt wichtiger Informationen werden nebensächliche Details aufgegriffen
Formulierung und Verständnis von Kernaussagen	Aufzählung von Informationen, ohne dass ein Thema entwickelt worden ist
Gebrauch und Verständnis von Metaphern und Redewendungen	Der Satz »Der hat ja nicht mehr alle Tassen im Schrank« wird wörtlich, nicht jedoch bildlich verstanden
Erfassen von Sarkasmus, Humor, Ironie, indirekt formulierten Bitten	Der ironisch gemeinte Satz »Das hast du ja fein hingekriegt« wird als Lob verstanden
Verarbeitung neuer Informationen	Neue Informationen führen nicht zu einer flexiblen Auseinandersetzung mit bereits bekannten Informationen
Einschätzung des gemeinsamen Wissens von Sprecher und Hörer (Präsuppositionen)	Der Satz »Dem Klaus hat es gut gefallen« wird geäußert, ohne dass bekannt ist, wer Klaus ist und was ihm gefallen hat
Verständnis kommunikativer Intentionen	Die Aufforderung einer Sprachtherapeutin zur Bildbeschreibung wird missverstanden, indem die grafische Umsetzung des Bildes diskutiert wird
Produktion und Verständnis von Prosodie und Intonation	Ein gleichförmiger Wort- und Satzakzent vermittelt den Eindruck eines unbeteiligten bzw. gelangweilten Sprechers
Erfassen von Emotionen	Zwei sich böse anblickende Menschen mit geballten Fäusten werden nicht als Streitende erkannt
Aufnahme und Halten von Blickkontakt	Zum Gesprächspartner wird kein oder ein zu kurzer Blickkontakt aufgenommen

■ Diagnose

Bislang existiert kein standardisiertes und normiertes Testverfahren, das Kognitive Dysphasien erfasst. Nach Heidler (2006) ist die differenzialdiagnostische Abgrenzung zwischen sprachsystematischen und sprachorganisatorischen Funktionsstörungen ohnehin nicht sauber zu treffen, da beispielsweise auch aphasische Patienten zusätzlich kognitive Defizite aufweisen können. Erste Hinweise auf das Vorliegen einer Kognitiven Dysphasie ergeben sich aus der Anamnese, aus der Ätiologie und dem Ausschluss einer Aphasie (unauffälliger Token Test) trotz sprachlich-kommunikativer Auffälligkeiten.

Zur Erhärtung der Verdachtsdiagnose können verschiedene **Aufgaben zur orientierenden Untersuchung** herangezogen werden. Diese sind in ▶ Übersicht 5.1 zusammengefasst.

Übersicht 5.1 Aufgaben zur orientierenden Untersuchung bei Verdacht auf Kognitive Dysphasie

- Produktion von Texten, z. B. Beschreibung von Situationsbildern (»cookie theft picture«, Goodglass u. Kaplan 1983, z. B. in Stark u. Stark 1991) oder Bildgeschichten, Nacherzählung von Geschichten oder Produktion prozeduraler Texte (z. B. Gebrauchsanleitungen)
- Verstehen von auditiv oder schriftlich dargebotenen Texten mit Beantwortung von z. B. Multiple-Choice-Fragen (z. B. Materialien der Entwicklungsgruppe Klinische Neuropsychologie [EKN] oder aus der Reihe »Neurolinguistische Aphasie-Therapie« [NAT])
- Verständnis von Redewendungen und Metaphern
- Verständnis von mehrdeutigen Wörtern und Sätzen
- Wortflüssigkeitsaufgaben (z. B. mit dem Regensburger Wortflüssigkeitstest (RWT, Aschenbrenner et al. 2000; ▶ Exkurs »Wortflüssigkeitsaufgaben«)

Tipp

Bei Patienten mit Kognitiver Dysphasie kann die Zusammenarbeit mit einem Neuropsychologen oder einer Ergotherapeutin, die sich auf neurologische Störungen spezialisiert hat, sinnvoll sein. Auch Heidler (2007) beschreibt eine Zusammenstellung von Tests bzw. Aufgaben, mit denen sowohl sprachliche als auch kognitive Funktionen überprüft werden können, die sog. »Aufmerksamkeits- und Gedächtnis-Diagnostik (AGD)«.

Fazit

- Kognitive Dysphasien grenzen sich von einer Aphasie dadurch ab, dass keine systematischen Störungen der phonologischen, semantischen und syntaktischen Fähigkeiten auftreten.
- Kognitive Dysphasien zeigen sich vor allem in pragmatischen Auffälligkeiten bei der Produktion und im Verständnis von Gesprächen und Texten.

5.4   Kommunikationsstörungen bei Demenz

B. Schneider

Demenzen gehören zu den neurodegenerativen Erkrankungen, die mit steigender Lebenserwartung der Bevölkerung an Bedeutung auch für Sprachtherapeuten gewinnen. Im Folgenden wird der Begriff der Demenz definiert und sowohl Ätiologie und Klassifikation von Demenzen als auch die typische sprachliche Symptomatik relevanter Demenzformen dargestellt. Weiter werden Möglichkeiten der Diagnostik und Therapie aufgeführt.

■ Definition

Der Begriff Demenz leitet sich vom lateinischen »de-mens« ab und bedeutet sinngemäß »weg vom Geist« oder »ohne Geist«. Demenz ist eine der häufigsten Erkrankungen im Alter: Laut Bundesministerium für Gesundheit (BGM) sind heute bis zu 1,4 Millionen Menschen in Deutschland an

Exkurs

Wortflüssigkeitsaufgaben
Wortflüssigkeits- oder Wortgenerierungsaufgaben sind eine spezielle
Aufgabenform zur Überprüfung des
gezielten flüssigen Wortabrufs und
der Exekutivfunktionen. Sie werden
üblicherweise in zwei Varianten
gestellt:
- Formal-lexikalische Wortflüs-
  sigkeitsaufgabe: Der Patient
  wird gebeten, innerhalb einer
  bestimmten Zeit (in der Regel
  1 min) so viele Begriffe, wie ihm

einfallen, zu nennen, die mit
einem bestimmten Buchstaben
beginnen (z. B. »B«). Dabei sollen
keine Wörter derselben Wort-
familie (z. B. Buch, Buchhändler,
Buchladen) oder Eigennamen
(z. B. Berlin) genannt werden.
- Semantisch-kategoriale Wort-
  flüssigkeitsaufgabe: Der Patient
  wird gebeten, innerhalb einer
  bestimmten Zeit so viele Begriffe, wie ihm einfallen, zu nennen,
  die zu einer bestimmten Kate-

gorie gehören (z. B. Tiere oder
Früchte).
Durch die formalen Vorgaben und
die Zeitbegrenzung müssen Strategien gefunden werden, passende
Begriffe schnell zu aktivieren (z. B.
werden bei der Vorgabe der Kategorie Tiere Unterkategorien wie Haus-
tiere, wilde Tiere usw. gebildet). Dabei muss der Wortabruf überwacht
werden (welche Begriffe sind bereits
genannt worden?), unpassende Begriffe müssen gehemmt werden.

Demenz erkrankt. Bis zum Jahr 2030 könnte sich
die Zahl der Demenzkranken auf etwa 2,2 Millio-
nen erhöhen (BGM o.J.). Mit dem Begriff Demenz
wird der **Abbau von Gedächtnisfunktionen** sowie
weiterer **kognitiver**, **emotionaler** sowie **sozialer
Fähigkeiten** umschrieben. Nach **ICD-10**, der inter-
nationalen Klassifikation der Krankheiten, wird die
Diagnose »Demenz« dann gestellt, wenn folgende
Symptome für mindestens 6 Monate bestehen:
- Störungen des Gedächtnisses:
  - Aufnahme, Speichern und Wiedergabe
    neuer Informationen
  - Verlust von früher gelerntem und vertrau-
    tem Material
- Beeinträchtigung des Denkvermögens:
  - Störung der Fähigkeit zum vernünftigen
    Urteilen
  - Verminderung des Ideenflusses
  - Beeinträchtigung der Informationsver-
    arbeitung
- Eine damit verbundene alltagsrelevante Ein-
  schränkung der Lebensführung.

International werden häufig neben den Kriterien
des ICD-10 für Demenz auch Kriterien des **DSM-
IV** (»Diagnostic and Statistical Manual of Mental
Disorders«) verwendet. Hier wird eine Demenz
diagnostiziert, wenn mehrere kognitive Defizite
vorliegen, die sich zeigen in:
  Gedächtnisbeeinträchtigungen **plus mindestens eine** der folgenden Störungen:
- Aphasie: Störung der Sprache

- Apraxie: beeinträchtigte Fähigkeit, motorische
  Aktivitäten auszuführen
- Agnosie: Unfähigkeit, Gegenstände zu identifi-
  zieren bzw. wiederzuerkennen
- Störung der Exekutivfunktionen, d. h. Planen,
  Organisieren, Einhalten einer Reihenfolge

Diese kognitiven Defizite verursachen eine signifikante Beeinträchtigung der sozialen und beruflichen Funktionen und stellen eine deutliche Verschlechterung gegenüber einem früheren Leistungsniveau dar (vgl. Demenz-Leitlinie).

■ **Ätiologie und Klassifikation**
Demenzerkrankungen können eine Vielzahl von
Ursachen haben. Am häufigsten handelt es sich um
eine degenerative Demenz vom Alzheimer-Typ, ge-
folgt von den sog. vaskulären, d. h. gefäßbedingten
Demenzformen (vgl. BGM o.J.). Die Fachgesell-
schaften DGPPN (Deutsche Gesellschaft für Psych-
iatrie, Psychotherapie und Nervenheilkunde) und
DGN (Deutsche Gesellschaft für Neurologie) unter
scheiden in den Leitlinien »Demenzen« von 2009
folgende ätiologische Kategorien von Demenzen:
- Demenz bei Alzheimer-Krankheit
- Vaskuläre Demenz
- Gemischte Demenz
- Frontotemporale Lobärdegeneration (FLD)/
  frontotemporale Demenz (auch »Demenz bei
  Pick-Krankheit«)
- Demenz bei Morbus Parkinson
- Lewy-Körperchen-Demenz

◻ Tab. 5.2   Übersicht über sprachliche Symptome im Verlauf einer Alzheimer-Demenz. (Aus Knels 2011, S. 120)

Sprachebene	Frühes Stadium	Mittleres Stadium	Spätes Stadium
Pragmatik/ Kommunikation	Diskursstörungen (Thema-verlust, gestörte Adaption an Dialogpartner); Weitschwei-figkeit, Verlust an Klarheit	Kohärenzdefizite, verminderte Informationsmenge; Verlust an Relevanz und Qualität	Kaum erfolgreiche Kom-munikation; Intrusionen; Verlust an Qualität, Mutismus
Semantik/Wort-findung	Wortfindungs- und Benenn-störungen; inhaltsleere Sprache, Floskeln, Wieder-holungen	(Enge) semantische Paraphasien; schwere Wortfindungsstörun-gen auch bei hochfrequenten Wörtern; zunehmende Anzahl von Wiederholungen	Wiederholung bedeu-tungsloser Wörter und Geräusche; sehr viele semantische Paraphasien; semantischer Jargon; inhaltsleere Restsprache
Sprachver-ständnis	Intaktes Wortverständnis; reduziertes Verständnis komplexer Sätze	Störungen im Hörverstehen auch auf Wortebene	Massiv beeinträchtigtes Sprachverständnis
Syntax	Vereinfachungsstrategien	Kaum Nebensätze; häufig Satz-fragmente und Satzverschränkun-gen; morphosyntaktische Fehler	Ausschließlich Satzfrag-mente und Satzverschrän-kungen
Phonologie	Meist unauffällig	Phonematische Paraphasien	Sehr viele phonematische Paraphasien; verwaschene Aussprache

Zu den Demenzformen, die Störungen der Spra-che bzw. der Kommunikation nach sich ziehen, gehören die Alzheimer-Demenz sowie die Primär Progrediente Aphasie (PPA). Die PPA ist ein Aus-prägungstyp der sog. Frontotemporalen Lobärde-generation, die mit einer Degeneration des Fron-tallappens und des anterioren Temporallappens des Gehirns einhergeht und weitaus seltener vor-kommt als die Alzheimer-Demenz.

◼ **Symptomatik**
Die Terminologie der Sprachstörungen bei Demenz ist uneinheitlich, denn in der Regel entstehen die Beeinträchtigungen der sprachlich-kommunikati-ven Fähigkeiten sekundär durch den Abbau kog-nitiver Funktionen (vgl. Knels 2011, S. 118). Deshalb wird der Begriff »Aphasie« weitgehend vermieden, der eine primäre Störung des Sprachsystems nach umschriebener Hirnläsion impliziert. Verwendet werden stattdessen Umschreibungen wie »Sprach-abbau bei Demenz« (Steiner 2010), »Sprachverhal-tensstörungen bei Demenz« (Romero 1997) oder auch der Begriff »Kognitive Dysphasie« (Heidler 2006) (▶ Abschn. 5.3). Eine Ausnahme stellt die PPA dar, da deren Sprachstörungen aus Funktions-

störungen umschriebener sprachassoziierter Hirn-areale resultieren und somit als primär zu betrach-ten sind (vgl. Knels 2011, S. 119).

◼◼ **Sprachauffälligkeiten bei Alzheimer-Demenz**
Nach Knels (2011, S. 119) werden Sprachauffälligkei-ten bei Alzheimer-Demenz in der Literatur hetero-gen beschrieben, wobei sich Störungen auf kom-munikativer und semantisch-lexikalischer Ebene schon früh im Verlauf manifestieren können. Leis-tungen im Bereich des Sprachverständnisses sowie der Syntax und Phonologie verschlechtern sich erst bei Fortschreiten der Erkrankung, können aber im Spätstadium ebenfalls massiv beeinträchtigt sein. Eine Übersicht gibt ◻ Tab. 5.2.

◼◼ **Sprachauffälligkeiten bei Primär Progre-dienter Aphasie (PPA)**
Die Primär Progrediente Aphasie (auch Primär Progressive Aphasie) zeichnet sich nach Knels (2011, S. 120) durch eine vordergründige Sprachsympto-matik bei weitgehend erhaltenen nichtsprachlichen Fähigkeiten aus und gilt deshalb als Sprachstörung primärer Art. Marsel Mesulam prägte 1982 den

◘ Tab. 5.3 Unterformen der Primär Progredienten Aphasie (PPA) und ihre klinischen Symptome. (Nach Knels 2011)

	Nichtflüssige/agrammatische Variante der PPA	Semantische Variante der PPA	logopenische Variante der PPA
Klinische Kernkriterien	Eines der Kernkriterien muss vorliegen: - Grammatische Fehler und (syntaktische) Vereinfachung der sprachlichen Outputs - Sprachanstrengung mit Störung der phonematischen Ebene mit Elisionen, Substitutionen, Additionen oder Entstellungen von Lauten (kann das Bild einer Sprechapraxie widerspiegeln)	Alle Kernkriterien müssen vorliegen: - Störungen des Einzelwortbenennens (Bilder oder Objekte), insbesondere bei wenig vertrauten oder niederfrequenten Items - Störung des Einzelwortverständnisses	Alle Kernkriterien müssen vorliegen: - Gestörter Einzelwortabruf in der Spontansprache (Sprache flüssig, aber mit wortfindungsbedingten Pausen) und gestörtes Einzelwortbenennen - Gestörtes Nachsprechen von Sätzen und Phrasen
Weitere klinische Kriterien	Zwei weitere Kriterien müssen vorliegen: - Gestörtes Verständnis syntaktisch komplexer Sätze, Verständnis syntaktisch simpler Sätze ist weitgehend erhalten - Erhaltenes Einzelwortverständnis - Erhaltenes Objektwissen	Alle weiteren Kriterien müssen vorliegen: - Gestörtes Wissen über Objekte und/oder Personen, insbesondere bei wenig bekannten oder niederfrequenten Items - Oberflächendyslexie und/oder -dysgraphie	Mindestens drei der weiteren Kriterien müssen vorliegen: - Phonologische Fehler in der Spontansprache und im Benennen - Erhaltene Artikulation - Erhaltenes Einzelwortverständnis und Objektwissen - Erhaltene Grammatik in der Sprachproduktion

Begriff »primary progressive aphasia«, wobei zunächst unklar war, ob die Erkrankung überhaupt als Demenz bezeichnet werden sollte. Bei der PPA kann im Verlauf der Erkrankung zwar ein Übergriff auf andere kognitive Fähigkeiten stattfinden, allerdings verbleibt die Sprachstörung als dominierendes Symptom im Vordergrund. Es werden 3 Unterformen der PPA unterschieden:

- Die **nichtflüssige/agrammatische Variante der PPA** mit unflüssiger Spontansprache und zunehmend reduzierter und vereinfachter Satzstruktur
- Die **semantische Variante der PPA** (auch als »Semantische Demenz« bezeichnet) mit progredientem Verlust semantischer Fähigkeiten
- Die **logopenische Variante der PPA** mit flüssiger, jedoch durch Wortfindungsstörungen unterbrochener Spontansprache und vereinfachter, jedoch vollständiger Syntax

◘ Tab. 5.3 gibt einen Überblick über die 3 Unterformen der PPA und ihre jeweilige Symptomatik.

■ **Sprachtherapeutische Diagnostik bei Demenz**

Für das systematische Erfassen sprachlich-kommunikativer Beeinträchtigungen bei Demenz bzw. für die Differenzialdiagnose zwischen aphasischen und nichtaphasischen Sprachstörungen liegen derzeit keine standardisierten, normierten Testverfahren vor. Deshalb müssen sprachliche und kommunikative Leistungen orientierend und durch die Kombination verschiedener Untersuchungsverfahren beurteilt werden. Grundlage der logopädischen Diagnostik sollte außerdem ein ausführliches **Anamnesegespräch** mit dem Betroffenen und seinen Angehörigen sein, in dem erste Einschätzungen zu Einschränkungen sprachlich-kommunikativer Fähigkeiten im Alltag und zum subjektiven Störungsempfinden gewonnen werden (vgl. Gutzmann u. Brauer 2007).

Eines der am häufigsten verwendeten Screeningverfahren zur Erfassung kognitiver Störungen bei älteren Personen ist die **MMSE** (Mini Mental State Examination, Folstein et al. 1975, deutsche Adaption: Mini-Mental-Status-Test, Kessler et al.

2000a). Getestet werden in einem 10-minütigen Interview Orientierung, Aufmerksamkeit, kurz- und mittelfristige Merkfähigkeit, Wortfindung, Lesen, Schreiben, weiterhin muss eine Handlungsanweisung befolgt werden. Die Aufgaben des Screenings sind so konzipiert, dass sie von kognitiv nicht beeinträchtigten Personen normalerweise problemlos gelöst werden können. Die höchste erreichbare Punktzahl beträgt 30 Punkte, weniger als 24 Punkte weisen auf eine demenzielle Erkrankung hin (Romero 1997).

Kognitive Fähigkeiten können ebenfalls mit dem kognitiven Teil der **ACL** (Aphasie-Check-Liste, Kalbe et al. 2002, ► Abschn. 8.4.3) erfasst werden.

Zur Überprüfung von semantisch-lexikalischen Fähigkeiten können entsprechende **Untertests der ACL sowie des AAT** (Aachener Aphasie Test, Huber et al. 1983) (► Abschn. 8.4.1) herangezogen werden. Die Testverfahren **BOSU** (Bogenhausener Semantik-Untersuchung, Glindemann et al. 2002) und **BIWOS** (Bielefelder Wortfindungsscreening, Benassi et al. 2012) geben ebenfalls Auskunft über semantische und lexikalische Verarbeitungsleistungen (► Abschn. 8.4.5).

Störungen der Kommunikation können mit dem **ANELT** (Amsterdam Nijmegen Everyday-Language-Test, Blomert et al. 1994) (► Abschn. 8.4.1) erfasst werden. Da sich Sprachauffälligkeiten bei Demenz häufig im Gesprächsverhalten zeigen, sollten die Spontansprache oder Aufgaben zur Textproduktion zur Analyse pragmatisch-kommunikativer Fähigkeiten herangezogen werden.

Beeinträchtigungen der ICF-Komponente Aktivität und Partizipation können außerdem gut mit den Fragebögen und Checklisten der **Zürcher Demenz-Diagnostik (ZDD)** von Steiner eingeordnet werden. Sie beinhaltet 4 Teile:

- Z-GINCH (Zürcher-Geriatrie-Indikations-Checkliste)
- Z-PASA (Zürcher Protokollbogen Anamnese: Sprachabbau im Alter)
- Z-FAKA (Zürcher Fragebogen zur Aktivität und Kommunikation im Alltag)
- Z-CADA (Zürcher Checkliste für Alltagsdialoge)

Ein Download der ZDD ist unter folgendem Link verfügbar: http://www.demenzsprache-hfh.ch/diagnostik-fokus-sprache/.

Einen weiteren Vorschlag zur differenzialdiagnostischen Untersuchung bei Demenz machen Schultze-Jena u. Becker (2005) mit einer Kombination aus einer Bildbeschreibung, Auszügen der BOSU (Glindemann et al. 2002), der Wortproduktionsprüfung (Blanken et al. 1999) sowie der neurolinguistischen Aphasie-Diagnostik (Blanken 1996).

- **Sprachtherapie bei Demenz**

In der 2009 herausgegebenen S3-Leitlinie »Demenzen« der DGPPN und DGN wurde logopädische Therapie bei Demenz nicht aufgenommen, obgleich in der Definition der Demenz die Störung der Sprache wiederholt aufgeführt ist (vgl. Knels 2011, S. 133).

Sprachtherapie sollte jedoch bei den Demenzformen, die mit sprachlich-kommunikativen Beeinträchtigungen einhergehen, fester Bestandteil einer umfassenden Begleitung von Betroffenen und Angehörigen sein. Aufgrund der Progredienz der Erkrankung liegt das Ziel sprachtherapeutischer Maßnahmen nicht in der Verbesserung sprachlicher Funktionen, sondern im Erhalt noch verbleibender sprachlich-kommunikativer Kompetenzen unter Einsatz kompensatorischer Strategien sowie einer aktiven Teilnahme an Kommunikationssituationen im Alltag. Dabei ist die Beratung und Unterstützung der Angehörigen ein wichtiger Bestandteil der Sprachtherapie.

Im frühen Stadium der Erkrankung können semantisch-lexikalische Übungen auf Einzelwortebene bis zur Textebene im Mittelpunkt der Therapie stehen (vgl. Gutzmann u. Brauer 2007). Das Therapiematerial sollte auf Interessensgebiete des Betroffenen ausgerichtet sein und kann Bezug zu seiner persönlichen Biographie nehmen. Im mittleren und späten Stadium können sprachsystematische Übungen wenn überhaupt nur noch sehr eingeschränkt eingesetzt werden. Hier steht eine allgemeine Stimulation von verbliebenen kommunikativen Fähigkeiten im Vordergrund.

Geeignete Methoden, die gut in der Therapie mit Demenz-Erkrankten eingesetzt werden können, sind u. a. **MODAK** (Modalitätenaktivierung, Lutz 2009), **H.O.T.** (Handlungsorientierter Therapieansatz, Weigl u. Reddemann-Tschaikner 2002) sowie **PACE** (Promoting Aphasics Communicative Effectiveness, Davis u. Wilcox 1985) (► Abschn. 11.3.1).

Ansätze, die speziell auf die Behandlung der Sprachstörungen bei Demenz abzielen, sind das **ASTRAIN** (Alzheimer Sprach-Training, Köpf 2001) und das **Kommunikations-TAnDem** (Haberstroh et al. 2006). Steiner (2008, S. 236) schlägt eine biographische Kommunikationsarbeit in Anlehnung an die Validierung von Feil (2000) vor: die **KODOP** (Kommunikation-Dokumentation-Präsentation). In der KODOP geht es darum, am Text zu arbeiten, damit Sinn, Orientierung und Kontakt entstehen. Die Texte werden partnerschaftlich produziert, indem sich der Demenzbetroffene ausdrückt und sich mit seinem Gegenüber austauscht. Die entstehenden Texte sollen grundsätzlich einen biographischen Bezug (Vergangenes und Aktuelles) aufweisen. Ziel ist das Erleben von Kompetenz oder Kompetenzgefühl in Gesprächssituationen (vgl. Steiner 2008, S. 236).

Fazit
Unter Kommunikationsstörungen bei Demenz werden in der Regel sekundäre sprachlich-kommunikative Auffälligkeiten im Zuge des allgemeinen Abbaus kognitiver Funktionen verstanden.

- Die Alzheimer-Demenz und die Primär Progrediente Aphasie (PPA) sind Demenzformen, bei denen sprachliche Auffälligkeiten im Vordergrund stehen. Bei der PPA sind diese primärer Natur.
- Die Diagnostik sprachlich-kommunikativer Fähigkeiten bei Demenz erfordert die Kombination vorhandener Untersuchungsverfahren sowie die subjektive Einschätzung des Betroffenen und der Angehörigen.
- Logopädische Therapie bei Demenz verfolgt in erster Linie die Ziele der Aufrechterhaltung einer aktiven Teilhabe an Kommunikationssituationen, des Erlebens der eigenen kommunikativen Kompetenz sowie der Beratung und Begleitung der Angehörigen.

Auf der Suche nach der Sprache im Gehirn

B. Schneider, M. Wehmeyer, H. Grötzbach

6.1   Ein Ausflug in die Geschichte der Aphasiologie

M. Wehmeyer, H. Grötzbach

Für ein Verständnis der gegenwärtigen Klassifikation von Aphasien ist ein Blick in die Geschichte der Aphasiologie nützlich. Denn Forscher wie Broca, Wernicke oder Lichtheim haben vor rund 150 Jahren eine Einteilung der Aphasien entwickelt, die bis heute gültig ist. Der Blick in die Geschichte ist auch von einer erbittert geführten Kontroverse geprägt, die bis heute kein Ende gefunden hat: Während die Lokalisationisten davon überzeugt sind, dass sich Sprache in umschriebenen Regionen des Gehirns lokalisieren lässt, nehmen die Holisten an, dass sie auf einem Zusammenwirken des gesamten Gehirns beruht.

6.1.1   Der Lokalisationsansatz

Der deutsche Arzt **Franz Josef Gall** (1764–1828) geht als Erster davon aus, dass sich Fähigkeiten des Menschen **in umschriebenen Arealen des Gehirns lokalisieren** lassen (Finger 2000; Harrington 1985; Tesak 2001). So nimmt er z. B. als Sitz der Sprache den Raum hinter der Orbita (der Augenhöhle) an (▶ Exkurs »Franz Josef Gall«).

Der Lokalisationsansatz von Gall gewinnt zwar bei Laien eine erhebliche Popularität, in wissenschaftlichen Kreisen wird er jedoch **entschieden abgelehnt**. Dafür gibt es **zwei Gründe**:

— Zum einen ist es die Methode der Schädelmessung, die ironisiert und als unwissenschaftlich disqualifiziert wird. Die klinisch orientierten Untersuchungen geraten darüber in Vergessenheit.

— Zum anderen bestehen grundsätzliche Zweifel daran, dass sich kognitive Fähigkeiten »materialisieren« und in umschriebenen Hirnarealen lokalisieren lassen. Es wird vielmehr angenommen, dass jede Fähigkeit auf einem Zusammenwirken des gesamten Gehirns beruht. Eine Störung der Sprache ist damit nicht auf die Läsion eines umschriebenen Hirn-

areals, sondern auf eine umfassende Denkstörung zurückzuführen.

Trotz der Ablehnung von Gall, der auch persönlichen Verfolgungen ausgesetzt ist (Düweke 2001), übernehmen die beiden französischen Ärzte **Jean-Baptiste Bouillaud** (1796–1881) und **Simon Alexandre Ernest Auburtin** (1825–1893) seinen Lokalisationsansatz: Auch sie gehen davon aus, dass die Sprache im Frontalhirn lokalisiert ist. Zur Begründung verweisen sie auf Fallbeschreibungen von Patienten, bei denen eine Läsion im Frontalhirn zu einer Störung der Sprache führte. Beiden Ärzten gelingt es jedoch nicht, kritische Zeitgenossen von ihrer Lokalisation zu überzeugen. Der Grund dafür liegt in Beschreibungen von sprachgestörten Patienten, die keine Läsion im Frontalhirn, sondern an anderen Stellen des Gehirns hatten. Dies unterstützt den Gedanken, dass Läsionen an irgendeiner Stelle des Gehirns zu Denkstörungen führen, die als Sprachstörungen auftreten.

Es bleibt dem französischen Anatomen **Pierre Paul Broca** (1824–1880) vorbehalten, eine Meinungsänderung bei den Kritikern herbeizuführen. Broca berichtet 1861 in mehreren Vorträgen und Arbeiten (Broca 1861a, b, c) über zwei sprachgestörte Patienten, deren Gehirne er post mortem untersuchen kann (▶ Exkurs: »Wer war Paul Broca?«). In beiden Gehirnen findet Broca eine nahezu identische Läsion in der zweiten und dritten Stirnwindung (links). Die Ursache für die Läsion ist jedoch unterschiedlich: Der erste Patient (Patient Leborgne) leidet zunächst an einer Epilepsie, entwickelt dann einen Verlust der Sprache und anschließend eine Lähmung der rechten Seite. Bei dem zweiten Patienten (Patient Lelong) kommt es aufgrund eines Schlaganfalls zu der Sprachstörung. Broca schließt aus seinen **Autopsieergebnissen**, dass

— sich kognitive Fähigkeiten des Menschen, wie z. B. die Sprache, **in umschriebenen Arealen des Gehirns lokalisieren lassen**;

— die **Sprache in der zweiten und dritten Stirnwindung** lokalisiert ist;

— eine **Läsion der beiden Stirnwindungen** zu einer Sprachstörung führt;

> **Exkurs**
>
> **Franz Josef Gall**
> Gall wählt zwei Lokalisationsmethoden: Zum einen untersucht er Patienten, bei denen in Folge einer erworbenen Hirnschädigung eine selektiv gestörte Fähigkeit auftritt. Gall setzt den Ort der Hirnschädigung, den er durch Autopsien bestimmt, mit dem jeweiligen Ausfall in Beziehung und kann so die Fähigkeit lokalisieren. Zum anderen sucht er nach Menschen, die mit einer besonderen Begabung, wie z. B. einem Redetalent, ausgestattet sind. Bei diesen Menschen nimmt Gall eine Messung des äußeren Schädels vor. Denn er ist davon überzeugt, dass die Entwicklung eines besonderen Talents eine Vergrößerung des Hirnareals bewirkt, in dem das Talent lokalisiert ist. Der Schädelknochen passt sich der Vergrößerung an, indem er dem anwachsenden Hirnareal nachgibt und eine »Ausbuchtung« bildet. Die Ausbuchtung ist damit ein äußerlich sichtbares Merkmal für eine darunter liegende Fähigkeit, und es gilt, die Ausbuchtungen durch eine Vermessung des Schädels zu erfassen. Gall beobachtet z. B., dass sehr gute Redner hervortretende Augen haben. Dies ist seiner Ansicht nach darauf zurückzuführen, dass sich das »Organ« für die Sprache vergrößert und dadurch die Augen nach vorn gedrückt hat (Gall nennt seine Lehre »Organologie«; erst später wird sie gegen seinen Willen »Phrenologie« heißen). Neben der Lokalisation von Sprache bestimmt Gall den Sitz von weiteren 26 Fähigkeiten (◘ Abb. 6.1).

- nicht die Ursache für eine Läsion, sondern der **Läsionsort** entscheidend für das Auftreten einer Sprachstörung ist;
- eine **Sprachstörung** von einer **Sprechstörung**, die durch eine Lähmung der Sprechwerkzeuge hervorgerufen wird, zu trennen ist;
- Sprachstörungen nicht als Folge einer allgemeinen Denkstörung auftreten.

Was auch immer die Gründe dafür sind, dass ausgerechnet die Schlussfolgerungen von Broca allgemeine Anerkennung finden, mit dem Jahr 1861 gewinnt der Lokalisationsgedanke eine Reihe von Anhängern. Vier Jahre später ergänzt Broca (1865) seine Schlussfolgerungen durch die Beobachtung, dass die Sprache bei **Rechtshändern** im linken und nur ausnahmsweise im rechten Frontallappen lokalisiert ist.

- Die **linkshemisphärische Dominanz für Sprache** führt Broca darauf zurück, dass sich das linke Frontalhirn (evtl. wegen einer ungleichen Blutversorgung) etwas früher als das rechte entwickelt (Harrington 1985).
- Die **rechte Hemisphäre** erweist sich in späteren Untersuchungen als **dominant für die Verarbeitung von Intonation, Prosodie und Musik** sowie für die **Produktion von emotionaler und hochüberlernter Sprache**. Dazu gehören Schimpfwörter und Flüche, das Zitieren von gut bekannten Gebeten oder Gedichten, das Mitsingen von vertrauten Liedern bzw. Melo-

dien oder das Aufsagen von (automatisierten) Reihen, wie z. B. die Monate des Jahres oder die Zahlenreihe von 1 bis 10.

❯ **Die Dominanzverhältnisse erklären, warum Patienten mit einer Aphasie, deren Spontansprache stark reduziert ist, dennoch vertraute Lieder mitsingen oder gut bekannte Gedichte aufsagen können. Auch eine aus Flüchen bestehende Spontansprache lässt sich eher durch eine Aktivität der rechten Hemisphäre bzw. des Frontalhirns als durch Beleidigungsabsichten erklären.**

Einige Therapieansätze, wie z. B. die Melodische Intonationstherapie (Albert et al. 1973) (▶ Abschn. 11.1.1) nutzen die Fähigkeiten der rechten Hemisphäre, um sprachliche Prozesse in der linken zu stimulieren.

Die Lokalisation von Sprache wird durch den deutschen Arzt **Carl Wernicke** (1848–1905) fortgesetzt (▶ Exkurs: »Wer war Carl Wernicke?«).

In dem Buch »Der aphasische Symptomencomplex« legt Wernicke (1874) dar, dass Sprache **nicht nur im Frontalhirn, sondern auch im Schläfenlappen lokalisiert** ist. Während die »erste Stirnwindung, weil motorisch, das Centrum der Bewegungsvorstellung« umfasst, ist »die erste Schläfewindung, weil sensorisch, das Centrum für die Klangbilder« (Wernicke 1874, S. 18–19). Verbunden sind die beiden Zentren durch »die in der Inselrinde

6

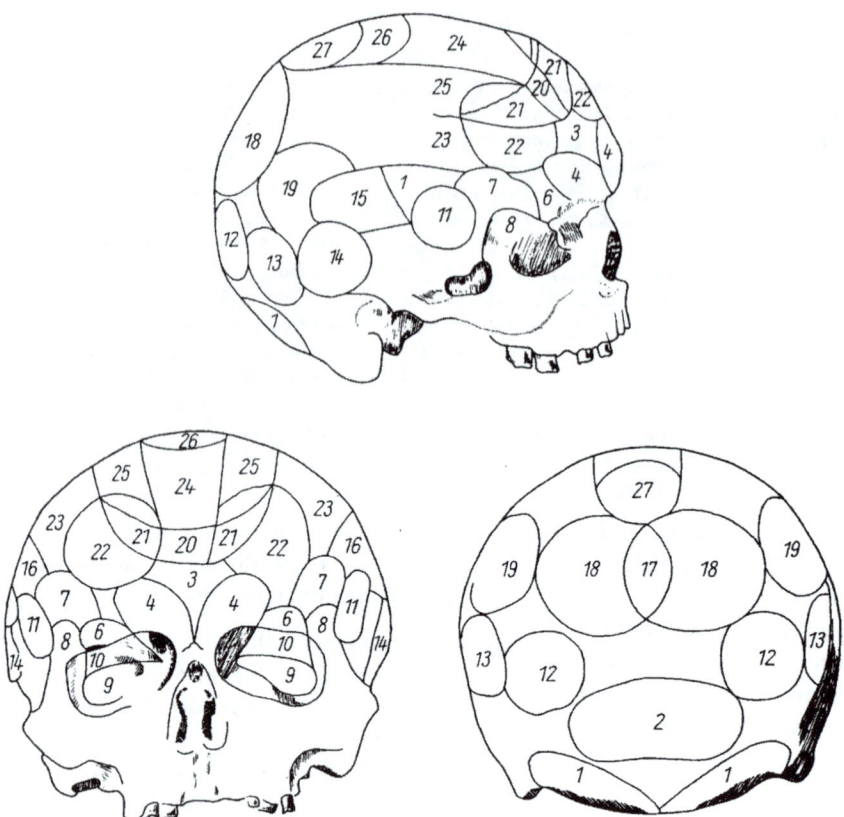

Abb. 6.1   Phrenologische Karte von Gall. (Aus: Alexander R. Lurija, »Das Gehirn in Aktion«. Deutsche Übersetzung von Alexandre Metraux, Copyright © 1992 Rowohlt Taschenbuch Verlag GmbH, Reinbek bei Hamburg. Mit freundl. Genehmigung). *1* das Organ des Geschlechtstriebes, *2* das Organ der Kinder- und Jugendliebe, *3* das Organ der Erziehungsfähigkeit, *4* das Organ des Ortssinns, *5* das Organ des Personensinns (in den Augenhöhlen), *6* das Organ des Farbensinns, *7* das Organ des Tonsinns, *8* das Organ des Zahlensinns, *9* das Organ des Wortsinns (in der Augenhöhle), *10* das Organ des Sprachsinns (ebd.), *11* das Organ des Kunstsinns, *12* das Organ der freundschaftlichen Anhänglichkeit, *13* das Organ des Raufsinns, *14* das Organ des Mordsinns, *15* das Organ der Schlauheit, *16* das Organ des Diebssinns, *17* das Organ des Höhensinns, *18* das Organ der Ruhmsucht und Eitelkeit, *19* das Organ der Bedächtlichkeit, *20* das Organ des vergleichenden Scharfsinns, *21* das Organ des Tiefsinns, *22* das Organ des Witzes, *23* das Organ des Induktionsvermögens, *24* das Organ der Gutmütigkeit, *25* das Organ des Darstellungsvermögens, *26* das Organ der Theosophie, *27* das Organ der Festigkeit

confluirenden Fibrae propriae« (Wernicke 1874, S. 19), modern ausgedrückt durch das Bogenbündel (Fasciculus arcuatus). Das sensorische Zentrum erhält Informationen über den N. acusticus, und vom motorischen Zentrum aus ziehen Nervenbahnen, die artikulatorische Informationen an die Sprechwerkzeuge weiterleiten. Mit dieser Konzeption ergibt sich ein Sprachmodell, das Wernicke aus nicht nachvollziehbaren Gründen in die rechte Hemisphäre einzeichnet (■ Abb. 6.4).

Zu einer Störung der Sprache kommt es nach Wernicke immer dann, wenn eines der Sprachzentren, die Verbindungsbahn zwischen ihnen, die zu- und ableitenden Nervenbahnen oder das gesamte Sprachgebiet durch eine Läsion betroffen sind. Je nach Ort der Läsion resultieren unterschiedliche, jeweils charakteristische klinische Symptome. Insgesamt beschreibt Wernicke 6 Störungen mit charakteristischen Symptomen (■ Tab. 6.1).

Exkurs

Wer war Paul Broca?

Pierre Paul Broca (❑ Abb. 6.2) wird am 28.06.1824 in dem kleinen Ort Sainte-Foy-la-Grande in der Nähe von Bordeaux geboren. Dem Beispiel seines Vaters folgend, der als Chirurg in der Armee dient, studiert Broca Medizin in Paris. Noch bevor er sein Studium im Alter von 24 Jahren beendet, tritt er 1847 in die anatomische Gesellschaft und einige Jahre später in die chirurgische Gesellschaft von Paris ein. Erste wissenschaftliche Verdienste erwirbt sich Broca durch Arbeiten über Krebs, Rachitis und Muskeldystrophie (Finger 2000).

Seine wissenschaftlichen Verdienste führen zu einer raschen Karriere im Pariser Krankenhaussystem. Zunehmend an anthropologischen Fragen interessiert, gründet er als Erster eine anthropologische Gesellschaft. Unter seinem Vorsitz werden Unterschiede zwischen den Geschlechtern, sozialen Schichten und Rassen in Abhängigkeit von der variierenden Größe, Form und Organisation des Gehirns diskutiert (Düweke 2001).

Am 11.04.1861 wird ein Patient namens Leborgne im Krankenhaus Bicêtre aufgenommen, in dem Broca als Chirurg arbeitet. Leborgne leidet seit Kindheit an einer Epilepsie, verliert mit 31 Jahren bei erhaltenem Sprachverständnis die Fähigkeit zu sprechen und entwickelt 10 Jahre später eine rechtsseitige Hemiparese mit Sensibilitätsstörungen. Zusätzlich tritt eine Zellulitis (Entzündung des Zellgewebes) mit einem Gangrän (Gewebstod) des gelähmten Fußes auf. Zur chirurgischen Versorgung des Fußes wird Leborgne an Broca überwiesen. Bei der Aufforderung zu sprechen,

bildet Leborgne hauptsächlich die Lautfolge »tan« (vermutlich leidet er, modern gesprochen, an einer Sprechapraxie). Leborgne (der auch als Fall »tan-tan« in die Literatur eingeht) stirbt am 17.04.1861. Broca findet bei der sofort durchgeführten Autopsie eine Schädigung im mittleren Teil des Stirnhirns links. Am darauf folgenden Tag hält Broca einen Vortrag vor der anthropologischen Gesellschaft in Paris, in dem er behauptet, dass die Fähigkeit zu sprechen im Stirnhirn lokalisiert sei. Weitere Autopsieergebnisse überzeugen ihn davon, dass die linke Großhirnhemisphäre dominant für Sprache ist. Diese Überzeugung vertritt er in einem Vortrag, den er am 02.04.1863 in Paris hält.

In einer Arbeit über zerebrale Dominanz, die Broca 1865 veröffentlicht, diskutiert er die Möglichkeit, dass eine gesunde rechte Hirnhälfte gestörte (sprachliche) Funktionen der linken übernehmen könne. Diese Kompensationsfähigkeit sei für eine Sprachtherapie zu nutzen, die den Prinzipien des Erstspracherwerbs folgen solle. Broca stellt außerdem die Hypothese auf, dass ein kleiner Anteil von gesunden Personen mit einer rechtshemisphärischen Dominanz für Sprache geboren wird.

Im Sommer 1868 reist Broca nach England, wo er sich mit dem Dekan der britischen Neurologen, John Hughlings Jackson, trifft. Broca debattiert mit ihm über verschiedene Formen von Sprachstörungen. Ab 1877 gilt das Interesse von Broca jedoch nicht mehr der Sprache und ihrer Lokalisation im Gehirn, sondern er beschäftigt sich mit der Funktion des limbischen Systems sowie mit Ausgrabungsfunden von

Steinzeitmenschen. Kurz nachdem Broca in den französischen Senat für Wissenschaft und Medizin gewählt wird, stirbt er am 09.07.1880 im Alter von 56 Jahren in Paris an den Folgen einer Herzerkrankung.

Broca geht als der Mann in die Geschichte ein, der die sprachlichen Fähigkeiten im Gehirn lokalisiert und zudem die linkshemisphärische Dominanz für Sprache erkennt. Ob Broca tatsächlich der Entdecker der Hemisphärendominanz ist, muss jedoch offen bleiben. Denn schon 1836 bereitet ein französischer Landarzt namens Marc Dax eine Veröffentlichung vor, die er für einen Kongress in Montpellier anmeldet. Basierend auf etwa 40 Falldarstellungen kommt Dax in der Veröffentlichung zu dem Schluss, dass allein eine Läsion der linken Hemisphäre eine Sprachstörung verursachen kann (Finger 2000; Harrington 1985). Unklar ist heute, ob Marc Dax seine Gedanken tatsächlich auf dem Kongress präsentiert hat. Unstrittig ist jedoch, dass der Sohn von Marc Dax, Gustave Dax, wenige Tage bevor Broca 1863 seinen Vortrag über die Hemisphärendominanz hält, eine Arbeit an die medizinische Akademie in Paris schickt, die durch weitere Falldarstellungen die Gedanken seines Vaters unterstützt. Ob Broca die Arbeiten von Vater und Sohn Dax gekannt und für seine Zwecke genutzt hat, ist heute nicht mehr zu klären. Gustave Dax wird aber Zeit seines Lebens behaupten, dass sein Vater und er als Erste die Hemisphärendominanz entdeckt hätten. Dieser Anspruch hat ein tief gehendes Zerwürfnis mit den medizinischen Kollegen zur Folge, die nicht Dax, sondern Broca ihre Anerkennung zollen.

Durch Wernicke werden die **Annahmen** der Lokalisationisten wie folgt **erweitert**:
- Die Sprache ist in **zwei begrenzten Hirnregionen lokalisiert**: zum einen im Frontalhirn

links und zum anderen im Schläfenlappen links.
- Zwischen den beiden Hirnregionen gibt es eine **Aufgabenteilung**: Während die Region

6

Exkurs

Wer war Carl Wernicke?
Carl Wernicke (◼ Abb. 6.3) wird am 15.05.1848 in Tarnowitz (Oberschlesien) geboren. Noch bevor er mit 17 Jahren das Abitur besteht, verstirbt sein Vater. Die Absicht seines Vormunds, ihn wegen Geldmangels in eine Schlosserlehre zu schicken, scheitert am Widerstand der Mutter. Entgegen ihrer Wünsche studiert Wernicke jedoch nicht Theologie, sondern Medizin an der Universität Breslau. Dort schließt er im Alter von 22 Jahren sein Studium mit einer Promotion ab. Anschließend arbeitet er für ein halbes Jahr als Assistenzarzt an der Augenklinik Breslau. An dem Krieg 1870/71 nimmt Wernicke als Chirurg teil, heimgekehrt wendet er sich jedoch der Psychiatrie zu: Er wird Assistent an der »Irrenanstalt des Allerheiligen-Hospitals« in Breslau (Kleist 1970).

Wernicke unterbricht seine Arbeit in Breslau für ein halbes Jahr, um seine Ausbildung bei Professor Meynert in Wien zu vollenden. Von dessen Forschung entscheidend beeinflusst, verfasst Wernicke 1874 ein Buch, das zum Klassiker in der Aphasie-Literatur wird: »Der aphasische Symptomencomplex«. Das nur 70 Seiten umfassende Werk gliedert sich in zwei Teile: Im ersten Teil leitet Wernicke aus den Vorüberlegungen von Meynert den Gedanken ab, dass dem motorischen Sprachzentrum von Broca ein sensorisches gegenübersteht. Damit ist der Sitz der Sprache nicht mehr länger an nur ein Sprachzentrum, sondern an zwei gebunden. Seine theoretischen Überlegungen untermauert Wernicke im zweiten Teil des Buches

mithilfe von insgesamt 10 klinischen Falldarstellungen. Sie bestätigen in ihrer Symptomatik, dass die Annahme von zwei Sprachzentren gerechtfertigt ist. Mit seiner Konzeption der Aphasien begründet der erst 26-jährige Wernicke, der Broca vermutlich niemals getroffen hat, eine sich bis heute auswirkende Theorie.

Im Jahr 1875 wird Wernicke am »Allerheiligen-Hospital« in Breslau habilitiert. Es folgt eine zweijährige Assistenzarzttätigkeit an der psychiatrischen und Nervenklinik der Charité in Berlin. Mit der dortigen Direktion kommt es jedoch zu einem Streit, in dessen Folge Wernicke seine Stelle aufgeben muss. Die nachhaltige Verärgerung, die Wernicke in Berlin ausgelöst hat, sorgt dafür, dass Berufungen an mehreren Universitäten scheitern. Er ist gezwungen, sein schmales Einkommen als Privatdozent durch eine Tätigkeit als Nervenarzt aufzubessern. Trotzdem gerät er in Schulden. Erst nach der Vollendung seines »Lehrbuches der Gehirnkrankheiten« (1881–1883) gelingt es ihm 1885, eine außerordentliche Professur für Psychiatrie und Nervenkrankheiten in Breslau zu erhalten. Im Jahr 1890 erfolgt dort die Ernennung zum ordentlichen Professor.

Wie schon zuvor in Berlin wird auch seine Stellung in Breslau bald schwierig. Als Mann mit einer »krankhaften Hartnäckigkeit« verfolgt er seine Ideen und Ziele kompromisslos. Er schafft sich damit Feinde in der Verwaltung, die ihm 1898 zunächst seinen Vertrag als städtischer Primararzt kündigt und ihm dann 1900 das Recht entzieht, Vorlesungen unter Hinzuziehung

von Kranken aus städtischen Kliniken zu halten. Seine Einkünfte bezieht Wernicke fortan aus einer Nervenpoliklinik sowie aus einer ihm gehörenden Privatklinik. Trotz der Querelen findet Wernicke jedoch Zeit für die Mitherausgabe des »Atlas des Gehirns« (1897–1903) sowie für die Veröffentlichung seines »Grundriß der Psychiatrie in klinischen Vorlesungen« (1900).

Aufgrund der schwierigen Situation in Breslau akzeptiert Wernicke 1904 einen Ruf als ordentlicher Professor an die psychiatrische und Nervenklinik in Halle. Dort möchte er sich einzig und allein der Psychiatrie, der »Königin der Wissenschaften«, widmen. Dass es kaum dazu kommt, liegt an einer Radtour, die Wernicke zusammen mit seinen Assistenzärzten durch den Thüringer Wald unternimmt. Am 13.06.1905 kommt ihm auf einem schmalen Waldweg ein Pferdefuhrwerk entgegen. Wernicke, der das Radfahren nicht sicher beherrscht, kann dem Fuhrwerk nicht ausweichen und wird von ihm überrollt. Er erleidet mehrere Rippenbrüche sowie einen Bruch des Brustbeins. Die Verletzungen führen zu einem Pneumothorax, an dem Wernicke am 15.06.1905 in Dörrberg (Geratal) verstirbt. Um den Lenker des Pferdefuhrwerks von jeder Schuld freizusprechen, soll Wernicke in einem seiner letzten Momente gesagt haben: »Ich gehe an autopsychischer Desorientierung zugrunde«, womit er auf die verhängnisvolle Selbstüberschätzung seiner Fähigkeiten, Rad zu fahren, anspielt. Sein Leichnam wird in Gotha verbrannt.

im Stirnhirn für die motorischen Anteile der Sprache zuständig ist, verarbeitet die Region im Schläfenlappen die sensorischen Informationen.

— Betrifft eine Läsion das gesamte Sprachsystem, ein Zentrum oder eine Bahn, dann resultiert

ein **aphasisches Syndrom** mit jeweils mehreren charakteristischen Symptomen.

— Als Syndrome identifiziert Wernicke die **globale Aphasie**, die **motorische Aphasie**, die sensorische Aphasie und die **Leitungsaphasie**.

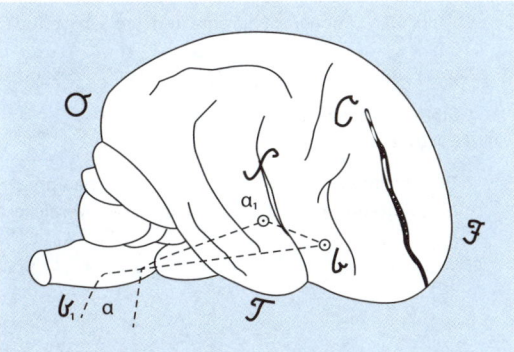

Abb. 6.4 Sprachmodell von Wernicke (*F* Frontallappen; *O* Okzipitallappen; *T* Temporallappen; *C* Zentralfurche; *S* Sylvische Fissur; *a* Eintrittsstelle des N. acusticus in die Medulla oblongata; Strecke $a–a_1$ N. acusticus; a_1 Klangbildzentrum; $a_1–b$ Fibrae propriae (Fasciculus arcuatus); *b* Zentrum der zur Lautproduktion gehörigen Bewegungsvorstellungen; b_1 Bahn der lautbildenden Bewegungsnerven)

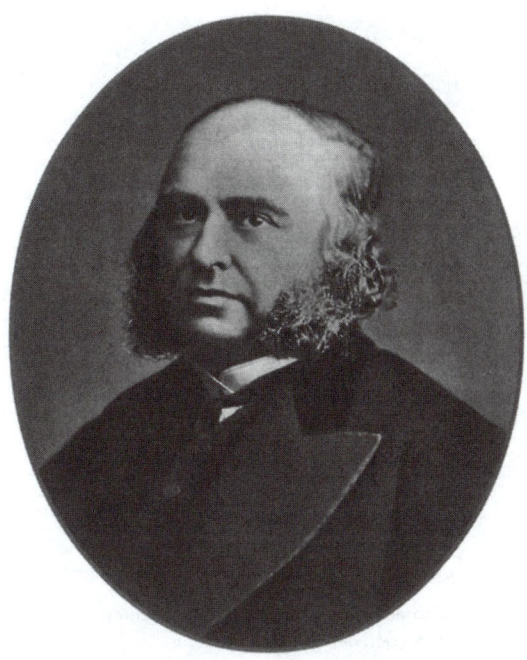

◘ **Abb. 6.2** Porträt P. Broca

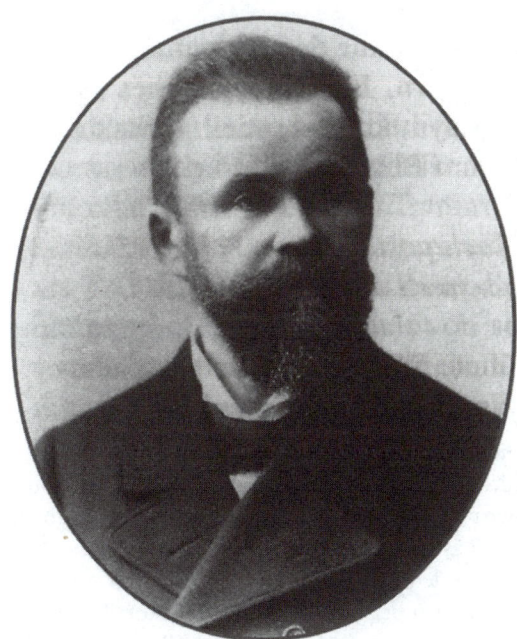

◘ **Abb. 6.3** Porträt C. Wernicke

Ludwig Lichtheim (1845–1928) greift 11 Jahre später das Modell von Wernicke auf und erweitert es zu dem später sog. **Wernicke-Lichtheim-Schema** (Lichtheim 1885). Das Schema enthält zwei **Neuerungen** (◘ Abb. 6.5):

— Eingeführt wird das Zentrum B, das für die Bildungsstätte der Begriffe steht. Darunter ist nach Lichtheim das gesamte konzeptuelle Wissen einer Person zu verstehen. Dieses Wissen kann nicht in einer umschriebenen Stelle des Gehirns lokalisiert werden. Vielmehr verteilt es sich **über den gesamten Kortex**, so dass ein Zugriff auf das Wissen **transkortikal** erfolgt.

— Die beiden Zentren O für optische Erinnerungsbilder sowie E für Engramme sind neu und stellen das Lese- und Schreibzentrum dar. Nach Lichtheim ist ein Lesesinnverständnis nur über den Weg von O nach A (dem Klangbildzentrum) und dann von A nach B möglich: In O werden die Buchstaben eines Wortes identifiziert, um danach in A in die ihnen entsprechenden »Klänge« umgewandelt zu werden. Darauf folgt eine Weiterleitung an das Begriffszentrum B, wo das jeweilige Wort verstanden wird.

◘ **Tab. 6.1**   Läsionen, Syndrome und ihre Symptome nach Wernicke (1874)

Läsion	Aphasisches Syndrom	Klinische Symptome
1. Störung der Bahn a–a₁ (N. acusticus)		Taubheit
2. Störung im Zentrum a₁ (Klangbildzentrum)	Sensorische Aphasie (modern: Wernicke-Aphasie)	Gestörtes Wortverständnis Verwechseln von Wörtern Nachsprechen nicht möglich Vorlesen nicht möglich Bei ungeübten Lesern: gestörtes Lesesinnverständnis; Agraphie »Keine Spur von Hemiplegie«
3. Störung der Bahn a₁–b (Fibrae propriae = Fasciculus arcuatus)	Leitungsaphasie (Leitung zwischen Wernicke-und Broca-Areal)	Intaktes Sprachverständnis Erhaltenes Fehlerbewusstsein bei Verwechselungen von Wörtern
4. Störung des Zentrums b (Zentrum der zur Lautproduktion gehörigen Bewegungsvorstellungen)	Motorische Aphasie (modern: Broca-Aphasie)	Intaktes Sprachverständnis Intaktes Lesesinnverständnis In der Sprachproduktion »plötzliche Stummheit« oder Reduktion auf »wenige einfache Wörter«
5. Störung der Bahn b–b₁ (lautbildende Bewegungsnerven)	Aphasie kombiniert mit (modern) Dysarthrie	»Partielle Aphasie« mit »lähmungsbedingten« Störungen der Sprechmuskulatur
6. Störung aller Bahnen und Zentren	(Modern: globale Aphasie)	»Absolute Sprachlosigkeit« »Erloschenes« Sprachverständnis Agraphie Alexie

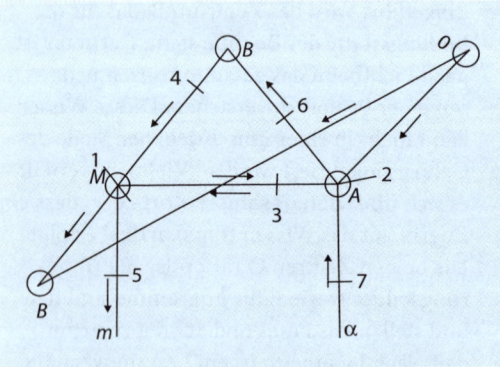

◘ **Abb. 6.5**   Wernicke-Lichtheim-Schema. (*A* Klangbildzentrum; *M* Bewegungsbildzentrum; *B* Begriffe; *a* Bahn, die »Gehörseindrücke nach A übermittelt«; *m* Bahn, die »die Sprachbewegungen innerviert« (Lichtheim 1885, S. 207); *1–7* von Lichtheim angenommene Läsionsorte

Ein Kopieren von unbekannten oder Nicht-Wörtern ist über die direkte Verbindung von O nach E möglich. Das willkürliche Schreiben hat seinen Ursprung in B: Hier wird unter den Konzepten das ausgesucht, über das geschrieben werden soll. Nachdem es im Zentrum M (Zentrum für Wortbewegungsbilder) in lautliche Informationen überführt worden ist, werden die jeweiligen Laute in E in die ihnen entsprechenden Buchstaben umgewandelt. Dem Schreiben unterliegt somit ein inneres Mitsprechen. Merkwürdigerweise fehlt eine abgehende Bahn aus E, die für eine Steuerung der Schreibmotorik zuständig wäre.

Lichtheim leitet aus seinem Schema insgesamt 7 Läsionsorte ab, die zu unterschiedlichen Syndromen führen (◘ Tab. 6.2). Er übernimmt von Wernicke nicht nur die Lokalisation von Sprache, sondern auch dessen Annahme, dass Kombinationen von Läsionsorten möglich sind.

Zu den von Wernicke identifizierten Aphasien treten also bei Lichtheim die **transkortikal motorische Aphasie** und die **transkortikal sensorische Aphasie** als neue Syndrome hinzu. Beiden Syndromen ist gemeinsam, dass das Nachsprechen aufgrund der intakten Verbindung zwischen A und M erhalten ist.

☐ Tab. 6.2 Läsionen/Syndrome und daraus folgende sprachliche Symptome nach Lichtheim (1885)

Läsion/Syndrom	Erhalten	Gestört
1. Zentrum M (Wortbewegungsbilder), (modern: Broca-Aphasie)	Sprachverständnis Lesesinnverständnis Kopierendes Schreiben	Willkürliche Sprache Nachsprechen Lautes Lesen Schreiben nach Diktat Willkürliches Schreiben
2. Zentrum A (Klangbildzentrum), (modern: Wernicke-Aphasie)	Willkürliche Sprache Willkürliches Schreiben Kopierendes Schreiben	Sprachverständnis Lesesinnverständnis Nachsprechen Schreiben nach Diktat Lautes Lesen
3. Bahn M–A (modern: Leitungsaphasie)	Sprachverständnis Lesesinnverständnis Kopierendes Schreiben	Willkürliche Sprache durch Paraphasien Schreiben nach Diktat Willkürliches Schreiben durch Paragraphien Nachsprechen Lautes Lesen
4. Bahn B–M (modern: transkortikale motorische Aphasie)	Sprachverständnis Lesesinnverständnis Kopierendes Schreiben Nachsprechen Schreiben nach Diktat Lautes Lesen	Willkürliche Sprache Willkürliches Schreiben
5. Bahn M–m (modern: Dysarthrie)	Sprachverständnis Lesesinnverständnis Willkürliches Schreiben Kopierendes Schreiben Schreiben nach Diktat	Willkürliche Sprache Nachsprechen Lautes Lesen
6. Bahn A–B (modern: transkortikale sensorische Aphasie)	Kopierendes Schreiben Nachsprechen Schreiben nach Diktat Lautes Lesen	Willkürliche Sprache durch Paraphasien Willkürliches Schreiben durch Paragraphien Sprachverständnis Lesesinnverständnis
7. Bahn a–A (Taubheit)	Willkürliche Sprache Willkürliches Schreiben Lesesinnverständnis Lautes Lesen Kopierendes Schreiben	Sprachverständnis Nachsprechen Schreiben nach Diktat

Aus dem Lokalisationsansatz von Broca, Wernicke und Lichtheim entwickelt sich zwar die klassische Lehrmeinung über die Aphasien, in einer übertriebenen Anwendung führt er jedoch zu absurden Ergebnissen. So steht **Karl Kleist** (1878–1960) als ein extremer Lokalisationist vor dem Problem, dass er Fähigkeiten bei einer bereits vollen Gehirnkarte zu lokalisieren hat (► Exkurs: »Karl Kleist«).

6.1.2 Alternative Erklärungsansätze

Es ist jedoch nicht nur der extreme Lokalisationsansatz, der den Gegnern der Lokalisation Argumente verschafft. Auch das **Wernicke-Lichtheim-Schema** wird von Kritikern als zu **reduktionistisch** und **mechanistisch** verworfen. Es entsteht eine Reihe von alternativen Erklärungsansätzen (z. B. Freud 1891;

Exkurs

Karl Kleist

Karl Kleist, ein Schüler von Carl Wernicke, veröffentlicht 1934 sein Lebenswerk »Gehirnpathologie« (Kleist 1934). In dem Buch berichtet er über Hunderte von Untersuchungen, die er als Militärarzt bei Soldaten mit einer Schussverletzung des Gehirns während des Ersten Weltkriegs durchgeführt hat. Die Logik seiner Untersuchungen ist stets gleich: Er notiert (schon beinahe zwanghaft anmutend) jede Fähigkeitsstörung seiner Patienten und korreliert sie mit der Läsion, die durch die jewei-

lige Schussverletzung verursacht worden ist. Daraus entsteht eine Hirnkarte, in der auf der Kortexoberfläche sowie auf der -innenseite viele Fähigkeiten lokalisiert sind. Nach Ende des Zweiten Weltkriegs bemerkt Kleist jedoch, dass einige Fähigkeiten (die sog. enterozeptiven Empfindungen) noch keinen Lokalisationsort gefunden haben (Kleist 1959). Nun steht er vor dem Problem, diese Fähigkeiten bei einer bereits vollen Hirnkarte auch noch zu lokalisieren. Er fragt sich: »Wo sind in der Großhirnrinde Einrichtungen

und Orte, die diesen seelischen Erscheinungen und Leistungen dienen könnten? Als ich mir diese Frage vorlegte, dachte ich auch: Wo ist denn noch Platz, wo sind noch stumme Regionen, weiße Felder auf der Hirnkarte?« (Kleist 1959, S. 303) Glücklicherweise ist die Suche nach den weißen Feldern erfolgreich. Überzeugen kann der Erfolg jedoch nicht: Eine Lokalisation, die auf einer Suche nach noch weißen Feldern und nicht mehr auf klinischen Untersuchungen beruht, ist absurd geworden.

Goldstein 1948; Hughlings Jackson 1925; Marie 1906). Gemeinsam ist ihnen, dass sie
- der Lokalisation von Sprache in zwei Zentren kritisch gegenüberstehen;
- aphasische Symptome auf andere Ursachen als auf eine Unterbrechung von Zentren und Bahnen zurückführen;
- die aphasischen Syndrome als willkürlich definierte Einheiten infrage stellen.

Einer der alternativen Erklärungsansätze ist die **Diaschisislehre**, die der in Russland geborene und in der Schweiz arbeitende Arzt **Constantin von Monakow** (1853–1930) entwickelt hat. Die Grundannahme der Diaschisislehre ist, dass aphasische Symptome nicht nur auf eine umschriebene Hirnläsion, sondern auch auf weitere funktionell beeinträchtigte Hirnareale zurückzuführen sind (► Exkurs: »Die Diaschisislehre«).

Nach dem Konzept der Diaschisis entstehen Aphasien durch
- **örtlich begrenzte Hirnläsionen** und
- **vorübergehende funktionelle Beeinträchtigungen** anderer Hirnareale.

Die Kontroverse zwischen den Lokalisationisten und deren Gegnern dauert bis auf den heutigen Tag an (s. auch ► Abschn. 3.3). Im Hinblick auf Sprachmodelle ist die Diskussion jedoch entschieden: Die Modelle werden heute typischerweise **ohne jeden lokalisatorischen Bezug** konzipiert (Garrett 1984;

Levelt 1989; McClelland u. Rummelhart 1981; Morton 1980).

Fazit
- Broca legt mit seiner Entdeckung der linkshemisphärischen Dominanz für Sprache den Grundstein für ein Verständnis der Aphasien. Die linkshemisphärische Dominanz ist nicht absolut: In der rechten Hemisphäre werden Intonation, Prosodie, Musik sowie emotionale und hochüberlernte Sprache verarbeitet.
- Die Einteilung der Aphasien nach dem Wernicke-Lichtheim-Schema ist bis heute unverändert gültig. Im Aachener Aphasie Test (Huber et al. 1983) werden ergänzend die transkortikal gemischte Aphasie (als Folge einer Unterbrechung der beiden Bahnen M–B und A–B) sowie die amnestische Aphasie diagnostiziert.
- Da bei der Lokalisation kognitiver Fähigkeiten individuelle Variabilitäten bestehen, wird in modernen Modellen der Sprachverarbeitung auf eine Lokalisation verzichtet.

6.2 Wie lässt sich ein Gehirn mit seinen Funktionen heute darstellen?

Bis vor ca. 30 Jahren gab es nur eine sichere Methode, um die Beziehung zwischen aphasischen Störungen und zugrunde liegenden Hirnläsionen

6.2 · Wie lässt sich ein Gehirn mit seinen Funktionen heute darstellen?

75

6

zu studieren: die Autopsie. Mit der Entwicklung moderner bildgebender Verfahren hat sich das Methodenspektrum jedoch erweitert: Zum einen erlauben es strukturelle Verfahren, die Hirnstrukturen sowie den Ort und das Ausmaß einer Hirnläsion im lebenden Gehirn sichtbar zu machen. Zum anderen gewähren funktionelle Verfahren Einblicke in diejenigen neuronalen Aktivitäten, die bei der Durchführung einer bestimmten Aufgabe (wie z. B. dem Aufsagen von automatisierten Reihen) auftreten. Sie geben damit Hinweise auf die funktionelle Organisation des Gehirns.

6.2.1 Strukturelle Verfahren

M. Wehmeyer, H. Grötzbach

■ **Computertomographie**
Die (kranielle) Computertomographie ([C]CT) wird inzwischen routinemäßig eingesetzt. Sie beruht auf einer Emission von Röntgenstrahlen, die das Hirngewebe durchdringen und so dessen Dichte messen. Gewebe mit einer verminderten Dichte (hypodense Strukturen), wie z. B. die Ventrikel, erscheinen in einem Standard-CT schwarz, und Ge-

webe mit einer erhöhten Dichte (hyperdense Strukturen), wie z. B. die Kalotte, bilden sich weiß ab. Das Nervengewebe nimmt zwischen diesen beiden Extremen unterschiedliche Grade von Grautönen an. Die Gewebedichte wird von einem Computer berechnet und üblicherweise in **horizontalen Schichtbildern** dargestellt. Das erste Bild beginnt auf einer Höhe, die durch eine Augen-Ohr-Linie gegeben ist. Die weiteren Bilder erfassen die Hirnstrukturen in aufeinander folgenden Schichten von kaudal nach kranial, wobei die einzelnen Schichtaufnahmen nur wenige Millimeter voneinander getrennt sind. Dadurch wird das gesamte Gehirn von der Schädelbasis bis zum Schädeldach dargestellt. **Pathologische Veränderungen** sind im CT zu sehen
- als hypodense Abweichungen von der normalen Gewebedichte (z. B. infolge eines alten ischämischen Infarkts),
- als hyperdense Abweichungen (z. B. infolge eines akuten Hämatoms) und
- als lokale oder diffuse Abnormalitäten in der Größe und Form einer speziellen Hirnstruktur (z. B. bei Morbus Alzheimer).

Ischämisch bedingte Infarkte, die am häufigsten zu einer Aphasie führen (▶ Abschn. 2.2), können nur selten wenige Stunden nach einem Ereignis erkannt werden. Die Regel ist, dass sie sich erst im Laufe einiger Tage in ihrem ganzen Ausmaß demarkieren.

❯ Etwa 5% der ischämischen Infarkte lassen sich während des gesamten Krankheitsverlaufs im CT entweder gar nicht oder nur durch Kontrastmittelanreicherung nachweisen (Radü et al. 1987).

■ **Magnetresonanztomographie**
Ein zweites strukturelles Verfahren ist die Magnetresonanztomographie (MRT oder MRI, »magnetic resonance imaging«, synonym Kernspintomographie]. Sie nutzt den Umstand, dass sich viele atomare Kerne (insbesondere die Protonen des Wasserstoffatoms) in einem starken magnetischen Feld zu einer Seite hin ausrichten. Im MRI werden diese Kerne kurz mit einem elektromagnetischen Impuls beschallt, um ihre Ausrichtung zu stören. Während die Kerne nach dem Impuls in ihren Ausgangszustand zurückkehren, senden sie Radiowellen aus, die von einem Computer registriert und in **horizontale oder vertikale Schichtbilder** umgewandelt werden. In konventionellen MRI-Aufnahmen resultieren die Schichtbilder aus den Resonanzen von Wasserstoffprotonen, die in unterschiedlicher Dichte in den verschiedenen Hirnstrukturen vorkommen.

❯ — **Das MRI hat im Vergleich zum CT zwei Vorteile: Erstens ist das lokale Auflösungsvermögen höher (es liegt bei ca. 1–2 mm im Durchmesser), und zweitens zeigt sich ein ischämisch bedingtes Infarktareal innerhalb von 45 min nach dem Ereignis.**
   — **Im klinischen Alltag sind die CT-Bilder am häufigsten, da ein Computertomograph aufgrund der günstigen Kosten-Nutzen-Relation in vielen Krankenhäusern zu finden ist. Es gibt jedoch zunehmend mehr Befunde, die sich auf eine MRI-Diagnostik stützen.**

Fazit
— CT- und MRI-Untersuchungen dienen dazu, Hirnstrukturen des lebenden Gehirns sichtbar zu machen.
— Das MRI bietet gegenüber dem CT die Vorteile einer höheren Auflösung und einer schnelleren Darstellung ischämisch bedingter Infarkte.
— Sowohl die CT- als auch die MRI-Untersuchung gehören inzwischen zu den Standardverfahren in der Neuroradiologie.

6.2.2 Funktionelle Verfahren

M. Wehmeyer, H. Grötzbach

Die funktionellen Verfahren beruhen auf der Annahme, dass eine erhöhte neuronale Aktivität in einer bestimmten Hirnregion mit gesteigerten physiologischen Merkmalen verbunden ist. Dazu gehören u. a.
— der lokale zerebrale Blutfluss (»regional cerebral blood flow«, rCBF),
— der lokale Zuckeraustausch (Glukosemetabolismus) und
— der lokale Sauerstoffverbrauch.

■ **Positronen-Emissions-Tomographie**
Um eine Zunahme dieser Merkmale sichtbar zu machen, nutzt die Positronen-Emissions-Tomographie (PET) **radioaktive Isotopen**, die dem Körper (in einer Wasserlösung) intravenös zugeführt werden. Das Blut transportiert die Isotopen, die während ihres Zerfalls Positronen aussenden, vor allem in die Hirnregionen, in denen eine erhöhte neuronale Aktivität stattfindet. Diese erhöht sich dadurch, dass kognitive oder motorische Aufgaben durchgeführt werden, wie z. B. Wörter nachsprechen oder einen Finger bewegen.

Eine Konzentration von Isotopen in einer Hirnregion wird durch Gammastrahlen angezeigt. Diese entstehen, indem die durch Zerfall emittierten Positronen mit Elektronen kollidieren. Nach einer Aufzeichnung der Strahlen bestimmt ein Computer den Ursprung der Strahlung und konstruiert in Abhängigkeit von der Strahlungsintensität farbige Bilder. Dabei spiegeln die Farben Weiß, Rot und

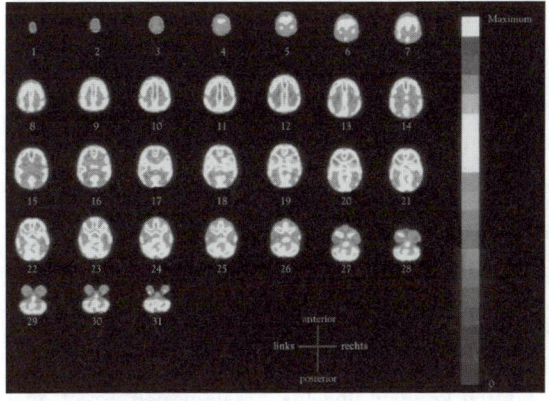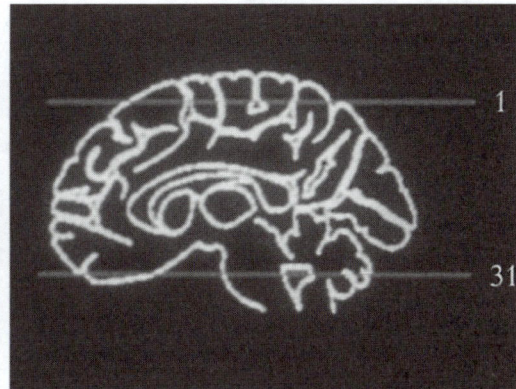

◻ **Abb. 6.6**   PET-Bilder. (Aus Posner u. Raichle 1996, S. 64)

Gelb eine hohe Intensität und damit einen starken lokalen Blutfluss wider. Im Gegensatz dazu bedeuten die Farben Blau und Violett eine niedrige Intensität und damit einen schwachen lokalen Blutfluss (◻ Abb. 6.6). Mit dem PET können bis zu 31 horizontale Schichtbilder aufgenommen werden, die üblicherweise von kranial nach kaudal fortschreiten (Posner u. Raichle 1996).

> ❯ **PET-Aufnahmen gehören aufgrund des hohen Kostenaufwands nicht zur Standarddiagnostik. Sie werden häufig zu Forschungszwecken eingesetzt.**

So berichten Weiller u. Herrmann (1999) über eine PET-Studie, die sie bei 6 Patienten mit einer Wernicke-Aphasie durchgeführt haben. Alle Patienten hatten sich von der Aphasie vollständig erholt. Bei der Aufgabe, Verben zu generieren, zeigte sich keine Aktivität im Wernicke-Areal (das durch den Infarkt geschädigt war). Es ließen sich aber Aktivitäten im Frontalhirn links und rechts sowie in den rechtshemisphärischen Regionen nachweisen, die homolog zu den Spracharealen links sind. Die Forscher ziehen aus ihren Ergebnissen den Schluss, dass sich das Sprachsystem nach einer Schädigung reorganisieren kann und dass beide Hemisphären an der Wiederherstellung der Sprachfunktionen beteiligt sind. Die starke rechtshemisphärische Aktivität spricht dafür, dass gestörte Sprachfunktionen durch die rechte Hemisphäre übernommen werden können (▶ Abschn. 3.5).

■ **SPECT**

Einer der Nachteile der PET besteht darin, dass die verwendeten Isotopen eine Halbwertszeit von nur ca. 2 min haben. Die Zeit für eine Untersuchung ist daher sehr kurz. Um diesen Nachteil auszugleichen, steht die SPECT-Technik (»single photon emission computed tomography«) zur Verfügung. Bei dieser Methode werden Isotopen verwendet, die Photonen emittieren. Da ihre **Halbwertszeit sehr viel länger** ist, können metabolische Prozesse über Stunden aufgezeichnet werden.

> ❯ **Im Vergleich zum PET ist das Auflösungsvermögen des SPECT geringer. Da die Kosten für eine SPECT-Untersuchung ebenfalls beträchtlich sind, wird sie nicht als Standarddiagnostik eingesetzt.**

■ **fMRI**

Während sowohl in der PET als auch in der SPECT radioaktive Substanzen injiziert werden müssen, kommt die funktionelle Kernspintomographie (»functional MRI«, fMRI) ohne radioaktive Injektionen aus. Im fMRI dient das körpereigene Blut als Signalgeber: Eine gesteigerte neuronale Aktivität in einer bestimmten Hirnregion bedingt, dass sich der Sauerstoffbedarf der Zellen erhöht. Die Zellen werden daher mit mehr Blut versorgt (der regionale zerebrale Blutfluss [rCBF] nimmt zu). Da die Zellen das erhöhte Sauerstoffangebot jedoch nicht gänzlich verbrauchen können, steigt der Sauerstoffgehalt in der Hirnregion an. Im fMRI wird dieses Zuviel an Sauerstoff gemessen und in **Schichtbildern** dargestellt. Dabei erscheinen Hirnregionen mit erhöhter neuronaler Aktivität weiß und Regionen mit verminderter bzw. fehlender Aktivität grau bzw. schwarz.

> **Neben dem Vorteil, dass keine radioaktive Isotopen benötigt werden, bringt das fMRI gegenüber der PET und SPECT zwei weitere Vorteile mit:**
> — **fMRI-Bilder können mit Aufnahmen des strukturellen MRI kombiniert werden. Daraus ergibt sich eine sehr genaue Lokalisation von neuronalen Aktivitäten.**
> — **Das fMRI hat ein höheres Auflösungsvermögen.**

Mit der zunehmenden Verwendung von PET, SPECT und fMRI ist zu erwarten, dass immer mehr über die funktionelle Organisation des Gehirns bekannt wird. Die bisher durchgeführten Untersuchungen deuten darauf hin, dass die **Sprachverarbeitung** auf einem komplexen **Zusammenspiel mehrerer Hirnareale** beruht.

> **Zwischen dem Ausmaß einer im CT oder MRI erkennbaren strukturellen Schädigung und dem Ausmaß der funktionellen Beeinträchtigungen können erhebliche Unterschiede bestehen (Huber u. Ziegler 2000).**

6.2.3 Bildgebung und Neuromodulation in der Aphasie-Therapie

B. Schneider

Strukturelle und funktionelle Bildgebung wird zunehmend eingesetzt, nicht nur um eine Zuordnung von Hirnarealen zu sprachlichen Funktionen nachzuweisen. Mit den Methoden der Neurobildgebung ist es auch möglich geworden, Mechanismen, die zu Funktionsverlust und -erholung von Sprache beitragen, darzustellen (vgl. Saur 2010). Das Wissen um neuronale Reorganisationsprozesse sollte zu einer spezifischeren Therapie führen. Ebenfalls

werden bildgebende Verfahren mehr und mehr als zusätzlicher Nachweis der Wirksamkeit von Aphasie-Therapie in Studien eingesetzt (z. B. Meinzer et al. 2005, Schlaug et al. 2009, Fridriksson et al. 2012).

Ein neueres neuromodulierendes Verfahren ist die repetitive transkranielle Magnetstimulation (rTMS), die in jüngerer Zeit zusätzlich zu herkömmlicher Sprachtherapie bei Aphasie zum Einsatz kommt. Bei diesem schmerzlosen und nichtinvasiven Verfahren werden mit einer Spule Magnetimpulse durch die intakte Schädeldecke auf den darunterliegenden Kortex appliziert. Dadurch können einzelne Areale gezielt erregt oder gehemmt werden. Rubi-Fessen et al. (2012) geben einen Überblick über den Stand der Forschung im Bereich rTMS und konnten in einer eigenen randomisiert kontrollierten Studie mit 19 aphasischen Patienten zeigen, dass die Kombination von Sprachtherapie und rTMS den Rehabilitationsverlauf bei Aphasie bereits in der postakuten Phase positiv zu beeinflussen scheint.

Fazit
— PET-, SPECT- und fMRI-Untersuchungen gewähren Einblicke in die funktionelle Architektur des Gehirns. Sie bilden neuronale Aktivitäten ab, die während der Durchführung einer kognitiven oder motorischen Aufgabe entstehen.
— PET- und SPECT-Untersuchungen gehören nicht zur Standarddiagnostik, da sie einerseits kostenintensiv sind und andererseits eine erhöhte Strahlenbelastung zur Folge haben.
— Das fMRI ist nicht nur kostengünstiger, sondern hat auch die Vorteile einer geringeren Strahlenbelastung und eines höheren Auflösungsvermögens. Zusätzlich sind die fMRI-Bilder mit den MRI-Bildern kombinierbar.
— Methoden der Neurobildgebung werden genutzt, um neuronale Reorganisationsprozesse abzubilden. Diese Form der Darstellung wird zunehmend als zusätzlicher Nachweis der Effektivität von Aphasie-Therapie genutzt.
— Die repetitive transkranielle Magnetstimulation (rTMS) ist ein neueres nichtinvasives Neuromodulationsverfahren, dass in Kombination mit Sprachtherapie einen positiven Rehabilitationsverlauf bei Aphasie unterstützt.

Der Nutzen von Sprachverarbeitungsmodellen

B. Schneider

In den letzten Jahrzehnten hat sich ein grundlegender **Wechsel vom Syndromansatz zum kognitiv-neurolinguistischen Ansatz** vollzogen. So bedeutsam die Syndromklassifikation zweifellos für die moderne Aphasiologie war und ist, so wurde sie hinsichtlich ihrer Grundannahmen immer wieder kritisch diskutiert (▶ Abschn. 3.3). Die Supramodalität von Aphasien, die Homogenität innerhalb von Syndromen sowie die neuroanatomische Lokalisierbarkeit wurden in den letzten Jahrzehnten aufgrund fehlender experimenteller Beweise mehrfach angezweifelt (vgl. de Bleser et al. 2004, S. 3f). Dies führte zusammen mit den Entwicklungen in der kognitiven Psychologie sowie in der experimentellen Psycholinguistik zu einem Paradigmenwechsel in der Neuropsychologie und in der Neurolinguistik: Neben dem Syndromansatz entstand der sog. Einzelfallansatz. Im Rahmen dieser Forschungsrichtung, auch kognitive Neurolinguistik genannt, versucht man, mithilfe von Sprachverarbeitungsmodellen das individuelle Störungsmuster eines einzelnen aphasischen Patienten zu analysieren bzw. zu erklären.

> ❯ Im Gegensatz zum Syndromansatz, der typische sprachliche Oberflächenmerkmale zu einer Symptomengruppe zusammenfasst, geht es beim Einzelfallansatz darum, die gestörten genauso wie die ungestörten sprachlichen Verarbeitungsprozesse einer aphasischen Person möglichst genau zu erfassen und darüber hinaus die funktionelle Ursache der Störungen aufzudecken.

Beispielsweise würde man in einer syndromorientierten Diagnostik erfahren, dass ein aphasischer Patient u. a. das Symptom der Wortfindungsstörung aufweist. Im Rahmen einer modellorientierten Diagnostik würde man zusätzlich Informationen dazu erhalten, aufgrund welcher gestörten Komponenten und Verarbeitungsprozesse im Modell es zu diesen Wortfindungsstörungen kommt (▶ Abschn. 7.4.3 und ▶ Abschn. 8.4.4).

7.1 Erklärungsgegenstand und Ziele eines Sprachverarbeitungsmodells

Mit Sprachverarbeitungsmodellen versuchen Wissenschaftler zu erklären, wie Sprache bei gesunden Menschen funktioniert und aufgrund welcher Mechanismen sprachliche Fehlleistungen, z. B. bei aphasischen Personen, zustande kommen.

Erklärungsgegenstand von Sprachverarbeitungsmodellen sind zunächst einmal die Bedingungen, unter denen beim gesunden Menschen der hochkomplexe Vorgang »Sprache« abläuft: die Verarbeitungsprozesse und -wege, die Geschwindigkeit und die Genauigkeit, mit der wir Laute und Wörter auswählen, abrufen und produzieren oder Sätze konstruieren. Ein Sprachverarbeitungsmodell ist grundsätzlich nichts anderes als eine »Annahme«, ein **Konstrukt** davon, wie Sprache funktionieren kann. Um die Annahme einer solchen mentalen Repräsentation von Sprache zu bestätigen (oder zu verwerfen), muss man Belege (empirische Daten) dafür finden, dass Sprache so und nicht anders funktioniert. Deshalb werden in der Forschung Modelle im Rahmen von Studien mit Sprachgesunden (z. B. Versprecherforschung), aber auch mit Probanden, deren Sprache gestört ist (aphasische Personen), evaluiert. Wenn man beispielsweise annimmt, dass es so etwas wie ein semantisches Lexikon gibt, in dem die Bedeutungen unserer Wörter gespeichert sind, dann muss man Evidenzen dafür finden, dass es dieses Lexikon auch wirklich gibt. Wenn also ein Patient keinen Bedeutungszugriff mehr hat, aber dennoch Wörter sprechen oder lesen kann (ohne sie zu verstehen), kann man davon ausgehen, dass es diese Verarbeitungskomponente »Semantik« tatsächlich gibt. Einen solchen Funktionsunterschied zwischen zwei verschiedenen Leistungen nennt man **Dissoziation**. Noch besser ist es, wenn man einen weiteren Patienten mit dem umgekehrten Leistungsmuster findet: also einen Patienten, bei dem die Semantik ungestört ist, aber der große Schwierigkeiten mit dem Abruf von Wortformen hat; dann liegt eine sog. **doppelte Dissoziation** vor.

Eine doppelte Dissoziation beweist, dass es eine angenommene Komponente in einem Sprachverarbeitungsmodell gibt **und** dass sie isoliert störbar ist.

Ein aktuell diskutiertes Sprachverarbeitungsmodell ist also immer nur ein (partielles) Abbild des derzeitigen Forschungsstandes und des derzeitigen Verständnisses der Wissenschaftler von Sprache. Deshalb ist es wichtig, dass Modelle fortlaufend weiterentwickelt und neuen Erkenntnissen, die man z. B. aus der Symptomatik von Patienten gewinnt, angepasst werden.

Ist ein Modell auf einem bestimmten Niveau erprobt, kann es wichtige Erkenntnisse bezüglich der gestörten sprachlichen Verarbeitung bei aphasischen Personen liefern.

> **Die Abbildung, also Erklärung spezifischer aphasischer Symptome am Sprachverarbeitungsmodell, nennt man Modellierung (z. B. Modellierung des Agrammatismus).**

Fazit
Ein neurolinguistisches Sprachverarbeitungsmodell
- erklärt die Prozesse sprachlicher Verarbeitung bei Sprachgesunden
- liefert Erklärungsansätze für Mechanismen bei aphasischen Fehlleistungen
- bietet einen systematischen Bezugsrahmen für das diagnostische Vorgehen (modellorientierte Diagnostik)
- bietet einen systematischen Bezugsrahmen für das therapeutische Vorgehen (modellorientierte Therapie)

7.2 Typen von Sprachverarbeitungsmodellen

Bei der Modellierung menschlicher Sprachverarbeitung werden prinzipiell zwei Typen von Modellen unterschieden: serielle und konnektionistische Modelle. In beiden Modelltypen können sowohl rezeptive als auch produktive Verarbeitungsprozesse abgebildet werden. Die hybriden Modelle vereinen die Vorteile von seriellen und konnektionistischen Modellen. Im Folgenden werden die Eigenschaften des jeweiligen Modelltypus beschrieben, bekannte Vertreter aufgeführt und anschließend deren Anwendbarkeit für den Bereich der neurolinguistischen Sprachstörungen aufgezeigt. Die ◘ Tab. 7.1 gibt einen Überblick über die Charakteristika der 3 Modelltypen sowie über die bekanntesten Vertreter.

7.2.1 Serielle Modelle

Serielle Modelle sind dadurch gekennzeichnet, dass die Prozesse der einzelnen Verarbeitungsstufen oder -komponenten in einer festen Reihenfolge (Serie) angeordnet sind. Da die Komponenten grafisch häufig durch Kästchen dargestellt werden, die durch Pfeile (Verarbeitungsrouten) miteinander verbunden sind, spricht man auch von Box-and-Arrow-Modellen (◘ Abb. 7.1). Ein Kasten stellt dabei eine bestimmte Verarbeitungskomponente oder ein Modul dar (z. B. semantisches System), ein Pfeil eine Verarbeitungsroute, also die Richtung, in die die Information weitergegeben wird. In seriellen Modellen wird eine bestimmte sprachliche Aufgabe jeweils von einem speziell dafür zuständigen System ohne Einflussnahme von außen, also autonom, durchgeführt. Die einzelnen Verarbeitungskomponenten interagieren nicht untereinander, sondern geben lediglich eine vollständig verarbeitete sprachliche Einheit an die nächste Komponente weiter.

> **Serielle Modelle werden auch als autonome, modulare oder Box-and-Arrow-Modelle bezeichnet. Beispiele für serielle Modelle sind das einfache serielle Modell der Einzelwortproduktion nach Ellis (1985), das Logogen-Modell von J. Morton (1979, 1980) oder Patterson (1988) oder auch das Satzproduktionsmodell von Garrett (1982). Das Logogen-Modell wird in ▶ Abschn. 7.4 ausführlich beschrieben.**

◻ Tab. 7.1 Typen von Sprachverarbeitungsmodellen und deren Charakteristika

	Serielle/modulare/autonome Modelle »Box-and-arrow-Modelle«	Konnektionistische/interaktive Modelle	Inkrementelle/hybride Modelle
Charakteristika	– Definierte sequenzielle Verarbeitung – Verarbeitungsrichtung unidirektional – Autonome Module, keine Interaktion zwischen den Verarbeitungskomponenten – Hohe Anwendungsmöglichkeiten in Diagnostik und Therapie	– Interaktive und parallele Verarbeitung – Verarbeitungsrichtung bidirektional – Beeinflussung verschiedener Verarbeitungsebenen untereinander – Besondere Merkmale der »spreading activation« und Inhibition von Einheiten – (Noch) nicht so hohe Anwendungsmöglichkeiten in Diagnostik und Therapie	– Trotz autonom arbeitender Komponenten/Module parallele Verarbeitung möglich – Bestandteile einer Nachricht können an die nächsten Module weitergegeben werden, während die nächsten Bestandteile verarbeitet werden – Inkrementell = Verarbeitung von Bruchstücken
Beispiele für Vertreter im Bereich Aphasie	– Wortproduktionsmodell von Ellis 1985 – Logogen-Modell von Morton 1979, 1980; Patterson 1988 → Anwendung in der Modellierung insbesondere von Dyslexien/Dysgraphien, in der Diagnostik (LEMO 2.0, Stadie et al. 2013) und in der Therapie (Kognitiv orientierte Sprachtherapie, Stadie u. Schröder 2009) – Satzproduktionsmodell von Garrett 1982 → Anwendung in der Modellierung von Agrammatismus und dessen Therapie (Schlenck et al. 1995)	– Dell 1986, 1988 – Dell et al. 1997 – Schade 1992, 1999 – Schade u. Eikmeyer 2011 – Abel 2007 → Anwendung in der Diagnostik und Therapie bei aphasischen lexikalischen Störungen	– Levelt et al. 1999 → Anwendung in der Modellierung von Agrammatismus (Schade u. Hielscher 1998) sowie in der Modellierung und Therapie phonologischer Störungen bei Aphasie (Corsten et al. 2004) und in der Modellierung von Sprechapraxie (Schade u. Vollmer 2000; Aichert u. Ziegler 2004)

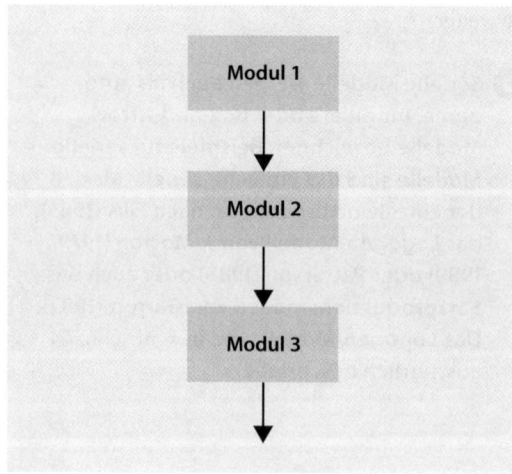

◻ Abb. 7.1 Struktur eines seriellen Modells

7.2.2 Konnektionistische Modelle

Einen anderen Zugang zur Modellierung der Sprachproduktion nehmen die konnektionistischen Modelle (◻ Abb. 7.2). Sie sind dem zentralen Nervensystem des Menschen nachempfunden, welches ein hoch komplexes Netzwerk mit einer riesigen Kapazität an Informationsverarbeitung darstellt. Das zentrale Nervensystem besteht aus einigen hundert Milliarden Neuronen, die eng miteinander verknüpft sind (lateinisch **connectere** = **verknüpfen**). Diese hohe Konnektivität der Neuronen hat zur Bezeichnung »Konnektionismus« für die Modellierung neuronaler Netze geführt. Im Folgenden sollen die wichtigsten Begrifflichkeiten und Eigenschaften eines konnektionistischen Modells dargestellt werden (▶ Übersicht 7.1).

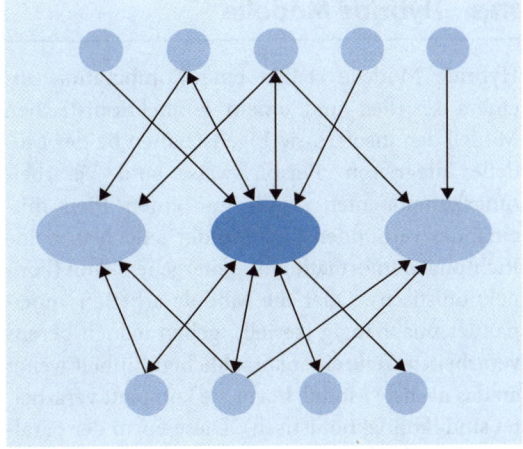

☐ Abb. 7.2 Struktur eines konnektionistischen Modells

Eine linguistische Einheit (z. B. Phoneme, Wörter) wird in einem konnektionistischen Modell typischerweise durch einen **Knoten** dargestellt. Die Ebenen, auf denen sich die Knoten befinden, sind in der Regel mehrfach, d. h. netzwerkartig durch Linien (**Kanten**) miteinander verbunden und in beide Richtungen aktivierbar (☐ Abb. 7.2). Das bedeutet, die Verarbeitung von Informationen läuft sowohl **bottom-up** (von unten nach oben) als auch **top-down** (von oben nach unten). Bei der Bottom-up-Verarbeitung werden nach Tesak (1997, S. 54) alle Verarbeitungsschritte von den Daten bzw. Signalen selbst gesteuert. Danach würde ein Leser Buchstabe für Buchstabe eines Wortes erkennen und mit den Einträgen seines mentalen Lexikons vergleichen, bis ein übereinstimmendes Wort gefunden wurde. Bei der Top-down-Verarbeitung sind alle verfügbaren Wissensbestände (höhere Verarbeitungsebenen, Weltwissen, Erwartungen, Kontext etc.) wichtig, um Informationen zu verarbeiten. Wenn wir z. B. an das Sprachverstehen denken, kann es durchaus sein, dass wir beim Lesen über eine reine Bottom-up-Verarbeitung keine Deutung einer Äußerung oder eines Wortes erhalten können, sehr wohl aber über ein schlussfolgerndes Einbeziehen der Situation, des Kontexts oder des eigenen Vorwissens zum Ziel (Verstehen) gelangen (vgl. Tesak 1997, S. 54).

Ein weiteres typisches Merkmal von konnektionistischen Modellen ist, dass ein aktivierter Knoten seine Aktivierung in alle Richtungen weitergibt, sodass sich die Aktivierung von einer Ebene auf Einheiten einer anderen Ebene ausbreitet; dies nennt man »**spreading activation**« (vgl. Dell 1986). Verschiedene Netzwerke können somit parallel aktiviert sein. Damit nicht das gesamte Netzwerk aktiviert wird, sondern nur der entsprechende Zielknoten, ist zwischen zwei benachbarten Knoten eine laterale **Inhibition** (Hemmung) möglich, d. h., in diesem Fall wird die Weitergabe der Aktivierung an solche Knoten unterdrückt, die für den jeweiligen Verarbeitungsprozess nicht relevant sind (vgl. Schade 1999). Ein Knoten lässt sich grundsätzlich erst aktivieren, wenn ein bestimmtes Aktivationsniveau (**Schwellenwert**) erreicht worden ist. Der Schwellenwert einer linguistischen Einheit hängt z. B. von seiner Gebrauchshäufigkeit ab: Je häufiger ein Wort von einem Sprecher verwendet wird, desto niedriger ist sein Schwellenwert, also desto leichter kann es aktiviert werden (vgl. Jescheniak 2002, S. 60).

> Konnektionistische Modelle werden auch als interaktive Modelle bezeichnet. Vertreter für konnektionistische Modelle sind beispielsweise Dell (1986, 1988), Dell et al. (1997), Stemberger (1985) oder auch Schade (1992, 1999) sowie Schade u. Eikmeyer 2011).

7.2.3 Hybride Modelle

Hybride Modelle stellen eine Kombination aus einem seriellen und einem konnektionistischen Modell dar, insofern sie Eigenschaften beider Modelle integrieren. Beispielsweise sind Verarbeitungskomponenten durch nur einen Pfeil miteinander verbunden (seriell), der jedoch in beide Richtungen Informationen weitergeben kann (konnektionistisch). Oder die Module arbeiten voneinander unabhängig (seriell), geben jedoch bereits verarbeitete Teile einer sprachlichen Einheit weiter an das nächste Modul, bevor sie komplett verarbeitet sind (konnektionistisch). Diese Form der parallelen Verarbeitung nennt man auch inkrementelle Verarbeitung; sie ist eine typische Eigenschaft des Levelt-Modells (Levelt 1989; Levelt et al. 1999). Das Levelt-Modell ist das bekannteste Beispiel für ein hybrides Modell und wird in ▶ Abschn. 7.5 ausführlich beschrieben.

Fazit
- Es gibt verschiedene Typen von Sprachverarbeitungsmodellen, die unterschiedlich aufgebaut sind und von unterschiedlichen Mechanismen bei der Sprachverarbeitung ausgehen.
- Serielle Modelle verarbeiten Sprachinformationen in einer definierten Richtung, gehen von autonomen Verarbeitungsmodulen aus und haben eine recht hohe Anwendbarkeit in Diagnostik und Therapie.
- Konnektionistische Modelle ahmen ähnlich dem menschlichen Nervensystem ein komplexes Netzwerk nach, verarbeiten Sprachinformationen in beide Richtungen und gehen von einer Beeinflussbarkeit der Verarbeitungskomponenten untereinander aus. Die Anwendbarkeit für Diagnostik und Therapie ist noch relativ gering.
- Hybride Modelle vereinen Eigenschaften von seriellen und konnektionistischen Modellen. Das bekannteste Beispiel ist die inkrementelle, also schrittweise Verarbeitung von Sprachinformationen bei Levelt (▶ Abschn. 7.5).

7.3 Anwendbarkeit der verschiedenen Modelltypen

Sprachverarbeitungsmodelle sollten nicht nur dazu dienen, Theorien über sprachliche Leistungen und Fehlleistungen zu entwickeln, sondern sie sollten auch für den praktisch arbeitenden Therapeuten von Nutzen sein. Aufgrund ihrer unterschiedlichen Grundannahmen und Struktur sind die oben beschriebenen Modelle auch in unterschiedlichem Maße anwendbar.

Serielle Modelle werden seit Jahren in der kognitiven Neurolinguistik evaluiert, immer wieder überarbeitet bzw. modifiziert und sind deshalb im Bereich der Aphasie relativ anwendungsbezogen. Der bekannteste Vertreter, das **Logogen-Modell**, stellt die Grundlage einiger Diagnostikverfahren dar (LEMO 2.0, Stadie et al. 2013; Blanken 1996, 1999) und lässt eine äußerst gezielte und spezifische Therapieplanung zu (für die Beschreibung einer modellorientierten Vorgehensweise in der Aphasie-Therapie siehe Stadie u. Schröder: Kognitiv orientierte Sprachtherapie, 2009). Aufgrund seiner hohen Anwendbarkeit im klinischen Bereich soll in ▶ Abschn. 7.4 eine Version des Logogen-Modells in Anlehnung an Patterson (1988) vorgestellt werden.

Im Vergleich zu seriellen Modellen sind **konnektionistische Modelle** aufgrund ihrer Komplexität und Vielschichtigkeit der Verarbeitungsprozesse schwerer zu durchdringen und weniger anwendungsbezogen. Mit konnektionistischen Modellen können jedoch bestimmte Aspekte der Sprachproduktion am Computer simuliert werden (vgl. Dressel et al. 2011; Abel 2007; Abel et al. 2009). Weiterhin kommen sie der Sprache in ihrer Detailliertheit, Simultanität und Geschwindigkeit näher als serielle Modelle, deshalb versuchen Forscher mehr und mehr, sie für die Erklärung aphasischer Fehlleistungen heranzuziehen. Sie sind außerdem in Bezug auf die Erklärung spezifischer sprachlicher Phänomene und Fehler den seriellen Modellen überlegen (z. B. Erklärung des lexikalen Bias-Effekts [»lexical bias effect«] oder Erklärung von gemischten Fehlern

Exkurs

Lexikaler Bias-Effekt und gemischte Fehler
Der lexikale Bias-Effekt (»lexical bias effect«) meint im Hinblick auf Versprecher die Tendenz, dass bei Lautvertauschungen häufiger existierende Wörter resultieren, als per Zufall zu erwarten wäre (z. B. beim Zielwort »Maus« würde als Resultat einer Lautvertauschung eher das ebenfalls existierende Wort »Haus« entstehen als »Faus«).
Gemischte Fehler (»mixed errors«) sind Fehler, die sowohl eine phonologische als auch semantische

Ähnlichkeit zum Zielwort aufweisen (z. B. Zielwort »Maus«, Reaktion »Laus«). Sie entstehen durch eine Interaktion von phonologischen und semantischen Verarbeitungsprozessen.
Das hybride Modell von Levelt verbindet die serielle Sprachverarbeitung in autonomen Modulen einerseits mit der Möglichkeit der gleichzeitigen Aktivität mehrerer Module andererseits. Durch die Integration der jeweils positiven Eigenschaften serieller und konnektionistischer Modelle bietet es eine

umfassende Konzeption menschlicher Sprachproduktion und liefert Anwendungsmöglichkeiten sowohl in der Modellierung aphasischer oder sprechmotorischer Symptome (z. B. des Agrammatismus, Schade u. Hielscher 1998; Sprechapraxie, Schade u. Vollmer 2000 oder Aichert u. Ziegler 2004) als auch in Bezug auf die Diagnostik und Therapie spezifischer aphasischer Störungen (z. B. phonologische Störungen, Corsten et al. 2004; Corsten u. Mende 2011).

[»mixed errors«; ▶ Exkurs »Lexikaler Bias-Effekt und gemischte Fehler«], siehe z. B. Jescheniak 2002, S. 37f]. Einen vielversprechenden Ansatz für die Anwendung konnektionistischer Modelle zur Erklärung aphasischer lexikalischer Störungen bietet beispielsweise die Arbeit von Stefanie Abel (2007).

Fazit
- Serielle Modelle sind aufgrund ihrer jahrelangen Entwicklung und Anwendung in der Einzelfallforschung praktikabel, haben aber keinen Bezug zur neuronalen Basis.
- Konnektionistische Modelle sind aufgrund ihrer Komplexität noch wenig anwendungsbezogen, kommen der Natur der Sprache und ihrer neuronalen Basis jedoch recht nah und können spezielle aphasische Fehlleistungen erklären.
- Hybride Modelle verbinden Eigenschaften serieller und konnektionistischer Sprachverarbeitungsmechanismen und liefern somit eine umfassende, in ihrer Konsequenz jedoch begrenzte Konzeption der Sprachverarbeitung.

7.4   Das Logogen-Modell

Das Logogen-Modell ist der bekannteste Vertreter der seriellen Modelle für die Erklärung der Einzelwortverarbeitung. Im Folgenden sollen Aufbau und Struktur des Modells, die Darstellung der sprachlichen Modalitäten sowie die Anwendbarkeit des Modells in der Aphasie-Therapie erläutert werden.

Laut de Bleser et al. (2004, S. 4) wurde das Logogen-Modell auf der Grundlage von Experimenten mit sprachgesunden und aphasischen Versuchspersonen entwickelt und sollte zunächst nur die Verarbeitungsprozesse beim Lesen von Wörtern erklären. Später wurde das Modell dann erweitert und für die Wortverarbeitung beim Nachsprechen und Schreiben sowie für das Benennen von Bildern entwickelt. Als Logogen wird die Repräsentation eines Wortes oder eines Morphems im Lexikon bezeichnet. Es wird angenommen, dass die Auswahl eines **Logogens** dann erfolgt, wenn es so viele Hinweise gesammelt hat, dass sein Schwellenwert überschritten wird. Danach nimmt die Aktivierung ab und pendelt sich auf einem Wert leicht oberhalb des Ruhewerts ein (vgl. de Bleser et al. 2004, S. 5).
Eine wesentlich Annahme im Logogen-Modell (◘ Abb. 7.3) ist, dass die Schriftsprache nicht von der Lautsprache abhängig ist, sondern in einem funktionell eigenständigen System verarbeitet wird (vgl. de Bleser et al. 2004). Weiterhin wird zwischen lexikalischen und nichtlexikalischen Systemen unterschieden. In den lexikalischen Systemen werden Wörter als Ganzes verarbeitet, deshalb spricht man von ganzheitlicher oder holistischer Verarbeitung. Die nichtlexikalischen Systeme sind

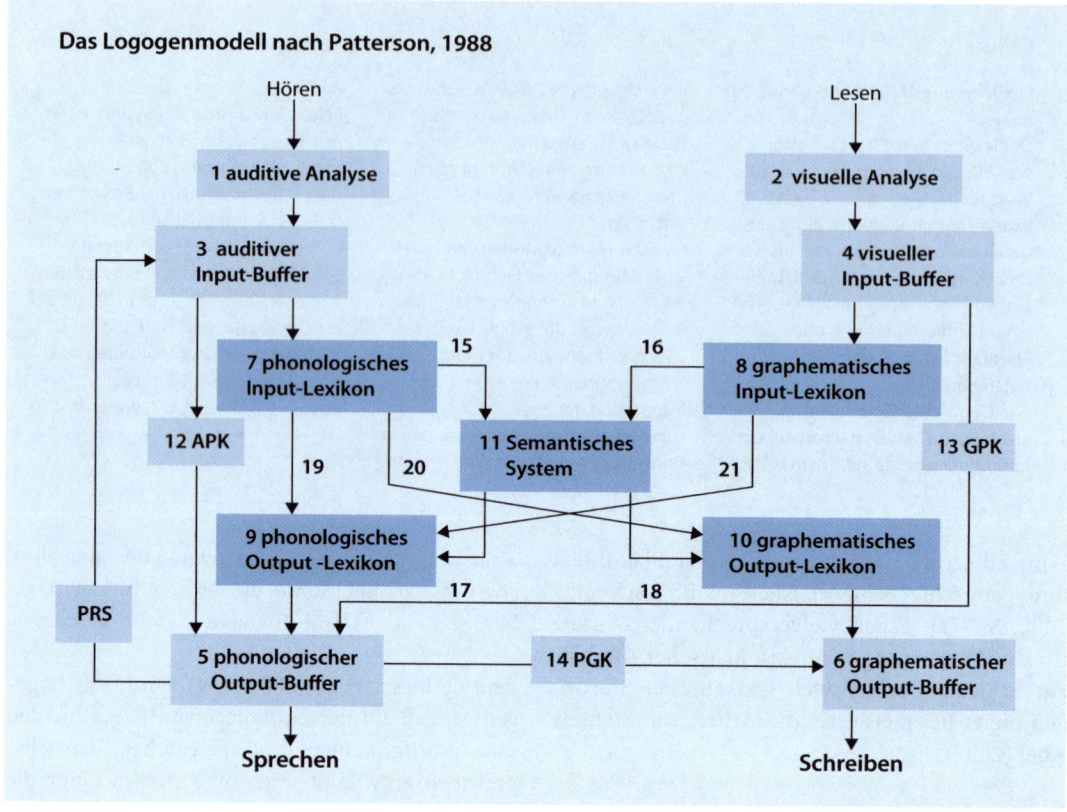

□ Abb. 7.3 Das Logogen-Modell nach Patterson. *PRS* phonologische Rückkopplungsschleife, *APK* auditiv-phonologische Korrespondenzroute, *PGK* Phonem-Graphem-Korrespondenzroute, *GPK* Graphem-Phonem-Korrespondenzroute. *Zahlen (1–21)* für Lexika, Analyse- und Speichersysteme sowie Verarbeitungswege ▶ Abschn. 7.4.1

insbesondere für die Verarbeitung von Neologismen relevant, die nicht ganzheitlich verarbeitet werden können, da sie nicht im Lexikon abgespeichert sind. Sie müssen deshalb einzelheitlich oder segmental verarbeitet werden. Für die rezeptive Verarbeitung von Wörtern, also für das Wortverstehen, sind sog. Input-Lexika verantwortlich. Für die expressive Verarbeitung, also z. B. für die laut- oder schriftsprachliche Produktion von Wörtern sind sog. Output-Lexika zuständig. Aufgrund der funktionellen Eigenständigkeit aller Systeme geht man davon aus, dass theoretisch jede sprachliche Leistung selektiv störbar sein kann und modalitätsspezifische Unterschiede zwischen zwei Leistungen somit erklärbar sind (z. B. mündliches Benennen gestört, schriftliches Benennen ungestört).

❯ Eine der wesentlichen Grundannahmen des Logogen-Modells ist, dass Lesen und Schreiben eigenständig, d. h. unabhängig von der Lautsprache verarbeitet werden.

7.4.1 Aufbau und Struktur des Logogen-Modells

❯ Das Logogen-Modell von Patterson 1988 eignet sich zur Erklärung der Verarbeitung einzelner Wörter (Nomen, Adjektive, Verben, Funktionswörter), nicht jedoch zur Modellierung längerer Äußerungen wie beispielsweise Sätze.

Die einzelnen Komponenten des Modells sollen im Folgenden überblicksartig erklärt werden (▶ Übersicht 7.2). Für eine ausführliche Beschreibung wird auf de Bleser et al. (2004) verwiesen.

Übersicht 7.2 Logogen-Modell
Es besteht aus
- den In- und Output-Lexika sowie dem semantischen System
- den lexikalischen Verarbeitungsrouten
- den segmentalen Verarbeitungsrouten
- den prälexikalischen Analysesystemen
- den Arbeitsspeichern (Buffer)

Die Lexika Die Lexika sind als Wissensspeicher zu verstehen. Hier sind die Bedeutungskonzepte (semantisches System) oder die ganzheitlichen Repräsentationen auditiver oder graphematischer Wortformen (phonologische Lexika bzw. graphematische Lexika) inklusive ihrer wortformspezifischen Informationen, wie z. B. Wortlänge, Wortart oder Schreibweise, gespeichert.
- Phonologisches Input-Lexikon (7): Aktivierung einer rezeptiv-lautlichen Wortform (gehörtes Wort)
- Phonologisches Output-Lexikon (9): Aktivierung einer expressiv-lautlichen Wortform (gesprochenes Wort)
- Semantisches System (11): Aktivierung des Bedeutungskonzepts eines Begriffs, modalitätenunabhängig
- Graphematisches Input-Lexikon (8): Aktivierung einer rezeptiv-schriftlichen Wortform (gelesenes Wort)
- Graphematisches Output-Lexikon (10): Aktivierung einer expressiv-schriftlichen Wortform (geschriebenes Wort)

Lexikalische Verarbeitungsrouten Die lexikalischen Verarbeitungsrouten repräsentieren die ganzheitlichen Verarbeitungsprozesse von regelmäßigen und unregelmäßigen Wörtern.
- Direkt-lexikalische Routen (19, 20, 21): Ganzheitliche Verarbeitung von regelmäßigen und unregelmäßigen Wörtern ohne Bedeutungs-

zugriff, z. B. Nachsprechen oder Abschreiben eines Wortes, ohne das Wort zu verstehen
- Semantisch-lexikalische Routen (15-11-17; 15-11-18; 16-11-18; 16-11-17): Ganzheitliche Verarbeitung von regelmäßigen und unregelmäßigen Wörtern mit Aktivieren der Wortbedeutung

> **Mit der Regelmäßigkeit bzw. Unregelmäßigkeit von Wörtern ist die Zuordnung von Phonem zu Graphem (oder umgekehrt) gemeint. Ein Wort mit einer regelmäßigen Phonem-Graphem-Korrespondenz (PGK) lässt keine andere Schreibweise zu, z. B. bei Fass (der kurze Vokal führt zu einem Doppelkonsonanten). Ein Wort mit einer unregelmäßigen PGK könnte theoretisch auf unterschiedliche Weise realisiert werden (z. B. Schwan: Schwaan, Schwahn oder Schwan). Die korrekte Schreibweise des Wortes ist gelernt und somit im Lexikon abgespeichert.**

Segmentale Verarbeitungsrouten Die segmentalen Verarbeitungsrouten repräsentieren die einzelheitlichen Verarbeitungsprozesse von auditiven oder graphematischen Wörtern oder Neologismen. Neologismen können nur segmental verarbeitet werden, da sie keinen lexikalischen Eintrag haben.
- APK (auditiv-phonologische Korrespondenzroute) (12): Einzelheitliche Verarbeitung beim Nachsprechen von Neologismen und regelmäßigen Wörtern, jedem gehörten Laut wird ein Phonem zugeordnet.
- GPK (Graphem-Phonem-Korrespondenzroute) (13): Einzelheitliche Verarbeitung beim lauten Lesen von Neologismen und regelmäßigen Wörtern, jedem Graphem wird ein Phonem zugeordnet.
- PGK (Phonem-Graphem-Korrespondenzroute) (14): Einzelheitliche Verarbeitung beim Schreiben nach Diktat von Neologismen und regelmäßigen Wörtern, jedem Phonem wird ein Graphem zugeordnet. Wörter mit unregelmäßiger PGK, wie z. B. Schwan, können über die einzelheitliche Verarbeitungsroute unterschiedlich und somit ggf. falsch realisiert werden: Schwaan, Schwahn oder Schwan.

⬛ Tab. 7.2   Sprachliche Modalitäten im Logogen-Modell

Sprachliche Leistung/Modalität	Verarbeitungsweg im Logogen-Modell
Auditives Verstehen eines Wortes	1 – 3 – 7 – 15 – 11
Lesesinnverständnis eines Wortes	2 – 4 – 8 – 16 – 11
Nachsprechen eines regelmäßigen oder unregelmäßigen Wortes	1 – 3 – 7 – 15 – 11 – 17 – 9 – 5
Lautes Lesen eines regelmäßigen oder unregelmäßigen Wortes	2 – 4 – 8 – 16 – 11 – 17 – 9 – 5
Schreiben eines regelmäßigen oder unregelmäßigen Wortes nach Diktat	1 – 3 – 7 – 15 – 11 – 18 – 10 – 6
Benennen einer Abbildung	11 – 17 – 9 – 5
Nachsprechen eines Neologismus	1 – 3 – 12 – 5
Lautes Lesen eines Neologismus	2 – 4 – 13 – 5
Schreiben eines Neologismus nach Diktat	1 – 3 – 12 – 5 – 14 – 6

7

Prälexikalische Analysesysteme   In den prälexikalischen Analysesystemen finden modalitätsspezifische Mustererkennungsprozesse statt, bevor Wörter oder Neologismen überhaupt lexikalisch oder segmental weiterverarbeitet werden können.

— Auditiv-phonologische Analyse (1): Phoneme werden perzeptiv erfasst, identifiziert und kategorisiert. Zum Beispiel kann hier beurteilt werden, ob zwei auditiv dargebotene Stimuli gleich (nall/nall) oder ungleich (nall/rall) sind.

— Visuell-graphematische Analyse (2): Grapheme werden perzeptiv erfasst, identifiziert und kategorisiert. Zum Beispiel kann hier beurteilt werden, ob zwei visuell dargebotene Stimuli gleich (nall/nall) oder ungleich (nall/rall) sind.

Arbeitsspeichersysteme (Buffer)   Die Arbeitsspeicher dienen der kurzfristigen Zwischenspeicherung von Informationen, wenn diese für die nachfolgende Verarbeitung festgehalten werden müssen, z. B. beim Schreiben eines mehrsilbigen Neologismus nach Diktat (»tapiwokate«). Es wird unterschieden zwischen:

— auditivem Input-Buffer (3),
— visuellem Input-Buffer (4),
— phonologischem Output-Buffer (5),
— graphematischem Output-Buffer (6).

7.4.2 Sprachliche Modalitäten im Logogen-Modell

Die Verarbeitung sprachlicher Leistungen kann in den unterschiedlichen Modalitäten im Logogen-Modell anhand der Verarbeitungsrouten und Komponenten nachvollzogen werden. Die Verarbeitungswege sind im Folgenden kurz aufgelistet (⬛ Tab. 7.2) und können einerseits zum Verständnis ungestörter sprachlicher Leistungen dienen. Andererseits können sie aber auch zur Analyse gestörter sprachlicher Leistungen herangezogen werden, wie es häufig in standardisierten Testverfahren der Fall ist.

7.4.3 Anwendung des Logogen-Modells im klinischen Bereich

■ **Erklärungsansätze für aphasische Fehlleistungen**

Das Logogen-Modell hat in den letzten Jahrzehnten auf vielfältige Weise Anwendung gefunden. Zunächst hat es dafür gesorgt, dass neue Erkenntnisse bezüglich des Entstehens und der Mechanismen aphasischer Fehlleistungen gewonnen wurden. So kann eine Reihe von Erklärungsansätzen aufgeführt werden z. B. für lexikalische Störungen (z. B. Blanken 1991; Kotten 1997; ▶ Exkurs »Erklärung aphasischer Symptome am Logogen-Modell am

Exkurs

Erklärung aphasischer Symptome am Logogen-Modell am Beispiel von Wortfindungsstörungen
Am Logogen-Modell kann das Zustandekommen verschiedener aphasischer Symptome auf Wortebene erklärt werden. Die Verortung der sprachlichen Fehler im Modell dient der Ableitung spezifischer therapeutischer Interventionen, da gestörte Sprachverarbeitungskomponenten und -routen gezielt trainiert werden können.

Exemplarisch und vereinfacht soll hier die Modellierung einer typischen aphasischen Fehlleistung dargestellt werden, die viele Patienten zeigen: Wortfindungsstörungen (▶ Abschn. 3.1).

Beispiel: Der Patient Herr W. soll Abbildungen benennen, auf denen Alltagsgegenstände dargestellt sind. Er zeigt folgendes sprachliches Verhalten:

Item: Brille. Reaktion: »Ja … das ist so ein Ding … damit kann man besser schauen, also wenn man … wie heißt es jetzt …«

Item: Telefon. Reaktion: »Da haben wir ein … na, ein … zum Hineinsprechen … das heißt … was mit Ton..Ton.. nee Fon… oder wie«

Es ist ersichtlich, dass Herr W. in beiden Fällen Zugriff auf die Bedeutung der Begriffe hat, da er deren Funktion umschreiben kann. Allerdings kann er die passende phonologische Repräsentation der Begriffe nicht abrufen. Im Logogen-Modell sind für die Erklärung seiner Symptomatik die Komponenten semantisches System (11) und phonologi-

sches Output-Lexikon (9) sowie die Verbindung (17) der beiden Module relevant (◻ Abb. 7.4).

Wenn man davon ausgeht, dass das semantische System (11) intakt ist, kann die Störung entweder in der Verbindung zwischen dem semantischen System (11) und dem phonologischen Output-Lexikon (9), also in der Verarbeitungsroute 17, oder innerhalb des phonologischen Output-Lexikons liegen.

Für eine sichere Aussage über die Funktionsfähigkeit des semantischen Systems müssten weitere rezeptive Teilleistungen überprüft werden, z. B. ob der Patient ein auditiv oder visuell vorgegebenes Wort einer Abbildung zuordnen oder Begriffe semantisch klassifizieren kann.

Für die erste Hypothese würde sprechen, dass der Patient beim Item »Brille« offensichtlich überhaupt keine Informationen zur Form des Wortes aktivieren kann; es bleibt beim semantischen Umschreiben und Ausweichen in Floskeln (vgl. Kotten 1997). Das heißt, der Zugang zum phonologischen Ausgangslexikon ist nicht gegeben. Für die zweite Hypothese spricht das Verhalten von Herrn W. beim Item »Telefon«: Hier scheint er Teile der Wortform, nämlich die letzte Silbe -fon aktivieren zu können. Dies würde bedeuten, dass die Verbindungsroute 17 funktioniert und der Zugriff auf das Wortformen-Lexikon gelingt, jedoch die angesteuerte Wortform »Telefon« nur unzureichend repräsentiert ist (vgl. Kotten 1997).

Um das Zutreffen einer der beiden Hypothesen abzusichern, müsste man mehrere Benennversuche des Patienten dokumentieren und auswerten. Möglicherweise kommen auch beide Erklärungsansätze für das Zustandekommen seiner Wortfindungsstörungen gleichzeitig infrage. Als weitere Ursache für Wortfindungsstörungen sind pathologisch erhöhte Schwellenwerte der entsprechenden Wortformen zu nennen (vgl. Kotten 1997). Das bedeutet, dass ein sog. Eintrag trotz korrekter Ansteuerung nicht aktiviert werden kann, zusätzliche Informationen (z. B. eine externe Anlautvorgabe) aber helfen, über die Schwelle zu kommen und die Wortform zu aktivieren. Ob diese Hypothese als Ursache für Wortfindungsstörungen zutrifft, kann nur herausgefunden werden, wenn man den Patienten mit Anlauthilfen oder anderen spezifischen Hinweisen stimuliert und er dadurch zum Wortabruf kommt. Pathologisch erhöhte Schwellenwerte sind im Logogen-Modell als Störung im Zugang zum phonologischen Output-Lexikon (9) anzusiedeln (vgl. Kotten 1997, S. 41). Störungen des mündlichen Benennens können also auf unterschiedliche Störungsmechanismen zurückgeführt werden (vgl. Lesser 1989), sodass die rein deskriptive Identifizierung des Symptoms »Wortfindungsstörung« wenig Aussagekraft bezüglich des therapeutischen Vorgehens liefert.

Beispiel von Wortfindungsstörungen«), phonologische Störungen (z. B. Kohn 1993; Tesak 1997), vor allem aber für erworbene Störungen der Schriftsprache (z. B. de Bleser 1991; Costard 2007). Zur Beschreibung von Alexien und Agraphien ist das Logogen-Modell äußerst praktikabel, da es eine eigenständige, von der Lautsprache unabhängige schriftsprachliche Verarbeitung annimmt. Diese

Grundannahme macht modalitätsspezifische Störungen des Lesens und Schreibens überhaupt erst erklärbar.

▪ Grundlage für Diagnostik und Therapie
Mittlerweile basieren mehrere Diagnostikverfahren und Therapieansätze auf dem Logogen-Modell (▶ Übersicht 7.3). Im Vergleich zu deskriptiven

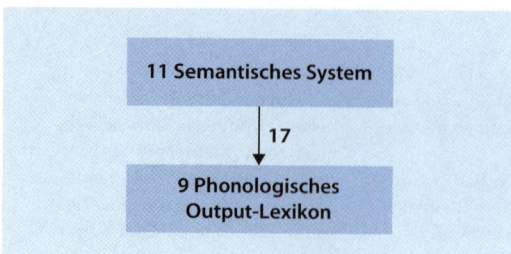

▢ Abb. 7.4 Ausschnitt aus dem Logogen-Modell zur Erklärung von Wortfindungsstörungen

Testverfahren, wie z. B. dem AAT (Aachener Aphasie Test, Huber et al. 1983; ► Abschn. 8.4.1), können modellorientierte Untersuchungsbatterien nicht nur die aphasischen Symptome erfassen und beschreiben, sondern auch aufdecken, aufgrund welcher Fehlverarbeitung in den spezifischen Komponenten und Routen diese zustande kommen.

Tipp Material

- Materialien zur neurolinguistischen Aphasiediagnostik (Blanken 1996, 1999): Überprüfung der Wortproduktion, des Verständnisses für Wortformen sowie des semantischen Wortverständnisses
- LEMO 2.0 (Lexikon modellorientiert, Stadie et al. 2013; ► Abschn. 8.4.4.4)

❶ Allerdings erfordert eine Diagnostik auf der Grundlage des Logogen-Modells ein hypothesengeleitetes Vorgehen, da unmöglich alle Verarbeitungskomponenten und -wege in einer Sitzung überprüft werden können.

Die Untersucherin sollte also auf der Basis von Vorinformationen bereits Vermutungen über mögliche gestörte Verarbeitungsprozesse haben und die entsprechenden sprachlichen Leistungen des Patienten unter gezielter Fragestellung testen.

Ebenfalls hat sich mittlerweile ein modellorientiertes Vorgehen bei der Behandlung von Aphasien, Alexien und Agraphien etabliert, das in vielen Einzelfallstudien in seiner Wirksamkeit bestätigt werden konnte, da es spezifisch an den ge-

störten Mechanismen ansetzt (z. B. Danz u. Lauer 2001). Exemplarisch sei hier die kognitiv orientierte Sprachtherapie genannt, die Stadie und Schröder (2009) beschreiben; für den Bereich Schriftsprache bietet Costard (2007) eine modellgeleitete Diagnostik und Therapie an.

Fazit

- Das Logogen-Modell ist geeignet, Mechanismen der gestörten Einzelwortverarbeitung bei aphasischen Personen zu erklären und die funktionale Ursache von Oberflächensymptomen (wie z. B. Wortfindungsstörungen) aufzudecken.
- Das Logogen-Modell bildet die Grundlage für Diagnostikverfahren und Therapieansätze, die der kognitiv orientierten Aphasie-Therapie zugeordnet werden können. Hierbei sind eine detaillierte und spezifische Analyse aphasischer Fehlleistungen sowie die gezielte Ableitung spezifischer therapeutischer Interventionen möglich.

7.5   Das Levelt-Modell

Das Sprachproduktionsmodell von Willem Levelt (1989) ist der bekannteste Vertreter für hybride Modelle. Obwohl die serielle Verarbeitung im Vordergrund steht, werden doch Aspekte konnektionistischer Modelle eingebaut, so z. B. die parallele Verarbeitung von sprachlichen Informationen. Im Folgenden werden Aufbau und Struktur des Levelt-Modells, seine Besonderheiten sowie die Anwendbarkeit des Modells im klinischen Bereich dargestellt.

Das Sprachproduktionsmodell von Willem Levelt (1989) stellt nach Rickheit und Strohner (1993) die umfassendste Konzeption der Sprachproduktion dar. Im Vergleich zum Logogen-Modell kann durch das Levelt-Modell nicht nur die Verarbeitung einzelner Wörter, sondern ganzer Sätze abgebildet werden. Auch die kognitive Kontrolle des eigenen Sprechens durch den Monitor wird bei Levelt stärker gewichtet als in anderen Modellen. Das Modell vereint serielle und konnektionistische Ansätze, wobei die modulare Verarbeitungsweise durch die Autonomie der Verarbeitungskomponenten do-

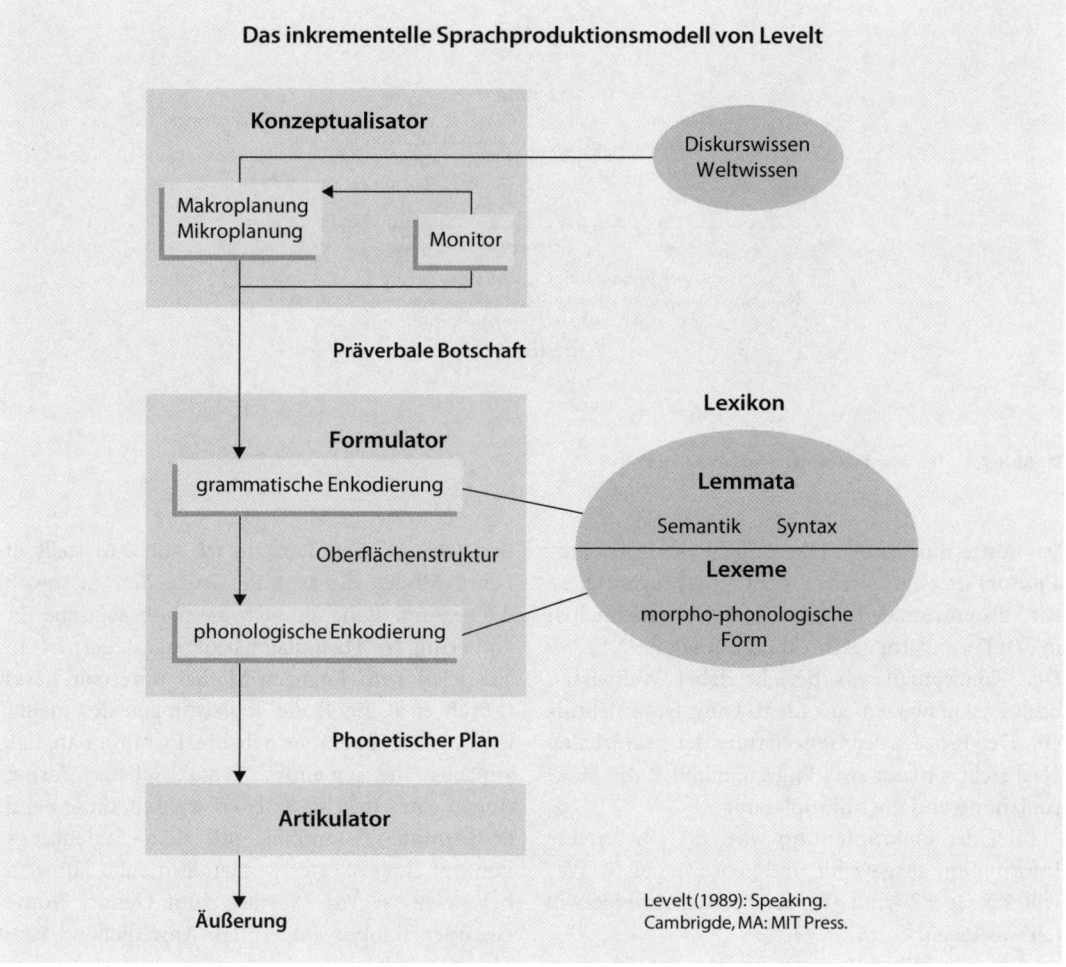

Abb. 7.5 Das inkrementelle Sprachproduktionsmodell von Levelt. (Nach Levelt 1989, MIT Press, mit freundl. Genehmigung)

miniert. Obwohl die einzelnen Verarbeitungsstufen jeweils auf den Output der vorherigen Ebene angewiesen sind, können doch alle Komponenten des Gesamtprozesses gleichzeitig arbeiten. Dies ist dadurch möglich, dass beispielsweise der erste Teil einer zu produzierenden Äußerung bereits von den pragmatisch-semantischen Bereichen an die syntaktisch-phonologischen Bereiche weitergeleitet wird, bevor weitere Teile der Äußerung geplant werden (vgl. Rickheit u. Strohner 1993, S. 55). Diese Art der schrittweisen Verarbeitung von »Bruchstücken« wird als **inkrementelle Verarbeitung** bezeichnet. Eine zentrale Rolle spielt im Levelt-

Modell das Lexikon, das in besonderer Art und Weise die Sprachverarbeitung steuert.

7.5.1 Aufbau und Struktur des Levelt-Modells

Levelt unterscheidet in seinem Modell (◘ Abb. 7.5) folgende autonome »Verarbeitungsspezialisten«:

— den Konzeptualisator,
— den Formulator,
— den Artikulator,
— das Lexikon als zentrale Größe.

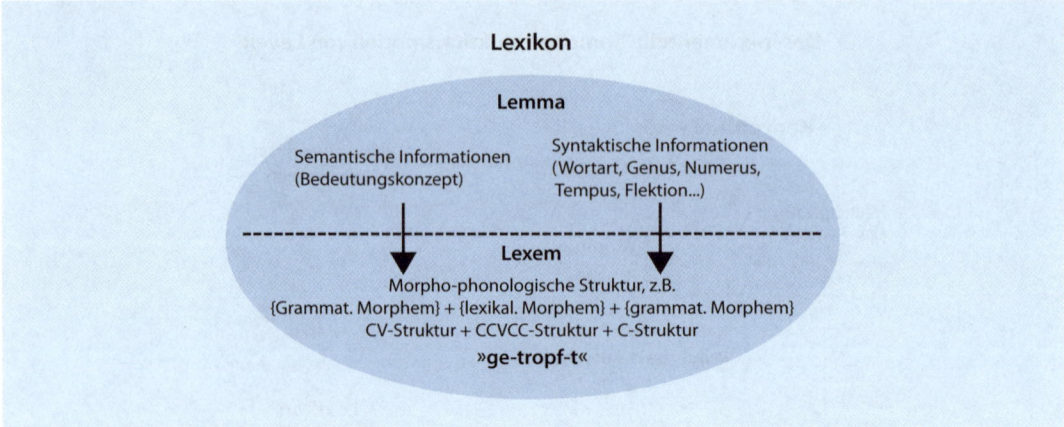

Abb. 7.6   Das mentale Lexikon im Levelt-Modell

Der Konzeptualisator   Die Aufgabe des Konzeptualisators ist es, die Redeabsicht zu erzeugen; diese wird als präverbale Botschaft zum Versprachlichen in den Formulator geschickt (vgl. Tesak 1997, S. 73). Der Konzeptualisator bezieht dabei Weltwissen und Diskurswissen aus dem Langzeitgedächtnis ein. Der Prozess der Generierung der präverbalen Nachricht umfasst zwei Phasen, nämlich die Makroplanung und die Mikroplanung.

Bei der **Makroplanung** wird die gewünschte Information ausgewählt und geordnet, also »Was will ich sagen?« und »In welcher Reihenfolge will ich was sagen?«.

Bei der **Mikroplanung** bezieht der Sprecher den Kontext, die Interaktion und das Vorwissen des Kommunikationspartners mit in seine Planung ein (z. B. »Was weiß ich über mein Gegenüber?«, »Kennt mein Gesprächspartner die Person, über die ich reden will?«, »Welche Art von Beziehung habe ich zu meinem Gesprächspartner?«).

Ein weiterer Teil des Konzeptualisators ist der Monitor, eine Art kognitive Kontrolle, mit der der Sprecher sowohl seine innere Sprache als auch sein geäußertes Sprechen kontrollieren und ggf. an veränderte kommunikative Bedingungen anpassen kann (vgl. Rickheit u. Strohner 1993, S. 57).

Der Output des Konzeptualisators ist eine präverbale Nachricht in Form von Propositionen (Bedeutungseinheiten), also ein vorsprachliches, individuell geprägtes Bedeutungskonzept, das an den Formulator weitergeleitet wird.

Das Lexikon   Das Lexikon (■ Abb. 7.6) stellt im Levelt-Modell die zentrale Größe dar, da sowohl die grammatische als auch die phonologische Enkodierung im Formulator lexikongesteuert ist. Im Vergleich zum Logogen-Modell unterteilt Levelt (Levelt et al. 1999) die Teilleistungen des mentalen Lexikons in andere Schritte. Er nimmt an, dass zunächst die semantisch-syntaktischen Informationen eines Begriffs aktiviert werden, diese nennt er **Lemma**. Zusammen mit dem Bedeutungskonzept eines Wortes werden also auch Hinweise beispielsweise zur Wortart, zum Genus, Numerus oder Tempus aufgerufen. Anschließend kann die dazugehörige morphophonologische Wortform (**Lexem**) aktiviert werden. Wenn im Lemma TROPFEN beispielsweise syntaktische Informationen in Form von »Nomen, Singular, Nominativ« aktiviert werden, wird dies in seiner morphophonologischen Form als »Tropfen« realisiert. Liefert das Lemma jedoch die Informationen »Verb, Partizip Perfekt«, müsste das Lexem »getropft« realisiert werden. Hier wird deutlich, dass das Lexikon einen starken Einfluss auf die Produktion von Sätzen hat, die Satzgenerierung also gewissermaßen lexikongetrieben ist.

Der Formulator   Innerhalb des Formulators werden die grammatische und die phonologische Enkodierung (Verschlüsselung) in Interaktion mit dem Lexikon durchgeführt. Je nach Informationen des Lemmas muss zum einen eine grammatische

Struktur erstellt werden, zum anderen müssen die Lexem-Informationen gemäß diese Struktur mit phonologischem Material aufgefüllt werden (vgl. Tesak 1997, S. 75). Das Lexikon und die beiden Enkodierungsprozesse interagieren also miteinander. Der Formulator sendet nicht nur fertige, vollständige grammatische und phonologische Strukturen an den Artikulator weiter, sondern man kann sich vorstellen, dass erste Teile eines geplanten Satzes bereits an den Artikulator weitergegeben werden, während die nachfolgenden Teile noch im Formulator enkodiert werden. Output des Formulators ist der phonetische Plan der Äußerung, d. h., dass neben der grammatischen und phonologischen Struktur auch Charakteristika wie Sprechgeschwindigkeit, Rhythmus, Betonung oder Lautstärke festgelegt sind (vgl. Rickheit u. Strohner 1993). In weiterentwickelten Modellversionen (z. B. Levelt et al. 1999) wird davon ausgegangen, dass bei der phonologischen Enkodierung auf einen Silbenspeicher (Syllabarium) zurückgegriffen wird, in dem für die am häufigsten gebrauchten Silben komplette motorische Programme gespeichert sind. Einige Autoren interpretieren Symptome einer Sprechapraxie als Störung beim Zugriff auf silbische Routinen (z. B. Schade u. Vollmer 2000; Aichert u. Ziegler 2004).

Der Artikulator Der vom Formulator erstellte phonetische Plan wird an den Artikulator weitergereicht. Hier werden motorisch-artikulatorische Programme erzeugt und von den Artikulationsorganen ausgeführt. Die Äußerung wird gesprochen.

7.5.2 Anwendung des Levelt-Modells im klinischen Bereich

Die Anwendung des Levelt-Modells besteht im Vergleich zum Logogen-Modell eher in der **Bereitstellung von Erklärungsansätzen** spezifischer aphasischer Fehlleistungen, die z. B. das Logogen-Modell aufgrund seiner eigenschaftsbedingten Grenzen nicht abbilden kann. Das Levelt-Modell es modelliert beispielsweise die Produktion von Sätzen und nimmt dabei eine parallele Aktivität aller Verarbeitungskomponenten an, womit die agrammatische Sprachverarbeitung von Aphasie-Patienten erklärt werden kann (Schade u. Hielscher 1998). Auch die phonologische Enkodierung kann am Levelt-Modell detailliert beschrieben werden und wird durch die Annahme eines Silbenspeichers ergänzt. Entsprechend wurden psycholinguistische Erklärungsansätze auf der Basis des weiterentwickelten Modells von Levelt et al. (1999) für Sprechapraxie (Schade u. Vollmer 2000; Aichert u. Ziegler 2004) sowie für phonologische Störungen bei Aphasie (Corsten et al. 2004; Corsten u. Mende 2011) geliefert.

Bislang existieren kaum Diagnostik- oder Therapieansätze, die auf dem Levelt-Modell basieren. Ausnahmen bilden der Versuch von Schneider, Schade und Heeschen (2002), einen modifizierten Ansatz der Reduzierten Syntax-Therapie (REST, Schlenck et al. 1995) auf der Grundlage des Levelt-Modells vorzustellen, sowie das theoriegeleitete, störungsspezifische und computergestützte Therapiekonzept für die Behandlung von Störungen des phonologischen Enkodierens bei Aphasie von Corsten et al. (2004 bzw. Corsten u. Mende 2011: Ther-A-Phon.).

Fazit

- Das inkrementelle Sprachverarbeitungsmodell von Levelt vereint als hybrides Modell sowohl serielle als auch konnektionistische Aspekte der Verarbeitung.
- Das Levelt-Modell ist in der Lage, nicht nur die Verarbeitung einzelner Wörter, sondern auch die Verarbeitung von Sätzen abzubilden.
- Die zentrale Einheit stellt das mentale Lexikon mit der Trennung zwischen Lemma (semantisch-syntaktische Informationen) und Lexem (morphophonologische Form) dar.
- Das Levelt-Modell findet Anwendung in der Bereitstellung von Erklärungsansätzen für aphasische Fehlleistungen.

Anamnese und Diagnostik

B. Schneider, M. Wehmeyer, H. Grötzbach

8.1 Was soll in Anamnese und Diagnostik erreicht werden? ICF-orientierte Ziele

B. Schneider

Im Folgenden sollen die Ziele von Anamnese und Diagnostik nach den ICF-Ebenen aufgeschlüsselt und dargestellt werden. Die Ziele führen zu einem störungs- und patientenspezifischen Therapieaufbau.

▪ ICF-Ebene Körperfunktionen

Auf der ICF-Ebene Körperfunktionen (▶ Abschn. 3.2.1) geht es in der Anamnese und Diagnostik von Sprachstörungen zunächst darum, Patienten **mit einer Aphasie** von hirngeschädigten Patienten **ohne Aphasie** zu unterscheiden.

Dazu steht der Token Test (Orgass 1976a, b; de Renzi u. Vignolo 1962) als normierter und standardisierter Auslesetest zur Verfügung (▶ Abschn. 8.4.1).

Weitere Funktionsziele liegen darin,
— zwischen aphasisch und nichtaphasisch bedingten Störungen der Sprache zu unterscheiden;
— den Schweregrad einer Aphasie festzustellen;
— die Symptome der Spontansprache zu erfassen und aufgrund dieser eine Syndrombestimmung vorzunehmen;
— die Leistungen in den verschiedenen Sprachmodalitäten zu bestimmen und bei einer Störung den jeweiligen Schweregrad zu beschreiben;
— die modalitätsspezifischen Leistungen auf überzufällige (signifikante) Unterschiede hin zu überprüfen und sie mit den Leistungen anderer Personen mit einer Aphasie zu vergleichen;
— das phonologische, semantische und syntaktische Wissen zu prüfen und evtl. vorliegende Störungen im jeweiligen Ausmaß zu beschreiben, aber auch erhaltene sprachliche Leistungen festzuhalten.

Auf dieser ICF-Ebene werden Informationen der Ebene **Körperstrukturen**, wie z. B. Art und Ausmaß der Hirnschädigung, miteinbezogen.

▪ ICF-Ebene Aktivitäten und Partizipation

Auf dieser Ebene geht es in der Anamnese und Diagnostik darum, die Auswirkungen einer Aphasie auf die (kommunikativen) Alltagsaktivitäten und die soziale Teilhabe (Partizipation) eines Patienten einzuschätzen (z. B. Einschränkungen in Gesprächen, beim Telefonieren, Zeitunglesen; Auswirkungen auf soziale Rollen wie Mutter, Freundin oder Berufstätige).

▪ ICF-Ebene Kontextfaktoren (Umweltfaktoren und personenbezogene Faktoren)

Hier bestehen die Ziele darin,
— herauszufinden, welche externen Kontextfaktoren (Umweltfaktoren) einen fördernden oder hemmenden Einfluss auf die Aphasie des Betroffenen sowie den Verlauf der Sprachtherapie haben können (z. B. Unterstützung durch die Familie; keine Versorgung mit notwendigen Hilfsmitteln);
— herauszufinden, welche internen Kontextfaktoren (personenbezogene Faktoren) einen fördernden oder hemmenden Einfluss auf die Aphasie des Betroffenen sowie den Verlauf der Sprachtherapie haben können (z. B. hoher prämorbider Bildungsstatus; depressives und selbstkritisches Verhalten).

Auf der Grundlage der erfassten Beeinträchtigungen und Ressourcen auf den ICF-Ebenen der Körperfunktionen, der Aktivitäten und Partizipation sowie der Kontextfaktoren ist anschließend ein Therapieplan mit der Definition von Nah- und Fernzielen zu erstellen.

Diese Ziele lassen sich erreichen, indem
— eine Eigen- und/oder Fremdanamnese sowie
— (idealerweise psychometrisch abgesicherte) sprachliche und kommunikative Aufgaben

durchgeführt werden (▶ Exkurs »Das Logopädische Assessment«).

Fazit
Das Ziel der Anamnese und Diagnostik ist es,
— auf der ICF-Ebene der Körperfunktionen aphasische von nichtaphasischen Störungen zu trennen sowie die Störungsschwerpunkte und die weitestgehend erhaltenen sprachlichen Leistungen einer Aphasie zu erfassen;

- auf der ICF-Ebene der Aktivitäten und Partizipation die Auswirkungen der Aphasie auf das alltägliche Leben des Betroffenen zu beschreiben;
- auf der ICF-Ebene der Kontextfaktoren fördernde und hemmende Faktoren festzustellen.

8.2 ICF-orientierte Anamnese

B. Schneider

Im Erstkontakt bzw. im Anamnesegespräch geht es darum, die medizinische, sprachliche und soziale Situation eines Patienten kennenzulernen und seine Therapieziele zu erfragen. Dazu dienen die Vorbefunde und ein Gespräch mit dem Betroffenen und evtl. mit seinen Angehörigen.

Zur Vorbereitung auf die Anamnese ist es ratsam, sich mit den Informationen aus evtl. vorliegenden Vorbefunden vertraut zu machen. Je mehr über die soziale und medizinische Situation eines Patienten bekannt ist, desto leichter fällt es,
- sich im Gespräch auf den Patienten (und seine Angehörigen) einzustellen,
- ihm bei Schwierigkeiten Hilfen anzubieten und
- Angaben auf ihre Richtigkeit zu prüfen.

Liegt eine gute Dokumentation vor, können den Unterlagen vorab Informationen über verschiedene ICF-Komponenten (vor allem die der **Körperstrukturen**) entnommen werden. Relevant sind Hinweise über

- die medizinische(n) Diagnose(n) und die aktuelle Medikation,
- die Lokalisation der Hirnläsion,
- evtl. bestehende Paresen und Sensibilitätsstörungen,
- bekannte Risikofaktoren,
- die soziale Situation (Familie, Beruf, Hobbys) und
- den bisherigen Krankheitsverlauf einschließlich bereits durchgeführter Therapien.

Vor allem der CT-Befund ergibt erste Hinweise auf das Vorliegen einer Aphasie: Wenn eine Läsion in den klassischen Spracharealen beschrieben ist (▶ Abschn. 2.2), dann liegt der Verdacht auf eine aphasische Störung nahe.

❯ Die ärztliche Diagnose »Aphasie« ist nicht immer ein verlässlicher Indikator für das Vorliegen einer Aphasie, da sie manchmal sowohl für Sprach- als auch für Sprechstörungen verwendet wird. Vor allem hinter der Diagnose »motorische Aphasie« kann sich eine Aphasie, aber auch eine Dysarthrophonie oder Sprechapraxie verbergen.

▪ **Eigenanamnese**
Bei der Eigenanamnese wird der Patient selbst nach relevanten Informationen befragt. Hier geht es neben der Erhebung persönlicher Daten und den Ergänzungen zur Vorgeschichte um die subjektive Einschätzung der Sprach-, Sprech- oder Schluckstörung sowie deren Auswirkungen auf die All-

tagsaktivitäten und die soziale Teilhabe. Weiterhin werden fördernde und hemmende Umweltfaktoren (▶ Abschn. 3.2.1) erfragt. Ebenfalls werden Fragen zu weiteren Funktionsbeeinträchtigungen wie Lähmungen, Gesichtsfeldeinschränkungen sowie zu neuropsychologischen Störungen (Beeinträchtigung der Merkfähigkeit, der Aufmerksamkeit und der Konzentration) gestellt.

Die Eigenanamnese kann ebenfalls einer ersten Gewinnung von Spontansprache dienen und zur späteren linguistisch-kommunikativen Analyse genutzt werden.

Tipp

Kann ein Patient aufgrund der Schwere seiner Sprachstörung keine subjektiven Angaben machen, können Ja-Nein-Fragen helfen (z. B. »Hatten Sie einen Schlaganfall?«; »Haben Sie Schwierigkeiten, einen Zeitungsartikel zu lesen und zu verstehen?«). Bei sehr schweren Beeinträchtigungen im Sprachverständnis müssen Reaktionen vom Patienten allerdings auch dann mit Vorsicht interpretiert werden. Bei nicht eindeutiger Verwendung der Begriffe »Ja« und »Nein« können unterstützend Daumengesten hinzu genommen werden.

Das Gespräch schließt mit der Frage danach, was in der Sprachtherapie erreicht bzw. verbessert werden soll. Der ▶ Abschn. 10.2 verweist auf die Bedeutung derjenigen Ziele, die für den Betroffenen relevant sind.

❯ **Je genauer die Ziele des Patienten erfasst werden, desto leichter fällt die anschließende Therapieplanung.**

■ **Fremdanamnese**

Bei der Fremdanamnese werden die Angehörigen, Bezugspersonen oder Pflegedienstmitarbeiterinnen nach relevanten Informationen befragt. Dies ist manchmal nötig, wenn die Schwere der Sprachstörung keine vollständige Datenerhebung durch den Betroffenen erlaubt. Häufig ist es auch sinnvoll, die subjektiven Angaben des Patienten um die Einschätzungen und Beobachtungen der Angehörigen

zu ergänzen; ebenfalls können die Erwartungen und Wünsche der Angehörigen in die Therapieplanung miteinbezogen werden. Im Sinne der ICF ist es schließlich bedeutsam, das soziale Umfeld und nahestehende Personen des Betroffenen kennenzulernen, da sie als Kontextfaktoren Einfluss auf den Verlauf der Aphasie sowie der Therapie nehmen können.

Die Themen einer Anamneseerhebung nach ICF sind in ▶ Übersicht 8.1 zusammengefasst. Ein ICF-orientierter Anamnesebogen steht im ▶ Serviceteil und online unter ▶ http://extras.springer.com zur Verfügung.

Wenn ein Patient in der Anamnese über sprachliche Schwierigkeiten berichtet, die sich vom Untersucher nicht objektivieren lassen, dann dienen die Ergebnisse des Token Tests oder des AAT-Screenings (▶ Abschn. 8.4.1) als Entscheidungskriterium für oder gegen das Vorliegen einer Aphasie. Gleichzeitig zeigen sie den Schweregrad einer Aphasie an.

Übersicht 8.1 Themen für die ICF-orientierte Anamnese

- ICF-Komponente personenbezogene Faktoren
    Alter, Geschlecht, Bildung, Beruf etc.
- ICF-Komponente Körperstruktur/Körperfunktionen
    - Medizinische Daten (medizinische Diagnose, Ätiologie, Krankheitsverlauf etc.)
    - Neurologische/neuropsychologische Daten (Paresen, Gesichtsfeldeinschränkung, Gedächtnis, Aufmerksamkeit etc.)
    - Medikamente
- ICF-Komponente Aktivitäten und Partizipation
    - Einschätzung der Auswirkung der Aphasie auf alltägliche (kommunikative) Aktivitäten (sich unterhalten, telefonieren, lesen, Umgang mit Zahlen etc.)
    - Einschätzung der Auswirkung der Aphasie auf Lebenssituationen (Beruf, familiäres Zusammenleben, Freizeit)
- ICF-Komponente Umweltfaktoren
    - Soziales Umfeld, familiäre Situation
    - Unterstützung durch Familie, Freundeskreis, soziale Dienste, Pflegepersonal etc.

- Unterstützung durch Hilfsmittel (z. B. Kommunikationsbuch, elektronische Kommunikationshilfe)
- Unterstützung durch Therapien (Physiotherapie, Ergotherapie, neuropsychologische Therapie)

(▶ ICF-Anamnesebogen unter http://extras. springer.com)

Fazit
- Im Anamnesegespräch werden Informationen zu allen ICF-Ebenen erhoben: Informationen der Körperstrukturebene sind als medizinische Daten miteinzubeziehen, Einschränkungen und Ressourcen der Körperfunktionsebene, der Ebene der Aktivitäten und Partizipation sowie zu fördernde und hemmenden Kontextfaktoren werden als subjektive Informationen vom Betroffenen selbst und/oder seinen Angehörigen erfragt.
- Liegen ausgeprägte aphasische Störungen vor, kann im Anamnesegespräch auf Ja-Nein-Fragen zurückgegriffen werden. Es sollte jedoch bei schweren Sprachverständnisstörungen auch bei dieser Methode berücksichtigt werden, dass Fragen nicht adäquat beantwortet werden. Fremdanamnestische Angaben ergänzen Informationen, die vom Betroffenen nicht erfragt werden können.
- Berichtet ein Patient von sprachlichen Schwierigkeiten, die sich im Anamnesegespräch nicht objektivieren lassen, werden der Token Test oder das AAT-Screening als Auslesetest durchgeführt.

8.3 Diagnostik in der Akutphase und in der postakuten bzw. chronischen Phase

B. Schneider

Das diagnostische Vorgehen richtet sich danach aus, in welcher Phase sich die Aphasie eines Patienten befindet. Im Folgenden sollen kurz die unterschiedlichen Zielsetzungen, Vorgehensweisen und

Bedingungen von Diagnostik in der Akutphase, in der postakuten Phase und in der chronischen Phase beschrieben werden.

■ **Diagnostik in der Akutphase**
Das diagnostische Vorgehen bei Aphasien in der Akutphase unterscheidet sich grundlegend von dem in der postakuten und chronischen Phase, sodass auch an die Untersuchungsverfahren unterschiedliche Anforderungen gestellt werden.

Die logopädische Diagnostik von akuten Aphasien erweist sich häufig aus verschiedenen Gründen als problematisch:
- Der Gesundheitszustand der meisten Patienten ist instabil, die Belastbarkeitsdauer nicht sehr hoch.
- Der Patient wird zum ersten Mal mit den sprachlich-kommunikativen Einschränkungen in einer Testsituation konfrontiert.
- Die sprachlichen Leistungen des Patienten fluktuieren stark, und/oder aufgrund der Spontanremission bilden sich die Störungen rasch zurück.
- Ein aphasisches Syndrom bzw. ein stabiles Störungsprofil kristallisiert sich frühestens nach 4–6 Wochen heraus; ein syndromklassifizierendes Untersuchungsverfahren kann also nicht eingesetzt werden.
- Die Untersuchungssituation im Krankenhaus, möglicherweise am Krankenbett, stellt ein besonderes Setting dar und erfordert handliches und übersichtliches Material.
- Die genauen Auswirkungen der sprachlichen Beeinträchtigungen für den Alltag des Patienten sind zu diesem frühen Zeitpunkt noch nicht ausreichend abzuschätzen.

Trotz dieser besonderen Bedingungen benötigt die Sprachtherapeutin auch in dieser frühen Phase schon Anhaltspunkte für die Prognose und die notwendigen therapeutischen Interventionen. Eine Diagnostik in der Akutphase sollte demnach möglichst schnell und mit wenig Aufwand durchzuführen sein und dennoch aussagekräftige Ergebnisse liefern sowie den Rahmenbedingungen der Krankenhaussituation angepasst sein. Die Diagnostik in der Akutphase muss demnach komplexen Anforderungen Folge leisten und außerdem die

Spannbreite zwischen schweren aphasischen Störungen inklusive der Stimulierbarkeit verbliebener Leistungen und leichten aphasischen Störungen erfassen. Zusätzlich müssen sprechmotorische Beeinträchtigungen aufgrund einer Dysarthrophonie oder Sprechapraxie differenzialdiagnostisch abgegrenzt werden.

Viele Sprachtherapeutinnen setzen Screenings ein, deren Aufgaben verschiedene sprachliche Leistungen in unterschiedlichen Modalitäten grob orientierend überprüfen, jedoch keinen Vergleich mit den Normwerten einer Stichprobe erlauben. Mittlerweile gibt es jedoch im deutschsprachigen Raum ausreichend standardisierte und normierte Testverfahren (▶ Abschn. 8.4.5), die den Anforderungen einer Diagnostik in der Akutphase genügen.

> **Tipp Literatur**
>
> Einen Überblick über Diagnostikverfahren bei akuten Aphasien geben Nobis-Bosch et al. (2013) in ihrem Buch »Diagnostik und Therapie der akuten Aphasie«.

■ **Diagnostik in der postakuten und chronischen Phase**

In der postakuten und chronischen Phase hat sich das Krankheitsbild der Aphasie stabilisiert, und ein aphasisches Syndrom kann klassifiziert werden. Die Sprachtherapeutin benötigt nun eine detaillierte, umfassende und aussagekräftige Beurteilung der sprachlich-kommunikativen Leistungen, um die Therapie störungsspezifisch und patientenorientiert zu planen, durchzuführen und zu späteren Zeitpunkten im Hinblick auf Ziele und Methoden zu hinterfragen und ggf. zu modifizieren. In diesen Phasen müssen ebenfalls aphasische von sprechmotorischen Beeinträchtigungen abgegrenzt werden und daher ggf. zusätzlich weitere Untersuchungsverfahren eingesetzt werden (z. B. Frenchay Dysarthrie Untersuchung, Enderby 2004 oder Lauer u. Birner-Janusch 2010).

Auf der Grundlage der Ergebnisse ihrer anamnestischen und diagnostischen Daten sollte die Sprachtherapeutin in der Lage sein, Aussagen über die Therapieindikation und über prognostische Faktoren zu treffen (Verlaufsaussichten der aphasischen Symptomatik, Entwicklungspotenzial, ggf.

Möglichkeiten der sozialen und beruflichen Wiedereingliederung).

■ **Die Testsituation**

Obgleich aphasische Patienten in der postakuten und chronischen Phase weitaus belastbarer sind als in der akuten Phase, stellt die Testsituation immer eine Besonderheit dar und erfordert von der Untersucherin viel Einfühlungsvermögen und Fingerspitzengefühl. Niemals sonst in der Therapie wird ein Patient in solcher Weise mit seinen sprachlichen Defiziten konfrontiert, ohne auf die Hilfestellung der Therapeutin zurückgreifen zu können, wie bei der Durchführung eines standardisierten Testverfahrens. Die Sprachtherapeutin wiederum nimmt die Rolle der Untersucherin ein, die sich an die Durchführungsanweisungen des Tests halten muss, gleichzeitig aber empathisch und motivierend auf den Patienten eingehen sollte, ohne konkrete Rückmeldungen zu sprachlichen Leistungen zu geben oder Hilfestellungen anzubieten.

> **Tipp**
>
> Es ist generell von Vorteil, den Patienten vor der Testung über die besonderen Bedingungen aufzuklären, z. B. ihm mitzuteilen, dass Hilfen nicht zulässig sind, da man einschätzen möchte, was der Betroffene ohne externe Hilfestellung in der Lage ist, sprachlich zu leisten, oder dass man die Ergebnisse des Tests erst nach der Durchführung besprechen wird.

■ **Mitteilen von Testergebnissen**

Eine weitere Anforderung an die Sprachtherapeutin stellt das Mitteilen der Testergebnisse gegenüber dem Patienten und seinen Angehörigen dar. Sprachlich-kommunikative Einschränkungen, aber auch Ressourcen sollten in verständlicher Art und Weise vermittelt werden und in Bezug auf ihre Relevanz für die Therapieplanung bewertet werden. Hierbei ist es von besonderer Bedeutung, zusätzlich zur Bewertung einer sprachlichen Leistung durch das Testverfahren immer auch die subjektive Einschätzung des Betroffenen bezüglich dieser Leistung im Alltag zu berücksichtigen. Beispielsweise kann eine gravierende Einbuße schriftsprachlicher Fähigkeiten, die durch ein Testverfahren objektiv erfasst wurde, für den Patienten selbst nicht von besonderer Relevanz sein, da er diese Fähigkeiten selten im Alltag benötigt oder ihnen keine wesentliche Bedeutung zuschreibt. Andersherum könnte z. B. eine objektiv leichte Einschränkung der Wortfindungsleistung für den Betroffenen subjektiv empfunden ein großes Manko darstellen, da er sich im Beruf hohen sprachlichen Anforderungen stellen muss.

Fazit
- Die logopädische Diagnostik in der Akutphase sollte aufgrund der geringen Belastbarkeit des Patienten und der besonderen Bedingungen im Krankenhaus schnell und dennoch aussagekräftig sein.
- Die logopädische Diagnostik in der Postakutphase und chronischen Phase sollte psychometrisch abgesicherte und detaillierte Ergebnisse über die spezifischen sprachlich-kommunikativen Einschränkungen und Ressourcen liefern und somit Hinweise für die Therapieplanung und die Prognose der Aphasie geben.
- Die Testsituation stellt eine besondere Situation für die Untersucherin und den Patienten dar. Testergebnisse sollten verständlich und patientenorientiert mitgeteilt werden.

8.4 Diagnostik auf der ICF-Ebene der Körperfunktionen

B. Schneider, M. Wehmeyer, H. Grötzbach

Auf der ICF-Ebene der Körperfunktionen werden die sprachlichen Funktionen des Patienten systematisch und in allen Modalitäten (Sprachproduktion, Sprachverstehen, Lesen, Schreiben) überprüft und mithilfe neurolinguistischer Beschreibungskriterien ausgewertet. Man spricht deshalb auch von neurolinguistisch-formalen Diagnostikansätzen (vgl. de Langen 2003). Diese Ansätze lassen sich weiter in deskriptiv-neurolinguistische und kognitiv-neurolinguistische Verfahren unterscheiden (▶ Tab. 8.7). Im Folgenden werden jeweils die wichtigsten Tests vorgestellt. Außerdem können Untersuchungsverfahren danach unterteilt werden, ob sie in der Akutphase oder bei postakuten bzw.

chronischen Aphasien eingesetzt werden können. Tests für die Diagnostik akuter Aphasien sollen im Überblick aufgelistet werden.

■ **Deskriptiv-neurolinguistische Testverfahren**
Um die sprachsystematischen Einschränkungen zu testen, können sich Sprachtherapeutinnen einer Reihe psychometrisch abgesicherter Diagnostikverfahren bedienen. Hier standen lange Zeit deskriptiv-neurolinguistische, also symptombeschreibende Diagnostikmethoden im Vordergrund (vgl. de Langen 2003). Stellvertretend kann hier der Aachener Aphasie Test (AAT; Huber et al. 1983) genannt werden, ein standardisiertes und normiertes Testverfahren, das aphasische Symptome nach Schweregrad identifiziert, quantifiziert und in Syndrome einordnet (▶ Abschn. 8.4.1). Eine Interpretation der Symptome im kognitiven Kontext, also die Klärung der funktionalen Ursache eines Symptoms, kann der AAT wie jedes andere rein deskriptive Verfahren nicht leisten. Man erfährt beispielsweise, dass der Patient eine amnestische Aphasie mit Wortfindungsstörungen hat, jedoch nicht, ob diese auf einen gestörten Zugriff des Wortformen-Lexikons, auf eine unzureichende Repräsentation der Wortform oder auf einen pathologisch erhöhten Schwellenwert zurückzuführen ist (▶ Abschn. 7.4.3).

■ **Kognitiv-neurolinguistische Testverfahren**
Die intensive Auseinandersetzung mit Sprachverarbeitungsmodellen anhand einer Vielzahl von Einzelfallstudien führte zu einem Paradigmenwechsel: Der kognitiv-neurolinguistische Ansatz ermöglicht, basierend auf der Annahme einer modularen kognitiven Sprachverarbeitung (▶ Kap. 7), eine weitaus differenziertere Unterscheidung von sprachlichen Modalitäten sowie die Klärung der funktionellen Pathogenese von Symptomen. Dabei werden das Grundprinzip der Supra- bzw. Multimodalität der aphasischen Störung und die Annahme, dass die Varianten der aphasischen Störung einen homogenen Charakter haben (▶ Abschn. 2.4), verneint. Dagegen wird das Prinzip der Leistungsdissoziation dem Ordnungsprinzip der Untersuchung systematisch zugrunde gelegt. Das Prinzip der Leistungsdissoziation besagt, dass eine sprachliche Leistung gestört sein kann

(z. B. lautes Lesen von Wörtern), während eine andere sprachliche Leistung völlig unbeeinträchtigt ist (z. B. Schreiben von Wörtern) (▶ Abschn. 7.1). Man geht also nicht davon aus, dass Störungen in der Regel modalitätsübergreifend sind. Deshalb werden Leistungen nur bedingt modalitätsorientiert untersucht, vielmehr überprüft man die funktionalen Komponenten eines psycholinguistischen Modells der Sprachverarbeitung. Paarvergleiche zwischen Untertests und Parametervergleiche erlauben eine theoriegeleitete Einzelfalldiagnostik. Die sprachliche Reaktion eines Patienten kann daraufhin überprüft werden, ob klassische Parameter der kognitiven Neurolinguistik wie Frequenz, Konkretheit, Regularität, Silbenzahl und morphologische Struktur einen systematischen Einfluss auf die sprachliche Verarbeitung haben. Beispielsweise ist es häufig so, dass abstrakte Wörter fehleranfälliger sind als konkrete Wörter. Die linguistischen Parameter sind im Testaufbau bzw. bei der Konstruktion der Test-Items berücksichtigt. Als ein Testverfahren des kognitiv-neurolinguistischen Ansatzes gilt das Expertensystem LEMO (Lexikon Modellorientiert; de Bleser et al. 2004), das in ▶ Abschn. 8.4.4 beschrieben wird.

8.4.1 Aachener Aphasie Test (AAT)

B. Schneider

Der Aachener Aphasie Test wird deutschlandweit zur Diagnose von Aphasien ab der 6. Woche nach Ereignis eingesetzt. Er zählt zu den deskriptiv-neurolinguistischen Testverfahren und erlaubt als einziger Test eine Syndromklassifizierung. Der AAT besteht aus mehreren Untertests, deren Aufbau, Durchführung und Auswertung im Folgenden beschrieben wird.

▪ Ziele
Mit dem Aachener Aphasie Test (AAT; Huber et al. 1983) lassen sich folgende diagnostische Ziele erreichen:
- Unterscheidung zwischen Patienten mit Aphasie und Patienten ohne Aphasie;
- Diagnose eines Aphasie-Syndroms;

- Diagnose aphasischer Störungen in den Modalitäten Spontansprache, Nachsprechen, Schriftsprache, Benennen und Sprachverständnis;
- Bestimmung des Schweregrads der Störungen in den einzelnen Bereichen;
- Beurteilung der Spontansprache auf den Ebenen Kommunikationsverhalten, Artikulation und Prosodie, automatisierte Sprache, Semantik, Phonematik und Syntax;
- Bestimmung des allgemeinen Schweregrads und des syndromspezifischen Schweregrads einer Aphasie.

▪ Indikation
Der AAT ist bei hirngeschädigten Patienten mit Verdacht auf Aphasie anzuwenden. Die Normierung liegt allerdings nur für vaskuläre (gefäßbedingte) Ätiologien vor, daher eignet sich der Test nur bedingt für Patienten mit anderen hirnorganischen Schädigungen (z. B. neurochirurgischer Eingriff oder degenerative Erkrankungen). Die Durchführung des AAT wird erst nach Ende der Akutphase empfohlen, da erst nach 4–6 Wochen nach dem Ereignis ein Syndrom bestimmt werden kann.

▪ Gütekriterien
Der AAT erfüllt die üblichen psychometrischen Gütekriterien. Zu ihnen gehören:
- **Objektivität:** Das Ergebnis des AAT ist unabhängig vom Anwender, d. h., mehrere Anwender kommen bei der Durchführung des AAT unabhängig voneinander zum gleichen Ergebnis.
- **Reliabilität:** Das Ergebnis wird mit großer Zuverlässigkeit gemessen, d. h., bei der Durchführung des AATs zu zwei unterschiedlichen Messzeitpunkten weichen die Ergebnisse nur geringfügig voneinander ab.
- **Validität:** Der AAT ist in einem hohen Maß »gültig«, d. h., es werden tatsächlich die aphasisch bedingten Sprachstörungen und nichts anderes gemessen.
- **Normierung:** Die im AAT erzielten Testleistungen werden auf Normwerte bezogen, die durch eine Eichstichprobe von 365 Patienten gewonnen worden sind.

Untertest	Aufgabengruppe (mit je 10 Items)	Protokoll durch
Spontansprache		Aufnahme und anschließendes Transkript im Protokollheft
Token Test	5 Testteile mit je 10 Aufgaben	Protokollheft
Nachsprechen	LauteEinsilbige Wörter Lehn- und Fremdwörter Zusammengesetzte Wörter Sätze	Protokollheft/Aufnahme
Schriftsprache	Lautes Lesen (Wörter und Sätze) Schreiben nach Diktat (Wörter und Sätze) Zusammensetzen nach Diktat (Wörter und Sätze)	Protokollheft/Aufnahme
Benennen	Objekte (einfache Nomen) Farben Objekte (zusammengesetzte Nomen) Beschreibungen von Situationen und Handlungen durch Sätze	Protokollheft/Aufnahme
Sprachverständnis	Auditives Verständnis für Wörter Auditives Verständnis für Sätze Lesesinnverständnis für Wörter Lesesinnverständnis für Sätze	Protokollheft

Tab. 8.1 Testaufbau des AAT

– **Standardisierung:** Es existiert nicht nur eine Durchführungsvorschrift (Instruktion) für die einzelnen Untertests des AATs, sondern auch für die Reihenfolge, in der die Untertests durchzuführen sind, sowie für die Auswertung der sprachlichen Leistungen.

■ **Aufbau und Durchführung**
Der AAT besteht aus 6 Untertests, die in ▪ Tab. 8.1 dargestellt sind.

Eine Besonderheit stellt dabei der **Token Test** dar, der ursprünglich von den italienischen Ärzten de Renzi und Vignolo (1962) entwickelt wurde und erst rund 20 Jahre später als Untertest in den AAT aufgenommen wurde. Er besteht aus 20 Plättchen (englisch: »token«), die in unterschiedlichen Formen, Größen und Farben dargeboten werden. Was der Token Test genau misst, ist bis heute unklar. Die besonderen Anforderungen (Abstraktheit der Aufgaben, fehlende kontextuelle Hilfen und Redundanz, erhöhte Anforderungen an das Kurzzeitgedächtnis, zunehmende Komplexität der Aufgaben) führen zu spezifischen Schwierigkeiten bei den Betroffenen; dies erklärt Orgass (1976b)

in seiner Normierungsstudie mit dem »generellen Sprachfaktor«.

❯ Der Token Test trennt mit hoher Zuverlässigkeit Personen mit einer Aphasie von Personen ohne Aphasie, deshalb wird er auch als Auslesetest bezeichnet. Weiterhin können die Ergebnisse des Token Tests zur Bestimmung des Schweregrads einer Aphasie herangezogen werden.

Die Untertests des AAT müssen komplett und in einer festgelegten Reihenfolge nach Möglichkeit in einer Sitzung durchgeführt werden. Die Durchführungsdauer beträgt 60–90 min. Die Instruktionen der einzelnen Untertests werden zum Großteil durch Übungsbeispiele erklärt. Bei der Durchführung muss darauf geachtet werden, wie viele Wiederholungen von einzelnen Testitems zulässig sind und wann die Abbruchkriterien greifen. Bei allen Untertests, die vom Patienten verbal-expressive Leistungen erfordern, ist es ratsam, die Reaktionen zusätzlich zur Protokollierung aufzunehmen. Über die Durchführung der AAT-Untertests wird in ▪ Tab. 8.2 informiert.

◻ Tab. 8.2 Durchführung der AAT-Untertests

Untertest/Aufgabengruppe	Inhalt	Beachte	Abbruch
Token Test	Die vorgegebenen Sätze sind laut vorzulesen.	Die Stimuli sind mit neutraler Betonung und normaler Sprechgeschwindigkeit vorzusprechen. Es darf erst dann reagiert werden, wenn die gesamte Anweisung gegeben wurde. Pro Testteil können zwei Wiederholungen ohne Punktabzug gegeben werden.	Können die Übungsbeispiele auch nach dreimaliger Wiederholung nicht korrekt gezeigt werden, wird der Token Test abgebrochen. Der Test ist abzubrechen, wenn in einem Testteil alle 10 Aufgaben falsch gelöst wurden.
Nachsprechen	Die jeweils vorgesprochenen Laute, Wörter und Sätze sind nachzusprechen.	Die Instruktion kann anhand des Lautes /au/ sowie des Eigennamens geübt werden. Die Laute werden lautierend, nicht alphabetisierend vorgesprochen. Die Stimuli sind deutlich mit normaler Sprechgeschwindigkeit vorzusprechen.	Werden bei den ersten 5 Items einer Aufgabengruppe nur Automatismen oder Nullreaktionen produziert, wird zur nächsten Aufgabengruppe übergegangen.
Lautes Lesen	Die vorgegebenen Wörter und Sätze sind laut vorzulesen.	Der Patient sollte durch selbstständiges Umblättern signalisieren, wann er mit einer Aufgabe fertig ist.	Werden bei den ersten 5 Items nur Automatismen, Nullreaktionen oder Perseverationen gebildet, ist diese Aufgabengruppe abzubrechen.
Zusammensetzen nach Diktat	Aus den vorgegebenen Buchstaben und Wörtern bzw. Wortteilen sind Wörter bzw. Sätze zusammenzusetzen	Die Instruktion wird anhand des Beispiels »alt« verdeutlicht. Vor jedem neuen Item sind die Plättchen auf die Vorlage zurückzulegen. Legt ein Patient selbstständig die Plättchen zurück, signalisiert er damit eindeutig, wann er mit einer Aufgabe fertig ist. Zur Lösung steht pro Item 1 min Zeit zur Verfügung. Die Stimuli sind deutlich mit normaler Sprechgeschwindigkeit und natürlicher Betonung vorzusprechen.	Kann zu Beginn die Hälfte der Buchstaben der Vorlage nicht zugeordnet werden, ist die Aufgabengruppe abzubrechen. Kann das Beispiel »alt« selbst nach dreimaligem Üben nicht korrekt gelegt werden, ist die Aufgabengruppe nicht durchzuführen. Erfolgt innerhalb einer halben Minute keine Reaktion, wird zum nächsten Item übergegangen.
Benennen von Objekten und Farben	Die abgebildeten Gegenstände und Farben sind zu benennen.		Erfolgt innerhalb einer halben Minute keine Reaktion, wird zum nächsten Item übergegangen. Auch bei wiederholtem Versagen werden alle Items durchgeführt.

◻ Tab 8.2   Fortsetzung

Untertest/ Aufgabengruppe	Inhalt	Beachte	Abbruch
Benennen von Situationen und Handlungen	Das jeweilige Bild ist mit einem ganzen Satz zu beschreiben.	Die Instruktion wird anhand des ersten Bildes verdeutlicht, ggf. macht die Untersucherin einen Satzvorschlag.	Erfolgt innerhalb einer halben Minute keine Reaktion, wird zum nächsten Item übergegangen. Auch bei wiederholtem Versagen werden alle Items durchgeführt.
Schreiben nach Diktat	Die diktierten Wörter und Sätze sind aufzuschreiben.	Die Instruktion kann am Schreiben des Eigennamens verdeutlicht werden. Für ein Item steht 1 min Zeit zur Verfügung. Die Stimuli sind deutlich mit normaler Sprechgeschwindigkeit und natürlicher Betonung vorzusprechen. Wiederholungen vor Schreibbeginn sind ohne Punktabzug zulässig.	Werden bei den ersten 5 Items nur Automatismen, Nullreaktionen oder Perseverationen gebildet, ist die Aufgabengruppe abzubrechen. Erfolgt innerhalb einer halben Minute keine Reaktion, wird zum nächsten Item übergegangen.
Auditives Sprachverständnis	Es ist auf dasjenige Bild zu zeigen, das zum vorgesprochenen Wort bzw. Satz passt.	Die Instruktion wird anhand der ersten beiden Bilder verdeutlicht. Die Stimuli sind deutlich mit normaler Sprechgeschwindigkeit und natürlicher Betonung vorzusprechen.	Erfolgt bei den ersten 5 Items keine Reaktion, wird die Aufgabengruppe abgebrochen.
Lesesinnverständnis	Es ist auf dasjenige Bild zu zeigen, das zum gelesenen Wort bzw. Satz passt. Die Wörter und Sätze können laut oder leise gelesen werden.	Die Instruktion wird anhand der ersten beiden Bilder vor jeder Aufgabengruppe verdeutlicht. Die Wörter bzw. Sätze bleiben nach Aufdecken der Bilder verdeckt.	Erfolgt bei den ersten 5 Items keine Reaktion, wird die Aufgabengruppe abgebrochen.

■ **Tab. 8.3**   Beispiele für offene Fragen in der Untersuchung der Spontansprache

Thema	Offene Fragen
Krankheitsbeginn und -verlauf	Wie hat das angefangen mit Ihrer Erkrankung? Was ist im Krankenhaus passiert? Wie ging's dann weiter im Krankenhaus, in der Reha-Klinik, zu Hause? Wie ist Ihre Sprache zu Anfang gewesen? Was haben Sie jetzt noch für Schwierigkeiten?
Beruf und Familie	Was haben Sie für einen Beruf gelernt? Was haben Sie zuletzt gearbeitet? Was gehörte alles zu Ihren Aufgaben? Erzählen Sie mir bitte von Ihrer Familie. Was machen Ihre Angehörigen? Wo sind Sie aufgewachsen? Wie sieht ein typischer Tag bei Ihnen aus?
Hobbys und Freizeit	Was machen Sie am liebsten in Ihrer Freizeit? Wie haben Sie Ihren letzten Urlaub verbracht?

Die Untersuchung der **Spontansprache** wird in Form eines semistandardisierten Interviews durchgeführt und soll dazu dienen, in einem etwa 10-minütigen Gespräch Äußerungen zu erhalten, die nach neurolinguistischen Kriterien analysiert werden können. Die Themen des Gesprächs sowie ihre Reihenfolge sind vorgegeben, nicht jedoch der genaue Wortlaut der von der Untersucherin zu stellenden Fragen. Die Themen umfassen Fragen zum Krankheitsbeginn und -verlauf, zur beruflichen Situation, zur familiären Situation sowie zu Hobbys und Freizeitgewohnheiten.

> **Tipp**
>
> Um möglichst viel eigenständige Sprachproduktion vom Patienten zu erhalten, sollte die Untersucherin überwiegend offene Fragen stellen und nur mit Hilfestellungen eingreifen, wenn das Gespräch zu scheitern droht. Beispiele für offene Fragen sind in ■ Tab. 8.3 zusammengestellt.

■ **Auswertung**

Die Auswertung des gesamten Tests beträgt 30–60 min. Die Auswertung der **Spontansprache** ist am aufwendigsten, da die Gesprächsanteile des Patienten orthografisch transkribiert und auf 6 Beschreibungsebenen beurteilt werden müssen:

– Kommunikationsverhalten,
– Artikulation und Prosodie,
– automatisierte Sprache,
– semantische Struktur,
– phonematische Struktur,
– syntaktische Struktur.

Jede Ebene beinhaltet eine Bewertungsskala von 0 (schwerste bzw. nicht beurteilbare Störung) bis 5 (minimale bis keine Störung). Zur Bestimmung der Vorkommenshäufigkeit aphasischer Symptome, wie z. B. phonematische Paraphasien oder Redefloskeln, müssen Phrasen und Inhaltswörter im gesamten Transkript gezählt werden. Danach wird die Anzahl der entsprechenden Symptome bestimmt und zur Gesamtzahl der Phrasen bzw. Inhaltswörter in Beziehung gesetzt; hierdurch ergibt sich ein Häufigkeitsquotient. Die Bewertung der Spontansprache trägt zum größten Teil zur Differenzierung zwischen den Syndromen bei, deshalb sollte sie besonders sorgfältig durchgeführt werden. Die Kriterien für die Bewertung der Spontansprache befinden sich in ■ Tab. 8.4.

Beim **Token Test** werden die falschen Reaktionen der 5 Aufgabengruppen zusammengezählt und um die altersbedingte Fehleranzahl korrigiert. Die maximale Fehleranzahl beträgt 50.

Bei den Untertests **Nachsprechen**, **Schriftsprache**, **Benennen** und **Sprachverständnis** werden die Reaktionen des Patienten durch eine 4-stufige Skala bewertet.

■ **Interpretation der Ergebnisse**

Die Punktzahlen der einzelnen Untertests können in Prozentränge, T-Werte und Stanine-Werte umgewandelt werden. Bei der Auswertung des gesamten Tests kann ein Syndrom oder eine aphasische

◻ Tab. 8.4 Kriterien für die Bewertung der Spontansprache. (Aus Huber et al. 1983, S.26)

	0	1	2	3	4	5
1. Kommunikationsverhalten	– Keine verständliche Sprachäußerung UND – deutliche Beeinträchtigung im Sprachverständnis	– Kommunikation erfolgt nur durch unvollständige bzw. meist unverständliche Äußerungen UND – der Hörer muss den Sinn des Gesagten erschließen, erfragen und erraten	– Eine Unterhaltung über vertraute Themen ist nur mit Hilfe des Gesprächspartners möglich UND – häufig gelingt es nicht, den jeweiligen Gedanken zu übermitteln	– Der Patient kann sich über fast alle Alltagsprobleme mit nur geringer Unterstützung unterhalten UND – das Gespräch ist erschwert wegen deutlicher sprachlicher Beeinträchtigungen	– Die Flüssigkeit der Sprachproduktion ist vermindert UND/ODER – es liegen einige sprachliche Beeinträchtigungen vor	– Keine Störung der sprachlichen Kommunikation UND/ODER – minimale Schwierigkeiten beim Sprechen UND/ODER – der Patient berichtet von sprachlichen Schwierigkeiten, die der Gesprächspartner nicht bemerkt
2. Artikulation und Prosodie	– Keine Äußerung	– Sehr starke Dysarthrie UND/ODER – sehr starke Dysprosodie	– Starke Dysarthrie UND/ODER – starke Dysprosodie	– Leichte Dysarthrie UND/ODER – leichte Dysprosodie UND/ODER – langsame Sprechgeschwindigkeit	– Minimale Zeichen einer Dysarthrie UND/ODER – einer Dysprosodie UND/ODER – leicht verlangsamte Sprechgeschwindigkeit	– Keine Störung der Artikulation UND – der Prosodie
3. Automatisierte Sprache	– Keine Äußerung ODER – nur Recurring Utterances ODER – nicht beurteilbar wegen sehr starker Dysarthrie	– Nahezu nur Sprachautomatismen	– Viele Sprachautomatismen UND/ODER – sehr viele sprachliche Stereotypien UND/ODER – sehr starke Echolalie	– Viele sprachliche Stereotypien UND/ODER – starke Echolalie UND/ODER – einige Sprachautomatismen	– Einige sprachliche Stereotypien UND/ODER – leichte Echolalie	– Keine Sprachautomatismen UND – keine sprachlichen Stereotypien UND – keine Echolalie
4. Semantische Struktur	– Keine Äußerung ODER – nicht beurteilbar wegen Recurring Utterances, Sprachautomatismen, sehr starker Dysarthrie, phonematischer Neologismen	– Nahezu nur sinnlose flüssige bzw. nichtflüssige Aneinanderreihung von Wörtern, Redefloskeln und sprachlichen Stereotypien	– Sehr viele semantische Paraphasien UND/ODER – Semantische Neologismen UND/ODER – Sehr viele inhaltsleere, oft kommunikativ nicht adäquate Redefloskeln	– Viele semantische Paraphasien UND/ODER – viele inhaltsleere Redefloskeln UND/ODER – sehr starke Wortfindungsstörungen	– Wenige semantische Paraphasien UND/ODER – starke Wortfindungsstörungen UND/ODER – einige inhaltsleere Redefloskeln	– Keine Störungen in der Wortwahl UND – in der Kombination von Wörtern UND – in der Wortfindung
5. Phonematische Struktur	– Keine Äußerung ODER – Nicht beurteilbar wegen Recurring Utterances, Sprachautomatismen, sehr starker Dysarthrie	– Nahezu nur sinnlose flüssige bzw. nichtflüssige Aneinanderreihung von phonematischen Paraphasien bzw. Neologismen	– Sehr viele phonematische Paraphasien UND/ODER – phonematische Neologismen	– Viele phonematische Paraphasien UND – kaum phonematische Neologismen	– Einige phonematische Paraphasien UND/ODER – phonematische Unsicherheiten	– Keine phonematischen Störungen
6. Syntaktische Struktur	– Keine Äußerung ODER – Nicht beurteilbar wegen Recurring Utterances, Sprachautomatismen, sehr starker Dysarthrie, phonematischer Neologismen	– Meist Ein- und Zwei-Wort-Sätze UND – nahezu keine Flexionsformen bzw. Funktionswörter	– Kurze, einfache Sätze – mit häufigem Fehlen von Satzteilen UND – mit häufigem Fehlen von Flexionsformen bzw. Funktionswörtern	Lange, komplexe Sätze – mit vielen Satzverschränkungen bzw. Verdopplungen von Satzteilen UND/ODER – mit sehr vielen Satzabbrüchen UND/ODER – mit vielen falschen Flexionsformen bzw. Funktionswörtern	– Einige falsche Flexionsformen bzw. Funktionswörter UND/ODER – einige Satzverschränkungen UND/ODER – viele Satzabbrüche bzw. fragmentarische Sätze	– Keine syntaktischen Störungen

bestimmt werden, liegt eine nichtklassifizierba-
re Aphasie vor. Der AAT kann im Abstand von
6–12 Monaten als Verlaufsuntersuchung durchgeführt werden. Die Ergebnisse von zwei aufeinander-
folgenden Tests können auf statistisch bedeutsame
(signifikante) Veränderungen hin überprüft werden.
Zur Syndrombestimmung und für den Vergleich
zweier Testergebnisse steht ein PC-Programm zur
Verfügung (AATP, Guillot u. Willmes 1993).

> ❯❯ Um Patienten mit Aphasie von solchen
> ohne Aphasie zu trennen, kann der AAT als
> Screening durchgeführt werden, indem
> der Token Test mit dem Untertest Schrift-
> sprache kombiniert wird. Hierdurch kann
> ebenfalls eine vorliegende Restaphasie
> bestimmt werden.

Fazit
- Der AAT ist zur Diagnose von vaskulär bedingten
  Aphasien geeignet und kann frühestens 4–6 Wo-
  chen nach Krankheitsbeginn eingesetzt werden.
- Neben der Beurteilung der Spontansprache auf
  6 Ebenen umfasst der AAT die Untertests Token
  Test, Nachsprechen, Schriftsprache, Benennen
  und Sprachverständnis.
- Der AAT erfüllt die üblichen psychometrischen
  Gütekriterien und erlaubt in der Verlaufsuntersuchung den statistischen Vergleich zweier
  Ergebnisprofile.
- Mit dem AAT kann ein Standardsyndrom oder
  eine aphasische Sonderform klassifiziert werden. Mithilfe des AAT-Screenings kann das Vorliegen einer Aphasie zuverlässig diagnostiziert
  oder ausgeschlossen werden.

8.4.2 Wie sinnvoll ist der Aachener Aphasie Test?

M. Wehmeyer, H. Grötzbach

Im Folgenden wird auf die Vor- und Nachteile des
Aachener Aphasie Tests eingegangen. Dabei wird
deutlich, dass es zum AAT derzeit kaum Alternativen gibt, die psychometrisch abgesichert ist.

■ **Vorteile**
Der AAT ist ein Untersuchungsverfahren, das alle
psychometrischen Gütekriterien erfüllt (▶ Abschn. 8.4.1).
- Der AAT ermöglicht nicht nur eine verläss-
  liche **Syndromdiagnostik**, sondern auch eine
  Verlaufsuntersuchung.
- Da die Untertests des AAT ebenfalls über den
  Schweregrad einer Störung in den verschiedenen Modalitäten informieren, liefern sie
  erste Hinweise für die **Schwerpunkte** einer
  Therapie.
- Die Effekte einer Therapie lassen sich mithilfe
  des AAT durch einen **Vergleich** der Leistungen vor **Beginn** und am **Ende der Therapie**
  bestimmen.
- Mit der deutschlandweiten Verwendung des
  AAT ist außerdem eine **Vereinheitlichung** in
  der **Nomenklatur** und **Definition** von aphasischen Syndromen einhergegangen. Eine Verständigung zwischen den Beteiligten (Patienten, Angehörigen, Therapeuten, Pflegekräften,
  Ärzten und Mitarbeitern der Kostenträger) ist
  damit enorm erleichtert worden.

■ **Nachteile**
Den offensichtlichen Vorteilen des AAT stehen jedoch einige Nachteile gegenüber:
- Die Syndrombestimmung ist für eine Verständigung zwar nützlich, der **Wert der Bestimmung** ist jedoch zweifelhaft (▶ Abschn. 3.3).
- Bei der Beurteilung der **Spontansprache** lassen sich bei verschiedenen Anwendern **keine
  punktgenauen Übereinstimmungen** erzielen
  (Huber et al. 1997a).
- In der Verlaufsmessung kann erst ab einer Differenz von 2 Punkten auf der Ratingskala eine
  signifikante Veränderung in der Spontansprache erfasst werden. Da die Ratingskala aus
  nur 6 Punkten besteht, sind die Möglichkeiten
  einer Verlaufsbeurteilung der Spontansprache
  reduziert.
- Die einzelnen **Beurteilungsebenen** für die
  Spontansprache sind **nicht gleichgewichtig**:
  Die Ebenen der automatisierten Sprache sowie
  der Syntax haben für die Differenzierung zwischen den Syndromen eine größere Bedeutung
  als die restlichen Ebenen. Werden diese beiden

Ebenen nicht richtig eingestuft, wird tendenziell ein falsches Syndrom bestimmt. Der Fehler wird durch die übrigen Testergebnisse nur unvollkommen korrigiert.

= Die Testergebnisse des AAT lassen nur einen **bedingten Rückschluss** auf die **Leistungen** eines Patienten im **Alltag** zu. Da z. B. Mimik und Gestik nicht in den Test einfließen, kann es sein, dass trotz ausgeprägter Defizite im AAT eine Verständigung im Alltag möglich ist.

Neben diesen Nachteilen erbringt der AAT bei einer Reihe von Patienten mit ausgeprägten aphasischen Störungen Ergebnisse, die nur wenig differenziert sind. Da Hilfen im Test nicht gestattet sind, können Nullreaktionen, Automatismen oder Perseverationen nicht nur zu einem vorzeitigen Ende der Testung führen, sondern die Symptome können sich durch die Testung auch noch verstärken. Für Patienten mit einer Restaphasie sind die Untertests dagegen in der Regel zu leicht: Sie erreichen trotz ihrer Restsymptomatik relativ häufig sehr gute Leistungen.

> **Der AAT liefert bei Patienten mit einer Restaphasie keine Hinweise mehr auf modalitätsspezifische Einschränkungen.**

▪ **AAT-Supplemente**
Zusätzlich zu den gering differenzierenden Ergebnissen bei ausgeprägten und leichten aphasischen Störungen werden einzelne **sprachliche Leistungen** im AAT nur **sehr grob erfasst**. So bleibt z. B. nach der Durchführung des Untertests Schriftsprache die Frage offen, ob bei einer Störung das ganzheitliche oder einzelheitliche Lesen und Schreiben (▶ Abschn. 4.1) betroffen ist. Den Autoren des AAT waren diese Mängel durchaus bewusst. Sie haben daher **ergänzende Testverfahren** zum AAT (AAT-Supplemente) entwickelt (Huber et al. 1993). Dazu gehören:

= **Zuordnen und Benennen**
Ziel: Erfassen von modalitätsspezifischen optischen, auditiven oder taktilen Benennstörungen

= **Lexikalische Diskrimination**
Ziel: Erfassen von Dissoziationen zwischen semantischer und phonematischer, bildlicher und schriftlicher Wortverarbeitung

= **Lesen**
Ziel: Erfassen von ganzheitlichen oder einzelheitlichen Verarbeitungsstörungen (Poeck u. Göddenhenrich 1988)

= **Satzverständnis**
Ziel: Erfassen von Satzverständnisstörungen

= **Nacherzählen von Texten**
Ziel: Erfassen der Fähigkeit, Propositionen aus gesprochenen oder gelesenen Texten abzuleiten und im Gedächtnis zu behalten

Während die ersten beiden Supplemente vor allem bei ausgeprägten Aphasien zur Differenzierung verwendet werden können, dient das letzte Supplement zur genaueren Erfassung von Restaphasien. Die Supplemente sind bislang nicht im Handel erhältlich, werden jedoch in der Veröffentlichung von Huber et al. (1993) beschrieben und informieren den Leser darüber, mit welcher Methodik die jeweiligen linguistischen Bereiche und Einheiten diagnostisch erfasst werden können.

Fazit
= Die Durchführung des AAT ist bei aller Kritik sinnvoll, da es zum AAT als psychometrisch abgesichertem Test kaum Alternativen gibt.
= Supplemente ergänzen den AAT in Bereichen, in denen er sprachliche Leistungen nur grob erfasst.

8.4.3 Aphasie-Check-Liste (ACL)

B. Schneider

Die Aphasie-Check-Liste (ACL, Kalbe et al. 2002) kann zur Überprüfung von sprachlichen und nichtsprachlichen Leistungen bei Patienten mit Verdacht auf Aphasie bei allen Ätiologien eingesetzt werden. Sie kann sowohl in der Akutphase als auch in der postakuten und chronischen Phase angewendet werden. Die ACL gehört zu den deskriptiv-neurolinguistischen Verfahren und ermittelt ein sprachliches Leistungsprofil des aphasischen Patienten.

▪ **Ziele**
Die ACL dient dazu, Beeinträchtigungen verschiedener sprachlicher Teilleistungen bei erwachsenen

Patienten mit Hirnschädigungen zu erkennen, deren Schweregrad zu bestimmen und als Sprachprofil darzustellen. Ferner können mit der ACL wichtige kognitive Funktionen, die einen Einfluss auf Sprachfunktionen und Alltagsaktivitäten haben können, wie Gedächtnis, Aufmerksamkeit und logisches Denken, im Screening-Verfahren überprüft werden.

- **Indikation**

Die ACL ist für Patienten mit Aphasien unterschiedlicher Ätiologien und sowohl für den Akutbereich als auch für chronische Sprachbeeinträchtigungen konzipiert, da sie keine aphasischen Syndrome klassifiziert. Es können sprachbeeinträchtigte Patienten mit Hirnschädigungen vaskulärer Genese und anderer Ätiologie, z. B. neurodegenerative Erkrankungen, mit der ACL untersucht werden.

- **Gütekriterien**

Sowohl die Durchführung als auch die Auswertung und Interpretation der ACL sind vollständig standardisiert. Versuchsleitereffekte sind somit weitgehend auszuschließen, es liegt eine ausreichende Objektivität vor. Reliabilität und Validität für den Sprachteil der ACL erwiesen sich als zufriedenstellend. Die Änderungssensitivität bei wiederholter Durchführung des Tests ist unklar, insofern bleibt offen, ob die ACL zur Verlaufsdokumentation verwendet werden kann.

- **Aufbau und Durchführung**

Die ACL besteht aus einem sprachlichen und einem kognitiven Teil. Der sprachliche Teil besteht aus 7 Untertests, wobei sich der Bereich »Überprüfung einzelner sprachlicher Domänen« weiter aufgliedert in die einzelnen zu überprüfenden Modalitäten. Der kognitive Teil besteht aus 3 Untertests. Alle Untertests sind in ◘ Tab. 8.5 im Überblick dargestellt.

Die Durchführung des kompletten Tests dauert ca. eine halbe Stunde. Einzelne Untertests können separat durchgeführt werden. Der sprachliche und der kognitive Teil können als einzelne Tests durchgeführt und ausgewertet werden. Hilfestellungen sind grundsätzlich nicht erlaubt, die Erklärungen bzw. Instruktionen zu den einzelnen Tests können

jedoch mehrmals wiederholt werden. Es gibt keine Abbruchkriterien.

- **Auswertung**

Die Auswertung des sprachlichen Teils erfolgt durch eine quantitative Bewertung anhand verschiedener Skalen. Die Untertests Reihensprechen, Handlungsanweisungen und Farb-Figur-Test werden anhand einer Skala von 0 bis 2 Punkten bewertet. Bei den Wortgenerierungsaufgaben werden die aufgezählten passenden Begriffe zu einer Gesamtrohpunktzahl zusammengerechnet, welche aufgrund des signifikanten Alterseffekts in Wertepunkte transformiert wird. Die einzelnen sprachlichen Domänen sowie die Zahlenverarbeitung werden anhand einer Skala von 0 bis 3 Punkten bewertet. Das Rating der verbalen Kommunikationsfähigkeit erfolgt mithilfe einer 4-stufigen Skala.

Die Untertests des kognitiven Teils werden in Bezug auf spezifische Leistungsaspekte (z. B. Anzahl der Treffer, der falsch-positiven Treffer, des Tempoaspekts) ausgewertet. Hier existieren Cutoff-Werte, die Auskunft darüber geben, ob die jeweilige kognitive Funktion (nonverbales Gedächtnis, Aufmerksamkeit, logisches Denken) gestört ist.

- **Interpretation der Ergebnisse**

Um unabhängig von den Beeinträchtigungen in verschiedenen sprachlichen Teilleistungen das Vorliegen einer Aphasie bestimmen zu können, wurde aus den wichtigsten Subtests des ACL-Sprachteils ein Gesamtwert gebildet. Die verwendeten Subtests sind:

- Farb-Figur-Test
- Wortgenerierungsaufgaben
- Benennen
- lautes Lesen
- Lesesinnverständnis
- auditives Sprachverständnis
- Schreiben nach Diktat
- Nachsprechen

Mit diesen Untertests ergibt sich ein maximaler ACL-Gesamtwert von 148 Punkten. Legt man einen Cut-off für »Aphasie« von 135 Punkten an, so werden mit den untersuchten Stichproben in einer Diskriminanzanalyse 94,6% aller untersuch-

◘ Tab. 8.5 Testaufbau der ACL		
Untertest	Aufgabengruppe/Items	Protokoll durch
Sprache		
Reihensprechen	2 Aufgaben	Protokollheft/Aufnahme
Befolgen von Handlungsanweisungen	2 Aufgaben	Protokollheft/Aufnahme
Farb-Figur-Test	10 Aufgaben	Protokollheft
Wortgenerierungsaufgaben	Formallexikalische Aufgabenstellung (»B«) Semantische Aufgabenstellung (»Supermarkt«)	Protokollheft/Aufnahme
Einzelne sprachliche Domänen	Benennen (6)	Protokollheft/Aufnahme
	Lautes Lesen (Wörter/Sätze) (6)	Protokollheft/Aufnahme
	Lautes Lesen (Pseudowörter) (3)	Protokollheft/Aufnahme
	Lesesinnverständnis (6)	Protokollheft
	Auditives Sprachverständnis (6)	Protokollheft
	Schreiben nach Diktat (Wörter/Sätze) (6)	Protokollheft
	Schreiben nach Diktat (Pseudowörter) (3)	Protokollheft
	Nachsprechen (Wörter/Sätze) (6)	Protokollheft/Aufnahme
	Nachsprechen (Pseudowörter) (3)	Protokollheft/Aufnahme
Rating der verbalen Kommunikations-fähigkeit		Protokollheft/Aufnahme
Zahlenverarbeitung	Lautes Lesen von Zahlen (3)	Protokollheft/Aufnahme
	Schreiben nach Diktat von Zahlen (3)	Protokollheft
	Nachsprechen von Zahlen (3)	Protokollheft/Aufnahme
Kognition		
Gedächtnis	Unmittelbare Abfrage (6)	Protokollheft
	Verzögerte Abfrage (6)	Protokollheft
Aufmerksamkeit	Anzahl der Spalten (6) Zeichen insgesamt (144) Hits (48, 8 pro Spalte)	Protokollheft
Logische Reihen	11	Protokollheft

ten Probanden und Patienten korrekt klassifiziert. Der Cut-off von 135 Punkten eignet sich damit zur Klassifizierung sprachlicher Leistungen in »Aphasie – Nichtaphasie«.

Bei Vorliegen einer Aphasie (also bei einem Gesamtwert unter 135) werden die Beeinträchtigungen der einzelnen Untertests als Leistungsprofil dargestellt, d. h., es ist ersichtlich, welche Leistungen schwer, mittelschwer, leicht oder gar nicht beeinträchtigt sind.

Im kognitiven Teil kann anhand von Cut-off-Werten bestimmt werden, ob in den einzelnen Bereichen eine Beeinträchtigung vorliegt.

Fazit
- Eine Nutzung der ACL zur Verlaufsdiagnostik ist aufgrund der unklaren Änderungssensitivität zweifelhaft.
- Die ACL eignet sich zur Diagnose von Aphasien unterschiedlicher Ätiologie sowohl in der Akut-

8

phase als auch in der postakuten bzw. chronischen Phase.

- Die Überprüfung der sprachlichen Leistungen umfasst Sprachproduktion, Sprachverständnis, Lesen, Schreiben und die Verarbeitung von Zahlen. Ebenso wird die Verarbeitung von Pseudowörtern überprüft.
- Sie erlaubt darüber hinaus eine orientierende Einschätzung von kognitiven Funktionen wie Gedächtnis, Aufmerksamkeit und logisches Denken.
- Die relativ kurze Durchführungsdauer geht mit einer geringen Anzahl von Items einher, mit denen die Leistungen überprüft werden.
- Die ACL erfüllt die üblichen psychometrischen Gütekriterien. Sie eignet sich zur Sicherstellung des Vorliegens einer Aphasie und ermittelt ein sprachliches Leistungsprofil mit Einschätzung von Schweregraden.

8.4.4 LEMO 2.0 (Lexikon modellorientiert)

Die LEMO (Lexikon modellorientiert, de Bleser et al. 2004) ist ein kognitiv-neurolinguistisches Testverfahren zur Diagnose von Aphasien, Alexien und Agraphien und basiert auf dem Logogen-Modell. Die ursprüngliche Testbatterie von 2004 aus 33 Untertests wurde in der 2013 erschienenen, neu überarbeiteten und erweiterten Ausgabe LEMO 2.0 (Stadie et al. 2013) für eine schnellere Diagnosefindung in 14 zentrale und 19 vertiefende Tests unterteilt. Die Test- und Ergebnisbögen wurden aktualisiert und benutzerfreundlicher gestaltet. Die LEMO ermittelt differenziert und individuell für jeden Patienten, welche Komponenten und Routen bei der Einzelwortverarbeitung gestört bzw. ungestört sind. Weiter können Leistungsdissoziationen und Parametereffekte ermittelt werden.

- **Ziele**

De Bleser und Mitarbeiter verfolgen mit ihrer LEMO-Diagnostik-Batterie einen diagnostischen Ansatz mit konsequent modellorientierter Ausrichtung. Ähnlich dem englischen Untersuchungsverfahren PALPA (Kay 1991) können durch spezielle Aufgabenstellungen gezielt nahezu alle

Komponenten und Routen des Logogen-Modells (▶ Abschn. 7.5) auf ihre Funktionsfähigkeit überprüft werden. Ziel von LEMO ist es, auf der Grundlage des Logogen-Modells Störungen der laut- und schriftsprachlichen Verarbeitung von monomorphematischen (aus einem Morphem bestehenden) Wörtern sowie Neologismen zu diagnostizieren. Mit den 14 zentralen Untertests ist die differenzialdiagnostische Identifizierung und Bestimmung des Funktionszustands jeder Komponente bzw. Route im Logogen-Modell möglich. Wahlweise können 19 vertiefende Untertests verwendet werden, um bestimmte sprachliche Fähigkeiten ausführlicher zu untersuchen oder Befunde zu erhärten.

- **Indikation**

Eine Diagnostik mit LEMO 2.0 kann bei aphasischen Patienten aller Altersklassen und jeglicher Läsion durchgeführt werden. Das diagnostische Vorgehen mit der LEMO ist hypothesengeleitet und kann sich, je nach Vorannahme, auf eine Auswahl an Untertests beschränken. Deshalb muss der Untersucher vor der Anwendung der LEMO erste Hinweise auf Defizite in der Sprachverarbeitung eines Patienten haben. Diese können beispielsweise aus den Beobachtungen während der Unterhaltung mit dem Patienten gewonnen und durch die Durchführung der LEMO erhärtet oder verworfen werden. Da sich LEMO 2.0 bei der Überprüfung der sprachlichen Verarbeitung auf die Wortebene beschränkt und auch die alleinige Durchführung der 14 zentralen Untertests noch vergleichsweise umfangreich ist, empfiehlt sich deren Anwendung nicht als Erstdiagnostik.

> **Tip**
>
> Besonders gut eignet sich LEMO zur Diagnose von erworbenen Schriftsprachestörungen.

- **Gütekriterien**

LEMO basiert auf dem Einzelfallansatz und erstellt ein für jeden Patienten individuelles Leistungsmuster. Ein Vergleich mit einer Stichprobe von aphasischen Patienten liegt nicht vor. Im Vergleich zu Sprachgesunden kann eingeschätzt werden, ob eine Leistung beeinträchtigt ist oder nicht. Alle LEMO-2.0-Tests wurden mit insgesamt 41 erwachsenen, sprachgesunden und monolingual Deutsch spre-chenden Probanden zur Erhebung des sog. Norm-bereichs durchgeführt. Auf eine Standardisierung des Tests wurde verzichtet, es gibt z. B. keine Anga-ben zur Durchführungsreihenfolge von Untertests oder Abbruchkriterien.

■ **Aufbau und Durchführung**
LEMO 2.0 besteht insgesamt aus 33 Untertests, die in die Bereiche Diskriminieren, lexikalisches Ent-scheiden, Nachsprechen, Lesen, Schreiben nach Diktat, Sprachverständnis und Benennen unterteilt sind. Dabei zählen 14 Untertests zu den zentralen Tests, mit denen beeinträchtigte und intakte Ver-arbeitungskomponenten und -routen des Logo-gen-Modells identifiziert werden können. Darüber hinaus können 19 weitere Untertests wahlweise zur vertiefenden Diagnostik einzelner sprachlicher Leistungen eingesetzt werden.

■ Tab. 8.6 gibt einen Überblick über die Berei-che der LEMO 2.0 und die Aufteilung in zentrale und vertiefende Untertests. Besonderen Wert wur-de in LEMO auf die Kontrolle der Testitems nach schriftlicher und gesprochener Frequenz, Silben-anzahl, Abstraktheitsgrad, Wortart und Regulari-tät der Graphem-Phonem-Konvertierung gelegt. Bei sämtlichen schriftlich dargebotenen Wörtern legt LEMO 2.0 die alte Rechtschreibung zugrunde, was bei der Auswertung ggf. berücksichtigt werden muss. In allen zentralen (und größtenteils) ver-tiefenden LEMO-2.0-Tests werden ausschließlich monomorphematische Wörter bzw. daraus abge-leitete Neologismen verwendet; aus diesem Grund wurden keine Verben aufgenommen. Um modali-tätsspezifische Effekte überprüfen zu können, wur-de eine identische Itemliste, die sog. Kernbatterie mit 40 gleichen Nomina und 40 gleichen Neologis-men, angelegt.

Die Durchführung der LEMO-2.0-Tests bzw. die Auswahl der vertiefenden Tests erfolgt hypothe-sengeleitet. LEMO-Informationen aus dem Anam-nesegespräch oder anderen Diagnostikverfahren sowie Beobachtungen der Spontansprache geben Hinweise auf mögliche beeinträchtigte sprachliche Leistungen. Auf Basis dieser Vorannahmen kön-nen zentrale und/oder vertiefende LEMO 2.0-Tests ausgewählt und durchgeführt werden. LEMO kann aufgrund seiner Zuverlässigkeit und Replizierbar-

keit der Ergebnisse zur Verlaufsdiagnostik einge-setzt werden.

❯ **Für die Beurteilung einer sprachlichen Leistung (z. B. mündliches Benennen) als normal, beeinträchtigt oder im Rate-bereich liegend, genügt die Anwendung eines zentralen Untertests. Soll jedoch der Funktionszustand einer Verarbeitungs-komponente oder -route bewertet werden (z. B. phonologisches Output-Lexikon), müssen vertiefende Untertests durchge-führt werden.**

■ **Auswertung**
Die Reaktionen des Patienten werden je nach Untertest als richtig oder falsch ausgewertet (z. B. Diskriminieren) oder für eine qualitative Analyse nach phonetischer oder graphematischer Eingabe als Fehlertyp klassifiziert (z. B. semantischer Feh-ler, phonologischer Fehler, Lexikalisierung). Die Dokumentation und Auswertung der Patienten-daten über eine computergestützte Version (LE-MO-PC) ist in der LEMO 2.0 nicht mehr möglich. Die überarbeiteten und übersichtlich gestalteten Protokoll- und Auswertungsbögen erlauben jedoch eine systematische Dokumentation der Patienten-reaktionen und eine rasche Auswertung relevanter Informationen.

■ **Interpretation der Ergebnisse**
Die Ergebnisse können nach folgenden Kriterien ausgewertet werden:
━ **Leistungsniveau:** Die Ergebnisse eines Patien-ten werden bei der Auswertung den folgenden Leistungsniveaus zugeordnet: N = Leistung im Normalbereich; B = Leistung im beein-trächtigten Bereich; R = Leistung im Ratebe-reich. Eine Leistung im Ratebereich liegt vor, wenn sich die vom Patienten erzielte Anzahl korrekter Reaktionen nicht signifikant von der durch Raten erzielbaren Anzahl korrekter Reaktionen unterscheidet (z. B. im Untertest Lexikalisches Entscheiden). Ein solches Ergeb-nis kann auch als schwer beeinträchtigte Leis-tung interpretiert werden, wenn der Patient beispielsweise systematische, jedoch falsche Lösungsstrategien verwendet.

◨ **Tab. 8.6**   Übersicht über LEMO-2.0-Tests: Zentrale (T1–T14) und vertiefende Tests (V1–V19)

Zentrale Tests (1–14)	Vertiefende Tests (V1–V19)
Diskriminieren	
1. Neologismenpaare, auditiv (n=72)	V1. Wortpaare, auditiv (n=72)
2. Neologismenpaare, visuell (n=72)	V2. Wortpaare, visuell (n=72)
Lexikalisches Entscheiden	
3. Wort/Neologismus, auditiv (n=80) **(KB)**	V3. Wörter/pseudohomophone Neologismen, visuell (n=80)
4. Wort/Neologismus, visuell (n=80) **(KB)**	
Nachsprechen	
5. Neologismen (n=40) **(KB)**	V4. Fremdwörter (n=20)
6. Wörter (n=40) **(KB)**	V5. Umgekehrt (n=40)
	V6. Mit Artikel (n=6)
	V7. Nomina, Adjektive, Funktionswörter (n=90) **(WB)**
Lesen	
7. Neologismen (n=40) **(KB)**	V8. Regelmäßige Wörter (n=40) **(KB)**
8. GPK-regelmäßige/unregelmäßige Wörter (n=60)	V9. Lexikalisches Entscheiden: phonologischesWort/ Neologismus (n=80)
	V10. Reime finden nach graphematischer Vorgabe (n=45) V11. Nomina, Adjektive, Funktionswörter (n=90) **(WB)**
Schreiben nach Diktat	
9. Neologismen (n=40) **(KB)**	V12. Nomina, Adjektive, Funktionswörter (n=90) **(WB)**
10. PGK-regelmäßige/unregelmäßige Wörter (n=40) **(KB)**	
Sprachverständnis	
11. Auditives Wort-Bild-Zuordnen (n=20) **(KB)**	V13. Synonymie Entscheiden, auditiv (n=40)
12. Visuelles Wort-Bild-Zuordnen (n=20) **(KB)**	V14. Synonymie Entscheiden, visuell (n=40)
	V15. Synonymie Entscheiden mit semantischem Ablenker, auditiv (n=40)
	V16. Synonymie Entscheiden mit semantischem Ablenker, visuell (n=20)
Benennen	
13. Mündlich (n=20) **(KB)**	V17. Homophone Allographen, mündlich (n=20)
14. Schriftlich (n=20) **(KB)**	V18. Reime finden nach Bildvorgabe (n=20)
	V19. Homophone Allographen, schriftlich (n=20)

KB Kernbatterie, d. h. gleiches Set an Wörtern und Neologismen (je n=40); *WB* Wortartenbatterie, d. h. gleiches Set von Nomina, Adjektiven und Funktionswörtern (je n=30).

- **Funktionsstand:** Für die Eingrenzung funktionaler Störungsorte ist u. U. die Durchführung weiterer LEMO-2.0-Tests notwendig und somit auch der Vergleich von Testleistungen. Wenn in einem zentralen LEMO-2.0-Test eine beeinträchtigte oder im Ratebereich liegende Leistung vorliegt, müssen Ergebnisse aus weiteren vertiefenden Untertests vorliegen und Testvergleiche durchgeführt werden. Erst dann kann beurteilt werden, ob die Funktionsfähigkeit einer bestimmten Komponente oder Route als intakt oder beeinträchtigt angenommen werden kann. Es werden 4 verschiedene Funktionsstände für kognitive Komponenten im Logogen-Modell beschrieben: K = kein Hinweis auf das Vorliegen von Funktionsstörungen; P = partielle Funktionsstörung; P/S = partielle bzw. schwere Funktionsstörung; S = schwere Funktionsstörung.
- **Merkmalsvergleiche:** Bei durchgeführten LEMO-2.0-Tests, deren Items nach psycholinguistischen Variablen kontrolliert worden sind und bei denen ein Patient beeinträchtigte oder im Ratebereich liegende Leistungen zeigt, können Merkmalsvergleiche durchgeführt werden. Beispielsweise kann mithilfe statistischer Tafeln ermittelt werden, ob sich die Verarbeitung hoch- versus niedrigfrequenter Wörter beim Lesen signifikant voneinander unterscheidet.
- **Qualitative Fehleranalyse:** Bei den LEMO-2.0-Tests, die expressive Antworten erfordern, wie z. B. beim T6 (Nachsprechen von Wörtern), besteht die Möglichkeit, die fehlerhaften Reaktionen auf dem Protokollbogen zu dokumentieren und sie folgenden Fehlertypen zuzuordnen: p = phonologischer Fehler; g = graphematischer Fehler; sem = semantischer Fehler; mor = morphologischer Fehler; nk = nicht klassifizierbarer Fehler; L = Lexikalisierungsfehler; N = Neologisierungsfehler. Für die modellorientierte Auswertung ist diese Fehlerklassifikation nicht erforderlich; sie gibt allerdings Aufschluss auf die Häufigkeiten bestimmter Fehlertypen und liefert somit weitere Hinweise für Diagnostik und Therapieplanung.
- **LEMO-2.0-Befund:** Im Ergebnisbogen »LEMO 2.0 Befund« werden die wichtigsten Befunde zusammengetragen. Im generellen Leistungsprofil können Leistungsniveaus eingetragen

sowie mögliche Merkmalseffekte vermerkt werden. Die ggf. ermittelten Funktionszustände einzelner Komponenten und Routen können in einer Grafik des Logogen-Modells markiert werden.

> ❶ **LEMO kann nur Aussagen über die Verarbeitung von Einzelwörtern und Neologismen treffen. Die Verarbeitung komplexerer sprachlicher Strukturen (z. B. von Sätzen) ist nicht möglich.**

Fazit
- LEMO überprüft keine Oberflächensymptome (z. B. Wortfindungsstörungen), sondern erfasst die funktionale Störungsursache dieser Symptome (z. B. Störung im Zugriff auf das phonologische Output-Lexikon).
- Durch die genaue Ermittlung der beeinträchtigten wie auch der intakten Verarbeitungsprozesse wird eine differenzierte Ableitung für das therapeutische Vorgehen möglich.
- Neben der erforderlichen Einarbeitung in die modelltheoretischen Grundlagen verlangt LEMO vom Anwender genaue neurolinguistische Kenntnisse und ein hypothesengeleitetes diagnostisches Vorgehen.
- Die überarbeitete Ausgabe LEMO 2.0 von 2013 ermöglicht eine schnellere Diagnosefindung durch die Aufteilung in zentrale und vertiefende Untertests sowie eine stringentere Ableitung und übersichtlichere Darstellung der modellorientierten Interpretation der Ergebnisse.

8.4.5 Weitere Diagnoseverfahren zur Überprüfung sprachlicher Leistungen

B. Schneider

Um auf der ICF-Ebene der Körperfunktionen die sprachlichen Leistungen bei Patienten mit Aphasie überprüfen zu können, gibt es neben den oben ausführlich beschriebenen Testverfahren noch zahlreiche weitere Diagnostikinstrumente aus dem deutschsprachigen und angloamerikanischen Raum. Sie sollen hier in einer Übersicht dargestellt werden.

Exkurs

BIAS: Bielefelder Aphasie Screening (Richter et al. 2006)

Indikation und Ziel
Das BIAS soll speziell bei neurologischen Patienten in der Akutphase (bis 6 Wochen post-onset) eine umfassende Kurzdiagnostik aller sprachlichen Symptome sowohl bei schweren als auch bei leichten bis minimalen Störungen ermöglichen. Eine Diagnostik des gesamten Störungsspektrums ist speziell über die im BIAS integrierte, differenzierte Analyse der Spontansprache möglich. Zur Analyse schwerer Aphasien wurden die Stimulierbarkeit sprachlicher Äußerungen sowie die Überprüfung automatisierter Funktionen miteinbezogen. Damit soll das BIAS therapierelevante Hinweise liefern (z. B. zur Stimulierbarkeit) und kann zudem ohne große Belastung für den Betroffenen zu Nachuntersuchungen und zur Verlaufsdarstellung genutzt werden.

Aufbau und Inhalt
Zur Durchführung des BIAS steht eine Materialsammlung zur Verfügung, die sich aus 7 dem Patienten vorzulegenden Materialsets und einem Protokollbogen zusammensetzt. Die Items der einzelnen Aufgabengruppen sind nach Schwierigkeitsgrad ansteigend geordnet, die Aufgabengruppen selbst pro Leistungsbereich nehmen ebenfalls im Mittel an Schwierigkeit zu.

Die Untersuchungsdauer beträgt insgesamt 30–40 min. Die Anwendung von Abbruchkriterien kann die Durchführungsdauer auf 15–20 min verringern.

Die Überprüfung folgender sprachlicher Leistungen ist vorgesehen:

- Spontansprache (halbstandardisiertes Interview),
- auditives Sprachverständnis (für Konkreta, Komposita, Polyseme [mehrdeutige Wörter wie z. B. »Bank« als Sitzgelegenheit als Geldinstitut], Satzverständnis, Entscheidungsfragen),
- automatisierte Sprache (Reihensprechen, Sprichwörter ergänzen, Floskeln nachsprechen),
- elizitierte (unter Einfluss einer bestimmten Aufgabenstellung hervorgelockte) mündliche Sprachproduktion (Benennen von Gegenständen, Beschreiben von Situationsbildern, Wortflüssigkeit),

- Schriftsprache (Lesesinnverständnis für konkrete Substantive, lautes Lesen, Schreiben nach Diktat).

Auswertung und Interpretation
Die Auswertung erfolgt sowohl quantitativ als auch qualitativ. Für die quantitative Auswertung werden die richtigen Reaktionen in den Leistungsbereichen (Untertests) addiert und in Prozentwerte sowie Prozentränge umgewandelt. Es kann ebenfalls ein Gesamtprozentwert ermittelt werden. Für die medizinische Diagnose einer Aphasie ist der Gesamtprozentwert mit der Kontrollgruppenleistung zu vergleichen. Fakultativ steht ein Bogen zur qualitativen Auswertung zur Verfügung, in dem optional die Art der Reaktion sowie die Fehlertypen in den einzelnen Aufgabengruppen notiert werden können.

Gütekriterien
Das Verfahren ist hinsichtlich der drei Haupttestgütekriterien intensiv untersucht worden. Es zeichnet sich durch hohe Durchführungs- und Auswertungsobjektivität aus, hat sich als sehr reliabel erwiesen, und auch die Validität ist sehr gut belegt.

- **Testverfahren für die Akutphase**
Folgende Tests eignen sich explizit für die Diagnostik bei Aphasie-Patienten in der Akutphase, da sie durch eine kurze Durchführungsdauer gekennzeichnet sind und für die Besonderheiten akuter Aphasien konstruiert wurden.
- BIAS: Bielefelder Aphasie Screening (Richter et al. 2006, ▶ Exkurs »BIAS«)
- AST: Aphasie-Schnell-Test (Kroker 2000)
- KAP: Kurze Aphasieprüfung (Lang et al. 1999)
- AABT: Aachener Aphasie Bedside Test (Biniek 1997)

Das BIAS wird im ▶ Exkurs »BIAS: Bielefelder Aphasie Screening« genauer beschrieben, da es für alle Schweregrade von Aphasien konzipiert ist, die Stimulierbarkeit sprachlicher Äußerungen mit einbezieht und in relativ kurzer Zeit differenziert alle sprachlichen Modalitäten abprüft.

- **Deskriptiv-neurolinguistische Testverfahren**
Diese Testverfahren überprüfen die sprachlichen Leistungen von aphasischen Personen in unterschiedlichen Modalitäten und beschreiben sie anhand von Symptomen.
- BAT: Bilingual Aphasia Test (Paradis 1987)
- BDAE: Boston Diagnostic Aphasia Examination (Goodglass et al. 2001)
- BIWOS : Bielefelder Wortfindungsscreening für leichte Aphasien (Benassi et al. 2012)

- BOSU: Bogenhausener Semantik-Untersuchung (Glindemann et al. 2002)
- MTDDA: Minnesota Test for Differential Diagnosis of Aphasia (Schuell 1973)
- NCCEA: Neurosensory Center Comprehensive Examination for Aphasie (Spreen u. Benton 1969)
- PICA: Porch Index of Communicative Ability (Porch 1967, 1973)
- SAPS : Sprachsystematisches Aphasiescreening (Blömer et al. 2013)
- TÜLUC: Tübinger Luria-Christensen-neuropsychologische Untersuchungsreihe (Hamster et al. 1980). Hier werden neben der Sprache in den Bereichen Sprachproduktion, Sprachverständnis, Lesen und Schreiben auch andere neuropsychologische Leistungen, wie z. B. die Merkfähigkeit, überprüft.
- WAB: Western Aphasia Battery (Kertesz 1982)
- Verfahren zur Überprüfung des Textverständnisses:
    - Claros Salinas (1993): Texte verstehen. Materialien für Diagnostik und Therapie
    - Riedel (2001): Texte für die neurologische Rehabilitation

■ **Kognitiv-neurolinguistische Testverfahren**
Diese Testverfahren beruhen auf psycholinguistischen Modellen und analysieren beeinträchtigte und unbeeinträchtigte Verarbeitungskomponenten und -wege.
- Auditives Sprachverständnis: Wortbedeutungen; visuelles Sprachverständnis: Wortbedeutungen (Blanken 1996)
- Auditives Sprachverständnis: Wortformen (Blanken 1999)
- PAL: Psycholinguistic Assessment of Language (Caplan 1992)
- PALPA: Psycholinguistic Assessment of Language Processing in Aphasia (Kay et al. 1992)
- Wortproduktionsprüfung (Blanken et al. 1999)
- Benennbatterie für Aktionen und Objekte (Blanken et al. 2003)

8.4.6 Wie können Lesen, Schreiben und Rechnen speziell überprüft werden?

M. Wehmeyer, H. Grötzbach

Zur Diagnose von Lese-, Schreib- und Rechenstörungen stehen einige Instrumente zur Verfügung. Mit ihrer Hilfe ist eine differenzierte Erfassung von Symptomen möglich.

■ **Diagnose der Alexien und Agraphien**
Die Alexien und Agraphien sind diagnostisch von einem (funktionellen) Analphabetismus sowie von einer Lese-Rechtschreib-Schwäche zu trennen. Dazu dient die **Anamnese**, in der nach den prämorbiden schriftsprachlichen Fähigkeiten gefragt wird. Ergänzend sollten Angaben über die Lese- und Schreibgewohnheiten eines Patienten erhoben werden. Die Fragen beziehen sich dabei auf die Art der bevorzugten Lektüre und auf den Stellenwert von Lesen und Schreiben im Alltag des Patienten.

❯ Die Sorge, für intellektuell minderbegabt gehalten zu werden, kann dazu führen, dass über die prämorbiden schriftsprachlichen Fähigkeiten falsche Angaben gemacht werden. Im Zweifelsfall ist es daher ratsam, die Angaben durch eine Fremdanamnese zu verifizieren.

Für die **Diagnose von Alexien** stehen verschiedene Aufgabensammlungen (Claros Salinas 2006; Klingenberg 1990; de Langen 1988; Reitz 1994) und das AAT-Supplement Lesen (Poeck u. Göddenhenrich 1988) zur Verfügung. Eine ausführliche, sehr fein differenzierende Diagnostik des Lesens ist mit dem Untersuchungsverfahren LEMO 2.0 (Stadie et al. 2013) gegeben (▶ Abschn. 8.4.4).

Zusammenfassend sollten bei der Diagnose des Lesens folgende **Parameter** kontrolliert werden (de Bleser 2000):
- **Buchstabenwissen:** Identifikation von Buchstaben unter einer Auswahl von Symbolen, Benennen von Buchstaben, Erkennen von Buchstaben am Wortanfang, in der Wortmitte und am Wortende

- **Wortstatus:** Wörter vs. Nicht-Wörter
- **Wortart:** lexikalische vs. grammatische Morpheme
- **Wortsemantik:** konkrete vs. abstrakte Wörter
- **Worteigenschaften:** Wortlänge, Wortfrequenz, regelgeleitetes vs. nicht regelgeleitetes Lesen (▶ Abschn. 4.1)
- **Art der Vorgabe:** Lesen von vorgegebenen vs. selbst geschriebenen Wörtern
- **Lesesinnverständnis:** Wörter und Sätze

Da das Schreiben untrennbar mit dem Lesen verbunden ist, sind in den Untersuchungsverfahren zum Lesen auch viele **diagnostische Aufgaben zum Schreiben** enthalten.

Die Liste der zu kontrollierenden **Parameter** für das Schreiben kann folgendermaßen ergänzt werden:

- **Buchstabenwissen:** Phonem-Graphem-Konvertierung, wechselseitiges Umwandeln von Druck- in Schreibbuchstaben und von Groß- in Kleinbuchstaben
- **Art der Schreibleistung:** buchstabierendes Schreiben vs. Schreiben nach Diktat vs. spontanes Schreiben
- **Worteigenschaften:** regelgeleitetes vs. nicht regelgeleitetes Schreiben (▶ Abschn. 4.1)

■ **Diagnose der Akalkulien**

In der **Anamnese** werden orientierend Schwierigkeiten im Verstehen, Produzieren und Verrechnen von Zahlen erfasst. Prämorbide Rechenfähigkeiten sollten ebenso wie zahlenbezogene alltägliche und ggf. berufliche Anforderungen erfragt werden.

In der Untersuchung werden alle zahlenbezogenen Anforderungen mithilfe publizierter oder eigens entwickelter Aufgabenstellungen überprüft:

- das **Verstehen von Zahlen** durch das Zeigen vorgesprochener Zahlen in einer schriftlichen Auswahlmenge an Zahlen, Zahlwörtern oder Punktmengen sowie durch das schriftliche Zuordnen von Zahlen zu Zahlwörtern;
- das **Sprechen von Zahlen** durch lautes Lesen von arabischen Zahlen oder Abzählen von Punktmengen;
- das **Schreiben von Zahlen** nach Diktat oder durch schriftliches Benennen von Punktmengen;

- das **stellenwertbezogene vertikale Anordnen** unterschiedlich komplexer Zahlen;
- das **Erfassen von Mengen** durch Schätzaufgaben;
- das **Verständnis von Mengenrepräsentationen** durch Größenvergleiche von Zahlen bzw. durch das Ordnen nach der Zahlengröße;
- der **Abruf von Zahlen** aus dem **Zahlenweltwissen** durch Fragen und Antworten im Multiple-Choice-Verfahren;
- das **Verarbeiten von Rechenzeichen** durch Zuordnungs-, Benenn- und Einsetzaufgaben;
- das **Auf- und Abwärtszählen;**
- der **Abruf von Zahlen** aus dem **Zahlenfaktenwissen** durch Berechnen einfacher, mündlich oder schriftlich präsentierter Aufgaben in den Grundrechenarten;
- die **Anwendung operationalen Regelwissens** durch schriftliches Rechnen in den Grundrechenarten.

Alltagsbezogene Leistungen im Umgang mit Zahlen sollten ebenso berücksichtigt werden. Dazu zählen Aufgaben wie

- das **Zuordnen** einzelner Münzen und Scheine zu mündlich oder schriftlich vorgegebenen Geldbeträgen;
- das **Abzählen** bzw. **Kombinieren** von Münzen und Scheinen nach mündlicher oder schriftlicher Vorgabe von Geldbeträgen;
- das **Einstellen** geschriebener oder gesprochener **Uhrzeiten** auf einer Analoguhr;
- das **Benennen von Uhrzeiten** in umgangssprachlicher oder digitaler Weise;
- das **Eingeben** von Zahlen und Rechnungen in einen Taschenrechner oder
- das Ableiten eines **adäquaten Rechenwegs** aus alltagsorientierten Textaufgaben.

Zur Untersuchung von Akalkulien sind nur **wenige standardisierte und normierte Untersuchungsverfahren** verfügbar, die alle Komponenten der Zahlenverarbeitung und des Rechnens differenziert erfassen.

Die **EC301-R-Akalkulie-Testbatterie** (Claros Salinas 1994, in Claros Salinas u. Willmes 2000) überprüft basale Fähigkeiten im Umgang mit Zahlen. Sie besteht aus folgenden Aufgaben:

- Zählen und Abzählen
- Lesen und Schreiben von Zahlen bzw. Zahlwörtern
- schriftliches Zuordnen von Zahlen zu Zahlwörtern
- Kopfrechnen in den 4 Grundrechenarten
- Anordnen von Zahlen auf einem Zahlenstrahl
- Größenvergleich von Zahlen nach mündlicher oder schriftlicher Vorgabe
- schriftliche Addition, Subtraktion und Multiplikation
- Erfassen von Mengen durch Schätzen
- Schätzen von Zahlenangaben im semantischen Kontext

Mithilfe der **Münchner-Akalkulie-Prüfung** (Claros Salinas 1993) werden neben grundlegenden auch **komplexe Leistungen im Umgang mit Zahlen** überprüft, die im beruflichen oder Ausbildungsalltag relevant sein können. Dieses Diagnoseverfahren ist für Patienten mit geringgradiger Akalkulie geeignet.

Für Patienten mit schwergradiger Akalkulie empfiehlt sich das **Screening-Verfahren nach Hüttemann** (1998). **Grundlegende Fähigkeiten der Zahlenverarbeitung** können damit detailliert erfasst werden.

Ein **alltagsnahes** Testverfahren stellt das Aiblinger **Akalkulie-Screening (AAS)** dar (Keller u. Maser 2004). Mit dem Material werden neben unterschiedlichen Fähigkeiten zur Zahlenverarbeitung

- der Umgang mit Geld (Gesamtbeträge schätzen, schriftliches Addieren von Preisen, Berechnen des Rückgeldes, Geldbeträge mit Scheinen und Münzen auslegen),
- das Eingeben von Zahlen in einen Taschenrechner,
- das Umrechnen eines Kochrezepts für 4 statt 6 Personen,
- das Benennen und Aufschreiben von Uhrzeiten,
- der Umgang mit einem Zugfahrplan und
- das Berechnen einer Uhrzeit, einer Altersangabe und eines Geburtsjahrs

getestet. Instruktionen, Aufgaben und Protokollbögen sind anwendungsfreundlich aufbereitet. Das

Untersuchungsverfahren ist standardisiert und an einer kleinen Stichprobe normiert, es existieren jedoch keine Hinweise zur Reliabilität oder Validität.

> **In der Diagnostik muss der Einfluss assoziierter neuropsychologischer Störungen auf die Zahlenverarbeitung abgeklärt werden. Allgemeine Störungen der Aufmerksamkeit, des Gedächtnisses, der visuellen oder räumlich-konstruktiven Wahrnehmung verlangen ebenso wie sprachliche Beeinträchtigungen eine zahlenunabhängige Behandlung der Grundstörung.**

Fazit
- Deskriptiv-neurolinguistische Testverfahren beschreiben mithilfe neurolinguistischer Begriffe aphasische Symptome. Vertreter dieser Gruppe von Testverfahren sind der AAT, der Aphasien in Syndrome klassifizieren kann, und die ACL, die ein sprachliches Leistungsprofil erstellt.
- Kognitiv-neurolinguistische Testverfahren überprüfen auf der Grundlage von Sprachverarbeitungsmodellen spezifisch einzelne Verarbeitungskomponenten bzw. -routen und decken somit die funktionelle Ursache von Symptomen auf. Als Vertreter dieser Gruppe von Testverfahren kann die LEMO 2.0 genannt werden.
- Tests für die Akutphase sind auf die Besonderheiten von akuten Aphasien ausgerichtet und haben in der Regel eine relativ kurze Durchführungsdauer. Beispiele für Akuttests sind das BIAS, der AST, die KAP oder das AABT.
- Für die Diagnose von Lese-, Schreib- und Rechenstörungen können Aufgabensammlungen eingesetzt werden, mit denen eine gezielte Überprüfung der einzelnen Leistungen möglich ist.

8.5   Diagnostik auf der ICF-Ebene der Aktivitäten und Partizipation

B. Schneider

Mit Einführung der ICF ist die seit Längerem bestehende Forderung nach Testinstrumenten, die pragmatisch-kommunikative Fähigkeiten messen

◻ Tab. 8.7   Einordnung der Diagnostikansätze im Bereich Aphasie. (In Anlehnung an de Langen 2003)

ICF-Komponente der Körperfunktionen		ICF-Komponente der Aktivitäten und Partizipation
Beispiele für neurolinguistisch-formale Diagnostikansätze		Beispiele für pragmatisch-funktionale Diagnostikansätze
Deskriptiv-neurolinguistisch	Kognitiv-neurolinguistisch	
– AAT (Aachener Aphasie Test, Huber et al. 1983) – AABT (Aachener Aphasie-Bedside-Test, Biniek 1993) – ACL (Aphasie-Check-Liste, Kalbe et al. 2002) – BIAS (Bielefelder Aphasie Screening, Richter et al. 2006)	– LEMO 2.0 (Lexikon modellorientiert, Stadie et al. 2013) – Materialien zur neurolinguistischen Aphasiediagnostik (Blanken 1996, 1999) – Wortproduktionsprüfung (Blanken et al. 1999) – Benennbatterie für Aktionen und Objekte (Blanken et al. 2003)	– ANELT (Amsterdam-Nijmegen Everyday Language Test, Blomert 1994) – CETI (Communicative Effectiveness Index, Lomas et al. 1989; dt. Übersetzung: Schlenck u. Schlenck 1994) – Konversationsanalyse (z. B. Bauer u. Kaiser 1997; Bongartz 1997) – ALQI (Aachener Lebensqualitätsinventar, Engell et al. 2003)

können, noch deutlicher geworden. Allerdings sind geeignete Instrumente nötig, wenn Fähigkeiten auf der Ebene der Aktivitäten und Partizipation gemessen werden sollen. Leider hat sich die pragmatisch-funktionale Diagnostik (◻ Tab. 8.7) bis heute in der Aphasiologie kaum etabliert, was daran liegen mag, dass kommunikative Fähigkeiten weitaus schwieriger zu operationalisieren sind als sprachsystematische Leistungen. Entsprechend gibt es bislang im deutschsprachigen Raum nur wenig verfügbare ökologisch valide und reliable standardisierte Untersuchungsverfahren; hier herrscht deutlicher Entwicklungsbedarf. Im Folgenden sollen die wichtigsten Testverfahren zur Erfassung von kommunikativen Fähigkeiten bei Aphasie sowie zur Erfassung der Auswirkung der aphasischen Einschränkungen auf die Lebensqualität der Betroffenen vorgestellt werden. Dabei wird zwischen Fremderhebungsverfahren und Selbsterhebungsverfahren unterschieden. Bei Fremderhebungsverfahren beurteilt ein Experte, in der Regel die Sprachtherapeutin, die kommunikativen Leistungen einer aphasischen Person. Bei Selbsterhebungsverfahren schätzen der Betroffene oder eine nahe Bezugsperson kommunikative Aktivitäten oder Teilhabe ein. Erhebungsverfahren, bei denen subjektive Informationen aus der Perspektive der aphasischen Person gewonnen werden, besitzen ergänzend zu den Fremderhebungsverfahren eine wesentliche Bedeutung, da niemand außer der aphasischen Person selbst Qualität, Ausmaß und

Zufriedenheit der Alltagskommunikation und der dadurch realisierten sozialen Teilhabe bewerten kann. Gerade das Konstrukt der Partizipation ist durch das subjektive Erleben und individuelle Erfahrungen gekennzeichnet und kann daher nicht ausschließlich objektiv gemessen werden.

Wie in ▸ Abschn. 8.4 aufgeführt, existieren reichlich psychometrisch abgesicherte Diagnostikverfahren, um sprachliche Funktionen bzw. Funktionseinschränkungen bei Aphasie zu messen. Allen Verfahren ist jedoch gemein, dass ihre Ergebnisse keine Aussage darüber treffen können, inwiefern die sprachsystematischen Beeinträchtigungen eine Auswirkung auf die Alltagskommunikation der Betroffenen haben.

Eine durch eine bestimmte Aufgabe stimulierte (elizitierte) Wortabrufleistung, beispielsweise in einer mündlichen Benennaufgabe, ist in keiner Weise gleichzusetzen mit dem freien Abruf geeigneter Begriffe in der natürlichen Spontansprache, die meist in dialogischer Form stattfindet und entsprechend auch interaktive Faktoren beinhaltet. Insofern gelten neurolinguistisch-formale Testverfahren als **ökologisch invalide**, da sie keine Rückschlüsse auf die tatsächlich in der natürlichen Kommunikation verfügbaren sprachlichen Leistungen zulassen. Seit langer Zeit besteht daher ein Desiderat (Wunsch) nach Diagnostikansätzen, die pragmatisch-kommunikative Fähigkeiten von aphasischen Personen valide und reliabel erfassen können. ◻ Tab. 8.8 stellt

◼ **Tab. 8.8** Pragmatisch-funktionale Diagnostikverfahren im deutschsprachigen Raum

Name des Diagnostikverfahrens	Autoren/Erscheinungsjahr
Fremderhebungsverfahren	
Logopädisches Assessment	Schwer et al. 2006
ICF Core Sets	
ANELT (Amsterdam Nijmegen Everyday Language Test)	Blomert et al. 1994
PFD (Interview zur pragmatisch-funktionellen Diagnostik bei schwerer Aphasie)	Balazs et al. 2010
ACSI (Assessment of Communicative Skills Interview)	Herrmann 1987; Herrmann et al. 1989
APPLS (Assessment Protocol of Pragmatic Linguistic Skills)	Gerber u. Gurland 1989; dt.: Bongartz 1997
Konversationsanalyse	Bauer u. Kaiser 1997; Bauer u. Auer 2009; Bongartz 1998
Gesprächsbasierte Kommunikationsdiagnostik	Moriz 2001
Selbsterhebungsverfahren	
ALQI (Aachener Lebensqualitätsinventar)	Engell et al. 2003
CAL (Communicative Activity Log)[a]	dt.: Pulvermüller et al. 2001, dt. Übersetzung in Neininger 2002
CETI (Communicative Effectiveness Index)	Lomas et al. 1989; dt.: Schlenck u. Schlenck 1994
FASA (Fragebogen zu den Auswirkungen der Sprachstörungen auf die Alltagskommunikation)	dt.: Bongartz 1998
PKF (Partner-Kommunikations-Fragebogen)	Blomert 1993, dt.: Schütz und de Langen 2010
FKL (Fragebogen zum Kommunikationsverhalten von Schlaganfallpatienten)	Arnold et al. 2009
DiaDia (Dialogdiagnostik für aphasische Menschen und ihre primäre Bezugsperson)	Brunner u. Hirzel 2009
KOSA (Kommunikationsorientierte Selbstbeurteilung bei Aphasie)	Böhlau et al. 2013

[a] Der CAL kann als Selbsterhebungsbogen und Fremderhebungsbogen genutzt werden. Die Fremderhebung kann sowohl durch Angehörige (subjektive Bewertung) als auch durch Therapeuten (objektive Bewertung) erfolgen.

eine Übersicht über derzeit verfügbare, nicht jedoch in jedem Falle als Testmaterial veröffentlichte, pragmatisch-funktionale Diagnostikverfahren im deutschsprachigen Raum dar. Eine Übersicht über pragmatisch-funktionale Diagnostikverfahren im englischsprachigen Raum steht zusätzlich im ▶ Serviceteil und online unter ▶ http://extras.springer.com zur Verfügung.

8.5.1 Pragmatisch-funktionale Fremderhebungsverfahren

Fremderhebungsverfahren sind dadurch gekennzeichnet, dass ein Experte, in der Regel also die Sprachtherapeutin, kommunikative Fähigkeiten oder Strategien der aphasischen Person beurteilt. Die Durchführung und die Auswertung solcher

Verfahren sind üblicherweise standardisiert. Äußerungen oder Reaktionen des Patienten können methodisch auf unterschiedliche Weise gewonnen werden: Meistens werden vorher festgelegte Aufgaben vorgegeben (wie z. B. im Amsterdam-Nijmegen Everyday Language Test [ANELT] oder im Interview zur pragmatisch-funktionellen Diagnostik bei schwerer Aphasie [PFD]). Eine Ausnahme stellt die Konversationsanalyse dar, bei der ein Gespräch zwischen Patient und Bezugsperson die Grundlage der Analyse bildet. Die meisten Fremderhebungsverfahren werten die Reaktionen des Patienten mithilfe numerischer Skalen aus, d. h., die Ergebnisse werden quantifiziert. Auch in der Form der Auswertung weicht die Konversationsanalyse von anderen Fremdbewertungsverfahren ab: Sie analysiert und beschreibt sprachlich-interaktives Verhalten und stellt somit ein qualitatives Verfahren dar.

Der Amsterdam-Nijmegen Everyday Language Test (ANELT)

Der Amsterdam-Nijmegen Everyday Language Test (ANELT, Blomert et al. 1998) ist ein für das niederländische und deutsche Sprachgebiet evaluiertes Testverfahren, das die verbal-kommunikativen Fähigkeiten von Aphasie-Patienten erfassen soll. Obwohl er in Deutschland bis heute nicht als Testmaterial veröffentlicht wurde, wird er im klinischen Praxisalltag eingesetzt. Ähnlich aufgebaut wie der ANELT ist der von van der Meulen et al. (2008) in den Niederlanden entwickelte Scenario-Test. Dieser untersucht im Gegensatz zum ANELT nicht nur die verbale, sondern eine umfassende Kommunikationsfähigkeit (vgl. Schütz 2013), ▶ Exkurs »Scenario Test«.

Tipp Material

Die deutsche Version des ANELT ist im Internet unter http://www.demenzsprache-hfh.ch/webautor-data/70/ANELT-Endversion.pdf (letzter Zugriff 20.01.14) verfügbar.

■   **Ziel**

Der ANELT misst die verbal-kommunikativen Fähigkeiten von aphasischen Personen, d. h., er erfasst die Adäquatheit der verbalen Vermittlung von Informationen im Alltag, unabhängig von der linguistischen Form der Äußerung (vgl. Blomert u. Buslach 1994). Er kann auch zur Verlaufsbeobachtung eingesetzt werden. Der Begriff der verbalen Kommunikationsfähigkeit wurde messbar gemacht (operationalisiert) als inhaltliche Verständlichkeit (»understandability«) einerseits und auditive Verständlichkeit (»intelligibility«) andererseits.

■   **Gütekriterien**

Die niederländische Version des ANELT wurde an einer Stichprobe von 200 aphasischen Patienten evaluiert. Sie gilt als reliabel und objektiv. Die Validität ist kritisch zu sehen, da fraglich bleibt, was der Test eigentlich genau misst (vgl. Schneider 1998). Die deutsche Version ist bis heute nicht psychometrisch abgesichert.

■   **Aufbau und Durchführung**

Der Test besteht aus zwei gleichermaßen schwierigen und reliablen Parallelversionen mit jeweils 10 Items. Die Testitems sollen vertraute Alltagssituationen repräsentieren, z. B. einen Anruf beim Arzt, ein Gespräch mit einem Verkäufer oder einem Nachbarn. Diese Situationen werden jeweils vom Untersucher in einer für jeden Patienten verschiedenen Zufallsreihenfolge vorgegeben, worauf der Patient mit einer Antwort in direkter Rede reagieren soll. Es soll sich jedoch dabei weder ein Dialog entwickeln, noch sind Hilfen vonseiten des Untersuchers vorgesehen. Mit jeweils 2 Übungsbeispielen wird begonnen; eine Wiederholung pro Item im exakten Wortlaut ist zulässig. Für jede Version sind für jeweils 3 Situationen Stimulusobjekte vorgesehen (z. B. Oberhemd mit Brandloch, Brille mit gesprungenem Glas).

Beispiel für ein Item der ANELT-Version 1
»Sie sind jetzt in der Wäscherei. Sie wollen das hier abholen (Oberhemd mit Brandloch) und bekommen es so zurück. Was sagen Sie?«

■   **Auswertung**

Ausschließlich die verbalen Antworten des Patienten werden auf zwei 5-Punkte-Skalen nach inhaltlicher und auditiver Verständlichkeit bewertet;

Exkurs

Scenario Test (van der Meulen 2008)

Indikation und Ziel
Der in den Niederlanden entwickelte Scenario Test wurde auf der Grundlage des ANELT entwickelt und überprüft verbale und nonverbale Kommunikationsfähigkeiten bei Aphasie in Alltagssituationen. Er unterscheidet sich jedoch in zwei wesentlichen Aspekten vom ANELT: Der Scenario Test erfasst nicht nur die verbalen Kommunikationsfähigkeiten, sondern multimodale Kommunikation, z. B. auch den Einsatz von Gesten, Mimik, Zeichnen, Schreiben oder anderer Hilfsmittel. Darüber hinaus bewertet er diese umfassenden Kommunikationsfähigkeiten unter Einbezug des Kommunikationspartners in einem interaktiven Setting. Deshalb eignet sich der Test besonders für schwer betroffene aphasische Personen. Der Scenario Test wurde bisher nur in den Niederlanden veröffentlicht; die Evaluation einer deutschen Übersetzung sowie deren Publikation stehen noch aus. Eine Aachener Forschergruppe um Nobis-Bosch (2013) initiierte kürzlich ein Forschungsprojekt zur Übertragung des Scenario Tests ins Deutsche.

Aufbau und Inhalt
Der Test besteht aus 18 Aufgaben, die alltägliche kommunikative Situationen repräsentieren. Die Aufgaben sind 6 Szenarien zugeordnet (Einkaufen, Arztbesuch, Taxi, Besuch eines Freundes, häusliche Hilfe, Restaurant); jedes der 6 Szenarien enthält wiederum je 3 Kommuni-

kationssituationen. Beispielsweise besteht das Szenario »Restaurant« aus folgenden 3 Aufgaben:
- Sie befinden sich mit einem Freund bei einem Getränk im Restaurant. Sie müssen auf die Toilette, wissen aber nicht, wo diese ist. Wie fragen Sie den Kellner?
- Sie möchten gerne die Speisekarte sehen. Wie fragen Sie danach?
- Der Kellner bringt Ihnen die Suppe. Sie haben aber keinen Löffel. Was tun Sie?

Die Aufgabenstellung wird auditiv vom Untersucher vorgegeben und jeweils mit einer Schwarz-Weiß-Zeichnung des jeweiligen Szenarios unterstützt. Hilfestellungen durch den Untersucher sind erlaubt und in einer standardisierten und hierarchischen Reihenfolge vorgegeben. Beispielsweise kann der Untersucher den Patienten bei einer Nullreaktion auffordern, eine Geste einzusetzen, zu zeichnen oder er kann Ja-Nein-Fragen stellen.

Auswertung und Interpretation
Die Reaktionen des Patienten im Scenario Test werden auf Video aufgezeichnet und anschließend über eine 4-stufige Skala bewertet. Sowohl der inhaltliche Gehalt der Mitteilung als auch das Ausmaß an Hilfestellung durch den nichtaphasischen Gesprächspartner werden in die Bewertung einbezogen. Für jedes Item wurden obligatorische Schlüsselinformationen festgelegt, die in der Evaluationsstudie von über 80% der Sprachgesunden

genannt wurden. Einige Aufgaben erfordern nur eine Schlüsselinformation, andere mehrere. Punktwert 3 wird vergeben, wenn der Untersucher die komplette Information ohne Hilfestellung vom Patienten erhalten hat, Punktwert 2, wenn er die komplette Information mit geringer Hilfestellung erhalten hat, Punktwert 1, wenn er sie nur durch Ja-Nein-Fragen erhalten hat, und Punktwert 0, wenn er keine Information erhalten hat bzw. der Patient die Ja-Nein-Frage nicht adäquat beantworten konnte. Der maximale Punktescore des Scenario Tests beträgt 54 und stellt die quantitative Auswertung dar. In einer qualitativen Analyse können darüber hinaus bevorzugte Kommunikationsstrategien des Patienten, deren Effektivität und Flexibilität im Einsatz, das Ausmaß und die Art der benötigten Hilfestellung sowie das Verständnis der Szenarien ausgewertet werden.

Gütekriterien
Der Scenario Test wurde in einer Evaluationsstudie an 131 postakuten bzw. chronischen aphasischen Personen zwischen 20 und 85 Jahren mit zerebrovaskulärer Ätiologie überprüft (vgl. van der Meulen et al. 2010). Ebenso nahm eine Kontrollgruppe mit 25 sprachgesunden Personen an der Studie teil. Die Ergebnisse des Scenario Tests wurden mit den Ergebnissen des ANELT, des Spontansprache-Interviews des AAT, des Token Tests, des Untertests 45 des PALPA sowie des CETI-Bogens korreliert. Die Gütekriterien Reliabilität und Validität stellten sich als gut heraus.

nonverbale Reaktionen werden nicht in die Bewertung einbezogen. Die Skalenwerte werden nicht in Form von qualitativen Kriterien ausgedrückt. Durch den Gesamtpunktwert der jeweiligen Skala wird das Niveau der verbalen Kommunikationsfähigkeit ausgedrückt.

■ **Interpretation der Ergebnisse**
Hier ist zu berücksichtigen, dass die Bewertung der inhaltlichen Verständlichkeit einer Äußerung immer von der auditiven Verständlichkeit abhängig ist: Eine stark unverständliche Reaktion aufgrund z. B. einer Dysarthrie (▶ Abschn. 5.1) kann

inhaltlich nicht beurteilt werden (vgl. Schneider 1998). Der Gesamtpunktwert der inhaltlichen sowie der auditiven Verständlichkeit kann nicht in Normwerte umgewandelt werden, insofern ist ein Vergleich mit einer Stichprobe nicht möglich. Bei einer Verlaufsdiagnostik kann jedoch eine Veränderung der verbalen Kommunikationsfähigkeit gemessen werden.

Die Konversationsanalyse

Konversationsanalytische Verfahren werden in der Aphasie-Diagnostik eingesetzt, um herauszufinden, wie sich die neurolinguistischen oder kognitiven Beeinträchtigungen (z. B. Verkürzung der verbalen Merkspanne) auf Alltagsgespräche zwischen Patienten und Angehörigen auswirken und welche Strategien die jeweiligen Gesprächspartner zur Klärung von Verständigungsproblemen adaptiert haben und anwenden. Hier werden also nicht nur sprachlich-kommunikative Fähigkeiten des Betroffenen analysiert, sondern deren Einbindung im Diskurs. Eine Diagnostik auf der Grundlage der Konversationsanalyse ist zeitaufwendig, liefert aber Ergebnisse über Teilaspekte sprachlich-kommunikativen Verhaltens, die kein Testverfahren messen kann (z. B. Aussagen über die Interaktion der Gesprächspartner). Als Beispiel soll hier die konversationsanalytische Diagnostik nach Bongartz (1997) vorgestellt werden. Weitere Vorschläge werden von Bauer und Kaiser (1997) unterbreitet, die das Erstgespräch zwischen Patient und Therapeutin zur Grundlage der Auswertung machen.

▪ **Ziel**

Mithilfe konversationsanalytischer Verfahren soll identifiziert werden, welches sprachliche Verhalten der aphasischen Person in Gesprächen zu sog. kommunikativen Breakdowns (Zusammenbrüchen) führt (vgl. Lesser u. Algar 1995). Weiter kann überprüft werden, inwieweit sich die neurolinguistischen Hypothesen über die zugrunde liegenden Sprachverarbeitungsstörungen aus der AAT-Untersuchung bestätigen lassen oder ob sie modifiziert werden müssen (vgl. Bauer u. Kaiser 1989; Bongartz 1996; Lesser u. Algar 1995). Schließlich sollen die effektiven und ineffektiven Problemlöse- und Repair-Strategien analysiert werden, die von der aphasischen Person und ihrem Gesprächspartner

zur Bewältigung von Verständigungsproblemen eingesetzt werden (vgl. Lesser u. Algar 1995).

▪ **Gütekriterien**

Die Konversationsanalyse orientiert sich am individuellen Gespräch einer aphasischen Person mit einer bekannten oder unbekannten Person. Natürliche Gespräche sind nicht standardisierbar. Die Ergebnisse können nicht vergleichbar gemacht werden, insofern erübrigen sich die üblichen psychometrischen Angaben.

▪ **Aufbau und Durchführung**

Bongartz (1997) schlägt als Konversationsanalyseverfahren das Untersuchungsprotokoll der linguistisch-pragmatischen Fertigkeiten bei Aphasie vor. Es handelt sich hierbei um die deutsche Übersetzung des **Assessment Protocol of Pragmatic-Linguistic Skills** (APPLS, Gerber u. Gurland 1989). Das Verfahren basiert auf der Analyse von Gesprächen

- zwischen einer aphasischen Person und einem bekannten Gesprächspartner (z. B. Lebenspartner) sowie
- zwischen einer aphasischen Person und einem unbekannten Gesprächspartner (in der Regel die Untersucherin)

Dadurch lässt sich die Bandbreite der linguistisch-pragmatischen Strategien beobachten, die aphasische Personen in Gesprächsinteraktionen mit bekannten und unbekannten (neuen) Gesprächspartnern zur Verfügung haben. Außerdem können die Effekte von fluktuierenden Kontextfaktoren, die den Gesprächsverlauf beeinflussen (wie das Ausmaß geteilten Wissens zwischen Partnern oder die Konversationsstile der Gesprächspartner), evaluiert werden. Die Gespräche müssen aufgenommen und transkribiert werden.

▪ **Auswertung**

Die transkribierten Gespräche werden einer Mikro- und Makroanalyse unterzogen.

In der **Mikroanalyse** werden Gesprächsschritte, die ein Repair-Signal (Reparatur-Signal) beinhalten, als »Breakdowns« (Zusammenbruch) kodiert und weiteranalysiert. Durch Repair-Signale zeigt einer der Gesprächspartner an, dass er die

Mitteilung nicht vollständig verstanden hat. Sie beinhalten unspezifische Fragen (z. B. »Was?«), Bitten um spezifischere Informationen (z. B. »Wie lange fahren?«) und Gesprächsanweisungen (z. B. »Was meinst du?«, »Wie bitte?«). Äußerungen, die im linguistischen Sinne von der Untersucherin normalerweise als fehlerhaft bewertet werden, werden nicht als Breakdowns gezählt, bis ihnen ein Repair-Signal des Gesprächspartners folgt. Auf diese Weise wird die Korrektheit oder »Angemessenheit« der aphasischen Äußerung aus der Partner- und nicht aus der Untersucherperspektive bewertet.

Die **Makroanalyse** wird vom Breakdown an bis zu seiner Auflösung durchgeführt. Diese größeren Gesprächseinheiten, die mit einem Verständigungsproblem beginnen und mit einem Gesprächsschritt enden, der die Verständigungssicherungssequenz erfolgreich abschließt, werden Breakdown-Repair-Sequenz genannt.

■ **Interpretation der Ergebnisse**
In der Mikroanalyse wird ausgewertet, inwiefern Zusammenbrüche in einem pragmatischen Kontext auf linguistische Störungen zurückgehen, wie z. B. Wortfindungsstörungen oder Sprachverständnisprobleme. Die Ergebnisse der Makroanalyse von Breakdown-Repair-Sequenzen ergeben, welche linguistisch-pragmatischen Mittel und Repair-Strategien aphasische Personen und ihre Gesprächspartner nach einem Zusammenbruch einsetzen. Die Analyse soll auch offenlegen, worin die Gesprächspartner jeweils die Ursache (»trouble source«) für ein Verständigungsproblem suchen oder sehen.

8.5.2 Pragmatisch-funktionale Selbsterhebungsverfahren

Selbsterhebungsverfahren erlauben eine subjektive Einschätzung der individuellen Qualität kommunikativer Alltagsaktivitäten oder sozialer Teilhabe. Diese Selbsteinschätzung der aphasischen Person oder einer Bezugsperson kann mündlich in einem Gespräch oder einem Interview (▶ Abschn. 8.2) oder schriftlich durch einen Fragebogen eingeholt werden. Fragebögen erlauben durch eine standardisierte Vorgabe von Fragen oder Items und eine häufig quantitative Auswertung eine bessere Ver-

gleichbarkeit der Daten, schränken jedoch durch diese Vorgabe Umfang und Art der Informationen ein. In einem Gespräch oder Interview kann die aphasische Person oder der Angehörige selbst die Relevanz der Erzählinhalte bestimmen, dadurch erhält die Untersucherin möglicherweise Informationen, die ein Fragebogen nicht erfasst hätte. Gleichzeitig können Missverständnisse unmittelbar geklärt und sprachliche Hilfen gegeben werden. Fragebögen stellen besonders für Patienten mit schweren sprachlichen Einschränkungen eine Hürde dar, wenn z. B. das Leseinnverständnis für das Erfassen der Fragen nicht ausreicht. Deshalb werden Fragebögen nicht selten von Angehörigen ausgefüllt, deren Einschätzung jedoch nicht zwingendermaßen mit der des Betroffenen übereinstimmen muss. Bisher ist erst in wenigen Fragebögen eine visuelle Unterstützung der Fragen durch Piktogramme oder das Hervorheben von Schlüsselwörtern umgesetzt (siehe Aachener Lebensqualitätsinventar [ALQI] oder Kommunikationsorientierte Selbstbeurteilung bei Aphasie [KOSA]).

> **Tipp Material**
>
> Viele der Fragebögen sind auf der Homepage der Schweizer Selbsthilfeorganisation »aphasie suisse« unter http://www.aphasie.org/index.php?id=480 verfügbar.

Der Communicative Effectiveness Index (CETI)
Der CETI-Bogen (Communicative Effectiveness Index, Lomas et al. 1989) wurde 1994 von Schlenck und Schlenck als deutsche Version veröffentlicht. Er erhebt nonverbale und verbale kommunikative Fähigkeiten, die im sog. CETI-Index als Schweregrad ausgedrückt werden.

> **Tipp Material**
>
> Der CETI-Bogen ist als Kopiervorlage enthalten in: Schlenck, C. u. Schlenck, K.J. (1994): Beratung und Betreuung von Angehörigen aphasischer Patienten;Logos interdisziplinär, Jg. 2, Ausg. 2, S. 358–363 oder als Download unter http://www.aphasie.org/index.php?id=480 (letzter Zugriff am 05.09.2013).

■ **Ziel**

Mithilfe des CETI-Bogens sollen die verbale und nonverbale Kommunikationsfähigkeit von Aphasie-Betroffenen über deren Angehörige eingeschätzt werden. Das Verfahren eignet sich zur Verlaufsbeurteilung.

■ **Gütekriterien**

Der »Communicative Effectiveness Index« von Lomas et al. (1989) ist ein normierter und validierter Fragebogen. Die deutsche Fassung wurde von Schlenck und Schlenck (1994) an einer Stichprobe von 56 Patienten evaluiert.

■ **Aufbau und Durchführung**

Der CETI-Bogen enthält 16 Fragen, die auf verbale und nonverbale, rezeptive und expressive Fähigkeiten des Patienten abzielen. Auf jede Frage soll der Angehörige möglichst spontan auf einer Skala von »kann er absolut nicht« bis »kann er so gut wie vor der Erkrankung« mit einer Markierung reagieren.

Beispiele für Fragen aus dem CETI-Bogen

Wie gut kann er
- die Aufmerksamkeit anderer auf sich lenken, wenn er dies möchte?
- ein persönliches Gespräch führen?
- mitteilen, wenn er gesundheitliche Probleme hat (z. B. klarmachen, wo er Schmerzen hat)?
- Geschriebenes (Wörter, Sätze und Texte) lesen und verstehen?

■ **Auswertung**

Für die Auswertung der Angehörigen-Beurteilungen wird auf der 100 Millimeter langen Skala der Abstand bis zur Markierung abgemessen. Danach werden die Millimeter als Zahlen addiert und die Summe durch 16 (= Anzahl der Fragen) geteilt. So erhält man den CETI-Index (höchster Wert = 100). Er gibt den Schweregrad der kommunikativen Einschränkung nach Einschätzung der Angehörigen wieder.

■ **Interpretation der Ergebnisse**

Bei Fremdeinschätzungsverfahren sollte immer berücksichtigt werden, dass das Ergebnis ein subjektiver Eindruck des Beobachters ist und viele unkontrollierbare Variablen auf die Bewertung Einfluss

nehmen. Deshalb ist es von besonderer Bedeutung, die Ergebnisse von Fragebögen mit den Ergebnissen objektiver Testverfahren zu vergleichen und auf diesem Wege möglicherweise Hinweise auf Diskrepanzen zu erhalten.

Das Aachener Lebensqualitätsinventar (ALQI)

Das ALQI (Aachener Lebensqualitätsinventar, Hütter u. Gilsbach 1995) ist eine deutsche Adaption des Sickness Impact Profile (SIP, Bergner et al. 1981) und zurzeit das einzige Messinstrument, das die ICF-Komponente der Partizipation als Aspekt von Lebensqualität abbildet. Es wird als bisher **unveröffentlichte Pilotversion** vorwiegend in Studien eingesetzt. ALQI erfasst in zwei parallelen Versionen über die Selbsteinschätzung aphasischer Personen sowie die Fremdeinschätzung der Angehörigen die Auswirkung von Beschwerden auf die Lebensqualität.

■ **Ziel**

Mithilfe des ALQI soll erfasst werden, inwiefern sich aphasische Personen im postakuten und chronischen Stadium subjektiv durch ihre Beschwerden belastet fühlen.

■ **Gütekriterien**

Das ALQI wurde speziell für hirngeschädigte Patienten entwickelt und an einer Stichprobe von 281 Patienten sowie 163 Angehörigen evaluiert (Hütter u. Gilsbach 1996). Beiden Versionen wurde eine hohe interne Konsistenz und Reliabilität zugesprochen. Es konnte eine hohe Korrelation zwischen der Einschätzung von Patienten und der Einschätzung der Angehörigen nachgewiesen werden. Die nachträglich ergänzten Kategorien »Kognition« und »Sprache« wurden in einer Studie mit 26 Patienten und 24 Angehörigen untersucht (ALQI-Aphasie, Engell et al. 2003). In der Validierungsuntersuchung konnte der Aufbau in beiden Versionen (Schrift und Bild) abgesichert werden. Die aphasischen Patienten und die Angehörigen stimmten in ihren Beurteilungen weitgehend überein. Weitere Untersuchungen zu den Gütekriterien und zur Normierung des Verfahrens stehen noch aus.

Tab. 8.9 Aufbau des ALQI. (In Anlehnung an Engell et al. 2003)

Kategorie/Beispiel	Dimension	Anzahl der Items
Soziale Aktivität, z. B. »halbwach herumsitzen«	Psychosozial	10
Bewegung, z. B. nur mit Hilfe aufstehen können	Physisch	10
Hausarbeit, z. B. keine schwere Hausarbeit machen können	Physisch	10
Soziale Kontakte, z. B. häufig allein sein	Psychosozial	10
Familiäre Beziehungen, z. B. Abwenden von Familienmitgliedern	Psychosozial	10
Mobilität, z. B. im Rollstuhl sitzen	Physisch	10
Kommunikation, z. B. unter Sprachstörungen leiden	Psychosozial	10
Freizeit, z. B. weniger ausgehen	Psychosozial	10
Autonomie, z. B. Hilfe beim Baden benötigen	Physisch	10
Kognition, z. B. viel vergessen		14
Sprache, z. B. Schwierigkeiten haben, Wörter zu finden		13

■ **Aufbau und Durchführung**

Das ALQI besteht aus zwei parallelen Versionen: eine Bildversion für aphasische Personen sowie eine Schriftversion für Angehörige. In der Bildversion werden mithilfe von Piktogrammen Aussagen zu verschiedenen körperlichen oder psychosozialen Beeinträchtigungen illustriert und mit telegrammartigen Phrasen untertitelt, z. B. »oft allein sein«. Durch die Bebilderung können auch Patienten mit schweren Sprachverständnisstörungen befragt werden. Die Aussagen sollen zum einen bejaht oder verneint werden (Daumen-hoch- und Daumen-runter-Symbole). Zum anderen soll der Schweregrad des entsprechenden Zustands auf einer 3-schrittigen Skala eingeschätzt werden: »egal«, »schlimm«, »sehr schlimm« (Smiley-Symbole). Parallel dazu können Angehörige eine Schriftversion des Fragebogens ohne Piktogramme beantworten. Kategorien der Lebensqualität sowie deren Dimension und Anzahl der Items werden in ■ Tab. 8.9 dargestellt.

■ **Auswertung**

Es können ein Gesamtscore sowie einzelne Scores für den Grad der körperlichen und psychosozialen Beeinträchtigung errechnet werden. Dazu kommen zwei weitere Kategorien, die sich auf aphasi-

sche und neuropsychologische Beeinträchtigungen beziehen und getrennt berechnet werden (Kognition, Sprache).

■ **Interpretation der Ergebnisse**

Wie die Studie von Engell et al. (2003) gezeigt hat, kann es zu unterschiedlichen Bewertungen zwischen den Betroffenen selbst und ihren Angehörigen kommen. Weiter hat das Alter der Patienten einen wesentlichen Einfluss auf alle Aspekte von Lebensqualität. Wie auch beim CETI-Bogen sollten die subjektiven Einschätzungen des ALQI in Relation zu objektiven Testverfahren gesetzt werden.

Fazit

— Fremderhebende Testverfahren sollten durch selbsterhebende Verfahren, wie z. B. Fragebögen, ergänzt werden, um die Einschätzung kommunikativer Alltagsaktivitäten und Teilhabe aus der Perspektive des Betroffenen oder einer nahen Bezugsperson zu erhalten.

— Um den interaktiven Aspekt der Kommunikation zwischen aphasischen Personen und ihren Gesprächspartnern zu erfassen, bietet sich die Konversationsanalyse an. Sie ist jedoch ein zeitaufwendiges und nur in Bezug auf den Einzelfall aussagefähiges Verfahren.

- Die Auswirkungen von körperlichen, psychosozialen, kognitiven und sprachlichen Beeinträchtigungen auf die Lebensqualität (ICF-Komponente Partizipation) können mit dem ALQI
  abgebildet werden.
- Die ICF-Komponente der Aktivitäten und Partizipation kann zurzeit nur mit methodisch sehr
  unterschiedlichen und häufig nicht ausreichend
  psychometrisch abgesicherten Testverfahren
  abgebildet werden. Standardisierte und quan-
  tifizierende Verfahren sollten um qualitative
  Methoden erweitert werden, um der Komplexität und Individualität dieser Komponente gerecht zu werden.

8

Zusammenarbeit mit Patienten und Angehörigen

B. Schneider, M. Wehmeyer, H. Grötzbach

9.1 Wie begegne ich dem Patienten? – Von therapeutischen Grundannahmen und Haltungen

M. Wehmeyer, H. Grötzbach, B. Schneider

Sprachtherapeutinnen können den Erfolg einer Aphasie-Therapie nicht nur durch Methoden und Techniken beeinflussen. Vielmehr trägt auch die Art der Zusammenarbeit mit den Patienten und ihren Angehörigen maßgeblich zum Gelingen einer Therapie bei. In diesem Kapitel werden einige Annahmen vorgestellt, die die Zusammenarbeit erleichtern und dadurch die Effektivität von Sprachtherapie steigern können.

Die therapeutische Kompetenz geht weit über das Aneignen und Umsetzen wissenschaftlich fundierter Therapiemethoden hinaus. Psychologische Studien belegen, dass die Wirksamkeit psychotherapeutischer Maßnahmen mehr von der therapeutischen Beziehung und anderen Kontextfaktoren abhängt als vom Einsatz spezieller Techniken (Drisko 2004). Es liegt nahe, dass auch in der sprachtherapeutischen Arbeit die Beziehung zwischen dem Patienten und der Therapeutin eine nicht zu unterschatzende Rolle spielt.

Im Folgenden sollen daher theoretisch begründete und in der Praxis bewährte therapeutische Haltungen vorgestellt werden. Erläutert werden **12 Grundhaltungen**, die in der Arbeit mit neurologischen Patienten wesentlich scheinen (► Übersicht 9.1). Die dargestellten Prinzipien bieten Therapeutinnen einen **Orientierungs- und Handlungsrahmen**, der den Bedürfnissen hirngeschädigter Patienten und ihrer Angehörigen gerecht wird.

❯ **Die hier beschriebenen Grundhaltungen sind allgemeiner Natur und nicht auf die Behandlung von Patienten mit einer Aphasie beschränkt.**

▪ **Teilhabeorientierung**

Das Ziel der Rehabilitation ist nicht nur die Rückgewinnung von Funktionen, sondern auch die **Reintegration einer Person in ihren Lebensbereich** (► Abschn. 10.2.1). Dabei geben die Betroffenen vor, an welchen Lebensbereichen sie (wieder) teilnehmen möchten. Die Aufgabe von Therapeutinnen ist

es, die Teilhabe an den gewünschten Lebensbereichen zu ermöglichen. Dies wird zum einen durch eine **funktionell ausgerichtete Vorgehensweise** und zum anderen durch **(sprach-)pragmatisch orientierte Therapieziele** erreicht. Während die funktionellen Therapien vor allem zu Beginn der Erkrankung im Vordergrund stehen, gewinnen die pragmatischen Ansätze im weiteren Krankheitsverlauf zunehmend an Bedeutung. Eine Reduktion der Therapie auf rein funktionelle Verfahren ist zu vermeiden, da funktionelle Verbesserungen nicht notwendigerweise zu einer verbesserten Teilhabe führen (Fries et al. 2005). Der Therapieerfolg sollte daher weniger an einer Leistungszunahme in Test- oder Übungssituationen, sondern vielmehr an **Fortschritten im Alltag** gemessen werden. Beobachtungen und Beurteilungen von Patienten und Angehörigen sind dabei von zentraler Bedeutung.

Beispiel
Beobachtungen von Angehörigen wie: »Sie geht wieder ans Telefon«, »Er interessiert sich wieder für die Zeitung« oder »Sie beteiligt sich wieder an Gesprächen« haben im Hinblick auf den Therapieerfolg mehr Aussagekraft als Feststellungen aus Test- oder Übungssituationen wie »Sie kann mittlerweile komplexe Satzmuster bilden« oder »Er versteht niederfrequente und abstrakte Nomina«.

Tipp Material

Beispiele für teilhabeorientierte Ziele hat der Arbeitskreis Aphasie des Deutschen Bundesverbands für Logopädie e.V. entwickelt. Sie sind in einer Broschüre des Bundesverbands für die Rehabilitation der Aphasiker e.V. (BRA) 2013 erschienen und gegen einen freiwilligen Spendenbeitrag erhältlich (► »Kontaktadressen« im Serviceteil).

Übersicht 9.1 Therapeutische Grundhaltungen in der Arbeit mit Patienten und Angehörigen
- Patienten haben Familien
- Der Patient ist König
- Empathie zeigen
- Sich nicht verwickeln lassen

- Kooperation statt weißer Kittel
- Anregen statt vorgeben
- Subjektive Wirklichkeit statt objektive Wahrheit
- Zirkuläres statt lineares Denken
- Berücksichtigung emotionaler »Turbulenzen«
- Teamarbeit statt Einzelkämpfer
- Blick nach vorne

■ **Patienten haben Familien**

Angehörige, die dem Patienten nahe stehen, sind bedeutsam für den Therapieerfolg: Schließlich sind auch sie von den Auswirkungen der Aphasie betroffen und daher auf Unterstützung angewiesen. Zudem stellen sie eine wichtige **Informationsquelle** dar und können die sprachlichen Fähigkeiten des Patienten durch ein angemessenes Verhalten (▶ Abschn. 9.3) sinnvoll **unterstützen**. Nach Möglichkeit sollten daher die Angehörigen von Anfang an in den Therapieprozess eingebunden werden.

Das Interesse der Angehörigen an den Fortschritten in der Therapie ist meist sehr groß.

❗ **Es sollte vermieden werden, aktivierbare Fähigkeiten eines Patienten vor anderen zu »demonstrieren«, denn eine solche Stressbedingung führt oft zu Leistungsverschlechterungen und Frustrationen.**

Stattdessen empfiehlt es sich, Angehörige in Absprache mit dem Patienten von Zeit zu Zeit bei einer Therapieeinheit zuschauen lassen.

■ **Der Patient ist König**

Systemtheoretische Ansätze verstehen Therapie und Beratung als eine Art Dienstleistung, die sich an den **Problemen und Wünschen des Klienten** orientiert. Der Fokus liegt darauf, was Klienten subjektiv brauchen, und nicht darauf, was nach Meinung der Fachleute notwendig ist:

❯❯ Professionelle Interventionen richten sich nicht nach objektiver Indikation oder Bedürftigkeit, sondern nach dem subjektiven Bedarf der Kunden (von Schlippe u. Schweitzer 1999, S. 125). ❮❮

Für die Behandlung von Patienten mit einer Aphasie bedeutet das, sich viel Zeit zu nehmen, um die Betroffenen trotz sprachlicher Beeinträchtigungen in die **Klärung des Therapieauftrags** einzubeziehen. Die sorgfältige Auftragsklärung ist zentral und effizient, wenn man bedenkt, dass Ressourcen nicht durch Angebote verschwendet werden, für die es keine Nachfrage gibt. Es ist ohnehin fraglich, inwiefern unmotiviert erarbeitete Fähigkeiten in den Alltag transferiert werden.

❗ **Manche Patienten nehmen aufgrund ihrer Hirnschädigung das Vorhandensein und das Ausmaß neuropsychologischer Störungen nur eingeschränkt wahr und schätzen dementsprechend die Notwendigkeit von Therapie falsch ein (vgl. Prigatano 2004).**

In diesen Fällen sollte die Therapeutin sinnvoll scheinende Therapieziele in Absprache mit den Angehörigen und dem Rehabilitationsteam aufstellen und die Patienten durch wiederholte Angebote und Erklärungen zur Mitarbeit motivieren.

■ **Empathie zeigen**

Ein wesentliches Prinzip aller therapeutischen Maßnahmen besteht darin, **Verständnis für das subjektive Erleben** der Betroffenen zu zeigen. Es geht in erster Linie nicht um die objektiv messbaren Auswirkungen der Hirnschädigung, sondern vor allem um die subjektiv wahrgenommenen Einschränkungen und Probleme. Von Interesse sind außerdem die individuellen Erfahrungen und Bewertungen, die mit dem Krankheitsereignis und dessen Folgen verbunden sind. Die Therapeutin sollte versuchen, »das Leben aus der Sicht des Patienten zu betrachten« (Prigatano 2004, S. 29) und dadurch Verständnis für seine Wahrnehmungen und Bewertungen aufzubringen (Perspektivenwechsel). Auf diese Weise wird ein offenes und vertrauensvolles Arbeitsklima geschaffen, das sich fördernd auf die Motivation und Mitarbeit von Patienten und Angehörigen auswirkt.

■ **Sich nicht »verwickeln« lassen!**

Auch wenn es für den Therapieprozess wichtig ist, sich in die Situation eines Patienten einzufühlen und einzudenken, sollte eine professionelle, innere kritische Distanz beibehalten werden. Dadurch wird zum einen der Gefahr entgangen, sich in die Probleme und emotionalen Verstrickungen des Gegenübers zu verlieren (Büttner u. Quindel 2013). Zum anderen bleibt die therapeutische Handlungsfähigkeit gewahrt. Eine möglichst **neutrale, unvoreingenommene Therapeutenhaltung** gegenüber verschiedenen Sichtweisen schafft außerdem eine Basis dafür, von allen Beteiligten als kompetent akzeptiert zu werden. Die Therapeutin sollte Verständnis für unterschiedliche Standpunkte aufbringen und damit auch das gegenseitige Verständnis innerhalb der Familie erleichtern. Eine eigene Meinung kann zwar geäußert, sollte jedoch als subjektiv und ggf. unpassend dargestellt werden.

Beispiel

»Ich habe ein paar Ideen gesammelt, wie Sie Ihre Schwierigkeiten ein wenig reduzieren könnten. Vielleicht ist ja eine passende Lösung für Sie dabei, vielleicht trifft aber auch nichts davon auf Ihr Problem wirklich gut zu.«

❯ **Trotz einer Haltung von Neutralität oder »Allparteilichkeit« bleibt die Therapeutin in letzter Konsequenz dem Patienten mehr verpflichtet als seinen Angehörigen (Büttner u. Quindel 2013).**

▪ **Kooperation statt weißer Kittel**

Die Folgen einer Hirnschädigung beeinträchtigen den Betroffenen in seinem Selbstwertgefühl und schränken ihn in seiner Selbstständigkeit ein. Trotz der sprachlichen Einschränkungen sollten Patienten in Gespräche und Entscheidungsfindungen in Bezug auf Therapieziele und -inhalte einbezogen werden. Auch schwer beeinträchtigte Patienten können über Blickkontakt, Mimik und Gestik sowie einfache Ja-Nein-Fragen integriert werden.

Beispiel

Die Therapeutin legt dem Patienten eine Übungsauswahl vor und veranschaulicht die jeweiligen Zielsetzungen. Anschließend soll der Patient (gestisch) diejenige Übung auswählen, die ihm wichtig erscheint.

❗ **Auf keinen Fall sollten sich Gesprächspartner »über den Kopf des Patienten hinweg« unterhalten. Selbst wenn die sprachlichen Äußerungen nicht verstanden werden, sind viele Informationen aus der Körpersprache oder Stimmgebung zu entnehmen. Häufig verstehen auch Patienten mit schwergradigen sprachlichen Beeinträchtigungen einzelne »Schlüsselwörter«.**

Patienten und Angehörige sind Fachleute und Kenner ihrer Situation. Daher sollten ihre Sicht- und Verhaltensweisen mit **Respekt, Anerkennung und Wertschätzung** behandelt werden. Eine kooperative Arbeitshaltung (»Beispiele: Was schlagen Sie vor, wie wir das umsetzen sollen?« oder »Was haben Sie schon an Tipps gesammelt?«) trägt mehr zur Motivation und Initiative bei als moralische sog. »One-up-Positionen«, in denen sich die Therapeutin auf eine höhere Stufe stellt und ihre Überlegenheit signalisiert (nach dem Motto: »Ich weiß, was gut für Sie ist«).

Beispiel

Sprachtherapeutinnen hören von Angehörigen oft den Satz: »Mit dem Sprechen tut er sich noch schwer, aber verstehen tut er alles«. Es würde Kontakt und Mitarbeit erheblich stören, die Einschätzung der Angehörigen mit Bemerkungen wie: »Da täuschen Sie sich. Sehen Sie sich mal diese Testergebnisse an« abzutun. Viel hilfreicher scheint es, die Wahrnehmungen von Patienten und Angehörigen ernst zu nehmen und ggf. durch eigene, andersartige Erfahrungen und Beobachtungen zu ergänzen: »Das ist eine wichtige Beobachtung, dass es zu Hause so gut klappt mit der Verständigung. Von meiner Seite aus kann ich ergänzen, dass die Aphasie-Tests noch andere Anforderungen stellen, denen Ihr Mann noch nicht gewachsen scheint«.

▪ **Anregen statt vorgeben**

Die Therapeutin sollte durch eine **(hinter-)fragende, neugierige Haltung** individuell passende Therapieziele, -inhalte oder Problemlösungen mit Patienten und Angehörigen gemeinsam erarbeiten. Im Vergleich zu direktiven Vorgaben mag dieses Vorgehen zwar zeitaufwendiger sein, ist jedoch patientenorientierter, unterstützt die Eigenverantwortlichkeit und wirkt sich positiv auf die Mitarbeit und damit auch auf die Effektivität von Sprachtherapie aus.

Eine Haltung des »Nicht-Wissens« und die Zurückhaltung der Therapeutin können in manchen Situationen als Ressource verstanden werden, um dem Patienten **keine vorschnellen Erklärungen oder Lösungen** anzubieten, die sich eventuell nicht mit seinen Vorstellungen decken und seine Eigeninitiative »ausbremsen« könnten. Stattdessen dienen gezielte, präzisierende und reflexive Fragen dazu, Patienten und Angehörige zum Nachdenken anzuregen.

Beispiel

»Was heißt das genau, wenn Sie sagen, dass die Sprache nicht rauskommt? Wie sieht das aus?«

»Wie erklären Sie sich das, dass das Sprechen mit Ihrer Frau besser klappt als mit Ihrem Kollegen?«

Erklärungs- und Lösungsvorschläge sind erlaubt und können durchaus anregend sein. Die Therapeutin sollte aber vermitteln, dass ihre Ideen nicht unbedingt in das individuelle Patientensystem passen müssen.

Generell sollten therapeutische Ideen nicht als feststehende Tatsachen dargestellt oder als Verpflichtungen vorgegeben werden. Vielmehr sollten sie als **Hypothesen, Vorschläge und Anregungen** präsentiert werden, die ggf. wieder verworfen werden können. Auf diese Weise unterstützen Therapeutinnen die Eigenverantwortlichkeit der Patienten, machen sich weniger angreifbar und stoßen auf weniger Widerstand.

■ **Subjektive Wirklichkeit statt objektive Wahrheit**

Eine konstruktivistisch geprägte Haltung geht davon aus, dass ein Sachverhalt aus verschiedenen Perspektiven unterschiedlich gesehen werden kann und daher zu unterschiedlichen Beurteilungen und Konsequenzen führt. Das Interesse liegt daher nicht auf vermeintlichen Tatsachen, sondern auf den **individuell unterschiedlichen Wahrnehmungen, Benennungen und Bedeutungen**. Die Therapeutin signalisiert durch eine akzeptierende Haltung, dass das, was Patienten und Angehörige erzählen, für sie »wahr« und bedeutsam ist und auch gewürdigt wird. Das heißt nicht, dass die Therapeutin nicht auch andere, sogar gegensätzliche Sichtweisen einnehmen kann. Diese sollten als Anregung neben die Betrachtungsweisen von Patient oder Angehörigen gestellt werden und können den Betroffenen neue Möglichkeiten im Denken oder Handeln eröffnen. Beurteilungen bestimmter Denk- und Handlungsweisen sollten nicht darauf abzielen, ob sie »besser« oder »schlechter«, »richtig« oder »falsch« sind, sondern darauf, ob sie funktional (nützlich) und wirksam sind.

■ **Zirkuläres statt lineares Denken**

Menschliche Interaktionen sind meist zu komplex, um auf einfache Ursache-Wirkungs-Zusammenhänge reduziert werden zu können. **Viele Verhaltensweisen bedingen sich wechselseitig.** Eine zirkuläre (kreisförmige) Denkweise verbindet einzelne Ursache-Wirkungs-Hypothesen und schafft dadurch gegenseitiges Verständnis statt destruktiver Schuldzuweisungen.

Beispiel

Der sprachliche Rückzug eines Patienten mit Aphasie ist manchmal damit verbunden, dass Angehörige für den Betroffenen sprechen. Es ist müßig, zu klären, ob das sprachliche Verhalten des gesunden Partners Ursache oder Folge des Rückzugverhaltens ist.

■ **Berücksichtigung emotionaler »Turbulenzen«**

Mit der Hirnschädigung gehen oft nicht nur neurologische, motorische oder kognitive Störungen, sondern auch emotionale Probleme einher. Viele Patienten beschreiben sich als frustriert, verwirrt, ängstlich oder hilflos. Häufig kommt es als direkte oder indirekte Folge der Hirnschädigung zu **Depressionen** (Prigatano 2004; Code u. Herrmann 2003). Die Behandlung psychopathologischer Symptome liegt in der Hand von Medizinern und Psychologen. Die Sprachtherapeutin sollte sich jedoch der umfassenden Folgen einer Hirnschädigung bewusst sein und emotionale Beeinträchtigungen des Patienten, die mit einem **Verlust an Normalität, Identität und Selbstideal** verbunden sein können, ernst nehmen. Patienten und Angehörigen gebührt Hochachtung davor, was sie durchmachen und zu »verdauen« haben.

> **Tipp**
>
> Wirkt ein aphasischer Patient in der Sprachtherapie über einen längeren Zeitraum depressiv, ist antriebslos und kann wenig zur Mitarbeit bewegt werden, sollte die Sprachtherapeutin empfehlen, dies beim behandelnden Neurologen abklären zu lassen. Bei Bestätigung der Diagnose »Depression« kann eine wirksame medikamentöse Einstellung helfen, diese Symptome zu lindern und den Patienten wieder handlungsfähiger zu machen.

- **Teamarbeit statt Einzelkämpfer**

Neurologische Patienten weisen nur selten isoliert eine Aphasie auf und verfolgen daher in der Regel nicht nur Ziele, die sich allein mit logopädischen Mitteln erreichen lassen (▶ Abschn. 2.3). Das komplexe Zusammenspiel von medizinischen, sensomotorischen, kognitiven und emotionalen Störungen und die Auswahl relevanter Ziele verlangt eine Kooperation und Absprache zwischen allen an der Rehabilitation von Patienten mit einer Aphasie beteiligten Berufsgruppen. Für einen effektiven Therapieverlauf ist daher eine **interdisziplinäre Zusammenarbeit** von grundlegender Bedeutung.

- **Blick nach vorne**

Die Motivationspsychologie geht davon aus, dass das Ausmalen erstrebenswerter Ziele mehr Kräfte mobilisiert als die Beschäftigung mit bestehenden Problemen und Defiziten. Eine **ressourcen- und lösungsorientierte Haltung** fokussiert auf Ziele, Fähigkeiten und adaptive Strategien eines Patienten. Während der Blick vieler Patienten vorrangig auf ihre Einschränkungen und Defizite gerichtet ist, schafft die Therapeutin ein konstruktives Gegengewicht dadurch, dass sie nach Erfolgserlebnissen und positiven Veränderungen fragt. Dabei ist wichtig, dass die Wahrnehmung des Patienten nicht abgetan, sondern eine weitere Sichtweise hinzugefügt wird.

Beispiel

Statt der typischen und meist zum Scheitern verurteilten Formulierung: »Ja, aber sehen Sie denn nicht, dass…« könnte die Therapeutin folgendermaßen lenken: »Sie haben Ihre Probleme noch einmal sehr deutlich gemacht. Und gleichzeitig habe ich den Eindruck, dass Sie Ihrem Ziel schon wieder ein Stück näher gekommen sind, dadurch dass Sie …«

Es stellt eine Herausforderung dar, therapeutische Haltungen in Form einer Übersicht vermitteln zu wollen. Fraglich ist, inwiefern die beschriebenen Prinzipien Allgemeingültigkeit besitzen. Denn sie werden sicherlich nicht jeder Therapeutin, jedem Patienten, jeder Störung und jedem Kontext gerecht (siehe auch ▶ Exkurs »Personale Navigation«).

❯ **Letztendlich kommt es darauf an, als Therapeutin authentisch zu bleiben und dabei eigene, der Therapeutenpersönlichkeit entsprechende Wege im Kontakt mit Patienten und Angehörigen zu entwickeln. »Unechtes« oder aufgesetztes Verhalten stört das Vertrauen und den Kontakt zu Patienten und Angehörigen und wirkt sich damit hinderlich auf den Therapieerfolg aus.**

> **Tipp Literatur**
>
> - Büttner C, Quindel R (2013) Gesprächsführung und Beratung. 2. Aufl. Springer, Heidelberg
> - Prigatano GP (2004) Neuropsychologische Rehabilitation. Springer, Heidelberg
> - Rogers CR (1981) Therapeut und Klient. Grundlagen der Gesprächspsychotherapie. 2. Aufl. Kindler, München
> - von Schlippe A, Schweitzer J (2003) Lehrbuch der systemischen Therapie und Beratung. Vandenhoeck & Ruprecht, Göttingen
> - de Shazer S (2002) Der Dreh. Überraschende Wendungen und Lösungen in der Kurzzeittherapie. 7. Aufl. Carl Auer, Heidelberg

Fazit
- Neben fachlicher Kompetenz zeichnen sich erfolgreiche Therapeutinnen dadurch aus, dass sie ihre Behandlung individuell an den Patienten und seine persönlichen und ggf. beruflichen Bedürfnisse anpassen. Im Sinne einer Dienstleistungsphilosophie stehen die Wünsche und Ziele des Patienten im Mittelpunkt therapeutischer Bemühungen.
- Eine einfühlsame, wertschätzende, offene und anregende Haltung der Therapeutin ist von

Exkurs

Personale Navigation

Viele der zuvor beschriebenen Prinzipien werden im Konzept der personalen Navigation (Sternberg u. Spear-Swerling 1998) aufgegriffen. Mit der Schifffahrts-Metapher wird ein Bild aufgezeigt, bei dem der Patient als Kapitän verstanden wird, der mit seinem Schiff einen bestimmten Zielhafen ansteuert. Die Therapeutin übernimmt die Rolle einer Lotsin, die einerseits dabei hilft, Wege in Richtung Ziel festzulegen, und andererseits darauf achtet, dass der Kurs eingehalten, Stärken und Ressourcen genutzt und Klippen oder Untiefen erfolgreich umschifft werden. Als Begleiterin steht sie dem Patienten beim eigenständigen Lösen seiner Probleme zur Seite. Wesentlich ist die Erkenntnis, dass ein erfolgreiches Umschiffen von Gefahrenquellen nicht im Trockendock, sondern auf See – mit einem guten Lotsen an Bord – erlernt wird. Neuere Ansätze in der Neurorehabilitation plädieren daher dafür, Übungen nicht nur am Schreibtisch oder Computer durchzuführen, sondern alltagsnahe handlungsorientierte Therapiemethoden auszuwählen, bei denen Formen des impliziten Lernens zur Anwendung kommen (Frommelt 2005).

zentraler Bedeutung, um Patienten und Angehörige zur Mitarbeit zu motivieren.
- Wesentlich scheint eine ganzheitliche Betrachtungsweise, die neben sprachlichen Problemen auch andere mit der Hirnschädigung einhergehende Veränderungen wie neurologische, motorische, neuropsychologische und emotionale Folgen berücksichtigt.
- Durch eine ressourcen- und lösungsorientierte Haltung wird eine konstruktive Auseinandersetzung mit den Folgen der Hirnschädigung unterstützt.

9.2 Und wie geht's der Familie?

Das wahre Ausmaß einer aphasischen Störung zeigt sich weniger in einer Aphasie-Testung als vielmehr in den alltagssprachlichen Anforderungen an den Patienten. Im Folgenden erzählt die Tochter, **Anneliese Steinle**, wie die sprachliche Beeinträchtigung ihres Vaters das Leben der Familie verändert und neue Rollenverteilungen erforderlich gemacht hat. Sie schildert Situationen, in denen die Sprachlosigkeit des Vaters zu frustrierenden Missverständnissen führte. Es wird deutlich, dass trotz der sprachlichen Barrieren die Nähe zum Vater mit seinen liebenswerten Seiten und Stärken nicht verloren gegangen ist.

- **Auswirkung der Aphasie auf die Familie**
Seit mittlerweile über 2 Jahren gehöre ich zur Gruppe der Vielflieger.

Im späten Frühjahr 1998 erlitt mein Vater einen schweren Schlaganfall. Sein Leben veränderte sich dramatisch, und, wie zu Beginn in keinster Weise vorstellbar, auch meines und das meiner Familie.

Die unbeschwerlichste Veränderung in meinem Leben bedeuten die vielen Stunden, die ich seither ziemlich regelmäßig auf den Flügen zwischen meinem Wohnort in den USA bzw. in Tokio und meinen Eltern in München verbringe.

Die wirklich belastenden und oft so schwer zu akzeptierenden Auswirkungen dieser Krankheit tragen wir im Alltag, der völlig neu gefunden werden musste – für meinen Vater, meine Mutter, die nunmehr hauptsächlich Pflegerin meines Vaters rund um die Uhr geworden ist, aber auch für meine Schwester und mich, die wir uns darin abwechseln, das Gelingen der neu geregelten Lebensumstände unserer Eltern aufrechtzuerhalten und unsere sehr geforderte Mutter regelmäßig zu entlasten. Nicht unerwähnt bleiben sollen mein Ehemann und der meiner Schwester, die uns seitdem zeitlich großzügig mit unseren Eltern teilen, Organisatorisches für unsere Eltern übernehmen und als Mut zusprechende Gesprächspartner immer für uns da sind.

- **Die ersten Tage nach dem Schlaganfall**
Es vergingen damals im Krankenhaus bedrückend lange Tage, bis mein Vater aus einem komaähnlichen Zustand erwachte. Ziemlich schnell erkannten wir das Ausmaß dieses Schlaganfalls. Die banalsten Dinge des Alltags wusste mein Vater nicht mehr einzuordnen, geschweige denn auszusprechen.

Einmal reichte ich ihm seinen Rasierapparat. Verunsichert schaute er mich an, bevor er, von mir kräftig ermutigt, vorsichtig nach ihm griff. Etwa zeitgleich betrat eine Krankenschwester das Zimmer. Sie nahm meinem Vater den Rasierapparat ab, schaltete ihn ein und fuhr meinem Vater ziemlich unsanft ins Gesicht mit den Worten: »Dafür ist ein Rasierer gedacht.« Mein Vater erschrak sehr, und seine Unfähigkeit, sich verbal auflehnen zu können, entsetzten und lähmten auch mich. Ich kämpfte mit meinen Tränen, und mir wurde bewusst, dass die Betreuung unseres hilf- und sprachlos gewordenen Vaters weit über die bloße Sorge um sein körperliches Wohlbefinden hinausgehen würde.

■   **Aufnahme in die Rehabilitation**

Nach sechswöchigem Krankenhausaufenthalt konnte mein Vater endlich die Reise in die Rehabilitationsklinik antreten. An diesem Morgen hielt ich ihm zwei Schlafanzüge zur Auswahl hin und wollte, dass er auf einen zeigt. Es war ihm nicht möglich, diese Entscheidung zu treffen. Nicht, weil er sie nicht treffen wollte – sein irritierter, verzweifelter Augenausdruck verriet: Er konnte es nicht mehr. Es tat mir fürchterlich Leid, Ursache dieser frustrierenden Situation gewesen zu sein. Seitdem aber weiß ich, wie wichtig es ist, den Augenausdruck unseres Vaters zu beobachten. Er ist zu einem aussagekräftigen Instrument geworden, Haltungen und Empfindungen unseres Vaters gegenüber Situationen, Vorhaben und auch Mitmenschen abzulesen. Und dennoch – im Vergleich zu sprachlichem Ausdrucksvermögen – ein dürftiger Ersatz! Fehlinterpretationen bleiben nicht aus, und nicht nur unser Vater kämpft diesbezüglich darum, härter im Nehmen zu werden.

In der Rehabilitationsklinik konnte mein Vater endlich an den ersten Therapieprogrammen teilnehmen. Angehörige waren als zuschauende Gäste willkommen. So begleitete ich meinen Vater zu einer Sprachtherapiestunde. Nachdem uns die Logopädin begrüßt hatte, wurde mein Vater sichtlich unruhig. Mit seiner linken Hand hielt er das Rollstuhlrad fest, um die Therapeutin daran zu hindern, ihn an den Tisch zu schieben. Während er mich Hilfe suchend anschaute, redete ihm seine Lehrerin gut zu, deutete aber auch an, dass Rehabilitationsplätze eigentlich nur für motivierte Patienten sinnvoll seien. Nachdenklich wurde ich wieder weggeschickt. Diese Interpretation des Verhaltens

meines Vaters passte so gar nicht zu ihm. So lange ich ihn kenne, zeigte mein Vater seine Bereitschaft, sich einzuordnen. Er vermied es sorgfältig, mit seinem Verhalten andere möglicherweise zu kränken. Nach der Therapiestunde wurde mein Vater ziemlich niedergeschlagen in sein Zimmer zurückgebracht. Den Grund seiner vorherigen Auflehnung entdeckte ich kurz darauf: Mein Vater musste nicht nur wieder lernen zu erspüren, wann es Zeit ist, zur Toilette zu gehen, er musste auch ganz neu lernen, wie er dieses Bedürfnis ausdrücken kann. Zu Beginn der Sprachtherapiesitzung bemerkte er wohl, wie die unliebsame Windel bereits am Überlaufen war. Ungeachtet seines Schamgefühls ließen wir ihm keine andere Wahl, als die Therapiestunde durchzustehen. Auch heute noch machen mir Missverständnisse, deren Folgen mein Vater aushalten muss, sehr zu schaffen.

■   **Umgang mit der Aphasie im Alltag**

Insgesamt gesehen, können wir alle mittlerweile gelöster und viel sicherer mit dieser Krankheit umgehen. Einen großen Anteil daran schreiben wir der von Anfang an regelmäßig stattfindenden Sprachtherapie zu. Mein Vater lernte, sein noch verbliebenes geistiges Leistungsvermögen zu erkennen und für sich zu nutzen. Er verfügt inzwischen über ein beachtliches nichtsprachliches Mitteilungsrepertoire. Damit einhergehend, entwickelte er ein bewundernswertes Selbstbewusstsein als Behinderter.

Innerhalb der ihm vertrauten Umgebung teilt sich mein Vater mit Handbewegungen mit. Er zeigt zur Wohnzimmertür, wenn er fernsehen will, und zur Toilettentür, wenn er dorthin gebracht werden möchte. Er deutet rechtzeitig Richtung Uhr, damit wir Therapiestunden, Arzttermine oder sonstige Vereinbarungen nicht versäumen. Holt er seine Straßenschuhe selbst, unterstreicht er damit eine bereits gebotene Eile. Zieht er am Abend das Hemd aus, ist das sein Zeichen, ins Bett gehen zu wollen. Wir selbst haben uns auch an die eingeschränkten Ausdrucksmöglichkeiten angepasst. Taschentücher, Zeitschriften und ein immer gefülltes Tee- oder Saftglas stehen ihm zur Selbstbedienung bereit. Darüber hinaus haben wir uns angewöhnt, einfache Fragen zu formulieren und diese so zu stellen, dass er mit Ja oder Nein antworten kann.

Fehldeutungen seiner Gesten sind allerdings nicht ausgeschlossen. Nachdem ich meinen Vater einmal ins Bett gebracht hatte, zeigte er mit seiner Hand nach oben Richtung Zimmerdecke. Also suchte ich die Zimmerdecke nach irgendetwas Ungewöhnlichem ab – nach einer Spinne vielleicht. Irgendwann merkte ich, dass mir mein Vater äußerst amüsiert dabei zusah. Ich war also auf der falschen Fährte. Die bewährte, wenn auch zeitaufwendige Methode über Ja-oder-Nein-Fragen brachte die Lösung: Mein Vater wollte das Kopfteil seines Bettes etwas höher gestellt haben. Meine Mutter, im Dialog mit meinem Vater weitaus geschulter, war mit dieser Handbewegung bereits vertraut.

Dank einer zunehmend reichhaltigeren und präziseren Zeichensprache und unseres selbstbewusster und damit auch einfallsreicher gewordenen Vaters klappt das einfache alltägliche Zusammenleben immer sicherer und reibungsloser.

- **Auswirkung der Aphasie auf die Partnerschaft**

Dass unsere Eltern weiterhin zusammen leben können und einen einigermaßen geregelten Alltag wiederhergestellt haben, hätten wir nach dem beängstigenden Zustand unseres Vaters unmittelbar nach dem Schlaganfall nicht zu hoffen gewagt. Die unzähligen Einschränkungen und notwendigen äußeren Veränderungen wie der Umzug in eine betreute Wohnung nimmt meine Mutter erstaunlich tapfer in Kauf.

Das Ausmaß der Veränderungen in ihrer Partnerschaft mit meinem Vater ist für meine Mutter schwer zu tragen und stimmt sie oft traurig. Die Balance zwischen Geben und Nehmen gibt es fast nicht mehr. Meine Mutter kämpft, regelt, organisiert, pflegt, tröstet und spricht Mut zu. Sie bringt so viel mehr ein, als mein Vater in der Lage ist zurückzugeben. Wie sie mir erzählte, hält mein Vater aber immer ihre Hand sehr fest, wenn er ihre Erschöpfung spürt.

Keinen Ersatz gibt es für den nicht mehr möglichen Austausch im Gespräch mit meinem Vater, den sie so sehr vermisst. Dass auch mein Vater gerade darunter schwer leidet, mussten wir vor nicht allzu langer Zeit erfahren. Gleich am ersten Abend, nachdem ich einmal wieder in München bei meinen Eltern war, freute ich mich über den Besuch meiner Schwester und meines Schwagers. Wir saßen alle zusammen und tauschten unsere Neuigkeiten aus. Irgendwann im Laufe des Abends kamen wir darauf zu sprechen, was geschehen soll, wenn unsere Mutter den jetzigen Aufgaben und Herausforderungen aufgrund ihres Alters und ihrer eingeschränkten Gesundheit nicht mehr gewachsen sein würde. Wir haben von Anfang an darauf geachtet, unseren Vater bei Angelegenheiten, die auch ihn betreffen, mit einzubeziehen, auch wenn wir uns darauf beschränken müssen, Sachverhalte einfach verständlich und aufs Notwendigste zusammengefasst zu erklären. So auch dieses Mal. Es war für meinen Vater schon ziemlich spät – seit seiner Krankheit benötigt er sehr viel mehr Schlaf als vorher –, als er ein Zeichen gab, ins Bett gehen zu wollen. Wir unterbrachen unser Gespräch und kümmerten uns darum. An seinen traurigen Augen konnte man ablesen, wie sehr ihn dieses Thema belastete. Meine Mutter wiederholte noch einmal Teile unserer Unterhaltung und betonte die Notwendigkeit, sich auch einmal darüber austauschen zu müssen. Dabei stellte sie deutlich heraus, dass es keinen konkreten Anlass zu diesem Gespräch gab. Sie versprach ihm, gut auf sich zu achten, um die jetzige gemeinsame Lebensform so lange wie möglich aufrechterhalten zu können. Daraufhin versuchte mein Vater angestrengt, meiner Mutter zu antworten. Trostlos über seine vergebliche Mühe brach er in heftige Tränen aus.

Meinen Vater derart eingeschlossen in seiner Sprachlosigkeit zu erleben kostet sehr viel Kraft. Manchmal überlege ich mir, woher die Energie kommt, mit der ich immer wieder sehr gerne meine Reisen zu meinen Eltern unternehme. Zum einen ist es wohl die Erinnerung an meinen Vater, so wie er vor seiner Krankheit war. Ich hatte das große Glück, einen gerechten, verständnisvollen und sehr sensiblen Vater zu haben, der die befreiende Gabe hatte, auch Misslungenem eine positive oder zumindest amüsante Seite abzugewinnen. Zum anderen ist es die Dankbarkeit, meinen Vater noch zu haben, zwar nicht mehr so wie früher, aber nicht weniger liebenswert.

Vor einem Jahr zur Oktoberfestzeit kaufte ich mir in München eine Trachtenlederhose. Nach meiner Vorstellungsrunde zu Hause ließ mich meine auffallend kommentarlose Mutter kurz an meinem Kauf zweifeln. Als aber das Aufleuchten in den Augen meines Vaters und sein zustimmendes Kopfnicken meine Wahl bekräftigten, stand fest, dass ich das zünftige Stück stolz tragen würde. Bald sogar schon wieder zum diesjährigen Ausflug aufs Oktoberfest. Mein Vater freut sich schon darauf!

Fazit

— Dieser Erfahrungsbericht eröffnet einen »Blick hinter die Kulissen«. Er unterstreicht die Notwendigkeit, einen Patienten nicht nur als »Fall« mit seinen Defiziten und Störungen zu betrachten.

— Für ein gelungenes Zusammenleben in der Familie und für eine erfolgreiche Zusammenarbeit in der Therapie gilt, dass trotz der Beeinträchtigungen der ganze Mensch mit seiner Persönlichkeit und seinen Erfahrungen zu sehen und zu respektieren ist.

9.3   Wie sollte man sich im Gespräch verhalten?

M. Wehmeyer, H. Grötzbach

Jede Aphasie wirkt sich hinderlich auf ein Gespräch aus. Angehörige stehen oft sehr schnell vor der Frage, wie sie sich richtig verhalten und den Betroffenen sprachlich unterstützen können. Hier werden Kommunikationsstrategien beschrieben, die eine Unterhaltung erleichtern. Dabei können sich Sprachgesunde an die sprachlichen Schwierigkeiten des Patienten anpassen, aber auch die Patienten selbst können durch bestimmte Verhaltensweisen zum Gelingen einer Unterhaltung beitragen.

Menschen mit einer Aphasie profitieren von einer **ruhigen Gesprächsatmosphäre**. Die Gesprächspartner sollten nicht unter Zeitdruck stehen und Interesse an dem Thema haben, das besprochen wird. Radio oder Fernseher werden ausgeschaltet und ablenkende Dinge weggeräumt. Gegebenenfalls zieht man sich für eine Unterhaltung zurück, damit unbeteiligte Personen nicht die Aufmerksamkeit des Patienten auf sich ziehen. Eine **schmerzfreie Körperhaltung** des Patienten erhöht zusätzlich seine Konzentration auf das Gespräch.

Während der Unterhaltung ist ein konstanter **Blickkontakt** zwischen den Gesprächspartnern hilfreich. Eine ausreichende Beleuchtung sorgt dafür, dass der Patient Mimik, Gestik und Mundbild eines Gesprächspartners zum besseren Verständnis nutzen kann. Unter Umständen muss die **Aufmerksamkeit** des Patienten erst abgewartet oder durch Körperkontakt bzw. sprachlichen Hinweis provoziert werden.

Eine weitere Hilfe kann sein, das Gesprächsthema zunächst über **Schlüsselbegriffe** klarzustellen.

Beispiel

»Ich möchte mit Ihnen noch mal über die Rehaklinik sprechen.«

Sowohl der Patient als auch seine Angehörigen sollten angeregt werden, in der Unterhaltung ganz bewusst **zusätzliche Kommunikationsmittel** einzusetzen. Dazu gehören Mimik, Gestik oder die Möglichkeit, einen Sachverhalt zeichnerisch zu verdeutlichen. Wenn möglich, kann auch die **Schriftsprache** eingesetzt werden.

> **Tipp**
>
> Es ist hilfreich, für ein Gespräch Papier und Stifte bereitzulegen. So können Gesprächsinhalte schriftsprachlich oder zeichnerisch verdeutlicht und »festgehalten« werden.

Dazu gehört, dass er nicht ständig unterbrochen oder ihm »das Wort aus dem Mund genommen« wird. Ein Gesprächspartner greift dann ein, wenn der Patient ihm signalisiert, dass er Hilfe braucht. Dabei empfiehlt es sich, **Ergänzungen in Form von Fragen** zu formulieren. So bleibt der Patient weiterhin möglichst gleichberechtigt in das Gespräch integriert, und seine Mitteilungsabsicht wird nicht durch eine möglicherweise falsche Ergänzung verändert. Durch die Frageformulierung wird »der Ball« wieder an den Patienten zurückgegeben.

Beispiel

Der Patient erzählt der Therapeutin: »Gestern hat uns unsere äh … na, also unsere …« (Hilfe suchender Blick zur Ehefrau). Die Ehefrau führt weiter: »Wolltest du erzählen, dass unsere Tochter da war?«

Und der Patient nickt erleichtert: »Ja, genau, unsere Tochter war hier, da hab ich mich so gefreut.«

Es ist ratsam, dem Patienten eine **Rückmeldung** darüber zu geben, was er verständlich oder nicht verständlich ausgedrückt hat. Über Nachfragen und Raten kann eine missverständliche Äußerung geklärt werden. So erfährt der Patient ein Interesse an dem, was er mitteilen möchte.

Beispiel
Die Patientin bittet ihren Ehemann: »Ich brauche neue Wischern und auch noch die Seiten äh also so ein Seifending.« Der Ehemann fragt zurück: »Du brauchst eine neue Seife, das hab ich verstanden. Und was war das andere? Was meinst du mit dem Wort Wischern? Was zum Abwischen – Taschentücher vielleicht?« Die Patientin schaut kritisch: »Nein, nicht das … also für mich beim Anziehen so oder so.« Und der Ehemann fragt weiter: »Ach so, dann brauchst du vielleicht neue Unterwäsche?« Die Patientin: »Ja, natürlich, das ist das alles gewest.«

Dabei geht es nicht darum, auf fehlerfreien Äußerungen zu bestehen. Solange der Inhalt verständlich vermittelt worden ist, bleiben sprachliche Fehler unberücksichtigt.

Bei eingeschränktem Sprachverständnis profitiert ein Patient davon, wenn der Gesprächspartner **etwas langsamer und betont** spricht, dabei **kurze Äußerungen** bildet und durch **sinnvolle Pausen** in längeren Gesprächssequenzen das Verarbeiten der Informationen erleichtert.

Beispiel
Die Ehefrau erzählt dem Patienten: »Eben war ich doch in der Stadt … Und rate mal, wen ich dort getroffen habe? … Den Walter aus der Selbsthilfegruppe! … Er hat nach dir gefragt … und er will dich besuchen … vielleicht kommt er morgen Nachmittag vorbei … Was meinst du, soll ich dann einen Kuchen backen?«

Ebenso unterstützen **Mimik und Gestik**, evtl. auch zusätzliche **schriftsprachliche oder zeichnerische Hilfen** das Verstehen. Nicht verstandene Äußerungen sollten bei Wiederholung umformuliert werden.

Beispiel
»Hast du Durst?« – Patient: ???
    »Möchtest du etwas trinken?« – Patient: »Ja!«

Es empfiehlt sich, wichtige Informationen über **Entscheidungsfragen** einzuholen und durch **Gegenfragen** abzusichern:

Beispiel
»Soll ich das Geld aufs Konto einzahlen?« – Patient: »Ja.«
    »Oder willst du das Geld im Portemonnaie behalten?« – Patient: »Nein.«

Da das eingeschränkte Verstehen bei einem Patienten mit einer Sprachstörung nicht auf eine Beeinträchtigung des Gehörs zurückzuführen ist, hilft es ihm nicht, wenn lauter gesprochen wird. Ebenso sollte er nicht durch Äußerungen im Telegrammstil oder in einer »Babysprache« verwirrt oder gedemütigt werden.

> Schnelle Themenwechsel oder Gespräche mit mehreren Personen sollten zunächst vermieden werden, um die rezeptiven Fähigkeiten des Patienten nicht zu überfordern.

Trotz sprachlicher Beeinträchtigungen und eingeschränkter Selbstständigkeit ist es von grundlegender Bedeutung, dem Patienten **Wertschätzung und Anerkennung** entgegenzubringen. Das bedeutet z. B., dass der Patient in Gespräche und Entscheidungsfindungen einbezogen wird. Dies ist über Blickkontakt, Einsatz von Mimik und Gestik und Formulieren einfacher Ja-Nein-Fragen auch bei schwer gestörten Patienten möglich.

> ! Auf keinen Fall sollte in seiner Gegenwart über den Patienten gesprochen werden mit der Vorstellung, er verstehe es nicht.

> Es ist offensichtlich, dass diese Anregungen nicht nur für Angehörige, sondern für alle Gesprächspartner gelten, die sich mit einem Menschen mit einer Aphasie unterhalten. Die Sprachtherapeutin übernimmt dabei die Rolle des Modells, an dem sich die Angehörigen oder Mitglieder des therapeutischen Teams orientieren können (◘ Tab. 9.1).

Tab. 9.1 Kommunikativer Umgang mit einem Patienten mit einer Aphasie	
Bereiche	**Zu beachten**
Zeitliche Voraussetzungen	– Nicht unter Zeitdruck stehen
Räumliche Voraussetzungen	– Ablenkungen vermeiden – Für ausreichende Beleuchtung sorgen
Persönliche Voraussetzungen	– Beiderseitiges Interesse am Gesprächsthema – Schmerzfreie Körperhaltung – Aufmerksamkeit des Patienten
Kommunikative Bedingungen	– Blickkontakt herstellen – Mimik und Gestik einsetzen – Thema über Schlüsselbegriffe klarstellen – Gegebenenfalls Sachverhalte zusätzlich aufzeichnen oder aufschreiben
Therapeutenverhalten	– Äußerungen des Patienten unterstützen: nicht ständig unterbrechen oder »das Wort aus dem Mund nehmen« – Eingreifen, wenn Hilfe erforderlich ist oder gewünscht wird – Rückmeldungen über verständliche und missverständliche Äußerungen, Klärung durch Nachfragen oder Raten – Außerhalb der Übungssituation nicht ständig Fehler korrigieren
Sprecherverhalten	– Bei mittelschweren und schweren Beeinträchtigungen im Verständnis kurze Äußerungen bilden, etwas langsamer sprechen, Schlüsselbegriffe betonen, sinnvolle kurze Pausen in längeren Äußerungen machen, nicht verstandene Äußerungen umformulieren, schnelle Themenwechsel vermeiden, trotzdem sprachlich korrekte Äußerungen formulieren – Bei mittelschweren bis schweren Beeinträchtigungen im Sprechen Entscheidungsfragen formulieren

Fazit

— Unabhängig von den Erfolgen der sprachsystematischen Therapie sind Verbesserungen in der Kommunikation allein durch ein verändertes Sprecher- und Hörerverhalten von Patienten oder Angehörigen möglich.

— Dazu gehören eine ruhige Gesprächsatmosphäre, ein stabiler Blickkontakt zwischen den Gesprächspartnern sowie der Einsatz von Mimik, Gestik, Zeichnungen und evtl. der Schriftsprache.

— Da der Inhalt einer aphasischen Äußerung wichtiger als die Form ist, sollten Fehler nur auf Wunsch des Patienten korrigiert werden.

— Bei eingeschränktem Sprachverständnis sollten Äußerungen möglichst kurz, syntaktisch einfach, mit Betonung und kurzen Pausen vorgetragen werden.

— Fragen sind vorzugsweise als Ja-Nein-Fragen zu formulieren.

— Adaptive Therapiemaßnahmen in Form von Angehörigenberatungen, ggf. auch über ein kommunikatives Training von Angehörigen und Patienten, sind wichtiger Bestandteil einer sprachtherapeutischen Behandlung (vgl. Bongartz 1998).

9.4 Welche Fragen werden in der Beratung gestellt?

M. Wehmeyer, H. Grötzbach, B. Schneider

Erfahrungen in der Beratung von Patienten mit einer Aphasie und deren Angehörigen zeigen, dass den Betroffenen zum Teil ähnliche Gedanken und Sorgen durch den Kopf gehen. Die wichtigsten Fragen werden angeführt und beantwortet. Die Antworten dienen als Anregungen für die Vorbereitung auf ein Beratungsgespräch.

> ❯ Eine Angehörigenberatung setzt das Einverständnis des Patienten voraus.

- **Ist jetzt die ganze Sprache verloren? Muss alles neu gelernt werden?**

Nur bei ausgedehnten Läsionen können Teile des Sprachwissens verloren gehen (▶ Abschn. 3.4). Häufig handelt es sich bei einer Aphasie jedoch nicht um einen »Sprachverlust«, sondern um einen **gestörten Zugriff auf die Sprache** (vgl. Kotten 1991). In einer Unterhaltung zeigt sich das beispielsweise dann, wenn Wörter mal fehlen, mal jedoch mühelos – passend oder unpassend – geäußert werden. Patienten berichten außerdem häufig, dass ihnen ein in der Therapiestunde gesuchtes Wort schließlich auf dem Heimweg doch noch eingefallen sei. Außerdem können sprachliche Leistungen in vielen Fällen über spezifische Hilfestellungen aktiviert werden.

Die Idee der **Zugriffsstörung** impliziert auch, dass nicht jeder Laut, jedes Wort oder jede Satzstruktur trainiert werden muss. In der Sprachtherapie werden Bereiche des Sprachsystems mit passenden Übungen ganz allgemein angeregt. Erlernte Fähigkeiten und Strategien können dann allmählich auf alltägliche Situationen übertragen werden.

Vergleicht man die Sprache mit einem Lexikon, so sind durch die Hirnschädigung nicht alle Einträge gelöscht. Vielmehr sind sie durcheinander geraten, und der Weg zum Lexikon ist blockiert.

In der Therapie geht es, bildlich gesprochen, nicht darum, jeden Eintrag aus einem Lexikon zu üben, sondern Wege zu schaffen, wieder zügig auf das Lexikon zuzugreifen, die Einträge zu ordnen und die Suche im Lexikon zu erleichtern.

Auch wenn viele Betroffene ihre Sprachtherapeutin als Lehrerin bezeichnen, ist die Therapie nicht mit einer Lern- oder Schulsituation zu vergleichen. Es geht **nicht um einen Neuerwerb von Sprache**, sondern um eine **Reaktivierung**. Der Wissens- und Erfahrungsschatz eines Patienten schafft einen Ausgleich zu seiner sprachlichen Benachteiligung und ermöglicht eine gleichberechtigte Ebene zwischen Patient und Therapeutin.

- **Wird der Patient jemals wieder richtig sprechen können? Wie lange können wir mit Fortschritten rechnen?**

Untersuchungen zufolge

- bildet sich ungefähr jede dritte Aphasie wenige Wochen nach der Hirnschädigung weitgehend zurück;
- verläuft die Erfolgskurve bei denen, die langfristig unter den Folgen einer Aphasie zu leiden haben, flacher (▶ Abschn. 3.5);
- können durch gezielte Sprachtherapie in jedem Fall Verbesserungen in der Kommunikation erreicht werden.

Dennoch berichten selbst gut rehabilitierte Patienten, dass sie in ihrer sprachlichen Ausdrucksfähigkeit beeinträchtigt seien – auch wenn Außenstehende keine Auffälligkeiten entdecken.

> ❯ In der Sprachtherapie besteht das oberste Ziel meist nicht darin, den Patienten zum fehlerfreien Sprechen zurückzuführen (genau genommen sprechen auch Hirngesunde nicht fehlerfrei), sondern darin, die kommunikativen Fähigkeiten so weit auszubauen, dass Missverständnisse weitgehend vermieden werden und der Patient möglichst selbstständig an einer Kommunikation teilnehmen kann.

Die weitere Entwicklung lässt sich unter Berücksichtigung des bisherigen Verlaufs und der individuellen Prognosekriterien (▶ Abschn. 2.2) einschätzen. Eine genaue Vorhersage kann nicht getroffen werden.

Patienten, deren Hirnschädigung schon einige Jahre zurückliegt, berichten immer noch von Fortschritten, auch wenn diese mit der Zeit kleiner und weniger offensichtlich werden. Die Meinung, dass rehabilitative Entwicklungen nach 2 Jahren abgeschlossen seien, ist nicht haltbar. Mittlerweile ist durch zahlreiche Studien belegt, dass Sprachtherapie auch bei chronischer Therapie noch zu messbaren Verbesserungen sprachlicher Leistungen führen kann. Dies wird am besten durch eine möglichst hochfrequente Therapie erreicht, am besten in Intervallen, in denen täglich therapiert wird (▶ Abschn. 10.4.2 und ▶ Abschn. 13.4).

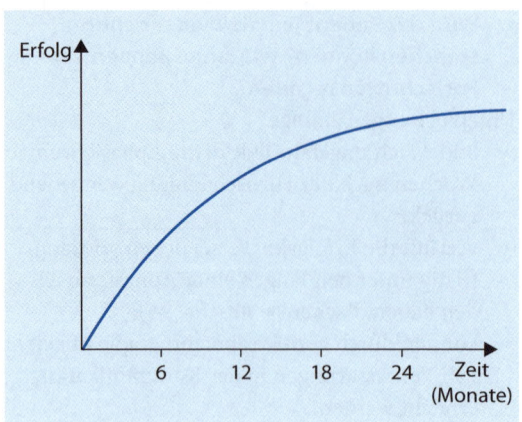

Abb. 9.1   Idealtypische Erfolgskurve nach vaskulärer Hirnschädigung

> Die deutlichsten Fortschritte sind vor allem in den ersten Monaten und Jahren zu erwarten (Abb. 9.1).

■ Hat die Sprachstörung Einfluss auf die Intelligenz?

Aphasie ist eine Sprachstörung, **keine Denkstörung** (► Abschn. 2.1 und ► Abschn. 3.4). Wie ein Tourist mit unzureichenden oder fehlenden Fremdsprachenkenntnissen im Ausland nicht gleich »für dumm gehalten« wird, so sind auch die sprachlichen Einschränkungen eines neurologischen Patienten nicht mit einem Mangel an Intelligenz gleichzusetzen. Auch wenn Wünsche und Bedürfnisse sprachlich nicht oder unzureichend ausgedrückt werden können, kann ein Mensch mit einer Aphasie ein Anliegen über Zeigen oder Aufzeichnen, mit Mimik oder Gestik verdeutlichen. Ebenso weiß er um die Eigenschaften und den Gebrauch von Gegenständen, auch wenn er diese nicht oder falsch benennt. Er kann **folgerichtig denken** und nach wie vor **auf sein Wissen und seine Lebenserfahrungen zurückgreifen**. Situationen des täglichen Lebens werden richtig eingeschätzt und mit adäquatem Verhalten beantwortet (Huber u. Ziegler 2000). Da Intelligenztests in der Regel auch auf kommunikative Fähigkeiten zurückgreifen, verwundert es nicht, dass Patienten mit einer Aphasie in Intelligenztests schlechter abschneiden als Hirngesunde (Huber et al. 1997).

■ Kann eine Sprachtherapie durch sprachliche Anregung im Alltag ersetzt werden?

Mit gezielter Sprachtherapie können Effekte erzielt werden, die über spontane Rückbildungsprozesse hinausgehen (► Abschn. 13.1; Greitemann 1988). Dabei wird die hirnorganische Erholung unterstützt, erleichtert und in richtige Bahnen gelenkt.

In der logopädischen Behandlung werden sprachliche Leistungen genau analysiert und mittels individuell ausgewählter symptomspezifischer und alltagsbezogener Übungen reaktiviert. Dabei orientieren sich Übungsmaterial, Übungsaufbau und Hilfestellungen eng an den Bedürfnissen und aktuellen Fähigkeiten eines Patienten.

Eine alltägliche Unterhaltung ist dagegen so komplex und variabel angelegt, dass einzelne Fähigkeiten nur unzureichend trainiert werden können. In vielen Fällen überfordert die Teilnahme an einem alltäglichen Gespräch den Patienten in seinen kommunikativen Möglichkeiten – allein aufgrund des zeitlichen Drucks kommen aktivierbare sprachliche Fähigkeiten oft nicht zum Tragen.

Eine **sprachliche Anregung im Alltag unterstützt die sprachtherapeutischen Bemühungen**, wenn der Patient dabei nicht ständig überfordert ist und sich mit seinen (wiederhergestellten) kommunikativen Fähigkeiten einbringen kann.

■ Sollen Fehler in der Unterhaltung verbessert werden? Was kann therapiebegleitend geübt werden?

In einer Unterhaltung sollte der funktionale Aspekt der Sprache im Vordergrund stehen, formale Aspekte sollten zurückgestellt werden.

Das bedeutet, dass sprachliche Fehler unberücksichtigt bleiben, solange der Inhalt verständlich vermittelt werden konnte. Eine fehlerhafte und dadurch missverständliche Äußerung kann über Nachfragen und Raten vonseiten des Gesprächspartners geklärt werden. Eine Fehlerrückmeldung erfolgt nur auf ausdrücklichen Wunsch des Patienten.

Angehörige als Cotherapeuten   Das gemeinschaftliche Üben von Angehörigen mit dem Patienten sollte gut überdacht und mit dem Patienten abgesprochen werden. Ist die Beziehung stabil, der Leidensdruck sehr hoch und die Motivation von Patient und Angehörigen sehr groß, können Angehörige – mit Einverständnis des Patienten – angeleitet werden, einfache Übungen auch zu Hause gemeinsam durchzuführen. Dabei müssen die Angehörigen ganz genau mit ihren Aufgaben in der Durchführung vertraut gemacht werden.

> ❯ Es kann eine familiäre Beziehung belasten, wenn Angehörige zugleich die Rolle von Cotherapeuten übernehmen. Fehlerrückmeldungen und Kritik kann der Patient von Sprachtherapeutinnen aufgrund der professionellen Distanz oft viel besser annehmen als von Familienangehörigen oder Freunden.

Häusliche Übungen   Zur Stabilisierung des in der Therapie Erarbeiteten und zur Intensivierung der Sprachtherapie ist es sinnvoll, dass die Therapeutin häusliche Übungen vorbereitet, wenn der Patient damit einverstanden ist. Es ist nachvollziehbar, wenn Patienten oder Angehörige bestrebt sind, diese Übungen in der nächsten Therapiestunde möglichst fehlerfrei zu präsentieren. Manche Angehörigen korrigieren daher in guter Absicht die Aufgaben systematisch. Allerdings vermitteln Ergebnisse, die nur aufgrund einer Korrektur von außen fehlerfrei sind, einen falschen Eindruck von dem tatsächlichen Leistungsstand des Patienten und ziehen weitere überfordernde Aufgabenstellungen nach sich. In diesem Fall entlastet der Hinweis durch die Sprachtherapeutin, dass sie aufgrund der Übungsanforderungen eine fehlerfreie Lösung gar nicht erwartet.

- ▪ **Warum merkt man in der Unterhaltung denn nichts von den sprachlichen Verbesserungen?**

Ein Gespräch stellt die **größte sprachliche Herausforderung** für einen Patienten mit einer Aphasie dar. Einerseits muss das Gehörte eindeutig verstanden werden, andererseits müssen die eigenen Äußerungen im Hinblick auf Wortwahl, Lautbildung und Satzbau sorgfältig formuliert werden. Nicht selten verschlechtern sich durch die komplexen Anforderungen sogar einzelne in der Therapie schon stabil aktivierbare Fähigkeiten.

Daher stellt die Übertragung von trainierten kommunikativen Fähigkeiten in eine Unterhaltung das anspruchsvollste Ziel in der Sprachtherapie dar.

Da das Gehirn hochspezialisiert arbeitet und seine reorganisatorischen und kompensatorischen Fähigkeiten mit großem Zeitaufwand verbunden sind, werden **Veränderungen** weniger nach Tagen und Wochen als eher **nach Monaten und Jahren offensichtlich**.

Damit auch Angehörige Fortschritte erkennen und mitverfolgen können, sollten sie mit Zustimmung des Patienten von Zeit zu Zeit an sprachtherapeutischen Sitzungen teilnehmen.

- ▪ **Sind Menschen mit einer Aphasie überhaupt noch geschäftsfähig?**

Eine schwere sprachliche Beeinträchtigung kann die **Einrichtung einer Betreuung** notwendig machen. Dabei ist vor allem das Sprachverstehen von herausragender Bedeutung. Kann nicht sicher davon ausgegangen werden, dass ein Patient einen wichtigen Sachverhalt, wie beispielsweise eine Testamentsfassung, eindeutig versteht, erhebt sich die Frage, wer stattdessen Dokumente in seinem Sinne verfasst und unterschreibt.

Eine gerichtlich bestellte Betreuungsperson kommt dann in Betracht, wenn sich kein Familienangehöriger findet, der notwendige **Entscheidungen und Aufgaben** übernimmt, wie z. B.

- ▬ eine Vertretung bei Behörden,
- ▬ die Sorge für das Vermögen des Patienten,
- ▬ die Sorge für die Gesundheit des Patienten oder
- ▬ eine Unterbringung in einem Alten- oder Pflegeheim.

Die Einrichtung einer Betreuung kann auch dann sinnvoll sein, wenn die familiären Verhältnisse durch Misstrauen belastet sind und beispielsweise der eine Sohn dem anderen vorwirft, das Geld des kranken Vaters nur zu seinem eigenen Nutzen zu verwalten.

Die Notwendigkeit einer Betreuung wird sorgfältig in Absprache mit dem Patienten, seinen Angehörigen, dem therapeutischen Team und dem behandelnden Arzt geprüft. Der Arzt stellt dann einen Antrag auf Einrichtung einer Betreuung. Die Entscheidung über die Notwendigkeit und Aufgabenbereiche eines Betreuers erfolgt durch das Vormundschaftsgericht. Gesetzliche Regelungen finden sich im Bürgerlichen Gesetzbuch (BGB § 1896).

❗ **Prinzipiell hat eine Betreuung keine Ent-rechtung zur Folge, sie hat dementspre-chend keine Auswirkungen auf die Ge-schäftsfähigkeit.**

Die Frage nach der **Geschäftsfähigkeit** wird un-abhängig von der Betreuungsnotwendigkeit geklärt und hängt generell davon ab, ob die freie Willensbe-stimmung aufgrund einer psychischen Erkrankung beeinträchtigt ist. Geschäftsunfähig ist demnach, wer Entscheidungen in ihrem Wesen, ihrer Bedeu-tung und ihrer Tragweite nicht adäquat erfassen sowie Handlungen danach ausrichten kann (BGB § 104). Im Unterschied zum betreuten Patienten ist die Unterschrift eines geschäftsunfähigen Patienten rechtlich gesehen ungültig.

Beratungshilfe bietet der Bundesverband für die Rehabilitation der Aphasiker e.V. (► »Kontakt-adressen« im Serviceteil).

■ **Welche Informationen gibt es für Angehörige?**

In den letzten Jahren sind eine Reihe von Broschü-ren und Büchern veröffentlicht worden, mit deren Hilfe sich Angehörige über Aphasie informieren können. Im Gegensatz zu den Büchern sind die Informationsbroschüren entweder kostenlos oder gegen eine geringe Schutzgebühr zu erhalten. Qua-lität und Quantität der Informationsschriften sind zum Teil recht unterschiedlich. Einen Überblick über das Angebot geben ◘ Tab. 9.2 und ◘ Tab. 9.3, die auch jeweils eine kurze Inhaltsangabe und Be-wertung enthalten.

■ **Leistungen für Angehörige aus der Pflegeversicherung**

Aufgrund von ausgeprägten sprachlichen Schwie-rigkeiten können Patienten mit einer Aphasie auf eine zeitweise oder dauernde Unterstützung von Angehörigen angewiesen sein (siehe oben, ► »Ist ein sprachgestörter Patient überhaupt noch geschäftsfä-hig?«). Der Bedarf an Hilfe erhöht sich noch, wenn die Aphasie mit einer eingeschränkten körperlichen Selbstständigkeit verbunden ist (► Abschn. 2.3).

Viele Angehörige sind schon allein aufgrund finanzieller Überlegungen bereit, ihr betroffenes Familienmitglied zu Hause zu versorgen. Mit der Übernahme pflegerischer Aufgaben können für sie allerdings sowohl physische als auch psychische (Über-)Belastungen entstehen. So führen beispiels-weise

- nicht rückengerecht durchgeführte Transfers vom Bett zum Rollstuhl oder vom Rollstuhl zur Toilette zu Rückenschmerzen,
- fehlende Ruhepausen oder ein häufig unter-brochener Schlaf zu einer anhaltenden Müdig-keit und Erschöpfung,
- eingeschränkte oder aufgehobene Freizeitakti-vitäten zu einer sozialen Isolation,
- Gefühle, allem ständig »hinterherzulaufen« und den selbst gestellten Aufgaben nicht ge-recht zu werden, zu einem »Burn-out« des Helfenden,
- Empfindungen, alles alleine machen zu müs-sen, zu einer Verbitterung, die auch somati-sche Störungen hervorrufen kann.

Aus der Pflegeversicherung können nicht nur Er-krankte, sondern auch pflegende Angehörige Leis-tungen beziehen. Die gesetzlichen Grundlagen dazu finden sich in den Sozialgesetzbüchern. Nach § 44 des Sozialgesetzbuchs XI (SGB XI) wurden die Leistungen aus der Pflegeversicherung für pflegen-de Angehörige verbessert, um die Bereitschaft zur Pflege im häuslichen Bereich zu fördern und um den hohen Arbeitsaufwand der Angehörigen anzu-erkennen, die wegen der Pflege oft auf eine eigene Berufstätigkeit ganz oder teilweise verzichten.

Als pflegende Angehörige gelten dem Gesetz nach Personen, die einen Pflegebedürftigen nicht erwerbsmäßig mindestens 14 Stunden wöchent-lich in seiner häuslichen Umgebung pflegen (§ 19 SGB XI).

Dieser Personenkreis hat unter bestimmten Voraussetzungen Anspruch auf Leistungen aus der Pflegeversicherung. Einige von ihnen sind in ◘ Tab. 9.4 aufgeführt. Informationen über Leistungs-voraussetzungen, Verwaltungsabläufe, Zuständig-keiten und Hilfe bei der Antragstellung erhalten pflegende Angehörige bei Servicestellen, die in der Regel bei den örtlichen Krankenkassen und bei den Rentenversicherern (LVA bzw. BfA) eingerichtet sind.

◼ Tab. 9.2 Kostenlose oder gegen eine geringe Schutzgebühr zu beziehende empfehlenswerte Informations-broschüren

Titel	Bezugsquelle[a]	Beschreibung
Kommunikation und Sprache	Bundesverband für die Reha-bilitation der Aphasiker (BRA)[b]	Kurze, gut verständliche und klar gegliederte Broschüre
Leben mit Aphasie	Bundesverband für die Re-habilitation der Aphasiker	Informationen über die Arbeit des BRA zur Beratung, Begleitung und Betreuung von Aphasie-Betroffenen und ihren Angehören mit dem Schwerpunkt der Rehabilitation Die Broschüre enthält weiterführende Informationen zum Bundesverband, zu den Landesverbänden und Selbst-hilfegruppen
Aphasie, Dysarthro-phonie, Dysphagie	Stiftung Deutsche Schlagan-fall-Hilfe	Ausführliche, gut zu verstehende und mit Abbildungen versehene Broschüre, die Informationen zu allen 3 Stö-rungsbildern bereithält
Aphasie – was ist das?	Schweizerische Arbeitsge-meinschaft für Aphasie	Sehr kurze, nicht bebilderte Broschüre
Aphasie	Deutsche Gesellschaft für Sprachheilpädagogik	Ausführliche, leider kaum bebilderte Broschüre
Sprachstörungen bei Erwachsenen/ Aphasien	Deutscher Bundesverband für Logopädie	Sehr kurze, nicht bebilderte Broschüre
Wen es trifft (Broschüre vergriffen, keine Neuauflage, aber auf der Website als pdf-Dokument verfügbar)	Bundeszentrale für gesund-heitliche Aufklärung	Enthält mehrere, unsentimental und authentisch ge-schriebene Berichte von Aphasikern
Kommunikation zwischen Partnern – Aphasie (keine Neuauflage mehr, aber bestellbar)	Bundesarbeitsgemeinschaft Hilfe für Behinderte	Umfangreiche, teilweise sehr anspruchsvolle Broschüre; für Laien keine leichte Lektüre

[a] ▶ »Kontaktadressen« im Serviceteil.
[b] Der Bundesverband für die Rehabilitation der Aphasiker e.V. hält auf seiner Website vielfältiges Informationsmaterial in Form von Broschüren und Ratgebern zu sämtlichen Themen rund um den Schlaganfall bereit.

> In einem Beratungsgespräch sollten Ange-hörige auf die Leistungen aus der Pflege-versicherung nicht erst dann aufmerksam gemacht werden, wenn sie Anzeichen von Überbelastung zeigen. Denn ihre Leis-tungsfähigkeit bleibt nur dann erhalten, wenn sie frühzeitig die ihnen gesetzlich zustehenden Hilfen in Anspruch nehmen.

Fazit

- Bei vielen Aphasien handelt es sich um Zugriffs-störungen, d. h., das sprachliche Wissen ist nicht verloren gegangen und muss daher auch nicht neu erworben werden.
- Auch wenn durch gezielte Sprachtherapie in jedem Falle kommunikative Verbesserungen erzielt werden können, bilden sich Aphasien häufig nicht vollständig zurück.
- Bei einer Aphasie handelt es sich um eine Sprachstörung, bei der das Denken nicht gleich-zeitig mitbetroffen ist.
- Sprachliche Anregungen im Alltag können eine gezielte Sprachtherapie zwar nicht ersetzen, jedoch sinnvoll ergänzen.

▣ Tab. 9.3   Ratgeber für Angehörige

Titel	Autor	Beschreibung
Aphasie – Leben mit dem Sprachverlust	Parr et al. (1999)	Aus dem Englischen übersetztes Buch, das die Folgen einer Aphasie vor allem aus Sicht von Betroffenen beschreibt. Nicht alle Aussagen treffen auf deutsche Verhältnisse zu.
Ratgeber Aphasie – Sprachstörungen nach Schlaganfall oder Schädel-Hirn-Trauma	Tesak u. Brauer (2014)	Ein 72-seitiges Buch, das alle wesentlichen Informationen über Aphasie enthält.
Aphasie bei Kindern und Jugendlichen	Kubandt (2009)	Ein 72-seitiges Buch, das über Sprachverlust bei Kindern und Jugendlichen und den Unterschied zu Sprachentwicklungsstörungen informiert. Erstes Fachbuch zu diesem wichtigen Thema.
Ratgeber Sprechapraxie	Geißler (2012)	Ein 60-seitiges Buch, das über Symptome, Auswirkung und Therapie der Sprechapraxie informiert.
Ratgeber Dysarthrie	Geiger u. Mefferd (2007)	Ein 64-seitiges Buch, das über Symptome, Auswirkung und Therapie der Dysarthrie informiert.

▣ Tab. 9.4   Einige Leistungen aus der Pflegeversicherung

Leistung	Erläuterung
Unfallversicherung	Während der Pflege sind Pflegepersonen durch die gesetzliche Unfallversicherung geschützt.
Rentenversicherung	Für Pflegepersonen, die nicht mehr als 30 Stunden pro Woche erwerbstätig sind und mindestens 14 Stunden pro Woche pflegend tätig sind, zahlt die Pflegeversicherung Beiträge zur Rentenversicherung.
Verhinderungspflege	Die Kosten einer Ersatzpflege für längstens 4 Wochen je Kalenderjahr werden übernommen, wenn eine Pflegeperson wegen Urlaub oder Krankheit an der Pflege gehindert ist.
Kurzzeitpflege	Die Kosten für eine Kurzzeitpflege für längstens 4 Wochen pro Kalenderjahr werden übernommen, wenn die häusliche Pflege noch nicht oder nicht im erforderlichen Umfang erbracht werden kann und wenn eine teilstationäre Pflege nicht ausreicht.
Tages- und Nachtpflege (teilstationäre Pflege)	Kosten und Aufwendungen der medizinischen Behandlungspflege und der sozialen Betreuung werden übernommen, wenn die häusliche Pflege nicht im erforderlichen Umfang sichergestellt werden kann. Der Pflegebedürftige wird dann nur tagsüber oder nur nachts in einer Pflegeeinrichtung betreut und die restliche Zeit zu Hause gepflegt.
Arbeitsförderung	Pflegepersonen, die nach Ende der Pflege ins Berufsleben zurückkehren wollen, können nach § 44 SGB Abs. 1, Satz Nr. 7 eine berufliche Förderung nach dem III. SGB (Arbeitsförderung) in Anspruch nehmen.
Rehabilitation für pflegende Angehörige	Pflegepersonen können zu Lasten der Rentenversicherung oder der Krankenkasse Reha-Leistungen in Anspruch nehmen. Siehe auch Verbesserung für pflegende Angehörige durch das Pflege-Neuausrichtungs-Gesetz (PNG): http://www.bmg.bund.de/pflege/das-pflege-neuausrichtungs-gesetz.html.
Rehabilitation vor Pflege	Die Kosten für eine Rehabilitation eines erkrankten Partners werden übernommen, wenn Reha-Maßnahmen dazu geeignet sind, Pflegebedürftigkeit zu überwinden, zu mindern oder einer Verschlechterung vorzubeugen.

- Da im Gespräch der funktionale Aspekt von Sprache im Vordergrund steht, sollten Fehler nur auf Wunsch des Patienten rückgemeldet oder korrigiert werden.
- Das Gespräch stellt die größte sprachliche Herausforderung für einen Patienten mit einer Aphasie dar. Erfolge in der Unterhaltung werden daher weniger nach Tagen und Wochen, als vielmehr nach Monaten und Jahren offensichtlich.
- Eine schwere aphasische Störung kann die Einrichtung einer Betreuung notwendig machen.

9.5   Krankheitsverarbeitung

M. Wehmeyer, H. Grötzbach, B. Schneider

Wie aus den Erfahrungsberichten der beiden Patienten mit einer Aphasie (► Kap. 1 und ► Abschn. 10.2.2) und einer Angehörigen (► Abschn. 9.2) ersichtlich, trifft eine Hirnschädigung meist das ganze soziale Umfeld: Nicht nur der Patient selbst, sondern auch seine Angehörigen haben als Betroffene unter den Folgen der Erkrankung zu leiden. Das oberste Ziel aller therapeutischen Interventionen besteht darin, dass die Betroffenen mit den Veränderungen zu leben lernen und trotz individueller Einschränkungen ein wertvolles Leben führen. Auch wenn eine Sprachtherapeutin keine psychotherapeutische Behandlung anbieten kann, sollte sie den Patienten und die Angehörigen bei der Bewältigung eines solchen kritischen Lebensereignisses unterstützen. Dieser Abschnitt soll die umfassenden Veränderungen nach einer Hirnschädigung bewusst machen und die Therapeutin auf mögliche Umgangs- und Verhaltensweisen von Patienten und Angehörigen im Prozess der Krankheitsverarbeitung vorbereiten.

■ Psychosoziale Situation

Viele **Ängste und Frustrationen** sind mit einer Hirnschädigung verbunden. Da ist zunächst einmal die Sorge um das Überleben des Patienten. Angehörige kümmern sich oft intensiv darum, dass für den Kranken »alles getan wird«, und erleben nicht selten, dass ohne ihren Einsatz oder trotz ihres Engagements nicht alles zufriedenstellend verläuft. Gedanken kreisen aber auch um die psy-

chischen und physischen Veränderungen, die die eingespielten Rollen in einem Beziehungsgefüge deutlich verändern können. Der Mann, der zuvor als Familienoberhaupt galt, wird mit einem Schlag zum abhängigen und hilflosen Pflegefall. Die erwachsene junge Frau, die ihren Single-Haushalt selbstständig geführt hat, kehrt nach dem Schädel-Hirn-Trauma in die Obhut ihrer Eltern zurück. Manche Verwandte und Bekannte sind mit der Problematik überfordert und ziehen sich zurück, sodass sich Patienten oder Angehörige allein gelassen fühlen. **Beziehungen** in der Familie und im Freundeskreis müssen sich oft neu formieren und entwickeln.

Auch **Zukunftspläne** werden oft maßgeblich verändert oder gar zerstört. Die Karriere eines Berufstätigen, die Familienplanung eines jungen Ehepaars, die Reiselust einer Seniorin können jäh unterbrochen werden.

Die **finanziellen Verhältnisse** müssen evtl. neu geregelt werden. Oft bedeutet dies finanzielle Einbußen. Überdies sind viele Behördengänge und Formalitäten zu erledigen, um die Zukunft abzusichern.

Wenn eine Hirnschädigung plötzlich und unerwartet in ein Leben eingreift, sehen sich Patient und Angehörige häufig unvorbereitet nahezu unlösbaren Problemen gegenüber. Gerade die Angehörigen tragen dabei die Last der Verantwortung.

> ❯ In vielen Fällen ist die Sprachstörung nur ein Puzzleteil in einem Komplex von motorischen, kognitiven und psychosozialen Veränderungen.

■ Krankheitsverarbeitung

Eine Sprachtherapie kann sich nicht darauf beschränken, die kommunikativen Fähigkeiten eines Patienten zu reaktivieren. Die Sprachtherapeutin sollte in Zusammenarbeit mit dem therapeutischen Team den Patienten und seine Angehörigen bei der Anpassung an die veränderte Lebenssituation unterstützen und begleiten. Sofern eine **psychotherapeutische Betreuung** hilfreich erscheint, kann diese damit allerdings nicht ersetzt werden.

Unter **Krankheitsverarbeitung** muss ein **andauernder Prozess** verstanden werden, der mit variablen Erlebens- und Verhaltensweisen und mit verschiedenen Bewältigungsstrategien einhergehen kann. Auf dem mühsamen Weg in Richtung Akzeptanz oder Toleranz des Unabänderlichen kommt es zu

- Bagatellisieren oder Verleugnen von Problemen mit der Hoffnung, »dass alles wieder so wird, wie es war«,
- Fragen nach dem »Warum?«,
- resignierter Verzweiflung,
- Ausleben von Aggressionen,
- (über)aktivem Engagement,
- Versuchen, der Situation etwas Positives abzugewinnen (Thun 1988).

Die Therapeutin begleitet diesen Prozess durch ein offenes und verständnisvolles Therapeutenverhalten, bei dem alle zuvor beschriebenen Reaktionen wertfrei zugelassen werden. Das erfordert die Fähigkeit und Bereitschaft, sich in den Patienten und seine Angehörigen einzufühlen, sie in ihrem Verhalten und Erleben ernst zu nehmen und die Energien anzuerkennen, die sie aufbringen, um ihr Schicksal zu meistern (► Abschn. 9.1). Konkrete Anregungen werden in ► Abschn. 12.10 gegeben.

Fazit
- Eine Hirnschädigung führt oft zu sozioökonomischen Einbußen und erfordert neue Rollenzuweisungen im sozialen System.
- Mit dem meist langwierigen Prozess der Krankheitsverarbeitung sind variable Verhaltensweisen von Patienten und Angehörigen verbunden.
- Ein respektvolles und empathisches Therapeutenverhalten unterstützt die Bewältigung der Krankheitsfolgen.

Therapieplanung

B. Schneider, M. Wehmeyer, H. Grötzbach

10.1 Warum ist eine Aphasie-Therapie sinnvoll?

M. Wehmeyer, H. Grötzbach, B. Schneider

Im Folgenden wird auf die Frage eingegangen, wodurch (kommunikative) Funktionen wiederhergestellt werden können, obwohl durch eine Hirnschädigung sprachrelevante Gebiete zerstört wurden.

Auch wenn schon seit Jahrzehnten professionelle Sprachtherapie für neurologische Patienten angeboten wird, ist erst spät ein erster Nachweis ihrer Effektivität erbracht worden. Poeck et al. (1989) konnten zeigen, dass mithilfe einer stationären mehrwöchigen Aphasie-Therapie bei **80% der Patienten Verbesserungen** erzielt wurden, die über spontane Rückbildungsprozesse hinausgingen. Selbst Patienten mit chronischer Aphasie wiesen zu 65% überzufällige Erfolge auf.

Bei einer sprachtherapeutischen Intervention gilt es, die in ▶ Abschn. 3.5 beschriebenen neuronalen Reorganisationsmechanismen zu unterstützen.

In der Akutphase kann die Spontanremission, also das Wiedererlangen vorübergehend gestörter Sprachfunktionen (Restitution) durch eine möglichst frühe sprachtherapeutische Behandlung unterstützt werden.

In der Postakutphase und chronischen Phase werden dann die strukturellen und funktionellen Reorganisationsprozesse des Gehirns (Substitution und Kompensation) durch gezieltes und spezifisches Training unterstützt. Das Umleiten von Informationen innerhalb des neuralen Netzwerks und die Neuverknüpfung von Strukturen erfordert intensives Lernen. Hier setzt die Sprachtherapie mit sprachsystematischen und kompensatorischen Verfahren an.

Fazit
- Es ist erwiesen, dass professionelle Sprachtherapie effektiv ist.
- Durch eine ausreichend frühe und intensive Sprachtherapie können die Reorganisationsprozesse des Gehirns (Restitution, Substitution und Kompensation) gezielt unterstützt werden.

10.2 Was soll in einer Aphasie-Therapie erreicht werden?

M. Wehmeyer, H. Grötzbach, B. Schneider

Sprachtherapeutische Zielsetzungen lassen sich auf unterschiedliche Weise beschreiben, je nachdem, ob die sprachlichen Funktionen, die kommunikativen Aktivitäten oder die Teilhabe im Alltag im Vordergrund stehen. Im Folgenden werden die generellen Ziele einer Aphasie-Therapie aus diesen unterschiedlichen Blickwinkeln heraus definiert. Das in ▶ Abschn. 3.2.1 vorgestellte ICF-Modell der Weltgesundheitsorganisation macht deutlich, dass eine Hirnschädigung nicht nur Einschränkungen der Sprachfunktionen, sondern auch immense Beeinträchtigungen der Alltagsaktivitäten und der Partizipation der Betroffenen zur Folge haben kann. Deshalb sollte eine erfolgreiche Aphasie-Therapie nicht nur anstreben, die sprachlichen Defizite des Patienten zu verbessern, sondern auch Ziele berücksichtigen, die für den Patienten bedeutsam sind und seine individuelle Lebenssituation betreffen. Aus diesem Grund kommt in ▶ Abschn. 10.2.2 ein weiterer Betroffener zu Wort. Seine teilhabeorientierten Ziele werden in ▶ Abschn. 10.2.3 vorgestellt.

10.2.1 ICF-orientierte logopädische Zielsetzungen

In diesem Abschnitt geht es darum, Therapieziele zu definieren, die nicht nur an der Verbesserung der Sprachfunktionen ausgerichtet sind, sondern auch die Wünsche des Patienten hinsichtlich seiner kommunikativen Alltagsaktivitäten und seiner sozialen Teilhabe am Leben berücksichtigen. Um diese Ziele miteinander zu verknüpfen, ist es hilfreich, sich an der ICF zu orientieren. Außerdem wird gezeigt, wie Ziele mit Hilfe der SMART-Regel präzise formuliert werden können.

Auf die Bedeutung von Zielen für die Motivation von Patienten und Angehörigen wurde bereits in ▶ Abschn. 9.1 hingewiesen. Ziele schaffen Perspektiven und beeinflussen Handlungen (Locke

□ Tab. 10.1	SMART-Regel für die Definition von Therapiezielen. (Nach Collicut McGrath u. Kischka 2010)	
Regel	**Bedeutung**	**Erklärung**
Specific	Genau	Welche Leistung soll verbessert werden?
Measurable	Messbar	In welchem Ausmaß soll sich die Leistung verbessern?
Achievable	Erreichbar	Ist das definierte Ziel realistisch zu erreichen?
Relevant	Bedeutsam	Ist das definierte Ziel für den Patienten wichtig?
Timed	Zeitlich festgelegt	In welchem Zeitraum soll das angestrebte Ziel erreicht werden?

2002). Unrealistische Ziele, die selbst mit großer Anstrengung auch über einen längeren Zeitraum nicht zu erreichen sind, führen sowohl bei Patienten als auch bei Therapeutinnen zu Frustrationen und Misserfolgserlebnissen (Grötzbach 2004a). Ziele sollten daher erreichbar, genau, messbar, bedeutsam und zeitlich definiert werden (Collicut McGrath u. Kischka 2010). Diese Merkmale werden in der SMART-Regel zusammengefasst und in □ Tab. 10.1 vorgestellt.

Sprachtherapeutische Ziele lassen sich aus unterschiedlichen Blickwinkeln formulieren. Auf der einen Seite führen die Ergebnisse aus Anamnese- und Befunderhebung dazu, passende Ziele und Inhalte einer Therapie festzulegen. Auf der anderen Seite haben Patienten und Angehörige implizite oder explizite Erwartungen darüber, was in der Therapie erreicht werden soll. Darüber hinaus ist das übergeordnete Ziel jeder Rehabilitationsmaßnahme im Sozialgesetzbuch IX als **Verbesserung der Teilhabe am Leben in der Gesellschaft** definiert.

Im Folgenden sollen Therapieziele in Bezug auf die unterschiedlichen Komponenten der ICF vorgestellt werden.

❯ **Medizinisch-therapeutische Ziele beziehen sich meist vorrangig auf die Komponenten Körperstruktur und -funktion, während sich die Ziele von Patienten in den Angaben zur Aktivität und Partizipation widerspiegeln.**

■ **Ziele der ICF-Komponente: Körperfunktion**
Bei der Körperfunktion geht es in der Aphasie-Therapie darum,
 ▬ kommunikative Fähigkeiten wiederherzustellen (Restitution) bzw. aufrechtzuerhalten,

 ▬ gestörte kommunikative Leistungen zu ersetzen (Kompensation) sowie
 ▬ das soziale Umfeld des Patienten an die Sprachstörung anzupassen (Adaptation).

Beispiel
Konkret kann es darum gehen, Wortfindungsstörungen zu reduzieren (Restitution), fehlende Wörter prägnant zu umschreiben (Kompensation) und die Angehörigen zu instruieren, den Betroffenen beim Sprechen möglichst wenig zu unterbrechen (Adaptation).

Jede Aphasie-Therapie zielt darauf ab, die allgemeine Kommunikationsfähigkeit so zu verbessern oder zu erhalten, dass Informationen möglichst eindeutig verstanden und vermittelt werden können. Dadurch können Missverständnisse im Gespräch reduziert werden. Um dies zu erreichen, werden sowohl sprachliche als auch nichtsprachliche Kanäle genutzt (► Exkurs »Aphasie als Zugriffsstörung«).

❯ **In der Aphasie-Behandlung kann es nicht zwangsläufig darum gehen, Patienten zu fehlerfreiem Sprechen, Verstehen, Lesen oder Schreiben zurückzuführen.**

■ **Ziele der ICF-Komponente: Aktivität**
Bei der Aktivität verfolgt die Aphasie-Therapie das Ziel, eine größtmögliche Selbstständigkeit in denjenigen kommunikativen Bereichen zu ermöglichen, die vom Patienten als relevant vorgegeben werden. Dies kann sich für einige Patienten auf Fähigkeiten und Aktivitäten im häuslichen und familiären Bereich konzentrieren. Für andere Patienten mag es wichtig sein, auch im beruflichen Kontext wieder »mitreden« zu können: Sie möchten wieder an Dis-

10

◻ **Tab. 10.2**   Exemplarische Zielformulierungen nach dem ICF-Modell

	Ziele
Körperstruktur	Infarktareal möglichst klein halten
Körperfunktion	Verbesserung der Funktionen Sprachproduktion, Sprachverständnis, Lesen, Schreiben, Umgang mit Zahlen
Aktivität	Sich unterhalten, Geschichten vorlesen, Überweisungen ausfüllen
Partizipation (Teilhabe)	Am Familienleben teilnehmen, Bankgeschäfte erledigen

kussionen teilnehmen, Beratungen durchführen, Verhandlungen leiten oder organisatorische Aufgaben übernehmen.

■ **Ziele der ICF-Komponente: Partizipation**
Letztendlich geht es in jeder Aphasie-Therapie darum, Patienten mit einer Aphasie vor einem sozialen Rückzug zu bewahren. Stattdessen sollen sie trotz bestehender Probleme wieder am gesellschaftlichen Leben teilnehmen können. Dazu gehört, Kontakte zu Freunden oder Verwandten sowie Hobbys und Interessen so weit wie möglich beizubehalten oder wiederherzustellen. Einige Patienten streben eine Wiedereingliederung ins Berufsleben an. Teilhabeorientierte Therapieziele können nur patientenspezifisch formuliert werden.

Um zu verdeutlichen, wie Therapieziele aus der ICF abgeleitet werden können, ist in ◻ Tab. 10.2 ein Fallbeispiel wiedergegeben.

■ **Die Therapie auf Basis der ICF**
Die Aufgabe der Therapeutin besteht auf der Basis der ICF darin, die diagnostizierten Beeinträchtigungen in der Komponente Körperfunktion so weit zu minimieren, dass die individuellen Ziele des Patienten in den Komponenten Aktivität und Partizipation erreicht werden können (Grötzbach 2004a). Nur der Patient selbst (und seine Bezugspersonen) kann als Experte seines Problems darüber entscheiden, welche Ziele für sein Leben nützlich und vorrangig sind.

Konkret werden aus dem Angebot allgemeiner Zielsetzungen (▶ Abschn. 11.5) diejenigen symptom- bzw. funktionsorientierten Ziele (sog. Funktionsziele) ausgewählt, die zur Verwirklichung der patientenspezifischen Ziele (sog. Alltagsziele) führen und dadurch die Teilhabe am sozialen Leben unterstützen. Sprachfunktionsbezogene Ziele lassen sich relativ leicht aus den Alltagszielen eines Patienten ableiten. In ◻ Tab. 10.3 wird anhand einiger Beispiele verdeutlicht, wie Ziele der ICF-Komponente Körperfunktionen mit Zielen der ICF-Komponente Aktivitäten und Partizipation verknüpft werden können. Weitere Beispiele für teilhabeorientierte Zielsetzungen hat der Arbeitskreis Aphasie des Deutschen Bundesverbandes für Logopädie e. V. entwickelt. Sie sind als Broschüre gegen einen freiwilligen Spendenbeitrag beim Bundesverband für die Rehabilitation der Aphasiker e. V. (BRA) erhältlich (▶ Serviceteil).

❯ Gerade Patienten mit einer Aphasie tun sich oft schwer, konkrete Ziele zu formulieren. Die Therapeutin sollte sich Zeit nehmen, mit gezielten Fragen die (nicht-) sprachlichen Äußerungen des Patienten zu präzisieren. Zusätzlich können Angehörige in die Therapieplanung einbezogen sowie eigene Vorschläge zur Anregung unterbreitet werden.

Da in einer Sprachtherapie häufig nicht alle Ziele eines Patienten verfolgt werden können, gilt es, mit Hilfe der Therapeutin die **wichtigsten Therapieziele auszuwählen** und in eine **sinnvolle Reihenfolge**

■ **Tab. 10.3** Verknüpfung von Funktions- und Alltagszielen

Alltagsziele (ICF-Komponente Aktivitäten und Partizipation)	Funktionsziele (ICF-Komponente Körperfunktionen)
Wieder telefonieren können und am Telefon wesentliche Neuig-keiten mitteilen können	– Verbesserung des Wortabrufs für alltagsrelevante Nomen und Verben – Erarbeitung von Strategien im Umgang mit Wortfindungsstörungen – Verbesserung der Produktion alltagsrelevanter Floskeln (z. B. Begrüßungs- und Abschiedsfloskeln)
Die Tageszeitung lesen und ver-stehen können	– Verbesserung des ganzheitlichen Lesens von alltagsrelevanten Nomen und Verben – Verbesserung des einzelheitlichen Lesens zur Überprüfung und Korrektur von Lesefehlern – Verbesserung des Leseinnverständnisses über den gezielten Einsatz der Schlüsselwortstrategie
Einen Einkaufszettel schreiben können	– Verbesserung des ganzheitlichen Schreibens für Nomen aus dem semanti-schen Feld »Nahrungsmittel«, »Kosmetikprodukte« und »Haushaltsartikel«

zu bringen. Dabei ist es Aufgabe der Therapeutin, zu entscheiden, welche Alltagsziele aus sprachthera-peutischer Sicht realisierbar und sinnvoll sind, dies dem Patienten und seinen Angehörigen gegenüber fachlich zu begründen um anschließend zu einer Therapieplanung zu kommen, die gemeinsam von Therapeutin und Patient verantwortet werden kann.

Fazit
– Therapeutische Ziele sollten immer in Abspra-che mit dem Patienten festgelegt werden.
– Bei der Formulierung von Zielen ist darauf zu achten, dass sie realistisch und erreichbar sind, genau formuliert werden und für den Patienten bedeutsam sind.
– Nach dem ICF-Modell können sich sprachthera-peutische Ziele auf die Körperfunktion (Symp-tomatik), auf die Aktivität und die Partizipation beziehen.
– Das übergeordnete Ziel aller sprachtherapeuti-schen Maßnahmen besteht darin, kommunika-tive Fähigkeiten wiederherzustellen, zu erhalten oder zu kompensieren und damit die Teilhabe am sozialen Leben zu unterstützen.

10.2.2 Ein Erfahrungsbericht von Ernst Schmid

Am 21.09.2005 traf mich der Schlaganfall im Büro, als ich mit einem Lieferant telefonierte und mich

dabei geärgert habe. Einige Rechnungen waren zu klären. Mit der Durchgabe der Fax-Nummer ent-glitt mir der Hörer und ich bin vom Stuhl zum Boden gesunken. Der von Kollegen gerufene Ret-tungswagen brachte mich ins Krankenhaus.

Nach Untersuchungen und Behandlungen kam ich im Zimmer so langsam zu mir. Ich war recht-seitig gelähmt. Meine Frau war da und wollte dass ich meine Arme und Beine heben sollte. Zögerlich folgte ich ihrem Rat. Darauf ermittelte meine Frau, das Sprechvermögen bei dem Schlaganfall gänzlich gelöscht ist. Das traf mich hart.

Bei ihren täglichen Besuchen war das Lernen ihres Namens sowie der Sohn und Tochter wohl gesagt aber nicht gleich gemerkt. Zählen von eins bis zehn war mühsam. Nach einer knappen Woche war ich zum gehen gerüstet.

Am 30.09.2005 kam ich nach Bad Aibling zur Reha. Physisch war mein Zustand täglich besser werden, aber die Sprache habe ich vergessen – das war schlimm.

Die Sprachtherapeuten begangen mit Bil-dern mir zum Sprechen anfangen. Ratespiele und schriftliche Arbeiten waren zum anderen. Die Wör-ter Pferd, Haus, Berge etc. habe ich gelernt, aber mich habe ich damit nicht mitteilen können.

Am Nachmittag habe ich alleine mit Spazier-gängen von 2 bis 3 Stunden unternommen. Still für mich und ab und zu undeutlich laut sprechen. Wenn ich unterwegs Personen getroffen habe, habe ich »Grüß Gott« oder »Guten Tag« von ein aufs andere Mal vergessen. Als bei einem Spaziergang die Sohle von meinen Schuhen zur Hälfte gelöst hatte, musste ich in Bad Aibling Schuhe kaufen. Ich habe im Schuhgeschäft dabei nichts gesagt aber nur gedeutet und bezahlt. Unglaublich von mir!

Ich habe im Krankenhaus Besuch von meiner Frau erhalten wobei ich sprechen versucht hatte. Für die letzten drei Wochenende hat sie mir die Bahntickets geschickt und dann bin ich selbst alleine nach Hause zu kommen und wieder zurück!

Eine Geschichte beschäftigt mich noch sehr: Ein Zimmerkollege von Krankenhaus in Bad Aibling erklärte mir an einem Morgen, dass er nicht mehr leben wollte. Im Rollstuhl verließ er das Zimmer. Ich war wie verdattert. Am Nachmittag, als ich einem Spaziergang begann, saß der Kollege vor dem Krankenhaus und sah unvermittelt in die Berge. Am Abend Uhr kam ich zurück und er hatte unbewegt da gesessen. Nach dem Abendessen war um 20.00 Uhr noch sein Bett frei. Eine Krankenschwester kam in das Zimmer und stellte fest, dass das Bett nicht benutzt war. Zu Hilfe kam nichts. Ich könnte aber nicht im den Zimmer schlafen, wenn der abgeht. Ich suchte ihn. Der Platz, wo er am Nachmittag saß, war aber leer, von ihm keine Spur. Es war also nötig in der Rezeption meinen Verdacht zu äußern. Diese Meldung war mir ein Horror, aber mit unzusammenden Wörtern erfolgt. Etliche Fragen waren mir nicht leicht, aber dennoch zur Polizei die Suchmeldung zu starten. Der Nachtpfleger erklärte mir später, dass der vermisste Zimmerkollege lebend gefunden worden ist. Er musste diese Nacht separat schlafen. Die Krankenschwester hat am nächsten Tag seine Sachen zusammen gesucht und in ein anderes Krankenhaus ungezogen. Ich habe ihn nicht wieder gesehen. In dieser Zeit hatte ich nicht viel zu schlafen.

Ängstlich war ich mit dem Sprechen in Bad Aibling und danach. Kontakte waren für mich nicht üblich. Es war bei mir das ungereimte Sprechen, das mir wütig wurde. Das Einkaufen beim Bäcker war nur ein Miteinander mit meiner Frau was ich bisher alleine gemacht hat.

Es war der Termin vom 12.12.2005 in einem ambulanten Therapiezentrum in München, dass das Sprechen gelernt wird mit vielen Angeboten: Sprechtraining, Sprachtherapie, Aphasikergruppe, Selbsttherapie (zum Vorbereiten von Projekten), Konzentrationstraining, Zeitungsgruppe, Projektarbeit etc. Das waren der volle Therapiewoche. Das waren wichtige Stunden um sprechen zu lernen.

Am Anfang war das Sprechen ziemlich schwer. An einer Weihnachtsfeier versuchte ich mit meinen Nachbarn anzureden. Das war nicht gelungen weil ich erst in der 2. Therapiewoche waren und als Aphasiker sehr schlecht zu Verstehen. Die Schriftform war in der Zeit mit Rechtschreib-Problemen behaftet.

Am Anfang der Therapie waren wir mit der Projektgruppe im deutschen Museum. Ich wollte etwas über Flugzeuge wissen und machte mich auf den Weg zu einem Aufseher. Ich habe dann aber umgedrehen, weil mir einfiel, dass ich nicht sprechen konnte.

Einmal waren die Therapeutin und ich zum Einkaufen. Im grünen Markt nahm ich nur die Birnen, die ich wollte, ohne Worte. In der Metzgerei und Bäckerei stammelte ich meine Bestellung halbwegs nach Plan.

Die Sprachtherapeutin habe jede Stunde mit einer Plauderei begonnen. Jetzt begangen über private Probleme, Finanzamtunterladen, wichtige Briefe über meine Krankheit zu reden. Da kommen privates Vorleben und jetziger Zustand zu Sprache. Ich meine, dass es sich hierbei um eine gute Sache handelt. Dagegen war ich nicht in der Diskussion der Zeitungsgruppe den Zeitungsstoff gewachsen.

Im der Winterzeit – mit Fahrerlaubnis des Neurologen – steckte ich mir den Vorderteil vom Auto im Schnee. Eine Stunde mühte ich mühsam ab. Aber der Wagen war nicht zu bewegen. Ich sah einen Mann in Garten und fragte um eine Schaufel, dass mein Wagen festsitzt. Er half mit der Schaufel freizukommen. Ich war sehr glücklich über meinen Fragesatz, der verstanden wurde.

Die ersten fünf Monate nach dem Schlaganfall waren schrecklich. Körperlich komme ich wieder zurecht. In meinem Alltag komme ich jetzt besser zu Recht wie alleine einkaufen, Bankgeschäfte, Briefe ans Finanzamt, Kontakte und Besuche mit Verwandten, Nachbarschaft kurz sprechen und Besuch in der Firma, die ein »hallo« war.

Das Sprechen mit meiner Frau zu Hause ist das witzige. Sie bewundert meine Fantasie bei der Wortfindung und meistens lachen wir über die Wortschöpfungen.

Nach 17 Therapiewochen kann ich die Reha verlassen. Ich bin nach meiner Ansicht wesentlich besser nach Sprache und deutsch Schreiben können. Es hakt immer noch an der Sprache, an Belastbarkeit, an Konzentration und ich bin sehr vergesslich.

Ohne die Therapie im Rehazentrum und meiner Sprachtherapeutin wäre ich nicht da, wo ich zur Zeit bin. Ich wünsche aber, dass alles noch besser wird.

10.2.3 Zwischen Scham und Charme – Zielsetzungen von Betroffenen

Wie in ▶ Abschn. 10.2.1 bereits angesprochen, werden therapeutische Zielsetzungen nicht ausschließlich aus Testergebnissen abgeleitet. Vielmehr sollten die Erwartungen und Wünsche von Patienten und Angehörigen berücksichtigt werden. In diesem Kapitel werden exemplarisch die teilhabeorientierten Therapieziele des Patienten vorgestellt, der in ▶ Abschn. 10.2.2 zu Wort gekommen ist.

Der Patientenbeitrag zeigt, welche Auswirkungen mit einer Sprachstörung verbunden sein können. Auf eindrückliche Weise berichtet der Patient über Gefühle von Wut, Scham und Angst. Es klingen jedoch auch seine Hoffnungen, sein Humor und sein Stolz über die bereits bewältigten Herausforderungen an. Deutlich wird sein Bedauern, dass er als geselliger Mensch nicht mehr aktiv an Gruppengesprächen teilnehmen oder ein Gespräch mit Fremden initiieren kann. Stattdessen zieht er sich entgegen seiner Gewohnheit häufig aus Gesprächen zurück. Er leidet außerdem darunter, viele Aufgaben im Haushalt nicht mehr selbstständig erledigen zu können, sondern von der Hilfe anderer abhängig zu sein.

Für die ambulante Rehabilitation wurden mit dem Patienten folgende Ziele vereinbart:

- vor allem wieder mehr Souveränität beim Reden: weniger Scham und Angst in Unterhaltungen mit Fremden, dafür häufiger die Initiative für ein Gespräch ergreifen;
- mehr Aufgaben im Haushalt übernehmen, auch Organisatorisches;
- Einkaufslisten schreiben, alleine einkaufen gehen und mündlich bestellen;
- einfache schriftliche Korrespondenz lesen und beantworten;
- selbst die Steuererklärung bearbeiten;
- alleine Geld abheben, dafür den EC-Automat bedienen können.

Interessanterweise zeigte sich im Verlauf der Rehabilitation, dass der Patient häufig die in einer Therapiestunde verabredeten Ziele und Aufgaben für die nächste Sitzung in der Zwischenzeit bereits selbstständig umgesetzt hatte. Vermutlich haben die patientenspezifischen und konkret auf seinen Alltag bezogenen Zielsetzungen seine Motivation unterstützt, Herausforderungen anzunehmen und zu bewältigen.

Mittlerweile entwirft der Patient Briefe, die von seiner Frau korrigiert werden. Er beteiligt sich wieder an Unterhaltungen mit drei bis vier Gesprächspartnern, plaudert mit Nachbarn und Kollegen und beginnt, sich beim Einkaufen wieder mehr beraten zu lassen.

Seine **Ziele für die zukünftige ambulante Sprachtherapie** sehen folgendermaßen aus:
- auch mit Gesprächen in größerer Gesellschaft zurechtkommen, z. B. wenn mehrere Kinder zu Besuch sind. Dafür müsse er sich schneller einbringen und schneller Wörter abrufen können;
- Fremden trotz seines Schlaganfalls gegenübertreten;
- weniger Schamgefühl beim Sprechen, weniger Angst, für »blöd« gehalten zu werden;
- wieder kompliziertere Sachverhalte darlegen können, z. B. auf Ämtern;
- wieder selbstständig kompliziertere Briefe schreiben, z. B. in Steuer- und Bankangelegenheiten;
- sich am Small Talk mit entfernteren Bekannten beteiligen können;
- im Fußballstadion wieder unbekannte Sitznachbarn ansprechen und Sprüche bringen können;
- gezielter nachfragen beim Einkaufen, z. B. im Baumarkt;
- wieder schwierigere Zeitungstexte lesen, z. B. den Sportteil in der Zeitung.

Auf die Frage, was sich die Ehefrau darüber hinaus von der Sprachtherapie erhofft, antwortet sie:

- Sie würde gerne wieder »normale« Gespräche führen mit Reaktion und Gegenreaktion, bei denen sich ihr Mann mehr einbringe;
- sie wünsche sich, dass sich ihr Mann auch in Gesprächen mit ihr mehr Mühe gebe, so wie sie es in Gesprächen zwischen ihm und anderen beobachte;
- außerdem wünsche sie sich, dass ihr Mann die Schuld an Missverständnissen nicht immer bei ihr suche, sondern mehr Eigenverantwortung übernehme.

Neben der Belastung durch die sprachlichen Missverständnisse zwischen sich und ihrem Mann sieht sie jedoch auch positive Veränderungen, die mit der Sprachstörung einhergegangen sind. Sie berichtet, dass er seine Fehler und Verlegenheiten beim Sprechen oft mit einem sehr liebenswürdigen Lächeln überspiele, und schließt: »Was er an Sprache verloren hat, hat er an Charme gewonnen.«

Im Unterschied zu logopädischen Zielformulierungen mag die Darstellung der Patientenziele zum Teil salopp und unprofessionell wirken. Es empfiehlt sich jedoch, die Erwartungen und Wünsche von Betroffenen genau festzuhalten und ggf. durch Rückfragen zu konkretisieren.

> **Die beste Akzeptanz von Therapiezielen wird erfahrungsgemäß dadurch erreicht, dass die Formulierungen von Patienten und Angehörigen möglichst wörtlich übernommen werden. Dabei müssen Ziele ggf. an die Möglichkeiten der Sprachtherapie angeglichen werden.**

Fazit

- Das Patientenbeispiel macht deutlich, wie wichtig es ist, in der Therapieplanung die Vorstellungen des Patienten und seiner Angehörigen zu berücksichtigen.
- Eine effektive Sprachtherapie setzt voraus, dass alle Beteiligten ihre Vorstellungen einbringen und somit das Gefühl haben, »an einem Strang zu ziehen«.
- Ziele, die in Absprache mit den Betroffenen verständlich, konkret und erreichbar formuliert

werden, wirken motivierend und mobilisieren Energien, um sprachliche Herausforderungen zu bewältigen.

10.3   Therapieverlauf

M. Wehmeyer, H. Grötzbach

Der Verlauf einer logopädischen Therapie steht in direktem Zusammenhang zur Krankheitsursache. Kann aufgrund der Ätiologie mit einer zunehmenden Verbesserung sprachlicher Leistungen gerechnet werden, wird die Aphasie-Therapie in unterschiedliche Phasen eingeteilt. Diese Therapiephasen und ihre Auswirkungen auf die Therapieplanung werden erläutert.

Die Art einer neurologischen Erkrankung hat entscheidenden Einfluss auf den Verlauf einer Sprachtherapie. Bei hirnatrophischen Prozessen muss mit einer zunehmenden Verschlechterung der Symptomatik gerechnet werden. Bei akuter Hirnschädigung wie Schlaganfall oder Schädel-Hirn-Trauma ergeben sich für die Aphasie-Therapie analog den in ▶ Abschn. 3.5 beschriebenen Reorganisationsprozessen 3 **Therapiephasen** (Springer 1986):

- die Phase der Aktivierung,
- die Phase des störungsspezifischen Übens und
- die Phase der Konsolidierung.

10.3.1 Aktivierungsphase

Die ersten 6 Wochen nach einer plötzlich eintretenden Hirnschädigung werden aus medizinischer Sicht als **Akutphase** bezeichnet. Sie ist gekennzeichnet durch eine Ödemausprägung und deren Rückbildung im Bereich des geschädigten Hirnareals. Typischerweise kommt es zu instabilen und fluktuierenden Störungsmustern. Zunächst blockierte Funktionen können vollständig oder teilweise wiederhergestellt werden (**Restitution/Regeneration**).

> **In der Aktivierungsphase geht es darum, spontane Rückbildungsprozesse zu unterstützen und pathologische Verhaltensweisen zu verhindern oder abzubauen.**

10.4 · Was ist bei der Planung einer Aphasie-Therapie zu beachten?

157

10

10.3.2 Störungsspezifische Übungsphase

Im Anschluss an die Aktivierungsphase folgt die störungsspezifische Übungsphase. Sie erstreckt sich im Allgemeinen über die ersten 2 Jahre nach Eintritt der Hirnschädigung. Aufgrund der Plastizität des Gehirns kommt es zu einer **Reorganisation** und **Kompensation von Leistungen** durch angrenzende oder kontralaterale Hirnareale.

Sprachliche Beeinträchtigungen werden **gezielt behandelt**, solange sich Lernfortschritte zeigen.

10.3.3 Konsolidierungsphase

Nach 2 Jahren sind die reorganisatorischen und kompensatorischen Fähigkeiten des Gehirns zwar noch nicht abgeschlossen, **sprachliche Fortschritte** zeigen sich aber eher **mittel- oder langfristig**.

Es bleibt also im Einzelfall abzuwägen, inwiefern das gezielte Training einzelner sprachfunktioneller Leistungen noch im Vordergrund steht.

Neuere Studien zeigen, dass dies nur dann effektiv ist, wenn die Therapie hochfrequent durchgeführt wird, z. B. in Form eines intensiven Behandlungsintervalls mit täglicher Therapie (► Abschn. 13.2).

In der Konsolidierungsphase geht es vor allem darum, die gelernten **sprachlichen Fähigkeiten in den Alltag zu übertragen** und den Patienten in seiner allgemeinen Kommunikationsfähigkeit zu unterstützen.

❯ Es scheint in jedem Falle günstig, störungsspezifische Übungen schon frühzeitig mit konsolidierenden Übungen zu koppeln.

Fazit
- Nach einem Schlaganfall oder einem Schädel-Hirn-Trauma verläuft eine Aphasie-Therapie in 3 Phasen: Die Aktivierungsphase geht nach 6 Wochen in die störungsspezifische Übungsphase und diese nach 2 Jahren in die Konsolidierungsphase über.
- Bei Hirnabbauprozessen muss mit einer zunehmenden (sprachlichen) Verschlechterung

gerechnet werden. In der Sprachtherapie geht es darum, den Status quo so lange wie möglich aufrechtzuerhalten.
- Der jeweilige Therapieverlauf spiegelt sich in der Auswahl der Ziele und Übungen sowie in der Therapiefrequenz wider (► Abschn. 10.4).

10.4 Was ist bei der Planung einer Aphasie-Therapie zu beachten?

Zum Gelingen einer Aphasie-Therapie tragen bestimmte organisatorische und inhaltliche Voraussetzungen bei. Neben Themen wie Therapiebeginn, -frequenz und -dauer geht es dabei um Kriterien bezüglich der Auswahl von Zielen, Therapieansätzen und speziellen Übungen. Aspekte für einen hierarchischen Materialaufbau werden aufgelistet.

10.4.1 Wann sollte mit einer Sprachtherapie begonnen werden?

M. Wehmeyer, H. Grötzbach

Die Therapie sollte **frühestmöglich**, am besten schon im Akutkrankenhaus, eingeleitet werden. Dabei werden von Anfang an restituierende, kompensatorische und adaptive Maßnahmen gekoppelt.

Sprachtherapie kann allerdings nicht erzwungen werden. Die Indikation zur logopädischen Therapie wird beeinflusst von **neurophysiologischen oder neuropsychologischen Einschränkungen**. Dazu gehören
- die **gesundheitliche Stabilität**: Solange Patient und Angehörige »ums Überleben kämpfen«, ist eine funktionelle Aphasie-Therapie für die Beteiligten oft nur peripher relevant;
- die **Störungseinsicht**: Patienten mit einer Anosognosie (► Tab. 2.4) zeigen aufgrund fehlender Krankheitseinsicht keine Motivation für die Sprachtherapie;
- die **Aufmerksamkeitsspanne** und **Konzentrationsfähigkeit**: Somnolente (schläfrige) Patienten können nicht aktiv an einer Sprachtherapie teilnehmen.

10.4.2 Wie häufig sollte eine Aphasie-Therapie stattfinden?

M. Wehmeyer, H. Grötzbach

Je nach **Ursache der Hirnschädigung** erfolgt eine Sprachtherapie mit **zunehmender oder abnehmender Intensität.**

- Bei **fortschreitenden Hirnerkrankungen** steigert sich die Therapiefrequenz je nach Krankheitsverlauf von wöchentlich einer Therapieeinheit bis zur täglichen Therapie.
- Nach **akuten Hirnschädigungen** gelten folgende Richtwerte:
  - In der **Aktivierungsphase** sollte eine logopädische Behandlung täglich erfolgen. Je nach Belastbarkeit des Patienten dauert eine Therapieeinheit 20–45 min.
  - In der **störungsspezifischen Übungsphase** empfiehlt sich eine Therapiefrequenz von mindestens 3 Einheiten pro Woche, wobei die Dauer in Abhängigkeit vom Patienten auf 60 min gesteigert werden kann.
  - In der **Konsolidierungsphase** sollte einmal pro Woche eine Aphasie-Therapie mit 45–60 min Dauer stattfinden. Alternativ kann eine Intervalltherapie mit täglichen Behandlungseinheiten zu je 60 Minuten Erfolg versprechend sein.

Diese Angaben orientieren sich an der Empfehlung von Huber u. Ziegler (2000) und werden durch die Leitlinien zur Aphasie-Therapie (► Abschn. 13.4) ergänzt.

10.4.3 Findet Aphasie-Therapie einzeln oder in Gruppen statt?

M. Wehmeyer, H. Grötzbach

Sprachtherapie kann grundsätzlich als **Einzel- oder Gruppentherapie** erfolgen, und zwar unabhängig vom Schweregrad der Aphasie.

Einzeltherapie

Aufgrund der Individualität der Störungsmuster werden Patienten meist im Einzelsetting behandelt, denn Ziele und Übungen können dabei optimal an die **patientenspezifischen Schwierigkeiten** und **individuellen Fähigkeiten** angepasst werden.

Gruppentherapie

Eine Gruppentherapie wird am besten in **Kombination mit einer Einzeltherapie** in der **störungsspezifischen Übungsphase** durchgeführt. So wird schon frühzeitig ein Transfer von sprachsystematischen Erfolgen aus der Einzeltherapie in den sprachlich anspruchsvolleren Gruppenkontext unterstützt. Dabei sollen die Gruppenteilnehmer nicht aus zeitökonomischen Gründen nebeneinander, sondern im Hinblick auf die kommunikativen Anforderungen im Alltag **miteinander** arbeiten. Ähnlichkeiten im Hinblick auf die jeweiligen Störungsmuster sind dabei von Vorteil, müssen aber nicht zwangsläufig vorhanden sein. Es kann vorkommen, dass sich Patienten in einer fremden Gruppe zunächst unwohl fühlen, sich zurückhalten und enttäuscht sind, weil ihnen nun nicht mehr die ungeteilte Zuwendung durch die Therapeutin zukommt. Patienten sollten daher **gut auf die Gruppenarbeit vorbereitet** und über deren Sinn und Ziele aufgeklärt werden. Durch das vergleichende, konkurrierende oder ermunternde Verhalten der Gruppenmitglieder ist die Arbeitsmotivation oft größer als in der Einzeltherapie. Vor allem im Hinblick auf das **alltagsrelevante Dialogverhalten** ist ein Gruppensetting von großem Vorteil. Der Gedankenaustausch mit Betroffenen kann außerdem den Prozess der **Krankheitsverarbeitung** enorm unterstützen.

In der **Konsolidierungsphase** ist ein Sprachtraining in Gruppen oft die Therapie der Wahl.

Eine Gruppentherapie empfiehlt sich dann, wenn

- ein **Transfer** von trainierten Fähigkeiten aus der Übungssituation in die alltägliche Kommunikation angestrebt wird,
- die wiederhergestellten kommunikativen **Fähigkeiten unter Stressbedingungen stabilisiert** werden sollen,
- sprachgestörte Patienten zur Unterstützung der Krankheitsverarbeitung vom **Austausch mit ähnlich Betroffenen** profitieren können.

10.4 · Was ist bei der Planung einer Aphasie-Therapie zu beachten?

159

10

10.4.4 Nach welchen Kriterien werden Therapieziele ausgewählt?

M. Wehmeyer, H. Grötzbach

Der Erfolg einer logopädischen Therapie hängt von der Ursache, dem Ausmaß und dem Verlauf einer neurologischen Erkrankung ab. Das erfordert im Einzelfall eine **Schwerpunktsetzung** in der Therapieplanung, die in Absprache mit dem Patienten und seinen Angehörigen erfolgen sollte.

Die **Auswahl der Zielsetzungen** in der Therapie orientiert sich an

- den individuellen Bedürfnissen und Anforderungen des Patienten im Alltag,
- den allgemeinen kommunikativen Anforderungen,
- der aktuellen Symptomatik und
- dem bisherigen Therapieverlauf.

> Die Auswahl logopädischer Zielsetzungen orientiert sich in erster Linie an den alltäglichen kommunikativen Bedürfnissen und Anforderungen des Patienten.

10.4.5 Nach welchen Kriterien werden Übungen ausgewählt?

M. Wehmeyer, H. Grötzbach

- **Alltagsrelevanz**

Eine vollständige Rückbildung der Aphasie ist oft nicht zu erwarten. Daher konzentriert sich die Aphasie-Therapie in der Regel auf Schwerpunkte. Priorität besitzt dabei nicht zwangsläufig das am schwersten ausgeprägte Symptom, sondern die Behandlung der Schwierigkeiten, die den Patienten im Alltag am meisten betreffen bzw. einschränken (► Abschn. 10.4.4). So stehen z. B. für viele Patienten Übungen zum mündlichen Ausdruck im Vordergrund, selbst wenn Lesen und Schreiben massiv beeinträchtigt sind. Zudem werden die jeweiligen Aufgabenstellungen und das verwendete sprachliche Material auf die alltäglichen Bedürfnisse des Patienten abgestimmt (► Abschn. 10.2).

- **Generalisierung und Transfer**

Dem Konzept der Zugriffsstörung folgend, geht es in der Aphasie-Therapie nicht darum, jedes Wort oder jede Satzstruktur zu trainieren. Man erhofft sich vielmehr **Generalisierungseffekte** (► Abschn. 13.3), die sich z. B. darin zeigen, dass Patienten bei erfolgreichem Abruf der Wörter »Apfel« und »Banane« auch auf untrainierte Wörter wie »Birne« oder »Zitrone« leichter zugreifen können. Bislang liegen jedoch keine gesicherten Erkenntnisse darüber vor, inwiefern sich Generalisierungseffekte über ein semantisches Feld hinaus einstellen. Nachsprech- oder Abschreibaufgaben können ohne bewusste Aktivierung des Sprachsystems gelöst werden und lassen daher keine Generalisierungseffekte erwarten.

Von Anfang an sollten solche Aufgaben integriert werden, die einen **Transfer** der bisher trainierten Fähigkeiten **in die alltägliche Kommunikation** unterstützen. Zu diesem Zweck empfehlen sich kurze Gespräche vor, zwischen oder nach einer Übung.

- **Schwierigkeitsgrad**

Übungen werden so gewählt, dass der Patient zwar bis zu einem gewissen Grad die Aufgaben selbst lösen kann (ungefähr 70%), zum Teil aber noch auf therapeutische Hilfestellung angewiesen ist. Zum Stunden-Ende hin sollte eine Aufgabe gewählt werden, die der Patient erwartungsgemäß gut bewältigen kann.

Die **Schwierigkeitsstufe** wird durch folgende Parameter bestimmt:

- Anzahl der Aufgaben in Relation zur verfügbaren Zeit
- Art und Intensität der therapeutischen Hilfen
- Linguistische Parameter, die dem sprachlichen Material zugrunde liegen:
  - Sprachliche Ebene (Wort-, Satz-, Textebene)
  - Wortlänge/Wortart/Silbenstruktur
  - Satzlänge/Satztyp/Satzkomplexität
  - Textlänge/Textart/Textkomplexität
  - Frequenz, Prototypikalität, Alltagsrelevanz, Konkretheit, Vorstellbarkeit von Wörtern
  - Semantische, phonologische oder graphematische Relationen zwischen Wörtern (vgl. Kotten 1997). Eine genaue Auflistung und Erläuterung ist in ◼ Tab. 10.4 gegeben.

Tab. 10.4 Semantische und phonologische Relationen

Art der Beziehung zwischen Wörtern		Beispiel
Semantische Relationen orientieren sich an der inhaltlichen Verwandtschaft von Wörtern und ergeben sich aus der hierarchischen Ordnung des semantischen Lexikons	Oberbegriffe (Hypernyme) Unterbegriffe (Hyponyme) Benachbarte Wörter (Kohyponyme) Gleichbedeutende Wörter (Synonyme)	Kleidung–Krawatte Krawatte–Hemd Krawatte–Schlips
	Gegensätzliche Wörter (Antonyme)	teuer–billig
	Teil-Ganzes-Relationen (Holonym – Meronym	Hemd–Knopf
	Situativ-referenziell	Krawatte–Kleiderschrank
	Assoziativ	Krawatte–Feier
	Pragmatisch	Krawatte-Schneider
Phonologische bzw. graphematische Relationen orientieren sich an der lautlichen bzw. visuellen Ähnlichkeit von Wörtern	Wortlänge	Hose–Birne vs. Schokolade
	Silbenstruktur (CVC-Struktur vs. Konsonantenverbindungen)	Hose–Lupe vs. Strümpfe
	Auswahl und Abfolge von Phonemen bzw. Graphemen (Minimalpaare)	Hose–Hase–Rose vs. Lupe

Eine **Schwierigkeitssteigerung** kann stattfinden, wenn eine Leistung zu mindestens 80% stabil reproduzierbar ist. Dabei werden die oben genannten Variablen systematisch verändert, die therapeutischen Hilfestellungen stufenweise abgebaut und das sprachliche Material zunehmend komplexer ausgewählt.

10.4.6 Nach welchen Kriterien wird das zu übende sprachliche Material ausgewählt?

B. Schneider

Nachdem die Therapieziele und das therapeutische Vorgehen festgelegt sind, muss das sprachliche Material für die einzelnen Therapiesitzungen ausgewählt werden. Diese Auswahl orientiert sich sowohl an patientenorientierten Kriterien als auch an linguistischen Aspekten sowie an der Frage, ob bestimmte Therapieeffekte überprüft werden sollen (▶ Abschn. 13.3). Grundsätzlich gilt, dass das Bild- oder Schriftmaterial erwachsenengerecht, visuell eindeutig, von ausreichender Größe und übersichtlich sein sollte.

■ Patientenorientierte Kriterien
Die Motivation in der Therapie kann enorm gesteigert werden, wenn das Material sich an den persönlichen Interessen (Beruf, Hobbys) oder der Lebenssituation des Patienten orientiert (Alltagsrelevanz). Beispielsweise wird sich ein LKW-Fahrer lieber mit Begriffen aus dem semantischen Feld »Fahrzeuge« beschäftigen als mit Begriffen, die für ihn keine Relevanz haben. Natürlich kann eine Sprachtherapeutin im Praxisalltag nicht für jeden Patienten individuell Material anfertigen, jedoch sollte sie bei der Auswahl aus vorhandenen Materialbeständen darauf achten, ob dieses für den jeweiligen Patienten relevant ist.

■ Linguistische Kriterien
Wie Modelltheorien zeigen (▶ Kap. 7), ist unser mentales Lexikon nach bestimmten Aspekten geordnet. Die Beachtung dieser Kriterien hilft, Patienten mit sprachlichem Material nicht zu über- und nicht zu unterfordern. Sie tragen ebenfalls dazu bei, den Schwierigkeitsgrad einer Übung ggf. zu steigern oder abzuschwächen.
- **Wortfrequenz** (allgemein häufig benutzte Wörter sind leichter abrufbar als wenig ge-

bräuchliche Begriffe, z. B. Kaffeetasse versus Strumpfhalter)
- **Wortart** (Inhaltswörter wie Nomen, Verben und Adjektive sind leichter abrufbar als Funktionswörter wie Konjunktionen, Präpositionen oder Artikel)
- **Konkretheitsgrad** (konkrete Wörter sind leichter abrufbar als abstrakte Wörter, z. B. Brot versus Politik)
- **Wortlänge** (kurze Wörter sind leichter als lange oder zusammengesetzte Wörter, z. B. Hut versus Hutablage)
- **Morphologische Komplexität** (morphologisch einfache Wörter sind leichter als morphologisch komplexe Wörter, z. B. waschen versus abwaschbar)
- **Semantischer oder phonologischer Kontrast** (mehrere Begriffe, die sich semantisch oder phonologisch ähnlich sind, können manchmal zu Schwierigkeiten beim Differenzieren oder in der Produktion führen, z. B. Orange, Banane, Apfel/Pfanne, Kanne, Tanne)

- **Überprüfung eines Übungs- und Generalisierungseffekts**

Wenn überprüft werden soll, ob durch die Therapie eine Verbesserung einer sprachlichen Leistung für geübtes Material eintritt (Übungseffekt), sollten die oben genannten linguistischen Kriterien kontrolliert und die Leistungen des Patienten in jeder Stunde dokumentiert werden. Möchte man sehen, ob sich die verbesserte sprachliche Leistung auch auf ungeübtes Material übertragen hat (Generalisierungseffekt), muss ein in Bezug auf die linguistischen Kriterien vergleichbares Itemset angefertigt werden (▶ Abschn. 13.3).

10.4.7 Was ist in der Anleitung und Durchführung von Übungen zu beachten?

M. Wehmeyer, H. Grötzbach

Da sprachliche Beeinträchtigungen nach Hirnschädigung mit weiteren neuropsychologischen Auffälligkeiten wie reduzierter Aufmerksamkeitsspanne, eingeschränkten Gedächtnisleistungen

oder gestörter Problemlösefähigkeit einhergehen können, sollte die Therapeutin ihr anleitendes und unterstützendes Verhalten in den Übungen darauf abstimmen.

In der **Übungsanleitung** sollten
- kurze, knappe **Erklärungen** formuliert und
- Aufgabenstellungen mithilfe von **Beispielaufgaben** transparent gemacht werden.

In der **Durchführung** von Übungen werden
- sprachliche Erfolge sofort rückgemeldet und durch Lob verstärkt,
- **fehlerhafte Reaktionen** (nur) dann aufgegriffen, wenn sie in Zusammenhang mit einer in der jeweiligen Zielsetzung geforderten Leistung stehen,
- ggf. allein durch ein **reduziertes Arbeitstempo** Verbesserungen angestrebt,
- Fehler über eine variable und abgestufte **Stimulierung** statt über direkte Lösungsvorgaben korrigiert,
- sprachfunktionsspezifische Hilfen (z. B. gezielte Hilfen zur Wortfindung, ▶ Abschn. 12.3) eingesetzt.

Zum **Abschluss einer Übung** reflektieren der Patient und die Therapeutin gemeinsam die sprachlichen Leistungen **im Hinblick auf die jeweilige Zielsetzung**. Auch schwer beeinträchtigte Patienten können durch gestische oder mimische Reaktionen einbezogen werden. Es geht darum,
- dem Patienten eine ehrliche und differenzierte **Rückmeldung** über seinen Leistungsstand zu geben,
- **Misserfolge** durch das Aufzeigen bisheriger Erfolge zu **relativieren**,
- den Patienten für erfolgreiche Leistungen zu **loben** und
- den **Leistungsanspruch** eines Patienten **ernst zu nehmen**.

Kritische Patienten können ein pauschales, beschönigendes oder überschwängliches Lob nur schlecht akzeptieren, und die Therapeutin läuft Gefahr, an Glaubwürdigkeit zu verlieren.

▣ **Tab. 10.5** PC-gestützte Aphasie-Therapie-programme	
Programm	**Vertrieb durch**[a]
Aphasi@ware	CliC, Bad Urach
EvoLing	Dr. Hein GmbH, Nürnberg
LingWare	Phoenix Software, Bonn
Multicue	Phoenix Software, Bonn
B.A.Bar	Fondation Suisse pour les Téléthèses

[a] ▶ »Kontaktadressen« im Serviceteil.

❯ **Therapeutisches Lob darf nicht künstlich oder technisch, sondern sollte authentisch sein. Je nach Anforderung sollte ein Lob dosiert eingesetzt und variabel formuliert werden.**

10.4.8 Wie sinnvoll ist ein Computereinsatz in der Aphasie-Therapie?

M. Wehmeyer, H. Grötzbach, B. Schneider

■ **Indikation**

Die Fortschritte in der elektronischen Datenverarbeitung führen zu der Überlegung, ob Aphasie-Therapien durch Computerprogramme ergänzt oder ersetzt werden können. Diese Frage stellt sich insbesondere für
— jüngere Patienten, für die der Umgang mit dem Computer oder einem Tablet-PC eine Selbstverständlichkeit darstellt,
— Patienten, die eine logopädische Therapie mithilfe geeigneter Therapiesoftware intensivieren wollen oder
— Patienten, die logopädisch nicht versorgt werden können.

Einige **Vorteile** liegen auf der Hand: Das Arbeiten am PC oder Tablet-PC
— kann für manche Patienten eine willkommene Abwechslung zum klassischen Therapiesetting darstellen,

— ist zeitlich flexibel planbar im Gegensatz zu den meist begrenzten Ressourcen einer Therapeutin,
— bietet ggf. die Möglichkeit, individuelles Bildmaterial (z. B. persönliche Fotos) in die Übungen zu integrieren,
— ermöglicht eine gewisse Unabhängigkeit und Selbstständigkeit im Trainieren sprachlicher Fähigkeiten und
— kann als zusätzliche Übungseinheit die Frequenz der logopädischen Therapie erhöhen.

Die Wirksamkeit von hochfrequentem computergestützten (Heim-)Training konnte in Studien nachgewiesen werden (z. B. Katz u. Wertz 1997; Breitenstein et al. 2004; Schomacher et al. 2006).

Es sind jedoch auch mehrere **Nachteile** zu berücksichtigen:
— Die individuellen Bedürfnisse und Interessen eines Patienten können nur unzureichend aufgegriffen werden.
— Die Auswahl und Anleitung passender Übungen erfordert eine kompetente Betreuung, um Über- oder Unterforderungen zu vermeiden.
— Das Angebot an Übungsaufgaben und -items ist relativ begrenzt.
— Während einer Übung können die Anforderungen nicht flexibel gesteigert oder reduziert werden.
— Der PC kann emotionale Reaktionen wie Frustrationen, Verwirrung oder Stolz nicht auffangen.

> **Tipp Literatur**
>
> Ein Überblick über den Einsatz computergestützter Verfahren findet sich in Radermacher I (2009): Einsatz computergestützter Verfahren in der Aphasie-Therapie – Medienpädagogische und therapeutische Aspekte. Sprache – Stimme – Gehör 33: 166–171.

Mittlerweile gibt es mehrere Firmen, die Software für eine computerbasierte Aphasie-Therapie anbieten. Sie sind in ▣ Tab. 10.5 aufgeführt. Für die PC-Programme gibt es in der Regel Demo-Versionen, die über Art und Anzahl der Übungsprogramme informieren. Neuerdings werden im Gesund-

10.4 · Was ist bei der Planung einer Aphasie-Therapie zu beachten?

163   10

Tab. 10.6	Therapie-Apps für den Bereich der neurologischen Sprach- und Sprechstörungen
App	**Vertrieb durch[a]**
SpeechCare Aphasie-App	SpeechCare GmbH
Aphasie-Übungsbuch – Uhrzeiten – Farben Interaktive Übungsbücher für das iPad	Alexander Fillbrandt
MoveApp für Parkinson-Patienten	SpeechCare GmbH
SprechBegleiter Logopädie (Übungen zur Verbesserung der Zungen- und Mundmotorik)	Fonpit AG oder madoo.net
Predictable App für Unterstützte Kommunikation bei z. B. Amyotropher Lateralsklerose (ALS), Parkinson, schweren Dysarthrophonien	TBoxApps
[a] ▶ »Kontaktadressen« im Serviceteil.	

heitsbereich vermehrt Apps (engl. »application software«, »Anwendung« oder »Applikation«) genutzt. Diese können vor allem für mobile Geräte wie Tablet-PCs (iPad oder Android-Geräte) oder Smartphones aus dem Internet geladen werden. In der Logopädie werden zunehmend Therapie-Apps entwickelt, die durch audiovisuelle Elemente (z. B. das Vorsprechen eines Begriffs mit Mundbild im Video) das häusliche Training unterstützen können und im Vergleich zu PC-gestützten Therapieprogrammen kostengünstig, teilweise sogar kostenlos erhältlich sind. Zu unterscheiden sind Apps als Hilfsmittel (für z. B. unterstützte Kommunikation bei schweren Sprechstörungen) und Apps als Therapiematerial in Form von interaktiven Programmen. Eine anschauliche Übersicht und Einführung findet sich unter www.therapiepad.de. Beispiele für Therapie-Apps für den Bereich der neurologischen Sprach- und Sprechstörungen werden in ◻ Tab. 10.6 genannt.

❯ Computergestützte Sprachtherapie sollte nur unter unmittelbarer Supervision durch eine Sprachtherapeutin erfolgen (Glindemann 1998). Der PC kann das individuell und flexibel an den Patienten angepasste Therapeutenverhalten nicht ersetzen. Computerprogramme jedoch stellen im Einzelfall eine sinnvolle Ergänzung zur Einzel- oder Gruppentherapie dar.

10.4.9 Wann beende ich eine Aphasie-Therapie?

M. Wehmeyer, H. Grötzbach

Diese Frage stellt sich vor allem für Sprachtherapeutinnen, die ambulant mit neurologischen Patienten arbeiten. Die Dauer einer Aphasie-Therapie hängt ab von
— der **ärztlichen Verordnung**: Wenn keine Folgeverordnung mehr vorliegt, muss die Therapie beendet werden;
— den **Vorstellungen** des Patienten und seiner Angehörigen: Wenn die Betroffenen mit ihren Leistungen zufrieden sind und selbst keine Notwendigkeit mehr zur Therapie sehen, wird die Therapie abgeschlossen;
— den **Ergebnissen der Verlaufsdiagnostik**: Sind keine Verbesserungen mehr nachzuweisen bzw. zu erwarten, wird die Therapie beendet. Dabei sollten Untersuchungsverfahren angewandt werden, die auch geringfügige Fortschritte im Bereich der Symptomatik, der allgemeinen kommunikativen Fähigkeiten sowie der alltäglichen Anforderungen messen. Der AAT darf also nicht das einzige Messinstrument darstellen;
— den **Möglichkeiten** bzw. **Grenzen einer Sprachtherapie**: Vor allem Patienten mit einer Restaphasie berichten von sprachlichen Schwierigkeiten, die nur in belastenden Situ-

ationen auftreten. Auch wenn in der Einzel- oder Gruppentherapie alltägliche Situationen nachgestellt werden können, sind nicht alle **Stressfaktoren**, mit denen Patienten im Alltag konfrontiert werden, integrierbar. Gefühle wie Ablehnung, Abwertung oder Aggression können in einem therapeutischen Setting kaum provoziert werden.

Bei dauerhafter und intensiver Therapie fällt manchen Patienten (und Therapeutinnen) die Beendigung der Therapie sehr schwer. Viele Patienten machen sich Sorgen, dass mit Abschluss der Therapie keine sprachlichen Fortschritte mehr erreicht werden oder es sogar zu Rückschritten kommen könnte. Für manche stellt die Sprachtherapie auch eine lieb gewordene Routine dar. Der **Abschluss einer Therapie** sollte daher **sorgfältig vorbereitet** werden durch

- einen Appell an die Eigenverantwortung des Patienten, indem er von Anfang an zum selbstständigen häuslichen Üben angehalten wird;
- eine Aufklärung über den Verlauf von Aphasien (► Abschn. 3.5) und den allgemeinen Therapieverlauf (► Abschn. 10.3);
- das Einbeziehen des Patienten (und seiner Angehörigen) in die Festlegung des Therapieendes,
- eine frühzeitige Ankündigung: z. B. »Wir planen die Therapie jetzt mal bis zum Sommer und besprechen dann noch einmal, wie es weitergeht«;
- eine Reduktion der Therapiefrequenz: z. B. findet die Therapie zu Anfang täglich, dann zwei- bis dreimal wöchentlich, dann einmal pro Woche und schließlich nur noch nach Absprache statt;
- das Verabreden von Therapiepausen im Sinne einer Intervalltherapie: z. B. »Wir machen jetzt mal eine Pause bis Weihnachten, und dann sehen wir im neuen Jahr, wie Sie alleine zurechtgekommen sind«;
- ein wiederholtes Ansprechen des absehbaren Endes: z. B. »Jetzt haben wir noch 3 Termine«;
- das Angebot eines Wiedervorstellungstermins in 3 oder 6 Monaten;
- die Vermittlung von unterstützenden Kontakten außerhalb des therapeutischen Settings,

z. B. zu einer Selbsthilfegruppe für Menschen mit einer Aphasie.

Fazit
- In der Therapieplanung sollte darauf geachtet werden, dass die Aphasie-Therapie frühestmöglich beginnt und in Absprache mit dem Patienten ab einem geeigneten Zeitpunkt sukzessive reduziert wird.
- Therapieziele und Übungen werden auf die individuellen Schwierigkeiten, Fähigkeiten und Bedürfnisse eines Patienten abgestimmt.
- Das Therapiematerial sollte sowohl nach Relevanz und Interesse des Patienten als auch nach linguistischen Kriterien ausgewählt werden.
- Auch wenn je nach Therapiephase und -verlauf bestimmte Therapieansätze im Vordergrund stehen, sollten kommunikativ-pragmatische Methoden zu jedem Zeitpunkt in die Behandlung integriert werden.
- Im Einzelfall können PC-gestützte Aufgaben eine Sprachtherapie ergänzen.
- Übungen werden so ausgewählt, dass der Patient weder über- noch unterfordert sowie fähig ist, eine Aufgabe mit therapeutischer Hilfe zu lösen.

10

Therapieansätze in der Aphasie-Therapie – Einordnung in die ICF

B. Schneider, M. Wehmeyer, H. Grötzbach

Therapieansätze im Bereich Aphasie stellen Behandlungskonzepte dar, die eine spezifische theoriegeleitete Methodik beinhalten, auf eine bestimmte Phase der Aphasie-Therapie ausgerichtet sind oder auf die Verbesserung einer bestimmten sprachlichen bzw. kommunikativen Leistung abzielen. Entsprechend lassen sich Therapieansätze in Kategorien einteilen, je nachdem ob sie

- allgemein sprachliche Leistungen stimulieren,
- nach linguistischen Prinzipien oder auf der Grundlage von Modelltheorien sprachliche Leistungen gezielt verbessern,
- strategieorientiert oder kompensatorisch vorgehen,
- kommunikativ-pragmatisch, verhaltensorientiert, interaktiv oder alltagsorientiert ausgerichtet sind.

Bis heute sind zahlreiche unterschiedliche Therapieansätze zu verzeichnen, deren Effektivität mehr oder weniger nachgewiesen werden konnte. In Bezug auf die Wirksamkeit sind sprachsystematische Ansätze (▶ Abschn. 11.1.2) den stimulierenden Ansätzen (▶ Abschn. 11.1.1) bisher überlegen (Schlenck et al. 1995), Wirksamkeitsnachweise kommunikativer Therapieansätze (▶ Abschn. 11.3.1) stehen weitestgehend aus. Neuere Studien (de Jong-Hagelstein et al. 2011) konnten jedoch belegen, dass sich keine unterschiedlichen Effekte im Vergleich von kognitiv-linguistischen und kommunikativen Therapieansätzen finden. In diesem Kapitel sollen beispielhaft Vertreter für Therapieansätze der verschiedenen Kategorien erläutert werden. Die Kategorien der Therapieansätze wiederum sollen den Ebenen der ICF zugeordnet werden, um zu verdeutlichen, ob die jeweiligen Ansätze grundlegende Verbesserungen von Körperfunktionen, Aktivitäten und Partizipation oder Kontextfaktoren verfolgen.

❯ Vor dem Hintergrund der ICF scheint eine Kombination von Verfahren, die Sprachfunktionen verbessern, mit Verfahren, die auf die kommunikativen Alltagsaktivitäten ausgerichtet sind, sinnvoll. Zumindest sollten sprachsystematische Leistungen in der Therapie früh kommunikativ eingebunden werden, um einen Transfer in den Alltag zu ermöglichen.

Im Folgenden sollen die bekanntesten Therapieansätze den ICF-Ebenen der Körperfunktionen und der Aktivitäten und Partizipation zugeordnet und jeweils exemplarisch einzelne Behandlungskonzepte näher erläutert werden. ◻ Abb. 11.1 zeigt einen Überblick über die methodischen Ansätze in der Aphasie-Therapie und deren Einordnung in die ICF. Zu den Kategorien der Therapieansätze werden jeweils Beispiele genannt, die jedoch keinen Anspruch auf Vollständigkeit erheben. Einzelne Therapieansätze können mehreren Komponenten der ICF zugeordnet werden, z. B. wenn sie eine sprachsystematische und kommunikativ ausgerichtete Vorgehensweise kombinieren.

11.1 Therapieansätze auf der ICF-Ebene der Körperfunktionen

B. Schneider

Im Folgenden geht es um Therapieansätze, die auf die Verbesserung von sprachlichen bzw. sprachsystematischen Leistungen ausgerichtet sind. Nachgewiesenermaßen sind diese Behandlungsansätze effektiv (Schlenck et al. 1995), erreichen jedoch oftmals keinen Transfer der in der Therapie verbesserten Leistungen in die Alltagssprache, da sie zu wenig an kommunikativen Aspekten ausgerichtet sind. Die Kategorien dieser Therapieansätze werden vorgestellt und erläutert. Es werden für jeweils eine Kategorie von Therapieansätzen typische Vertreter exemplarisch näher beschrieben.

11.1.1 Stimulierende bzw. modalitätsspezifische Ansätze

Bei den stimulierenden bzw. modalitätsspezifischen Ansätzen sollen sprachliche Leistungen über eine Stimulierung des gesamten Systems reaktiviert werden, ohne dabei bewusste Lernprozesse anzuregen oder gezielt auf einzelne gestörte sprachliche Leistungen einzugehen. Diese Ansätze werden daher häufig in der Aktivierungsphase (▶ Abschn. 10.3.1) bei akuten Aphasien eingesetzt.

ICF-Komponente Körperfunktionen	ICF-Komponente Aktivitäten/Partizipation	ICF-Komponente Kontextfaktoren
Stimulierende/modalitätsspezifische Ansätze – Deblockierungsmethode nach Weigl (1979) – Melodische Intonationstherapie (M.I.T.) nach Helm (1979) – Auditive Stimulierung nach Schuell (1974)	**Kommunikativ-pragmatische Ansätze** – Aphasie PartizipationsTraining (APT) nach Grönke u. Mebus (2011) – Promoting Aphasics' Communicative Effectiveness (PACE) nach Davis u. Wilcox (1981) – Sprachübungsspiele nach Pulvermüller (1987, 1989, 1990) – Rollenspiele – In-Vivo-Therapie – Visual Action Therapy (VAT) nach Helm-Estabrooks et al. (1978)	**Angehörigenarbeit** – Angehörigenberatung nach Bongartz u. Pfleiderer (1995) – Beratung und Betreuung von Angehörigen nach Schlenck u. Schlenck (1994)
Linguistische/symptomorientierte Ansätze – Neurolinguistische Aphasietherapie (NAT) nach Neubert et al. (ab 1992) – Behandlung phonematischer Störungen nach Fechtelpeter et al. (1995) – Modalitätenaktivierung (MODAK) nach Lutz (1992)	**Verhaltensorientierte Ansätze** – Constraint-Induced-Aphasia-Therapy (CIAT) nach Pulvermüller et al. 2001	
Modellbasierte Ansätze – Modellgeleitete Therapie phonologischer und phonetischer Störungen bei Aphasie nach Corsten (2008; Corsten u. Mende (2011)) – Kognitiv orientierte Sprachtherapie nach Stadie u. Schröder (2009)	**Interaktionsausgerichtete Ansätze** – Kommunikationstherapie mit Aphasikern und Angehörigen nach Bongartz (1997) – Partner-Aphasiker-Kommunikationstherapie (PAKT) nach Roth (1984) – Gruppentherapie z.B. nach Springer u. von Hinckeldey (1987), Simons (1996)	
Strategieorientierte/kompensatorische Ansätze – Reduzierte Syntaxtherapie (REST) nach Schlenck et al. (1995) – Erarbeitung fertiger Phrasen (z.B. zum Ausdrücken von Wünschen, Fragen) – Graphematische Strategietherapie – Kommunikationsbücher/-tafeln	**Alltagsorientierte Ansätze** – Alltagsorientierte Therapie (AOT) nach Götze u. Höfer 1999	
Kombinierte Ansätze – Modellorientierte Aphasietherapie (MOAT) nach Barthel (2005) – Modifizierte PACE-Therapie nach Springer (1991) – Situationsbasierter Therapieansatz nach Storch u. Weng (2010)		

Abb. 11.1 Überblick über methodische Ansätze in der Aphasie-Therapie und deren Einordnung in die ICF

Tipp Literatur

Einen umfassenden Überblick über Behandlungsverfahren bei Sprach-, Sprech- und Kommunikationsstörungen in der Akutphase geben Nobis-Bosch et al. (2013) in ihrem Buch »Diagnostik und Therapie der akuten Aphasie«.

■ **Melodische Intonationstherapie (M.I.T.) nach Helm (1979)**

Bei expressiv stark beeinträchtigten Aphasiepatienten (mit globaler Aphasie und hohem automatisiertem Sprachanteil, mit Sprechapraxie), die sich entweder noch in der Akutphase befinden oder bei denen herkömmliche linguistische Therapieverfahren bereits vergeblich angewandt wurden, kann die Melodische Intonationstherapie eine methodische Alternative sein.

Bereits vor mehr als 200 Jahren war bekannt, dass aphasische Patienten häufig besser singen als sprechen können. Die Grundlagen für die M.I.T. wurden 1973 von dem Arzt Martin Albert in Boston gelegt. Er führte erste systematische Studien bezüglich des Singens sinnhafter Sätze durch. Auf dieser Basis wurde eine musikunterstützte Therapiemethode entwickelt, die »Melodische Intonationstherapie« (M.I.T.; englisch: »Melodic Intonation Therapy«), die im Jahre 1973 von Albert, Sparks und Helm veröffentlicht und bis heute immer wieder modifiziert wurde (vgl. Litz u. Oguntke 1997). Aktuelle Untersuchungen zur Effektivität der M.I.T. erfolgten durch Benson et al. (1994) oder durch den Neurologen Gottfried Schlaug in Boston, der der Methode zwei neue Aspekte hinzufügte, nämlich die des »Inneren Hörens« der zu intonierenden Phrase und des auditorisch-motorischen Feedback-Trainings, anhand dessen der Patient seine eigene

◻ **Tab. 11.1** Beispiel für die elementare Sprachstufe bei der Melodischen Intonationstherapie (M.I.T.)

Phase	Therapeut	Patient
1	Summt (1-mal) Intoniert und klopft (2-mal) »Aufwachen!«	Klopft mit (2-mal)
2	Intoniert und klopft (4-mal) »Aufwachen!«	Intoniert und klopft (4-mal) »Aufwachen!
3	Intoniert und klopft »Auf...« (verstummt)	Intoniert und klopft »Aufwachen!«
4	Intoniert und klopft »Aufwachen« Klopft mit	
		Intoniert und klopft »Aufwachen!«
5	Intoniert »Was sagten Sie?« Klopft mit	
		Intoniert und klopft »Aufwachen!«

Theoretische Grundlage der M.I.T. ist die Erkenntnis, dass die nicht sprachdominante Hemisphäre für musikalische Fähigkeiten (mit) verantwortlich ist. Daher versprachen sich die Wissenschaftler von der M.I.T. einen sprachmobilisierenden Effekt der rechten Hemisphäre auf das beeinträchtigte Sprachzentrum in der linken Hemisphäre.

Ziel der M.I.T. ist es also, die Funktionen der rechten, intakten Hemisphäre zu nutzen, um die Sprachfunktion der geschädigten linken Hemisphäre zu verbessern und die verbale Kommunikation des Patienten zu erleichtern.

Der **Aufbau** der M.I.T. ist hierarchisch. Schrittweise soll der Patient, ausgehend vom melodischen Intonieren alltagsrelevanter Phrasen und Floskeln, von der Hilfestellung des Therapeuten und der Methode des Intonierens unabhängig gemacht werden, um allmählich selbstständig Sinneinheiten sprechen zu können.

Dabei ist die Unterscheidung zwischen Singen und melodischem Intonieren zu beachten: Während zum Singen ein relativ großes Spektrum unterschiedlicher Noten vorhanden sein muss, kommt das melodische Intonieren mit einer limitierten Anzahl von 3–4 ganzen Noten aus. Die melodische Intonation beinhaltet 3 charakteristische Merkmale, auf die der Patient hingewiesen werden soll: langsames Tempo, exakter Rhythmus und genaue Betonung (vgl. Litz u. Oguntke 1997).

Das **Material** besteht aus alltagsrelevanten, häufig gebrauchten Phrasen oder Floskeln (z. B. Guten Morgen, Dankeschön, Auf Wiedersehen, Ich möchte essen/trinken/schlafen), die der Therapeut der natürlichen Sprachprosodie entsprechend rhythmisch-melodisch intoniert. Das Vorgehen der M.I.T. geschieht in **3 Stufen**:
– der Elementarstufe (◻ Tab. 11.1),
– der mittleren Sprachstufe
– und der oberen Sprachstufe.

Sprachproduktion kontrollieren und korrigieren kann. Schlaug wies darüber hinaus bei 6 Patienten mit unflüssiger Aphasie eine Zunahme von Nervenfasern der rechten Hemisphäre nach, die ähnlich dem Fasciculus arcuatus der linken Hirnhälfte relevante Regionen miteinander verbinden, die im Zusammenhang mit der Übernahme sprachlicher Funktionen stehen (Schlaug et al. 2009). Die Patienten wurden intensiv an 5 Tagen pro Woche à 90 min mit der M.I.T. behandelt, bis sie im Schnitt 75–80 Therapieeinheiten erhalten und alle 3 Stufen durchlaufen hatten. In einer neueren Studie von Stahl et al. (2011) wurde der Einfluss der beiden Parameter Intonation und Rhythmus untersucht. Es konnte nachgewiesen werden, dass nicht die melodische Intonation, sondern die **rhythmische Gliederung** der Sprache den entscheidenden Einfluss auf die Nachsprechleistung bei Aphasie hat (vgl. Nobis-Bosch et al. 2013, S. 175).

Die 3 Stufen sind nach dem Grad ihrer Schwierigkeit gestaffelt und bestehen aus jeweils 4–5 verschiedenen Phasen. Die Phasen sind durch den Wechsel der unterschiedlichen Akteure und dem Anstieg der Schwierigkeit gekennzeichnet (vgl. Litz u. Oguntke 1997).

❗ Sollte der Patient auch über mehrere Sitzungen hinweg überhaupt nicht in der Lage sein, die Übungsitems ohne Unterstützung des Therapeuten zu produzieren, sind die Aussichten auf Therapieerfolge mit der M.I.T. höchst gering.

11.1.2 Linguistische bzw. symptomorientierte Ansätze

Ziel der linguistischen bzw. symptomorientierten Ansätze sind semantisch, morphosyntaktisch und phonologisch korrekte Äußerungen des Patienten. Das sprachliche Material ist nach linguistischen Kriterien, wie z. B. Wortart, Wortlänge oder morphologische Komplexität, systematisiert und regt damit indirekte sprachliche Lernprozesse an, da diese Kriterien der Struktur des mentalen Lexikons entsprechen. Die Übungen zielen auf die spezifischen Symptome eines Patienten ab (z. B. phonematische Paraphasien oder Wortfindungsstörungen), daher spricht man auch von symptomorientierten Ansätzen.

▪ Neurolinguistische Aphasie-Therapie (NAT) nach Neubert et al. (ab 1992)
Im NAT-Verlag ist eine umfangreiche Materialsammlung zur Aphasie-Therapie erschienen. Die Arbeitsblätter der jeweiligen Bände werden ergänzt durch Überlegungen zum linguistischen und therapeutischen Hintergrund und sind nach linguistischen Merkmalen systematisiert, z. B. nach Bedeutungsrelationen, morphosyntaktischen Relationen oder Aspekten der Wortverarbeitung bzw. des Wortabrufs.

Welche Bände in der Reihe »Neurolinguistische Aphasie-Therapie« bis heute erschienen sind, zeigt ▶ Übersicht 11.1.

> **Übersicht 11.1 Veröffentlichte Bände der Reihe »Neurolinguistische Aphasie-Therapie (NAT)«**
> - Lexikalisch-semantische Störungen
> - Agrammatismus
> - Lexikalisch-phonematische Störungen
> - Bild-semantische Störungen
> - Bild-phonematische Störungen
> - Satzergänzung
> - Störungen der lexikalisch-semantischen Verbverarbeitung
> - Störungen der Verarbeitung von Nomina Komposita
> - Bildband Komposita
> - Ther-A-Phon
> - Action
> - Gib mir fünf!
> - Spaß beiseite?
> - Connect
> - Texte
> - Kontext
> - Media (eBuch)
>
> Näheres unter: http://www.nat-verlag.de/text/php

11.1.3 Modellbasierte Ansätze

Die modellbasierten Ansätze zielen darauf ab, auf der Grundlage von psycho- oder neurolinguistischen Sprachverarbeitungsmodellen gestörte Sprachverarbeitungsprozesse zu behandeln und zu optimieren und somit deren Funktion zu verbessern. Im Vergleich zu den linguistischen bzw. symptomorientierten Ansätzen steht nicht allein das Symptom im Vordergrund, sondern das dem Symptom zugrunde liegende funktionale Defizit.

▪ Kognitiv orientierte Sprachtherapie nach Stadie und Schröder (2009)
Die Kognitiv orientierte Sprachtherapie ist ein Behandlungskonzept zur Behandlung von Aphasien, Dyslexien und Dysgraphien auf der **theoretischen Grundlage** des Logogen-Modells (▶ Abschn. 7.4). Die Autorinnen beschreiben Möglichkeiten einer hypothesengeleiteten Vorgehensweise mit dem **Ziel** der Therapie spezifischer Wortverarbeitungsstörungen (bei Sprachverständnis, Wortproduktion, Lesen und Schreiben) unterschiedlicher funktionaler Genese und liefern empirisch erprobte Therapiemethoden, Protokollbögen sowie eine Zusammenstellung an **Therapiematerial**, das nach neuro- und psycholinguistischen Parametern kontrolliert

wurde. Ein Kapitel widmet sich ausschließlich der praktischen Umsetzung eines modellgeleiteten therapeutischen Vorgehens mit Möglichkeiten der Wirksamkeitsüberprüfung. Anhand von Checklisten für das therapeutische Vorgehen (▶ Übersicht 11.2), für die Strukturierung des Materials sowie für die Evaluation mit Beispielen und Protokollbögen kann eine individuell auf den jeweiligen Patienten ausgerichtete Therapie geplant werden.

Übersicht 11.2 Checkliste therapeutisches Vorgehen. (Aus Stadie u. Schröder 2009, S. 39)

- Was sind die erhaltenen und gestörten Fähigkeiten?
- Was ist der Fokus der Therapie, d. h., welcher funktionale Störungsort soll zuerst behandelt werden?
- Welche kognitiv-sprachliche Funktion wird behandelt?
- Welche empirisch erprobten Methoden können angewendet werden?
- Sind Generalisierungseffekte zu erwarten, wenn ja, welche?
- Auf welche sprachliche Aktivität und Partizipationsebene könnte sich die Therapie auswirken?
- Mit welcher Art von Aufgabe soll gearbeitet werden und wie lautet die Instruktion?
- Welche Hilfestellungen können im Fall von Fehlreaktionen gegeben werden?
- Welches Feedback kann im Falle einer korrekten Reaktion gegeben werden, z. B. bestätigend oder auffordernd zur Selbsteinschätzung?
- Wie erfolgt die Bewertung der Reaktionen, d. h., welche Reaktion wird als korrekt/inkorrekt bewertet, ab wann wird zum nächsten Item übergegangen, ab wann gilt ein Itemset und/oder eine Aufgabe als fertig geübt, wann wird die Behandlung beendet?

❗ Aphasische Störungen, die größere Einheiten als Wörter betreffen, wie z. B. syntaktische oder Textverarbeitungsstörungen, können mit diesem Konzept nicht behandelt werden.

Fazit
- Bei den Therapieansätzen auf der ICF-Ebene der Körperfunktionen geht es um die Verbesserung der sprachlichen bzw. sprachsystematischen Funktionen von aphasischen Patienten, ohne dass damit zwangsläufig eine Steigerung der kommunikativen Fähigkeiten einhergeht.
- Stimulierende bzw. modalitätsspezifische Ansätze, wie z. B. die Melodische Intonationstherapie (M.I.T.), wollen sprachliche Leistungen über eine Stimulation des gesamten Systems reaktivieren, ohne dabei gezielt auf spezifische Defizite einzugehen.
- Linguistische bzw. symptomorientierte Ansätze, wie z. B. die Neurolinguistische Aphasie-Therapie (NAT), zielen auf linguistisch korrekte Äußerungen ab und gehen auf die spezifische Symptomatik jedes einzelnen Patienten ein.
- Modellbasierte Ansätze, wie z. B. die Kognitiv orientierte Sprachtherapie nach Stadie und Schröder, versuchen auf der Grundlage von Sprachverarbeitungsmodellen bestimmte Sprachverarbeitungsprozesse zu optimieren und zu verbessern.

11.2 Therapieansätze auf den ICF-Ebenen der Körperfunktionen und Aktivitäten/Partizipation

B. Schneider

Therapieansätze, die sowohl den ICF-Komponenten der Körperfunktionen als auch denen der Aktivitäten/Partizipation zugeordnet werden, vereinen in idealer Weise die Verbesserung sprachsystematischer Leistungen und die optimierte Anwendung erarbeiteter Sprachstrukturen in der Alltagskommunikation. Zudem erhöhen sie die Wahrscheinlichkeit eines Transfers.

11.2.1 Strategieorientierte bzw. kompensatorische Ansätze

Strategieorientierte bzw. kompensatorische Ansätze sind häufig modellorientiert, insofern sie ver-

◘ Tab. 11.2 Stufenweiser Aufbau von Satzfragmenten in der Reduzierten Syntax-Therapie

Stufen		Beispiel
1	WAS MACHEN/GEMACHT?	»Kaffee getrunken«
	WIE MACHEN/GEMACHT?	»schlecht geschlafen«
2	WO/WOHIN MACHEN/GEMACHT?	»nach Köln fahren«
3	WER WAS MACHEN/GEMACHT?	»Willi Haus gekauft«
	WER MACHEN/GEMACHT?	»Frau schlafen«
	WER WIE MACHEN/GEMACHT?	»Otto schnell gefahren«
	WER WO/WOHIN MACHEN/GEMACHT?	»Luise nach Füssen fahren«
4	WANN WER WAS MACHEN/GEMACHT WO/WOHIN?	»Kati Bein gebrochen in Wien«
5	WER WEM WAS MACHEN/GEMACHT?	»Mann Tochter Karte schreiben«

suchen, gestörte Sprachverarbeitungsprozesse zu umgehen. Dafür sollen noch vergleichsweise intakte Prozesse dahingehend optimiert werden, ein bestimmtes sprachliches Ziel (z. B. den erfolgreichen Wortabruf) zu erreichen. Das bedeutet, sie setzen genau an den sprachlichen Funktionen an, die noch erhalten sind, und versuchen, diese kommunikativ erfolgreich einzusetzen.

■ **Reduzierte-Syntax-Therapie (REST) nach Schlenck et al. (1995)**
Dieser Ansatz zur Behandlung von schweren agrammatischen Störungen wurde von den Autoren entwickelt, weil herkömmliche Syntaxtherapien mit dem Ziel korrekter und vollständiger Satzproduktion aufgrund der fehlenden therapeutischen Hilfestellungen im Alltag häufig am Transfer scheitern. Die REST basiert auf dem Satzverarbeitungsmodell von Garrett und unterstützt auf dieser **theoretischen Grundlage** genau die Prozesse, die agrammatische Patienten noch leisten können, nämlich den Einsatz von Inhaltswörtern und das Zuordnen thematischer Funktionen (Agens, Objekt, Aktion). Der Abruf von Funktionswörtern und Flexionsendungen sowie das Erstellen einer vollständigen syntaktischen Struktur entfallen.

Ziel der REST ist die Stimulation und Erarbeitung syntaktisch und morphologisch unvollständiger Strukturen (elliptische Äußerungen), mit denen sich der agrammatische Patient in der Alltagskommunikation besser verständlich machen kann. Da diese Äußerungen nicht der sprachlichen Norm entsprechen, müssen Patienten und Angehörige gut über das Konzept aufgeklärt werden und die elliptische Ausdrucksweise akzeptieren.

REST ist besonders gut für Patienten mit **schwerem Agrammatismus** geeignet, die in der Spontansprache vorwiegend Einwortäußerungen produzieren, jedoch eine relativ gut erhaltene Benennleistung für einfache, frequente Nomen und Verben aufweisen.

Der **Aufbau** der REST beinhaltet mehrere Therapiephasen, innerhalb derer die reduzierten Strukturen systematisch erarbeitet werden. Die Patienten werden von Anfang an dazu angehalten, die Fragmente in der Spontansprache anzuwenden. In **Phase 1** werden ein direktes Objekt und ein infinites Verb kombiniert, z. B. »Brief schreiben« oder »Kaffee getrunken«. Günstig ist dabei, wenn das Nomen und das Verb häufig in dieser Kombination in der Alltagssprache vorkommen, also eine hohe Kollokation besteht. Darauf folgt die Erarbeitung von Konstituenten mit Adverb und infinitem Verb, z. B. »schlecht geschlafen« oder »lange warten«. In Phase 2–5 werden nach und nach Präpositionen, Zeitadverbien oder weitere Nomen hinzugefügt, um mehrere Konstituenten miteinander zu kombinieren. Insgesamt sollte das Material aus alltagsrelevanten, häufig gebrauchten Inhaltswörtern bestehen. ◘ Tab. 11.2 zeigt den stufenweisen Aufbau von Satzfragmenten in der reduzierten Syntaxtherapie.

Bei Patienten, die die letzten Phasen der REST erreicht haben oder einen mittelschweren bis leichten Agrammatismus vorweisen, kann die **modifi-**

zierte **REST** nach Schneider et al. (2002) angewendet werden. Mithilfe dieses Ansatzes können auf der Basis der reduzierten Strukturen in mehreren Schritten einfache Subjekt-Prädikat-Objekt-Sätze aufgebaut werden.

11.2.2   Kombinierte Ansätze

Kombinierte Ansätze bedienen sich unterschiedlicher Therapiemethoden, um ein individuell auf die spezifische Symptomatik des Patienten ausgerichtetes Vorgehen zu erreichen. Dabei sollen sowohl sprachliche Leistungen als auch kommunikative Fähigkeiten im Alltag verbessert werden.

- **Modellorientierte Aphasie-Therapie (MOAT) nach Barthel (2005)**

Die Modellorientierte Therapie stellt eine Kombination verschiedener Therapieansätze (linguistischer Ansatz, modellbasierter Ansatz, Strategieansatz, kommunikativer Ansatz und Angehörigenarbeit) dar, deren **Ziel** die Verbesserung der allgemeinen Kommunikationsfähigkeit und insbesondere die Verbesserung der verbal expressiven Fähigkeiten bei Patienten mit chronischer Aphasie ist (vgl. Barthel 2005, S. 15). Der **Aufbau** der MOAT besteht aus einer modellorientierten Diagnostik und der Intensivtherapie. Auf der Basis dieser Diagnostik wird je nach funktionaler Ursache der Störung des Patienten im Modell ein individuell auf ihn zugeschnittenes Therapieprogramm erstellt. Auch das **Material** ist individuell und variiert dem Shaping-Prinzip (▶ Abschn. 11.3.2) gemäß hinsichtlich der Abstraktheit, der Frequenz und der Wortlänge, um den Schwierigkeitsgrad der Übungen systematisch zu steigern.

MOAT wurde in einer Studie mit der Constraint-Induced Aphasia Therapy (CIAT, Pulvermüller et al. 2001, ▶ Abschn. 11.3.2 und ▶ Abschn. 13.2) verglichen und unter denselben Bedingungen durchgeführt, um herauszufinden, welche Wirkfaktoren für den Erfolg der Therapie verantwortlich sind: die Methode oder die Intensität der Therapie. Im Vergleich zur CIAT wurde die MOAT-Therapie als Einzeltherapie und ohne das Constraint-Induced-Prinzip (Vermeidung nonverbaler Kommunikation) durchgeführt und schloss auch Übungen

zur Schriftsprache sowie teilweise Alltagstraining und Angehörigenarbeit mit ein.

❯ **Die Ergebnisse sprechen dafür, dass vor allem die Therapieintensität und das Shaping-Prinzip (schrittweises Erhöhen der Anforderungen) als Wirkfaktoren für die Effektivität von Aphasie-Therapie angesehen werden können, nicht aber eine bestimmte Therapiemethode (▶ Abschn. 13.2).**

Die signifikanten Verbesserungen, die die mit MOAT behandelten Patienten unmittelbar nach der Therapie in Fragebögen zur Alltagskommunikation zeigten, blieben auch bei der Follow-up-Untersuchung nach einem halben Jahr stabil.

Fazit
- Therapieansätze der ICF-Ebenen der Körperfunktion sowie der Aktivitäten/Partizipation zielen sowohl auf die Verbesserung sprachsystematischer Leistungen als auch auf deren Anwendung in der Alltagskommunikation aphasischer Patienten ab.
- Strategieorientierte bzw. kompensatorische Ansätze, wie z. B. die Reduzierte-Syntax-Therapie (REST), versuchen, gestörte Sprachverarbeitungsprozesse zu umgehen und weitestgehend erhaltene Leistungen zu optimieren.
- Kombinierte Ansätze, wie z. B. die Modellorientierte Aphasie-Therapie (MOAT), vereinen unterschiedliche Methoden, um individuell bei jedem aphasischen Patienten sprachliche und kommunikative Leistungen zu verbessern.

11.3   Therapieansätze auf der ICF-Ebene der Aktivitäten/Partizipation

B. Schneider

Therapieansätze, die der ICF-Komponente der Aktivitäten/Partizipation zugeordnet werden, zielen auf die Verbesserung der kommunikativ-pragmatischen Fähigkeiten von aphasischen Patienten ab. Dabei geht es um die Verständigung in alltäglichen Kommunikationssituationen sowie um das Erreichen von kommunikativen Zielen, z. B. beim Bäcker etwas bestellen, jemandem zum Geburtstag gratulieren oder am Telefon eine Begebenheit erzählen. Dadurch wird ebenfalls eine Erhöhung der sozialen Teilhabe und der Lebensqualität der Betroffenen angestrebt, denn sie können durch eine bessere Verständigung im Alltag in unterschiedlichen Lebensbereichen selbstständiger agieren und aktiv mitgestalten.

11.3.1 Kommunikativ-pragmatische Ansätze

Durch den Einsatz von kommunikativ-pragmatischen Ansätzen soll das Kommunikationsverhalten eines aphasischen Patienten verbessert werden. Dies beschränkt sich häufig nicht nur auf die verbalen sprachlichen Leistungen, sondern schließt ebenso nonverbale Ausdrucksmittel, wie beispielsweise Einsatz von Gestik oder Zeichnen, sowie auch interaktive Aspekte (Einbezug des Gesprächspartners) mit ein. Das gezielte Arbeiten an den sprachsystematischen Defiziten steht eher im Hintergrund oder wird ganz vernachlässigt.

Tipp Literatur

Einen umfassenden Überblick über kommunikativ-pragmatische Ansätze gibt Schütz (2013) in ihrem Buch »Kommunikationsorientierte Therapie bei Aphasie«.

- **Promoting Aphasics' Communicative Effectiveness (PACE) nach Davis und Wilcox (1981)**

Im Gegensatz zur rein linguistisch strukturierten Sprachtherapie, bei der die kommunikative Anwendung des Geübten oft vernachlässigt wird, steht bei der PACE-Therapie als **Ziel** die Verbesserung der kommunikativen Fähigkeiten im Alltag im Vordergrund. Dieser Ansatz orientiert sich daher an den Aspekten »natürlicher« Gespräche, welche in den **4 PACE-Prinzipien** (▶ Übersicht 11.3) berücksichtigt wurden (vgl. Glindemann u. Springer 1989).

> **Übersicht 11.3 Die 4 PACE-Prinzipien**
> - Therapeuten und Patienten sollen gleichberechtigt die Rolle des Sprechers und des Hörers übernehmen
> - Therapeuten und Patienten sollen neue Informationen austauschen, die vorher nicht bekannt sind
> - Patienten sollen zur Realisierung ihres kommunikativen Ziels frei wählen, welche verbalen und/oder nonverbalen Modalitäten sie benutzen
> - Therapeuten sollen den Patienten in »natürlichen« Rückmeldungen mitteilen, ob und wie erfolgreich sie Informationen mit ihren Äußerungen vermittelt haben

Für die **methodische Umsetzung** schlagen Davis und Wilcox viele Übungsmöglichkeiten vor, z. B. das abwechselnde Beschreiben von für den Gesprächspartner verdeckten Abbildungen, auf denen Objekte, Handlungen oder Bildergeschichten dargestellt sind. Der Patient kann alle ihm zur Verfügung stehenden Mittel einsetzen, um die gewünschten Inhalte zu vermitteln. Allerdings geben die Autoren kein detailliertes oder systematisches methodisches Vorgehen vor, sodass eine Wiederholbarkeit und somit Überprüfbarkeit der Methode fraglich scheint.

Glindemann und Springer (1989) kritisierten an dem herkömmlichen Vorgehen, dass die sprachliche Stimulierung zu unspezifisch sei und die Anforderungen des Kommunikationsalltags dem Schweregrad der sprachlichen Störung nicht entsprächen. Beide Autoren betonen, wie wichtig es sei, gezielt Lernvorgänge (z. B. Self-cueing [▶ Abschn. 12.3.5], Umschreibungsstrategien, gestisches Beschreiben) bei aphasischen Patienten in Gang zu setzen. Deshalb wurde die ursprüngliche PACE-Methode von ihnen **modifiziert**. Sie schlugen folgende Veränderungen vor:
- Das Material soll verdoppelt und eine Sichtblende eingesetzt werden, so lassen sich auch Sprachverständnisprobleme des Patienten überprüfen.
- PACE soll mit sprachsystematischen Übungen und Arbeitsphasen verbunden werden, sodass

mit den Patienten gezielt sprachliche Strukturen erarbeitet werden können und gleichzeitig
deren kommunikativer Einsatz geübt werden
kann.

In einer Studie von 1991 konnte Springer zeigen,
dass Behandlungseffekte gesteigert werden können, wenn störungsspezifisches Therapiematerial
und gezieltes Feedback in die PACE-Therapie integriert werden. In der modifizierten PACE-Therapie
können daher gezielt sprachliche Strukturen, wie
z. B. Frage- und Antwortsätze, erarbeitet werden,
in semantischen Felder gearbeitet oder bestimmte Kommunikationsmodalitäten (Aufschreiben,
Gesten) erprobt werden. Trotzdem bleibt die kommunikative Anwendung der geübten Einheiten das
Ziel der Therapie, sodass dieser Ansatz die ICF-
Komponenten Körperfunktionen und Aktivitäten/
Partizipation vereint. Die modifizierte PACE-Therapie eignet sich auch als Gruppentherapie (Bongartz et al. 1990).

11.3.2 Verhaltensorientierte Ansätze

Verhaltensorientierte Ansätze verstehen ein pro-
blematisches Verhalten (hier: Sprachstörung) als
Ergebnis von Lernprozessen, welches durch die
Anwendung von Lern- und Verhaltensprinzipien
geändert werden soll.

- **Constraint-Induced Aphasia Therapy (CIAT)
  nach Pulvermüller et al. (2001)**
CIAT ist eine Weiterentwicklung der Constraint-
Induced Movement Therapy (CIMT, Taub et al.
1999), die auf der **theoretischen Grundlage** des
Konzepts des »gelernten Nichtgebrauchs« beruht.
Darunter versteht man die Beobachtung, dass nach
einem Insult die betroffene Extremität, in der Regel
der rechte Arm, nicht mehr angemessen eingesetzt
wird, da der Gebrauch dieser Extremität unmittelbar nach dem Schlaganfall negative Konsequenzen
zur Folge hat (z. B. fällt beim Versuch zu trinken
das Glas um). Entsprechend schrumpft dasjenige
kortikale Areal, das mit der Funktion der nicht be-
nutzten Gliedmaße assoziiert ist. Durch ein Training motorischer Funktionen, das an lerntheore-
tischen und neurowissenschaftlichen Prinzipien

orientiert ist, werden die Patienten »gezwungen«,
nur die paretische Hand im Alltag einzusetzen, indem die gesunde Gliedmaße fixiert wird. Dadurch
wird eine kortikale Reorganisation erzielt, die einer
durch gelernten Nichtgebrauch bedingten Verklei-
nerung entsprechender Hirnareale entgegenwirken
kann (vgl. Neininger et al. 2004).

Analog zum Konzept des gelernten Nichtgebrauchs motorischer Funktionen wird angenommen, dass bei Aphasien der Einsatz nichtsprachlicher Kommunikationsformen langfristig einer
möglichen Verbesserung der Sprachfunktionen
entgegensteht. Entsprechend wäre das **Ziel** eines
nach Prinzipien der CIMT aufgebauten Trainings,
in dem nichtsprachliche Kommunikation unterbunden und Sprachfunktionen intensiv und auf-
bauend trainiert werden, die **Überwindung des
gelernten Nichtgebrauchs verbaler Funktionen**
und die Unterstützung der sprachlichen Rehabilitation (vgl. Pulvermüller et al. 2001; Neininger et
al. 2004).

> ⓘ Es ist fraglich, ob die verhaltensrelevanten
> Prinzipien eines motorischen Trainings
> ohne Weiteres auf eine so komplexe, höhe-
> re kognitive Funktion wie die der Sprache
> übertragen werden können. Kritisch anzu-
> merken ist weiterhin, dass die praktische
> Erfahrung in der logopädischen Therapie
> zeigt, dass die meisten – auch verbal-ex-
> pressiv schwer betroffenen – aphasischen
> Patienten nicht automatisch zum nonver-
> balen kompensatorischen Mittel der Ges-
> tik greifen. Im Gegenteil: Für den Großteil
> der Patienten steht das »Sprechen-Wollen«
> im Vordergrund der Therapie. Der Einsatz
> von effektiver sprachbegleitender bzw.
> -ersetzender Gestik muss in der Regel
> intensiv erarbeitet und trainiert werden.
> Zusätzlich wird bei einer gezielten Unter-
> bindung nonverbaler Verständigung die
> sprachfazilitierende Wirkung von Gesten
> außer Acht gelassen.

Zur Überwindung dieses gelernten Nichtgebrauchs
werden in der Therapie mit aphasischen Betroffenen **3 Grundprinzipien in der CIAT** konsequent
umgesetzt (Elbert et al. 2003; Pulvermüller et al.
2001):

- **Massed practice:** Die Patienten erhalten über einen Zeitraum von 10 Tagen täglich 3 Stunden Therapie, was einer hohen Intensität entspricht.
- **Shaping:** Die sprachlichen Anforderungen an die Patienten sind abgestuft hinsichtlich der Eigenschaften des Therapiematerials (hochfrequente versus niederfrequente Items, phonologisch/semantisch unähnliche versus ähnliche Items, mit versus ohne beschreibende Adjektive oder Objektergänzungen) sowie den geforderten Formulierungen.
- **Constraint-induced:** Dieses Prinzip wird durch Unterbinden nonverbaler Kommunikationsmittel zugunsten eines Ausbaus verbaler Kommunikation (Erweiterung des Wortschatzes sowie Zunahme der Komplexität geforderter Formulierungen) umgesetzt.

Pulvermüller et al. (2001) konnten in einer kontrollierten Effektivitätsstudie nachweisen, dass CIAT auch bei chronischer Aphasie zu einer signifikanten Verbesserung der sprachlichen Leistungen führen kann. In der vorgestellten Studie wurden 17 Patienten mit chronischer Aphasie nach den Prinzipien der CIAT behandelt: Sie nahmen 10 Tage hintereinander 3 Stunden täglich an therapeutischen Sprachspielen teil, bei denen ausschließlich verbale Kommunikation erlaubt war (kein Einsatz von nonverbalen Kommunikationsmitteln). Die Gruppen bestanden dabei aus 2–3 Aphasiepatienten sowie dem Therapeuten und Cotherapeuten. Das Sprachspiel enthielt einen Satz von 15 Karten mit Bildern, wobei es von jedem Bild ein Duplikat gab. Die Teilnehmer saßen hinter einer Sichtblende, sodass sie weder die Abbildungen noch die Hände der Mitspieler sehen konnten. Die Aufgabe bestand darin, das Gegenstück einer Karte von einem Mitspieler zu erfragen, ohne die Karte zu zeigen.

Die in dem Spiel involvierten sprachlichen Leistungen wie auditives Verstehen, Benennen oder das Üben von neuen Äußerungen nach dem Shaping-Prinzip entsprechen durchaus Elementen einer linguistisch orientierten Sprachtherapie. Gleichzeitig findet das Training im Rahmen eines interaktiven und kommunikativen Settings statt und kann deshalb ebenso der ICF-Ebene Aktivitäten/Partizipation zugeordnet werden (vgl. Meinzer 2004).

Im Vergleich zu konventioneller Sprachtherapie, die die gleiche Anzahl an Therapiestunden innerhalb eines längeren Zeitraums enthielt, zeigten die mit CIAT behandelten Patienten nach der 10-tägigen Therapie signifikante Verbesserungen im Aachener Aphasie Test. Darüber hinaus verbesserten sich auch die sprachlich-kommunikativen Fertigkeiten im Alltag.

In weiteren Therapiestudien zur CIAT-COLLOC (Kleine-Katthöfer et al. 2012) wurde die klassische CIAT um Objekt-Verb-Kollokationen erweitert. Ein gezieltes Training des Wortabrufs von Verben und Nomina composita wurde sowohl in der Einzeltherapie als auch in der Gruppentherapie durchgeführt. Bei nur 80 min täglicher Gruppentherapie bzw. 20 min täglicher Einzeltherapie über einen Zeitraum von 10 Tagen zeigten sich in der untersuchten Patientengruppe (n=8) signifikante Verbesserungen im Wortabruf, aber auch auf pragmatisch-kommunikativer Ebene (gemessen mit dem CETI-Bogen und dem ANELT, ▶ Abschn. 8.5). Die Ergebnisse legen nahe, dass die Verbesserungen der Kommunikationsfähigkeit vor allem durch den Faktor des gruppentherapeutischen Settings begünstigt wurden.

11.3.3 Narrative Ansätze

Bei narrativen Ansätzen (lat. »narrare« = erzählen, berichten, eine Geschichte erzählen) steht das Erzählen von subjektiv bedeutsamen oder alltagsrelevanten Geschichten im Fokus der Therapie. Das können Geschichten über alltägliche Ereignisse sein, aber auch die eigene Lebensgeschichte (Biografie). Durch das Erzählen über persönlich relevante Lebensthemen bzw. durch das Erzählen der eigenen Lebensgeschichte wird Identitätsarbeit geleistet. Eine sinnhafte Strukturierung relevanter Lebensereignisse kann so zu einem positiven Selbstbild und psychischer Gesundheit beitragen (vgl. Corsten et al. 2013).

- **Narraktiv – Biografie und Lebensqualität nach Corsten et al. (2013)**
»Narraktiv« ist ein Forschungsprojekt, in dem innovative Konzepte der Biografiearbeit zur Steigerung der Lebensqualität älterer Menschen mit Aphasie

eingesetzt werden. Davon ausgehend, dass Identität und Lebensqualität eng miteinander verknüpft sind, wird durch Einsatz der Narration, des Erzählens der eigenen Lebensgeschichte, das veränderte **Identitätsgefühl** von Menschen mit Aphasie positiv beeinflusst und dadurch die **Lebensqualität erhöht**. Narrative Kompetenzen werden im Einzel- und Gruppensetting durch sprachtherapeutische Unterstützung und multimodale Aktivierung gefördert und gestärkt.

In einer aktuellen Studie wurden mit 11 Personen mit chronischer Aphasie zunächst Einzelgespräche angelehnt an das nichtstandardisierte, narrative Interview nach Schütze (1977) durchgeführt. Innerhalb von zwei Phasen berichteten die Teilnehmer zunächst über die eigene Lebensgeschichte, anschließend wurden Nachfragen gestellt (z. B. nach erfolgreichen Bewältigungsstrategien) und Themen vertieft. Nach Corsten et al. (2013) ist das Ziel dieser Narration, detaillierte, mit Emotionen verbundene Darstellungen relevanter Lebensereignisse zu erhalten. Bei Teilnehmern mit schweren expressiven Beeinträchtigungen wurden verstärkt Konversationshilfen sowie Schriftsprache und Piktogramme eingesetzt. Nach den Einzelgesprächen wurden in einer Gruppenintervention biografisch relevante Themen bearbeitet. Hierbei stand die Interaktion und das »Voneinander-Lernen« im Fokus.

Erste Studienergebnisse bezeugen Effekte der biografisch-narrativen Intervention auf die Lebensqualität. Mit dem Aachener Lebensqualitätsinventar (ALQI) (▶ Abschn. 8.5.4) konnte eine signifikante Abnahme im Beschwerde- und im Belastungsmaß festgestellt werden, die in einer Nachuntersuchung stabil blieb.

Nähere Informationen zum Projekt »narraktiv« und zu Fortbildungsseminaren über Methoden der biografisch-narrativen Arbeit sind unter http://www.narraktiv.de erhältlich.

Fazit
– Therapieansätze auf der ICF-Ebene der Aktivitäten/Partizipation zielen auf eine Verbesserung der kommunikativen Aktivitäten im Alltag der aphasischen Patienten und somit auf eine Verbesserung der sozialen Teilhabe am Leben und der Lebensqualität ab.

– Kommunikativ-pragmatische Ansätze, wie z. B. Promoting Aphasics' Communicative Effectiveness (PACE), orientieren sich an natürlicher Alltagskommunikation und versuchen, die Verständigungsmöglichkeiten ungeachtet der linguistischen Defizite der Patienten zu optimieren.
– Verhaltensorientierte Ansätze, wie z. B. die Contraint-Induced Aphasia Therapy (CIAT), basieren auf neurowissenschaftlichen Lerntheorien und unterbinden unerwünschte Verhaltensweisen, wie z. B. nonverbale Kommunikation, um gezielt eine kortikale Reorganisation sprachlicher Funktionen zu erreichen.
– Narrative Ansätze, wie z. B. »narraktiv« fördern multimodal narrative Kompetenzen, mit dem Ziel, das Identitätsgefühl und die Lebensqualität zu verbessern.

11.4 Therapieansätze auf den ICF-Ebenen der Aktivitäten/ Partizipation und Kontextfaktoren

B. Schneider

Bei den Therapieansätzen auf dieser ICF-Ebene geht es vorrangig um die Verbesserung und das Training von kommunikativ-pragmatischen Fähigkeiten im Alltag unter Berücksichtigung des kommunikativen und sozialen Umfelds des Patienten. Dabei werden die Gesprächspartner der Betroffenen mit einbezogen sowie Fähigkeiten in realen Alltagssituationen erprobt. Es findet sowohl eine Ausrichtung der funktionellen Therapie auf die Alltagsanforderungen statt als auch eine Anpassung der externen Kontextfaktoren an die Fähigkeiten des Patienten.

11.4.1 Interaktionsausgerichtete Ansätze

Interaktionsausgerichtete Therapieansätze setzen ihren Fokus auf die kommunikative Interaktion zweier oder mehrerer Gesprächspartner, sie sind also dialogisch ausgerichtet. Es gilt die Prämisse, dass der Gesprächspartner ebenso für das Gelingen der Kommunikation mitverantwortlich ist wie der Betroffene selbst, daher werden bei diesen Ansätzen häufig Partner oder Familienangehörige des Patienten mit einbezogen.

- **Kommunikationstherapie mit Aphasikern und Angehörigen nach Bongartz (1997)**

Das Ziel der Kommunikationstherapie von Bongartz besteht in der Verbesserung der sprachlichen Verständigung zwischen den Aphasiepatienten und ihren primären Bezugspersonen. Der Autor begründet seinen Behandlungsansatz gleichermaßen neurolinguistisch wie pragmatisch, da er die Hypothesenbildung über die individuell zugrunde liegenden Sprachverarbeitungsstörungen des Betroffenen ebenso einbezieht wie individuell nützliche kompensatorische Kommunikationsstrategien (vgl. Bongartz 1998, S. 2).

Der **Aufbau der Therapie** besteht aus 4 Stufen:

- Stufe 1 besteht aus **Selbst- und Fremdwahrnehmungsübungen** mit den Angehörigen des Patienten. Hier geht es in Übungen und Rollenspielen darum, dass Angehörige das Maß ihrer eigenen Verantwortung als Kommunikationspartner einschätzen lernen, eine größere Bewusstheit über die Einschränkungen ihres aphasischen Partners erlangen und dass sie verständigungsfördernde und -hemmende Verhaltensweisen des Betroffenen wahrnehmen.
- Stufe 2 beinhaltet **Verständigungsübungen mit der aphasischen Person und dem Angehörigen im modifizierten PACE-Setting** (► Abschn. 11.3.1), die von der Therapeutin beobachtet, auf Video aufgezeichnet und anschließend gemeinsam mit den Gesprächspartnern reflektiert werden. Insbesondere sollen auf dieser Stufe Strategien zur Verständigung, wie beispielsweise Umschreiben, und zur Verständnissicherung eingeübt und erprobt werden. Die Angehörigen können ihrerseits trainieren, ihren betroffenen Partner bei der Vermittlung von Inhalten effektiv zu unterstützen.
- In Stufe 3 sollen die erlernten Strategien auf Situationen übertragen werden, die den Anforderungen natürlicher Gespräche möglichst nahe kommen. Als Methode wird dabei das

Conversational Coaching von Holland (1991) eingesetzt. Ziel dieser Methode ist es, anhand kurzer Dialoge mit dem Patienten gemeinsam herauszufinden, welche Kommunikationsstrategien erfolgreich sind und welche nicht. Der Patient lernt dabei, z. B. auf den Vertrautheitsgrad des Gesprächspartners sowie die Informativität des Inhalts zu achten. Auch diese Übungen werden auf Video aufgenommen und anschließend daraufhin analysiert. Patient und Familienangehörige werden anschließend darin bestärkt, identifizierte uneffektive Verständigungsstrategien zu vermeiden und erfolgreiche Strategien vermehrt einzusetzen.

- In der letzten Stufe sollen **dialogische Verständigungsübungen zu ausgesuchten Themen** stattfinden. Das methodische Vorgehen ist ähnlich wie bei Stufe 3, nur dass beide Gesprächspartner die Themen selbst bestimmen, neue Themen einbringen oder Themen beenden können. Vor den Dialogübungen wird besprochen, welche kommunikativen Strategien von beiden Seiten eingesetzt werden sollen, dies wird anschließend ausgewertet.

11.4.2　Alltagsorientierte Ansätze

Alltagsorientierte Ansätze beziehen in besonderer Weise die Anforderungen des sozialen Umfelds des Betroffenen, also die Umweltfaktoren, mit ein. Im geschützten Therapieraum erlernte sprachliche Fähigkeiten scheitern häufig am Transfer in alltägliche Situationen, da diese komplexere Anforderungen beinhalten. Ebenso ist ein Schlaganfall-Betroffener im Alltag nicht nur mit seinen sprachlichen Defiziten, sondern ebenso mit seinen motorischen oder weiteren kognitiven Beeinträchtigungen konfrontiert.

- **Alltagsorientierte Therapie (AOT) nach Götze und Höfer (1999)**

Götze und Höfer (1999) beschreiben einen inter- und transdisziplinären, alltagsorientierten Behandlungsansatz, der von einem Therapeutenteam des Krankenhauses München Bogenhausen auf der Basis der damaligen ICIDH (Internationale Klassifikation der Schädigungen, Fähigkeitsstörungen und

Beeinträchtigungen) entwickelt und erprobt wurde: die Alltagsorientierte Therapie (AOT) bei Patienten mit erworbener Hirnschädigung. Die AOT wurde aus der Kritik heraus entwickelt, dass sich die meisten Therapieansätze der neuropsychologischen Rehabilitation überwiegend auf das Üben oft alltagsferner Teilleistungen konzentrieren, ohne die Wechselwirkung mit der sozialen und physikalischen Umwelt des Individuums ausreichend zu berücksichtigen (vgl. Götze u. Höfer 1999, S. 3). **Ziel** der AOT sind daher die **Verminderung der Alltagsbeeinträchtigung** und die Betrachtung der Auswirkung der Erkrankung für die individuelle Person und ihren sozialen Lebenskontext.

Einmal in der Woche findet die **Therapie** mit einem interdisziplinären Team außerhalb der Klinik in konkreten, für die einzelnen Patienten relevanten **außerhäuslichen Alltagssituationen** (z. B. Bus fahren, in ein Museum gehen, im Kaufhaus etwas besorgen usw.) unter spezifischen Zielsetzungen statt. Dies trägt wesentlich zur Verbesserung des Transfers von Lernschritten aus der Therapie in den Alltag bei. Außerdem kann die fördernde oder hemmende Wirkung von Umweltfaktoren leichter eingeschätzt und beeinflusst werden. Die Autorinnen machen deutlich, dass im geschützten Therapieraum durchgeführte Rollenspiele nur bedingt die Schwierigkeiten eines Betroffenen im Alltag widerspiegeln. Eine Alltagssituation, wie z. B. etwas einkaufen oder selbstständig mit öffentlichen Verkehrsmitteln ein Ziel erreichen, stellt deutlich höhere und komplexere Anforderungen an sämtliche kognitive Leistungen und deren Zusammenspiel. Aufgrund der Konfrontation mit fremden Personen sind diese zudem für die Betroffenen weniger vorhersehbar und angstbesetzter als eine Rollenspielsituation im geschützten Therapierahmen mit der vertrauten Therapeutin bzw. dem vertrauten Therapeuten.

Allerdings setzt ein solches Therapiekonzept voraus, dass die Teammitglieder Wissen über die neuropsychologischen Beeinträchtigungen außerhalb des eigenen Fachgebiets besitzen, dass ein regelmäßiger Informationsaustausch aller an der Therapie beteiligten Personen gegeben ist und dass diese die inner- und außerhäusliche Lebenssituation der erkrankten Person gut kennen (externe Kontextfaktoren). Eine möglichst wohnortnahe Rehabilitation ist dabei von Vorteil.

Fazit
- Therapieansätze auf den ICF-Ebenen der Aktivitäten/Partizipation und Kontextfaktoren zielen vorrangig auf eine Verbesserung der kommunikativen Alltagsaktivitäten und der Teilhabe ab, indem sie die soziale Umwelt des aphasischen Patienten mit einbeziehen.
- Interaktionsausgerichtete Ansätze, wie z. B. die Kommunikationstherapie mit Aphasikern und Angehörigen nach Bongartz, möchten die Interaktion zwischen dem Betroffenen und seinem Gesprächspartner verbessern, indem kommunikative Strategien für beide Gesprächspartner erarbeitet werden.
- Alltagsorientierte Ansätze, wie z. B. die Alltagsorientierte Therapie (AOT), versuchen, eine verbesserte Handlungsfähigkeit von Patienten in alltäglichen Situationen zu erreichen, und beinhalten deshalb In-vivo-Übungen als festen Therapiebestandteil.

11.5 Bausteine und Ziele einer Aphasie-Therapie

M. Wehmeyer, H. Grötzbach

Es folgt eine Übersicht über allgemeine Bausteine und Ziele einer Aphasie-Therapie, deren Auswahl sich an den individuellen sprachlichen Fähigkeiten bzw. Defiziten, an den kommunikativen Anforderungen, an beruflichen und privaten Interessen und an der Persönlichkeit des Patienten orientiert. Mögliche Inhalte der einzelnen Bausteine werden in ▶ Kap. 9 ausführlich beschrieben.

- **Sprachverständnis**
- Reaktivieren des semantischen Systems und Ausdifferenzieren semantischer Merkmale
- Verstehen alltagsrelevanter Inhaltswörter und differenziertes Verstehen von Inhaltswörtern
- Verstehen von Sätzen
- Verstehen von Texten

- **Automatisierte Sprachelemente**
- Hemmen von Sprachautomatismen oder Recurring Utterances

- Hemmen überschießender Sprachproduktion (Logorrhö)
- Hemmen von Echolalie
- Hemmen von Perseverationen

■ **Wortfindung und Wortabruf**
- Aktivieren erster lautsprachlicher Äußerungen
- Verbesserung basaler Wortfindungsleistungen
- Verbesserung einer differenzierten Wortfindung im semantischen Lexikon
- Verbesserung der Wortformaktivierung im phonologischen Lexikon
- Verbesserung von Selbsthilfe-(»Self-cueing«-) Strategien
- Reduktion von semantischen Paraphasien/ Neologismen
- Reduktion von phonematischen Paraphasien/ Neologismen
- Reduktion von Stereotypien oder Redefloskeln

■ **Satzbildung**
- Zuordnen thematischer Rollen und Bilden eines syntaktischen Rahmens
- Herstellen einer morphologischen Kongruenz von Satzteilen
- Verknüpfung von morphosyntaktischen mit semantischen und phonologischen Fähigkeiten

■ **Textproduktion**
- Herstellen eines kohärenten (semantisch stimmigen) und kohäsiven (morphosyntaktisch stimmigen) Textes

■ **Dialogverhalten**
- Aktives Beteiligen an alltäglichen Gesprächen

■ **Totale Kommunikation**
- Verbesserung der Kommunikationsfähigkeit durch Einsatz aller zur Verfügung stehenden Kommunikationskanäle

■ **Lesen und Schreiben**
- Selbstständiges Schreiben persönlicher Daten
- Einzelheitliches und ganzheitliches Aktivieren von graphematischen Formen als Vorbereitung auf das Lesen oder Schreiben
- Verbesserung des ganzheitlichen oder/und einzelheitlichen Schreibens von Wörtern

- Verbesserung des ganzheitlichen oder/und einzelheitlichen Lesens von Wörtern

■ **Umgang mit Zahlen**
- Verstehen von Zahlen
- Produzieren von Zahlen
- Abruf von Zahlen aus dem Zahlenweltwissen
- Abruf von Zahlwerten und Stellenwerten von Ziffern
- Bewältigung kombinierter Anforderungen im Bereich der Zahlenverarbeitung
- Bewältigung alltäglicher Rechenanforderungen
- Kompensatorischer Umgang mit dem Taschenrechner

■ **Krankheitsbewältigung und soziale Integration**
- Entwicklung und Unterstützung von Bewältigungsstrategien
- Anbindung an Selbsthilfegruppen oder andere soziale Institutionen

■ **Berufliche Reintegration**
- Transfer der erarbeiteten Fähigkeiten im Hinblick auf berufliche Anforderungen

Therapiebausteine

B. Schneider, M. Wehmeyer, H. Grötzbach

Die in diesem Kapitel vorgestellten Therapieansätze werden in den seltensten Fällen isoliert und in ihrer Originalform von Aphasie-Therapeutinnen in der praktischen Arbeit eingesetzt. Vielmehr werden spezifische Übungen für jeden Patienten individuell miteinander kombiniert, um sprachliche Teilprozesse gezielt anzuregen. Die meisten der im Folgenden aufgeführten Bausteine sind daher auf der ICF-Ebene der Körperfunktionen anzusiedeln. Die zu übenden Sprachfunktionen sollten jedoch zu den Alltagszielen eines Patienten in Bezug gesetzt und frühzeitig und systematisch in alltagsnahen Kommunikationssituationen erprobt werden. Insbesondere ▶ Abschn. 12.6 liefert hierzu Vorschläge und Anregungen, und auch ▶ Abschn. 12.7 gibt Hinweise zu einer kommunikativ-pragmatisch ausgerichteten Therapie.

Zu jedem **Therapiebaustein** (▶ Übersicht 12.1) werden die jeweiligen **Einzelziele** mit zahlreichen Übungen und passenden **Hilfen, Steigerungen und Materialempfehlungen** vorgestellt. Auch wenn die meisten Übungen wenig erforscht oder evaluiert sind, spiegeln sie dennoch die tägliche Arbeit von Aphasie-Therapeutinnen wider und können auf der Grundlage zahlreicher Therapiedokumentationen als effektiv eingeschätzt werden.

Übersicht 12.1 Therapiebausteine in der Aphasie-Therapie
- Sprachverständnis
- Automatisierte Sprachelemente
- Wortfindung und Wortabruf
- Satzbildung
- Textproduktion
- Dialogverhalten
- Totale Kommunikation
- Schreiben und Lesen
- Umgang mit Zahlen
- Krankheitsverarbeitung und soziale Integration

Die Übungsauswahl hat **Angebotscharakter** und erhebt verständlicherweise keinerlei Anspruch auf Vollständigkeit.

❯ **Die Auflistung der Ziele und Übungen ist als Sammlung oder Fundus zu verstehen. Auf Grundlage der Diagnostik (▶ Kap. 8) werden für jeden Patienten nach Art und Schweregrad seiner Beeinträchtigungen sowie nach seinen Interessen spezifische Ziele und Übungen ausgewählt.**

12.1 Sprachverständnis

Bei jeder Aphasie ist das Sprachverständnis mehr oder weniger beeinträchtigt. Dabei hängen Art und Ausmaß einer Sprachverständnisstörung mit der Form und dem Schweregrad der Aphasie zusammen. In diesem Abschnitt werden Ziele und Übungen im Bereich Sprachverständnis auf Wort-, Satz- und Textebene sowie in Bezug auf die isoliert störbaren Teilbereiche Semantik, Morphosyntax und Phonologie beschrieben.

■ **Therapieziel**
In der Aphasie-Therapie kommt der **Arbeit am Sprachverständnis** ein **besonderer Stellenwert** zu. Denn:
- Störungen im Verstehen führen dazu, dass ein Patient mit einer Aphasie selbst bei verfügbaren expressiven Mitteln von der Kommunikation ausgegrenzt ist. Verbesserte Sprachverständnisleistungen fördern die Integration des Patienten und reduzieren Missverständnisse.
- Die Arbeit im semantischen Bereich wirkt sich nicht nur auf ein besseres Verstehen von Äußerungen aus, sondern bietet ebenso die Grundlage für einen korrekten Wortabruf.
- Jede angebotene Übung ist mit grundlegenden Fähigkeiten im Instruktionsverständnis verbunden. Außerdem setzen viele sprachproduktive Übungen in den Bereichen Wortfindung, Satzbau, Schreiben oder Lesen das korrekte Verstehen des angebotenen sprachlichen Materials voraus. Ein Lückensatz muss z. B. zunächst verstanden werden, bevor ein passendes Wort ergänzt werden kann.

❯ **Sprachrezeptive Übungen dienen zur Vorbereitung sprachproduktiver Aufgaben und besitzen daher Priorität im logopädischen Therapieaufbau.**

Die Anforderungen im auditiven Sprachverständnis unterscheiden sich von denen im Lesesinnverständnis. Ein Training des **auditiven Sprachverständnis-**

ses ist gegenüber einem Training des Lesesinnverständnisses vorzuziehen, da das auditive Sprachverständnis eine **größere Alltagsrelevanz** besitzt.

- Das **auditive Sprachverständnis**
  - setzt eine ausreichende (ggf. mit Hörgeräten korrigierte) Hörfähigkeit voraus,
  - verlangt Fähigkeiten im Bereich des verbalen Arbeitsgedächtnisses, es handelt sich um sog. »online-tasks«, und
  - wird unterstützt durch den Einsatz von Mimik, Gestik sowie prosodischen Elementen durch den Sprecher.
- Das **Lesesinnverständnis**
  - setzt (ggf. durch eine Sehhilfe korrigierte) Sehfähigkeiten sowie Fähigkeiten der visuellen Wahrnehmung voraus,
  - reduziert durch die Beständigkeit der Darbietung die Anforderungen an das Gedächtnis, es handelt sich um sog. »offline-tasks«, und
  - erfolgt im Gegensatz zum auditiven Verständnis allein über die sprachliche Modalität.

> ❶ Verbesserungen im Sprachverständnis und in der Eigenwahrnehmung können Patienten mit einer Aphasie entgegen der Erwartung sehr frustrieren: Sie haben das Gefühl, sprachlich schlechter zu werden, da sie möglicherweise Fehler in ihrer Sprachproduktion bemerken, die sie vorher nicht wahrgenommen haben.

Die Therapeutin sollte aufzeigen, dass diese sprachlichen Fehler von Anfang an vorhanden waren und die verbesserte Eigenwahrnehmung jetzt dazu verhilft, die Sprachprobleme effektiv zu behandeln. Dem Patienten hilft die Bestätigung, dass diese rezeptiven Fähigkeiten eine wesentliche Voraussetzung für die »Arbeit am Sprechen« darstellen.

Die im Folgenden aufgelisteten Ziele (▶ Übersicht 12.2) und Übungen sind hierarchisch geordnet.

> ❯ Neben der sprachlichen Ebene (Wort-, Satz-, Textebene) gilt es, auch den Schwierigkeitsgrad innerhalb einer Übung zu berücksichtigen und zu steigern. Denn eine Übung auf komplexer Wortebene kann z. B. schwieriger zu lösen sein kann als eine Übung auf einfacher Satzebene.

Übersicht 12.2 Einzelziele im Bereich Sprachverständnis
- Reaktivieren des semantischen Systems, Ausdifferenzieren semantischer Merkmale
- Verstehen alltagsrelevanter Inhaltswörter, differenziertes Verstehen von Inhaltswörtern
- Verstehen von Sätzen
- Verstehen von Texten

12.1.1 Reaktivieren des semantischen Systems, Ausdifferenzieren semantischer Merkmale

Bei schweren Störungen kann es zunächst notwendig sein, auf **vorsprachlicher Ebene** zu arbeiten. Semantische Merkmale werden dabei über **Aufgaben zur Konzeptbildung** wiedergewonnen oder spezifiziert. Der Einsatz von Realobjekten kann aufgrund der unverfälschten Merkmalswahrnehmung von Vorteil sein. Es sollte darauf geachtet werden, alltagsrelevante und patientenspezifische Objekte und Handlungen in die Übungen zu integrieren.

Übungen
- **Erarbeitung semantischer Merkmale**
Bei dieser Übung werden semantische Merkmale auch unter Einbeziehung objektspezifischer Handlungen reaktiviert.

Beispiel
Einen Apfel sehen, fühlen, riechen, schälen und essen/schmecken.

- **Semantische Kategorisierungsaufgaben**
Der Patient wird angeleitet, verschiedene Realobjekte oder Bildkarten zu sortieren. Alternativ soll der Patient in einer Reihe von präsentierten Objekten das semantisch unpassende herausfinden.

Beispiel
Nahrungsmittel im Kontrast zu Kleidungsstücken gruppieren.

▪▪ Hilfestellungen

- Bei fehlerhaften Reaktionen verweist die Therapeutin auf die unterscheidenden (distinktiven) semantischen Merkmale.
  Beispiel: »Der Pullover ist aus Wolle, ein Brot wird aus Teig gemacht.«
- Die Therapeutin kann diese Übungen lautsprachlich unterstützen, indem sie die Objekte benennt und auf die semantischen Merkmale verweist. Gerade bei schwer gestörten Patienten sollte Sprache allerdings dosiert angeboten werden, um Überforderungsreaktionen zu vermeiden.

▪▪ Steigerung

Je ähnlicher die Bedeutungen der Objekte, desto schwieriger sind sie abzugrenzen bzw. zuzuordnen.

> **Tipp Material**
>
> - Fotoboxen von Schubi zu verschiedenen semantischen Feldern. Schubi, Gottmadingen
> - FOTODIDAC-Bildkarten (Gegenstände in Großaufnahme, Gebrauchsgegenstände, Haushaltsgegenstände, Nahrungsmittel, Tiere und Vögel, Transport und Fahrzeuge). Prolog, Köln
> - LingWare. Phoenix Software, Bonn

12.1.2 Verstehen alltagsrelevanter Inhaltswörter, differenziertes Verstehen von Inhaltswörtern

Von Anfang an sollte darauf geachtet werden, **nicht nur Nomen, sondern auch Verben** in die Übungen einzubeziehen. Dementsprechend besteht das Material nicht nur aus **Objekt-**, sondern auch aus übersichtlichen **Situationsbildern**. Adjektive und Präpositionen können zu einem späteren Zeitpunkt das sprachliche Angebot erweitern.

Übungen

- **Zuordnen von Wort und Realobjekt bzw. Wort und Bildkarte**

Die Therapeutin nennt ein Wort, der Patient zeigt das entsprechende Realobjekt bzw. Bild aus einer Auswahlmenge.

> **Beispiel**
> Bildkartenauswahl: Apfel – Uhr – Banane – Kaffee.
> Aufgabe: »Zeigen Sie mir den Apfel!«

Es können auch semantisch verwandte Inhaltswörter (aus verschiedenen Wortklassen) einbezogen werden, die sich eindeutig auf eines der Objekte bzw. eine der Bildkarten beziehen.

> **Beispiel**
> Bildkartenauswahl: Apfel – Uhr – Banane – Kaffee.
> Aufgaben: »Was kann ich trinken?« »Was ist gelb und krumm?« »Was hat Zeiger?« »Was wächst am Baum?«

Im Bereich Lesesinnverständnis wird der Patient aufgefordert, eine Wortkarte dem jeweiligen Bild oder Realobjekt in einer Auswahlmenge zuzuordnen.

> **Beispiel**
> Bildkartenauswahl: Apfel – Uhr – Banane – Kaffee.
> Aufgabe: Der Patient soll die Schriftkarte mit dem Wort »Apfel« dem passenden Bild zuordnen.

Es können auch auf dieser Ebene schon Sätze angeboten werden, die durch die sog. **Schlüsselwortstrategie** dem entsprechenden Bild zugeordnet werden können. Dabei reicht trotz Satzangebot das Verstehen eines Inhaltswortes aus, um das passende Bild zu zeigen.

> **Beispiel**
> Bildkartenauswahl: schlafender Mann – lachende Frau – malendes Kind.
> Aufgabe: »Zeigen Sie mir die passende Karte zu dem Satz: Der Mann schläft im Bett.« »Welche Person ist sehr müde?«

- **Semantisch-lexikalische Kategorisierungsaufgaben**

Zuordnen von semantisch verwandten Wörtern oder Abgrenzen von semantisch unrelationierten Wörtern über Aufgaben im Bereich Lesesinnverständnis.

> **Beispiel**
> - Welches Wort gehört nicht dazu:
>   - Messer – Uhr – Gabel – Löffel

- Herz – Niere – Haare – Leber
- weinen – heulen – kichern – jammern
- Welche Wörter passen zu dem ersten Wort?
  - Gebäude: Kirche – Treppe – Wolkenkratzer – Zelt
  - Hund: struppig – jaulen – klettern – Leine – treu – Stall

- **Handlungsaufgaben mit feststehenden Objekten**

Damit kann das Verstehen von Präpositionen geübt werden.

Beispiel

»Legen Sie die Gabel vor/neben/auf den Teller.«

■■ **Hilfestellungen**
- **Auditives Sprachverständnis:** Aufzählung semantischer Merkmale, z. B.: »Mit einem Messer kann ich schneiden; es hat eine scharfe Klinge«. Dabei kann ebenso systematisch gesteigert werden von prototypischen klassifikatorischen (Beispiel: »Das Messer gehört wie die Gabel zum Besteck«) zu nichtklassifikatorischen Informationen (Beispiel: »Ein Messer ist meist aus Metall«). Demgegenüber ist es nur selten Erfolg versprechend, ein Zielitem ohne weitere Hilfe wiederholt vorzusprechen.
- **Lesesinnverständnis:** Eine wichtige Hilfe besteht darin, dass sich die ausgewählten Wörter einer Aufgabe hinsichtlich Wortlänge und Initialgraphem deutlich unterscheiden (Beispiel: Banane – Apfel – Wassermelone). Weitere Hilfen:
  - Verweis auf die Wortform (Wortlänge, charakteristische Buchstaben),
  - Benennen einzelner Buchstaben,
  - Benennen der dargebotenen Bildkarten.
- Wird das Zielwort vorgelesen, wechselt die Modalität vom Lesesinnverständnis zum auditiven Sprachverständnis.
- Manche Patienten mit schweren Sprachverständnisstörungen profitieren davon, wenn Wörter über den auditiven und visuellen Kanal angeboten werden.
- Kategorisierungsaufgaben können auf jeder Schwierigkeitsstufe angeboten werden.

■■ **Steigerung nach folgenden Kriterien**
- Von alltagsrelevanten, prototypischen und hochfrequenten Wörtern zu niederfrequenten Wörtern
- Von konkreten zu abstrakten Wörtern
- Von kurzen Wörtern mit einfacher Silbenstruktur zu langen Wörtern mit Konsonantenverbindungen
- Von einer Menge semantisch/phonologisch/graphematisch unrelationierter Wörter über Mengen mit einem semantischen/phonologischen/graphematischen Ablenker zu Mengen semantisch/phonologisch/graphematisch ähnlicher Wörter
- Integration von Wörtern mit mehreren Bedeutungen (Homonymen)
  Beispiel: Hahn – Gockel oder Wasserhahn

Tipp Material

- SCHUBI-Grundwortschatz Nomen 1 u. 2, Adjektive 1 u. 2. Schubi, Gottmadingen
- FOTODIDAC-Bildkarten (Gebrauchsgegenstände, Haushaltsgegenstände, Nahrungsmittel, Tiere und Vögel, Transport und Fahrzeuge, Berufe, Sport und Freizeit). ProLog, Köln
- FOTODIDAC-Bildkarten (Adjektive, Präpositionen) ProLog, Köln
- Stark J (1992–1997) Everyday Life Activities Fotoserie. Set 1–3. Phoenix Software, Bonn oder über http://www.ela-photoseries.com/de-index.html
- Lutz L (2. Aufl. 2009) MODAK-Modalitätenaktivierung in der Aphasie-Therapie. Ein Therapieprogramm. Springer, Heidelberg
- Gröne B et al. (2000) Bildmaterial zum Sprachverständnis. Übungen zu Phonologie, Semantik und Syntax. In: EKN – Materialien für die Rehabilitation. Bd. 11. Borgmann, Dortmund
- Neubert C et al. (1992) Neurolinguistische Aphasietherapie Teil 1: Lexikalisch-Semantische Störungen. NAT, Hofheim
- Neubert C et al. (1995a) Neurolinguistische Aphasietherapie Assoziierter Band: Bild-Semantische Störungen. NAT, Hofheim
- LingWare. Phoenix Software, Bonn

Störungen des verbalen Arbeits-gedächtnisses
Im verbalen Subsystem des Arbeits-gedächtnisses werden sprachliche Informationen kurzfristig gehalten und bearbeitet. Diese Leistungen sind nicht nur beim Verstehen sprach-lich komplexer Äußerungen, sondern auch beim Nachsprechen oder Schreiben nach Diktat erforderlich.

Die kurzfristige Gedächtnis-leistung für sprachliches Material erfolgt über dessen phonologische Struktur, und zwar in der Regel über (wiederholtes) stilles Sprechen. Auf-grund phonologischer Störungen, z. B. im Rahmen einer Aphasie oder Sprechapraxie, kann es zu Störun-gen des verbalen Arbeitsgedächt-nisses kommen. Probleme treten vorrangig dann auf, wenn Wörter nicht über ihren semantischen Ge-halt erfasst werden können. Bei er-haltenen semantischen Fähigkeiten sind die Patienten in der Lage, eine Äußerung sinngemäß wiederzuge-

ben, haben aber Probleme, den ge-nauen Wortlaut oder phonologisch ähnliche Wörter korrekt zu erfassen. Eine periphere oder zentrale Hör-störung sowie Einschränkungen in der Diskriminationsfähigkeit sollten dabei ausgeschlossen sein.

Beispiel: Die Wortfolge »Gruß – Bus – bunt« ist für solch einen Patienten schwieriger wiederzu-geben als die Reihe »Dank – Schiff – rot« oder »Bus – Schiff – Rad«, die Zahlenfolge »eins – drei – zwei« schwieriger als die Zahlenfolge »eins – acht – sieben«, der Satz »Der Herr kennt die Gebete« schwieri-ger als der Satz »Die Frau weiß die Parole«.

Die Verdachtsdiagnose »Stö-rung des verbalen Arbeitsgedächt-nisses« wurde bei dem Patienten H. W. gestellt, der bei einwandfreier Hör- und Diskriminationsfähigkeit und wenig auffälliger Spontan-sprache deutliche Einschränkungen im Aachener Aphasie Test zeigte,

und zwar ausschließlich in den Untertests Token Test, Nachspre-chen, Schreiben nach Diktat sowie auditives Sprachverständnis. Freies Schreiben und Sprechen gelangen deutlich besser. Der Hinweis des Aachener Aphasie Tests auf eine Wernicke-Aphasie deckte sich nicht mit dem klinischen Eindruck einer amnestischen Aphasie.

Die therapeutischen Übun-gen bestanden darin, zunehmend längere sprachliche Einheiten aufzuschreiben bzw. nachzuspre-chen, die inhaltsarm gestaltet (d. h. wenig semantischen Bezug her-stellen ließen) und später zusätzlich phonologisch ähnlich konstruiert waren. Das diktierte Material be-stand aus Vor- und Nachnamen, zunehmend längeren Sätzen mit möglichst vielen Funktionswörtern sowie Zahlenreihen, Uhrzeiten und Geldbeträgen.

12.1.3 Verstehen von Sätzen

Für das Verstehen längerer sprachlicher Einheiten wird das **verbale Arbeitsgedächtnis** benötigt, in dem alle Wörter eines Satzes oder Textes so lange gespeichert werden, bis die Äußerung vollständig verarbeitet worden ist (▶ Exkurs »Störungen des verbalen Arbeitsgedächtnisses«).

Auf Satzebene werden neben **semantischen** und **phonologischen** auch **morphosyntaktische Leistungen** verlangt. Es fällt jedoch auf, dass Pa tienten Äußerungen vorwiegend im Hinblick auf deren semantischen Gehalt analysieren. Im situa-tiven Kontext ist die alltägliche Kommunikation häufig so redundant, dass ganze Sätze aufgrund weniger Wörter korrekt erfasst werden können.

Beispiel
»Reichst du mir bitte mal die Marmelade?«

Greift diese sog. **Schlüsselwortstrategie** auf kom-plexer Satzebene nicht, kommt es bei eingeschränk-tem Satzverständnis zu Missverständnissen.

Übungen
- **Handlungsaufgaben**
Die Therapeutin fordert den Patienten zu einer ein-fachen Handlung im Raum auf.

Beispiel
- »Gehen Sie zum Fenster.«
- »Nehmen Sie die Flasche und gießen Sie sich ein Glas Saft ein.«

- **Zuordnungen von Satz und Bild**
Die Therapeutin nennt einen Satz, der Patient zeigt die entsprechende Bildkarte aus einer Auswahl-menge an Situationsbildern. Im Bereich Lesesinn-verständnis wird der Patient aufgefordert, eine Satzkarte der jeweiligen Bildkarte zuzuordnen. Zu jedem Satzteil sollte ein Ablenkerbild angebo-

ten werden, damit der Satz nicht aufgrund eines »Schlüsselworts« erfasst werden kann.

Beispiel
Die Frau spült/Die Frau kocht/Der Mann spült.

▪ **Beantworten von Entscheidungsfragen**
Die Therapeutin formuliert Fragen, die der Patient lautsprachlich oder mimisch/gestisch mit »Ja« oder »Nein« beantwortet.

Beispiel
Kann ich die Suppe mit der Gabel essen?

▪ **Beurteilen der semantischen Kongruenz**
Der Patient beurteilt die Sinnhaftigkeit von mündlich oder schriftlich angebotenen Sätzen.

Beispiel
Im Sommer fahren wir Schlittschuh auf dem See.

▪ **Ergänzen von Lückensätzen mit semantisch orientierter Auswahlmenge**
Der Patient ergänzt einen schriftlich angebotenen unvollständigen Satz mit Satzteilen aus einer semantisch orientierten Auswahlmenge.

Beispiel
Die Frau möchte die Bluse … (kämmen/bügeln/schreiben).

▪ **Zuordnen von Paraphrasen**
Der Patient identifiziert aus einer Auswahlmenge die beiden Sätze, die in ihrer Bedeutung übereinstimmen.

Beispiel
Der Mann umgeht die Kreuzung/Der Mann geht über die Kreuzung/Der Mann meidet die Kreuzung.

▪ **Sortieren von Sätzen zu einer Handlungsabfolge**
Diese Übung eignet sich als Übergang zum Textverständnis.

Beispiel
Ich trockne das Geschirr ab/Ich räume das Geschirr in den Schrank/Ich spüle das Geschirr.

Die folgenden Aufgaben zu morphosyntaktischen Leistungen werden weniger zur Verbesserung des Sprachverständnisses eingesetzt. Sie dienen vielmehr dazu, ein **Training expressiver morphosyntaktischer Leistungen** vorzubereiten.

▪ **Beurteilen der morphologischen bzw. syntaktischen Kongruenz**
Dabei wird der Patient angeleitet, auditiv oder visuell vorgegebene Sätze zu beurteilen.

Beispiel
- Ich esse einen Apfel.
- Ich schreibst einen Brief.
- Gestern werde ich ein Geschenk kaufen.
- Der Briefträger beißt den Hund.
- Ich benutze den Schirm, obwohl es regnet.

▪ **Ergänzen von Lückensätzen mit morphologisch bzw. syntaktisch orientierter Auswahlmenge**
Der Patient ergänzt einen schriftlich angebotenen unvollständigen Satz mit Wörtern einer morphologisch bzw. syntaktisch orientierten Auswahl.

Beispiel
- Der Mann ruft (der/dem/den) Kellner.
- Die Frau will Zeitung lesen und sucht (ihre/unsere) Brille.
- Ich gehe ins Büro, (obwohl/weil/damit) ich krank bin.

▪▪ **Hilfestellungen**
- Vermehrter Einsatz prosodischer Elemente: reduziertes Sprechtempo, Betonung relevanter Satzteile.
- Bei schriftlicher Vorgabe Markieren distinktiver Satzteile.
- Übereinstimmung zwischen den Satzteilen hinterfragen, indem die semantischen Merkmale der jeweiligen Wörter im Satz geklärt werden.
  Beispiel: »Eine Gabel hat Zinken, eine Suppe ist flüssig. Kann ich die Suppe mit einer Gabel essen?«
- Bei syntaktisch orientierten Aufgaben: Frage nach dem Handelnden.
  Beispiel: »Wer kann beißen: der Briefträger oder der Hund?«

▪▪ Steigerung nach folgenden Kriterien

- **Anzahl der Satzteile:** Je mehr Satzteile in eine Satzstruktur eingebunden sind, desto schwieriger ist der Satz zu verstehen: Subjekt + Prädikat (+ Akkusativobjekt) (+ Dativobjekt) (+ Präpositionalobjekt[e]). Dabei kann das Einbinden von Objekten ggf. das Verstehen erleichtern, wenn es eine semantische Hilfe darstellt.
  Beispiel: »Der Mann isst« ist unter Umständen schwieriger zu verstehen als »Der Mann isst ein Brot«.
- **Reihenfolge der Satzteile:** Aufgrund der sog. Agens-zuerst-Strategie sind kanonische Satzstrukturen (mit der Satzteilfolge Subjekt-Prädikat-Objekt) leichter zu verstehen als topikalisierte (mit der Satzteilfolge Objekt-Prädikat-Subjekt); Passivstrukturen sind vor allem in semantisch reversiblen (d. h., Subjekt und Objekt sind theoretisch austauschbar) Sätzen meist schwieriger zu verstehen als Aktivkonstruktionen, da der Agens nicht an erster Stelle steht.
  Beispiel: »Das Mädchen wird von dem Jungen gefangen« ist schwieriger zu verstehen als »Der Junge fängt das Mädchen« oder »Das Mädchen wird von dem Auto erfasst«.
- **Komplexität der Satzteile:** Das Einbinden zusätzlicher Satzelemente wie Adjektive, Adverbien, Modalverben kann die Anforderungen an das Sprachverständnis erhöhen.
- **Verknüpfung von Sätzen:** Einfache Sätze sind leichter zu verstehen als Satzreihen oder Satzgefüge.
- Die **Verbvalenz** bestimmt die Anzahl obligatorischer bzw. fakultativer Satzelemente, d. h., ein Verb provoziert aufgrund seiner syntaktischen Wertigkeit ein bestimmtes Satzmuster. Je höher die Valenz eines Verbs ist, umso schwerer ist eine Äußerung zu verstehen.
  Beispiel: »Der Junge gähnt« ist erwartungsgemäß leichter zu verstehen als »Der Junge schenkt seiner Schwester einen Ball zum Geburtstag«.

> **Tipp Material**
>
> - Neubert C et al. (1992) Neurolinguistische Aphasietherapie Teil 1: Lexikalisch-Semantische Störungen. NAT, Hofheim
> - Stark J (1992–1997) Everyday Life Activities Fotoserie. Set 1–3. Phoenix Software, Bonn oder über http://www.ela-photoseries.com/de-index.html
> - Gröne B et al. (2000) Bildmaterial zum Sprachverständnis. Übungen zu Phonologie, Semantik und Syntax. In: EKN – Materialien für die Rehabilitation. Bd. 11. Borgmann, Dortmund
> - Lutz L (2. Aufl. 2009) MODAK-Modalitäteaktivierung in der Aphasie-Therapie. Ein Therapieprogramm. Springer, Heidelberg
> - LingWare. Phoenix Software, Bonn
> - Burchert F et al. (2011) Sätze verstehen. NAT, Hofheim

12.1.4 Verstehen von Texten

Sprachliche Kommunikation ist vorwiegend textuell angelegt: Gespräche, Zeitungstexte, Nachrichtensendungen, Gebrauchsanleitungen, Kochrezepte – es geht immer darum, den **Sinnzusammenhang über die Satzgrenzen hinaus zu verstehen**. Darum sollte die Therapie des Sprachverständnisses bei verfügbaren Kapazitäten nie auf Wort- und Satzebene beschränkt bleiben.

Eine strukturierte, intensive Erarbeitung von komplexen Texten ist meist nur bei leichten Störungen indiziert. Im Hinblick auf eine Wiedereingliederung ins Berufsleben ist das einwandfreie Verstehen von langen und komplexen sprachlichen Einheiten im Allgemeinen unverzichtbar. Die Auswahl des Materials orientiert sich dabei an den individuellen Bedürfnissen des Patienten im Alltag oder Beruf.

Es ist offensichtlich, dass eine Arbeit am **auditiven Textverständnis** mit erhöhten Anforderungen an Konzentrations- und Gedächtnisleistun-

Tab. 12.1   Texttheoretische Grundlagenbegriffe

Begriff	Definition
Propositionen	Kleinste bedeutungstragende Einheiten eines Textes; Einzelaussagen eines Textes, sog. Satzsemantik
Kernpropositionen	Propositionen, die auf dem Hintergrund des Weltwissens für das Verständnis des jeweiligen Textes bedeutend sind
Makrostruktur	Thema des Textes bzw. einzelner Textabschnitte sowie schlussfolgerndes Verbinden von Propositionen
Mikrostruktur	Zusammenstellung der einzelnen Propositionen
Textkohäsion/kohäsiv	Verarbeitung morphosyntaktischer Verbindungselemente eines Textes; Störungen entstehen z. B. durch fehlende bzw. falsche Pronomen oder Konjunktionen
Textkohärenz/kohärent	Semantische Stimmigkeit zwischen den Propositionen; Störungen zeigen sich z. B. in thematischen Sprüngen
Inferenzbildung	Logisches Schlussfolgern auf dem Hintergrund des eigenen Weltwissens. Beispiel: Aus dem Satz »Die brennenden Kerzen am geschmückten Baum verrieten, dass es mal wieder so weit war« kann geschlossen werden, dass es sich hierbei um Weihnachten handelt.
Textsorten	Textsorten werden nach der Art des Textinhalts unterschieden: – Deskriptiv bzw. expositorisch = Sachtext – Argumentativ = Diskussion und Bewertung – Narrativ = Erzählung – Prozedural = Anleitung

gen verbunden ist und daher nicht losgelöst von neuropsychologischen Fähigkeiten untersucht und therapiert werden kann. Die bisher publizierten Diagnose- und Therapiematerialien beziehen sich daher ausschließlich auf das **Lesesinnverständnis**. Nichtsdestotrotz sollte das auditive Verstehen im Hinblick auf die Alltagsrelevanz – ggf. in Zusammenarbeit mit einem Neuropsychologen – in die Therapie des Textverständnisses integriert werden.

Zur näheren Beschreibung der Textarbeit werden in ◼ Tab. 12.1 einige texttheoretische Begriffe erklärt.

- **Therapieziele**

Folgende Einzelziele werden im Bereich der rezeptiven Textarbeit aufgestellt:

- Verstehen einzelner Propositionen und Selektieren von Kernpropositionen (Mikrostruktur),
- Erfassen des Themas und schlussfolgerndes Verbinden von Propositionen (Makrostruktur),
- Einsatz von Kompensationsstrategien zur Texterfassung.

Übungen

- **Fragen zum Text beantworten oder Lückensätze vervollständigen**

Die Therapeutin liest einen Text einmal oder mehrmals vor (auditives Textverständnis). Alternativ liest der Patient einen schriftlichen Text laut oder leise (Lesesinnverständnis). Anschließend beantwortet er Fragen zum Text oder vervollständigt Lückensätze textadäquat. Dabei beziehen sich die Aufgaben sowohl auf das Verarbeiten der Mikro- als auch der Makrostruktur.

- **Handlungsanleitende Texte**

Gebrauchs- oder Bastelanleitungen und Kochrezepte eignen sich deshalb, weil das Verstehen im Zusammenhang mit der anschließenden Handlung des Patienten überprüft und therapiert werden kann (Greitemann 1988).

- ■ **Hilfestellungen**
- Ein Lesetext bleibt beim Beantworten der Fragen einsehbar, um Interferenzen mit Gedächtnisleistungen zu vermeiden.
- Beim Beantworten der Fragen sollen expressive Sprachleistungen dann vermieden werden,

wenn in diesem Bereich Einschränkungen vorliegen. Sprachproduktive Störungen könnten sonst die rezeptiven Leistungen verfälscht darstellen. Es bieten sich Fragen oder Satzergänzungsaufgaben mit vorgegebenen Antworten im Multiple-Choice-Verfahren an. Da die Aufgaben nicht durch einen mechanischen Textabgleich lösbar sein sollen, werden die Antworten als Textparaphrasen formuliert.
- Bei Problemen mit dem Beantworten einer Frage hilft ein Verweis auf die entsprechende Textstelle.
- Die Frage nach Kernpropositionen erleichtert das Erfassen der Makrostruktur, ebenso das Formulieren von Teilüberschriften für einzelne Absätze.
- Einsatz außertextlicher Mittel (Lexikon) oder nichtsprachlicher Hilfen (Tabellen, Diagramme) sowie Markierungshilfen (Abschnitte einzeichnen, Schlüsselwörter anstreichen).

■■ **Steigerung nach folgenden Kriterien**
- Informationsgehalt
- Textlänge
- Wortwahl
- Syntaktische Struktur
- Thematische Vertrautheit
- Textsorte

Tipp Material

- Freudenberg M et al. (1997) Etwas vom Kurs abgekommen. Zur Behandlung von Textstörungen bei Aphasie. Steiner, Leverkusen
- Riedel R (2014) Texte für die neurologische Rehabilitation. NAT, Hofheim
- Claros Salinas D (1993) Texte verstehen. Materialien für Diagnostik und Therapie. In: EKN – Materialien für die Rehabilitation. Borgmann, Dortmund
- Stanschus S (1996) Media. Multimediakassette zur Behandlung von Textverständnisstörungen. Teil 1: Zeitung. NAT, Hofheim
- Neubert C et al. (2010) Gib mir fünf! NAT, Hofheim
- Neubert C et al. (1999) kontext. Fachwerk oder Mainhattan? Reihe zur alltagsorientierten Aphasiebehandlung. NAT, Hofheim
- Volkmann B et al. (2008) Spaß beiseite? NAT, Hofheim.

Fazit
- Bei jeder Aphasie ist das Sprachverständnis in unterschiedlichem Ausmaß beeinträchtigt. Dabei müssen das auditive Sprachverständnis und das Lesesinnverständnis nicht gleichermaßen betroffen sein.
- Je nach Einschränkungen des Patienten werden Übungen auf Wort-, Satz- oder Textebene angeboten, wobei die semantische Verarbeitung im Vordergrund steht.
- Rezeptive Übungen im Bereich Phonologie oder Morphosyntax dienen vorrangig der Vorbereitung expressiver phonologischer bzw. morphosyntaktischer Leistungen.

12.2 Automatisierte Sprachelemente

Vor allem bei ausgeprägten Aphasien kann es zu mangelnder Sprachüberwachung und damit zu unkontrollierten Äußerungen kommen, die unwillkürlich eingesetzt werden und eine Unterhaltung erheblich erschweren (► Exkurs »Training der Sprachüberwachung«). Dazu zählen »Recurring Utterances« und Sprachautomatismen ebenso wie ein logorrhöisches oder echolalisches Sprachverhalten. Perseverationen werden durch sprachliche Überforderung begünstigt und können daher bei allen aphasischen Störungen, vor allem jedoch bei schweren Beeinträchtigungen auftreten.

12.2.1 Hemmen von Recurring Utterances oder Sprachautomatismen

Kurzfristig können Recurring Utterances oder sprachliche Automatismen über die Arbeit im rezeptiven Bereich unterbunden werden. Sobald sich der Patient aber aktiv in die Kommunikation einbringen will und ihm außer diesen automatisierten Sprachelementen keine expressiven Möglichkeiten zur Verfügung stehen, wird er zwangsläufig auf sie zurückgreifen.

Recurring Utterances oder Sprachautomatismen können zwar von der Therapeutin **systematisch gestoppt** oder **rückgemeldet** und damit evtl.

Exkurs

Training der Sprachüberwachung
Bisher gibt es kaum Studien zum Training der Sprachüberwachung (auch Monitoring genannt) bzw. der Sprachkontrolle. In Sprachverarbeitungstheorien wird davon ausgegangen, dass es eine interne Sprachüberwachung gibt, die Fehler noch vor der Aussprache des Wortes bemerkt, und eine externe Sprachüberwachung, die bereits produzierte Fehler (z. B. phonematische Paraphasien) erkennt und somit die Möglichkeit

der nachträglichen Fehlerkorrektur gibt. Ein direktes Einwirken auf diese Überwachungsprozesse stellt sich in der logopädischen Therapie als schwierig dar, da das Hemmen ungewünschter sprachlicher Einheiten nicht gezielt behandelt werden kann. In einer Einzelfallstudie versuchten beispielsweise Köhler et al. (2013) Patienten zu trainieren, gleichzeitig mit dem Benennen einer Abbildung ein 200 ms vorher auditiv dargebotenes Ablenkerwort zu inhibieren. Zwar konnte die Be-

nennleistung signifikant verbessert und eine signifikante Abnahme von Ablenkerreaktionen (z. B. Nachsprechen des vorgesprochenen Wortes statt Benennen) verzeichnet werden, jedoch zeigte sich keine Veränderung der vom Patienten bemerkten Paraphasien als Zeichen einer verzögerten Sprachüberwachung. Der Vorteil eines solchen kombinierten Trainings mit Ablenkern gegenüber einem reinen Benenntraining muss in weiteren Studien überprüft werden.

---

mühsam unterdrückt werden, die Reduktion der automatisierten Äußerungen macht allerdings nur Sinn, wenn gleichzeitig sinnvolle sprachproduktive Leistungen angeregt und unterstützt werden. Die **Arbeit im semantischen und phonologischen Bereich** hat indirekt Einfluss auf die Ausprägung automatisierter Sprachelemente, d. h., verbesserte Leistungen im Sprachverständnis und im Wortabruf reduzieren das Auftreten von Automatismen und Recurring Utterances.

12.2.2 Hemmen überschießender Sprachproduktion (Logorrhö)

Eine ungehemmte, logorrhöische Redeweise reguliert sich teilweise mit zunehmender **Eigenwahrnehmung** und damit verbesserter Sprachkontrolle. Das systematische **Stoppen** durch den Gesprächspartner und die **Rückmeldung** über das inadäquate Verhalten, evtl. auch mithilfe von Tonaufnahmen, haben eine unterstützende Wirkung. Außerdem kann versucht werden, mittels rezeptiver Aufgaben die überschießende Sprachproduktion zu hemmen.

Ein ausschweifendes Gesprächsverhalten kann durch Übungen auf Textebene therapiert werden. Dabei wird der Patient aufgefordert, wichtige von nebensächlichen Textinformationen zu unterscheiden und thematische Sprünge sowie Abschweifungen vom Thema bzw. von einer vorgegebenen Fragestellung z. B. durch ein ständiges Abgleichen mit der Überschrift zu erkennen.

12.2.3 Hemmen von Echolalien

In gewissem Maße kommen Echolalien auch bei sprachgesunden Kommunikationspartnern vor.

Beispiel
»Wie hat das alles angefangen mit Ihren Problemen?« – »Wie das alles angefangen hat? Das kann ich Ihnen genau erzählen …«

Auch von Patienten mit einer Aphasie können echolalische Äußerungen **strategisch eingesetzt** werden, um Satzteile aus der vorherigen Frage durch prosodische Unterstützung als Antwort aufzugreifen.

Beispiel
»Möchten Sie eine Tasse Tee?« – »Tee, Tee!«

Mithilfe von Gegenfragen des Gesprächspartners kann geklärt werden, ob es sich um eine reine Echolalie handelt oder um eine sinnvolle Antwort.

Beispiel
»Oder möchten Sie lieber eine Tasse Kaffee?« – »Tee.«

Echolalische Äußerungen sollten **rückgemeldet** und deren **fehlende kommunikative Bedeutung bewusst gemacht** werden.

Beispiel
»Das habe ich gerade gesagt, Sie haben jetzt nur meine Frage wiederholt. Dadurch weiß ich die Antwort aber noch nicht – was meinen Sie denn dazu?«

❶ Nachsprechübungen sollten möglichst vermieden werden, da sie echolalisches Verhalten generell begünstigen.

12.2.4 Hemmen von Perseverationen

Sprachliche Perseverationen können in Zusammenhang mit **Überforderungsreaktionen** beobachtet werden. Perseverationen treten dementsprechend bei allen Aphasie-Formen, vor allem aber bei schweren Störungen auf. Präventiv kann durch eine **sorgfältige Übungs- und Materialauswahl** verhindert werden, dass ein Patient in seiner Leistungsfähigkeit dauerhaft überfordert ist.

Beispiel
Semantisch und phonologisch ähnliche Wörter sollten in einer Benenn-Übung nicht hintereinander geschaltet werden, wenn dies die Differenzierungsfähigkeiten eines Patienten übersteigt.

Der notwendige Austausch sprachlicher Informationen im Arbeitsspeicher kann auch verbal oder gestisch unterstützt werden.

Beispiel
»So, das Wort hätten wir also. Jetzt kommt ein anderes Bild. Dafür suchen wir ein anderes Wort.«

Ist es zu einer Perseveration gekommen, sollte die Therapeutin ihrerseits die **perseverierte Äußerung nicht wiederholen**, dem Patienten das »Hängenbleiben« **aber bewusst machen**. Über einen verstärkten Einsatz übungsspezifischer Hilfestellungen kann versucht werden, eine erneute Perseveration zu vermeiden.

Fazit
– Recurring Utterances oder Sprachautomatismen sind bei schwer gestörten Patienten oft die einzigen Elemente einer verbalen Verständigung. Sie nehmen erst durch eine verbesserte willkürliche Sprachproduktion ab.

– Eine Logorrhö oder Echolalie sollte rückgemeldet und ggf. gestoppt werden. Mit zunehmender Eigenwahrnehmung regulieren sich diese Auffälligkeiten teilweise ohne weitere Hilfe.
– Perseverationen entstehen bei Überforderung und können bei allen Aphasie-Formen auftreten. Es gilt, die sprachlichen Anforderungen zu reduzieren und die perseverierte Äußerung nicht aufzugreifen.

12.3 Wortfindung und Wortabruf

Zu einem Schwerpunkt in der Aphasie-Therapie gehört die Suche nach den richtigen Wörtern. Während Patienten mit massiven sprachlichen Beeinträchtigungen oft keine oder falsche Wörter herausbringen, beklagen andere Patienten, im Gespräch an einzelnen Wörtern »hängen zu bleiben«. Deshalb sind Übungen zur Wortfindung und zum Wortabruf in fast jede Aphasie-Therapie integriert. Der Begriff »Wortfindung« bezieht sich dabei auf die »klassischen« Wortfindungsstörungen, die meist mit einem Stocken im Sprachfluss, mit Interjektionen, Satzabbrüchen und Redefloskeln bzw. Stereotypien einhergehen. Störungen im »Wortabruf« zeigen sich in semantischen, formalen oder phonematischen Paraphasien bzw. Neologismen. Da in beiden Fällen der Zugriff auf das semantische oder phonologische Lexikon beeinträchtigt ist, wird die Behandlung der beschriebenen Symptome in diesem Kapitel zusammengefasst.

Jeder Mensch macht von Zeit zu Zeit die Erfahrung, in einer Unterhaltung ein bestimmtes Wort nicht abrufen zu können. Man bleibt mitten im Satz stecken, sucht nach dem passenden Wort und rettet sich mit Interjektionen (wie »äh« oder »hm«) oder Floskeln über die entstehende Pause hinweg. Dabei zeigt sich, dass das gesuchte Wort umso schlechter aktiviert werden kann, je mehr man krampfhaft danach sucht.

Beispiel
»Wie heißt das denn – ich bin doch nicht blöd – warum fällt mir das jetzt nicht ein – na, so was Dummes.«

Oft fällt einem das Wort kurze Zeit später – manchmal in völlig anderem Kontext – wieder ein, meist dann, wenn man die verzweifelte Suche nach dem Wort bereits aufgegeben hat.

Patienten mit einer Sprachstörung kann es ganz ähnlich gehen, nur treten Wortfindungsstörungen bei ihnen sehr viel häufiger als bei hirngesunden Menschen auf. Die Erfahrungen im Umgang mit Wortfindungsstörungen macht man sich hinsichtlich der Zielsetzungen und Angebote an Hilfen in der Therapie zunutze.

■ **Therapieziele**
Ziele im Bereich der Wortfindung bzw. des Wortabrufs stellen sich folgendermaßen dar:
- differenzierte und eindeutige Vermittlung von Inhalten,
- flüssige Sprachproduktion,
- erfolgreicher Einsatz von »Self-cueing-Strategien«, d. h., der Patient hilft sich selbst, das gesuchte Wort zu finden,
- kompensatorischer Einsatz von Kommunikationsstrategien, d. h., der gesuchte Begriff wird erfolgreich vermittelt, ohne genannt zu werden (▶ Abschn. 12.7).

In diesem Kapitel werden symptomorientierte Einzelziele mit passenden Übungen vorgestellt (▶ Übersicht 12.3).

> **Übersicht 12.3 Einzelziele im Bereich Wortfindung und Wortabruf**
> - Aktivieren erster lautsprachlicher Äußerungen
> - Verbesserung basaler Wortfindungsleistungen
> - Verbesserung einer differenzierten Wortfindung im semantischen Lexikon
> - Verbesserung der Wortformaktivierung im phonologischen Lexikon
> - Verbesserung von Self-cueing-Strategien
> - Reduktion von semantischen Paraphasien/Neologismen
> - Reduktion von phonematischen Paraphasien/Neologismen
> - Reduktion von Stereotypien oder Redefloskeln

12.3.1 Aktivieren erster lautsprachlicher Äußerungen

Selbst bei massiven Einschränkungen in allen sprachlichen Modalitäten steht der Wunsch des Patienten und seiner Angehörigen nach der Arbeit am mündlichen Ausdruck oft an erster Stelle. Auch wenn die Arbeit im semantisch-rezeptiven Bereich bei einem Patienten mit massiven sprachlichen Störungen im Vordergrund steht, ist das Training elementarer produktiver Sprachleistungen ein wichtiger Bestandteil der Therapie. Dem Betroffenen wird damit signalisiert, dass grundlegende sprachproduktive Leistungen aktivierbar sind und somit nicht »alles verloren« ist. Die Motivation für die Sprachtherapie wird gefördert.

> ❯ **Erste Äußerungen sollten alltagsrelevant ausgewählt und mit maximaler Hilfestellung stimuliert werden. Fehler, die das Verstehen nicht beeinflussen, bleiben unkorrigiert.**

Erste lautsprachliche Äußerungen umfassen neben elementaren Sprachleistungen wie
- Wörtern zur Zustimmung und Ablehnung: »ja«, »nein«,
- Wörtern zur Beurteilung: »gut«, »schlecht«,
- Höflichkeitsfloskeln: »Danke« und »Bitte«, »Hallo«, »Auf Wiedersehen«, »Wie geht's?«, »Alles Gute«

auch solche Wörter oder Phrasen, die aufgrund ihrer automatisierten Abrufbarkeit verhältnismäßig leicht stimuliert werden können:
- Reihen, z. B. Zahlen, Alphabet, Wochentage, Monatsnamen,
- Wortpaare, z. B.:
  - »Er isst mit Messer und …« (Gabel),
  - »Die beiden werden Mann und …« (Frau),
  - »Sonne, Mond und …« (Sterne),
- Redewendungen, z. B. »Der Apfel fällt nicht weit vom …« (Stamm),
- Gedichtzeilen,
- Bibelverse oder Gebete.

Übungen

- **Ergänzen von Wortpaaren oder Redewendungen**

Die Therapeutin spricht den Anfang eines geläufigen Wortpaars oder einer geläufigen Redewendung vor, der Patient soll das letzte Wort ergänzen.

Beispiel

- »Der Apfel fällt nicht weit vom ...« (Stamm)
- »mit Messer und ...« (Gabel)

- **Sprechen von Reihen oder Versen**

Der Patient spricht Reihen oder Verse, die er laut Aussage der Angehörigen prämorbid auswendig sprechen konnte.

- **Sprechen von situationsadäquaten Wörtern und Floskeln**

Die Therapeutin gibt eine typische Alltagssituation vor, die bestimmte Wörter oder eine passende Floskel erfordert.

Beispiel

- »Ja« oder »Nein« als Reaktion auf eine zuvor gestellte Entscheidungsfrage;
- »Auf Wiedersehen« als Gruß zum Abschied.

- **Gemeinsames Singen bekannter Liedstrophen mit Text**

Die Therapeutin stimmt ein dem Patienten bekanntes Lied an und fordert ihn auf, einzustimmen. Es eignen sich gängige Kinderlieder, Volks- oder Kirchenlieder. Texte bekannter deutscher Volkslieder finden sich z.B. im Fahrten-Liederbuch »Die Mundorgel«.

❯ Höflichkeitsfloskeln sollten immer im situativen Kontext geübt werden, damit der Patient sie selbstständig semantisch korrekt abrufen kann.

■■ **Hilfestellungen**
- Mitsprechen bzw. Vorsprechen durch die Therapeutin.
- Verweis auf das Mundbild der Therapeutin.
- Gegebenenfalls Einsatz von Mimik und Gestik.
- Verstärkter Einsatz prosodischer Mittel: rhythmisches Sprechen (evtl. unterstützt durch silbisches Klopfen), Sprechgesang.

- Schriftbildunterstützung.
- Auf dieser Stufe sollten Stimulationshilfen möglichst multimodal angeboten werden.

■■ **Steigerung**
Übergang zum nächsten Ziel »Verbesserung basaler Wortfindungsleistungen«.

❗ Das Nach- oder Mitsprechen ist ohne eine semantische Sprachverarbeitung möglich, wie das Nachsprechen einer unbekannten Fremdsprache zeigt. Daher sollte diese Technik in der Therapie kritisch reflektiert werden. Zudem besteht die Gefahr, dass ein echolalisches Verhalten antrainiert wird.

12.3.2 Verbesserung basaler Wortfindungsleistungen

Bei ausgeprägten Störungen in der Wortfindung stehen zunächst grundlegende einfache Wörter im Mittelpunkt der Übungen. Dazu gehören vor allem Nomen und Verben, die möglichst viele der folgenden **linguistischen Kriterien** erfüllen:

- alltagsrelevant,
- hochfrequent,
- prototypisch,
- konkret,
- idiosynkratisch relevant (d. h. den individuellen Wortschatz betreffend),
- kurz mit einfacher Silbenstruktur.

Beispiel

- Uhr, Bett, Kaffee, Brille, Sonne, Geld, Hund, Arm, Klo, Auto
- essen, schlafen, lesen, kochen

PET-Studien und Elektrostimulationen legen nahe, dass verschiedene Wortarten (Substantive, Verben, Adjektive) unterschiedlich lokalisiert sind und es dementsprechend zu **kategoriespezifischen Störungen** kommen kann (Calvin u. Ojemann 2000).

❯ In der Therapie sollten alle betroffenen Wortarten berücksichtigt werden.

Übungen

■ **Benennen von Realobjekten**

Die Therapeutin fordert den Patienten auf, Realobjekte (z. B. Obst oder Gegenstände des täglichen Lebens) zu benennen.

■ **Benennen von Objektbildkarten**

Die Therapeutin fordert den Patienten auf, Abbildungen, auf denen Objekte dargestellt sind, zu benennen.

■ **Benennen von Tätigkeiten auf Situationsbildern**

Die Therapeutin fordert den Patienten auf, Tätigkeiten, die auf Situationsbildern dargestellt sind, zu benennen.

Das Benennen erfordert anfangs häufig therapeutische Hilfestellungen, die dann im weiteren Verlauf abgebaut werden, damit der Patient zu einer selbstständigen Wortfindung geführt wird.

❯ **Es sollte darauf geachtet werden, keine semantisch oder phonologisch ähnliche Wörter hintereinander anzubieten, um Perseverationen zu vermeiden.**

■ ■ **Hilfestellungen in chronologischer Reihenfolge**

– Im Sinne der Deblockierungsmethode können die zu benennenden Wörter zunächst in einem anderen Übungskontext angeboten werden. Dazu werden diejenigen Modalitäten gewählt, die vom Patienten eindeutig besser bewältigt werden können.
Beispiel: Die ausgewählten Wörter werden zunächst im Rahmen einer Sprachverständnisübung, dann im Kontext einer Leseübung und schließlich in der Benenn-Übung aufgegriffen.

– Zunächst werden die charakteristischen semantischen Merkmale des Zielworts durch die Therapeutin beschrieben.

– Dann bietet die Therapeutin einen kurzen Lückensatz an, bei dem möglichst viele Satzelemente auf das Zielwort hinlenken (gezielter Lückensatz). Der Satz sollte so konstruiert sein, dass das Zielwort am Satzende steht.
Beispiel: »Auf der Straße fährt ein schnelles …« (Auto)

– Bei Nullreaktion wird ein Lückensatz in semantisch variierter Form präsentiert.
Beispiel: »In der Garage steht mein neues …« (Auto)

– Zusätzlich zum Lückensatz wird der erste Laut oder die erste Silbe vorgesprochen.
Beispiel: »Ich fahre mit dem A…« (Auto)

– Die Vorgabe des ersten Wortteils eines passenden zusammengesetzten Nomens begünstigt das Nennen des Zielworts.
Beispiel: »Ich trage eine wertvolle Armband-…« (Uhr)
Dieser Prozess scheint automatisiert abzulaufen, man kann also nicht davon ausgehen, dass der Patient den vorgegebenen Wortteil inhaltlich versteht.

– Kann das Wort nach wie vor nicht genannt werden, können dem Patienten mündlich (oder schriftlich) mehrere Wörter zur Auswahl angeboten werden, aus denen er das Zielwort auswählen (und sprechen) soll. Auch wenn dabei keine Wortfindungs-, sondern eine Sprachverständnisleistung erbracht wird, hat der Patient das Gefühl, die Aufgabe »doch noch bewältigt« zu haben.

– Für das Aktivieren von Verben empfiehlt sich der Einsatz von Modalverben im vorgegebenen Lückensatz.
Beispiel: »Den Apfel kann ich …« (essen) »Die Zähne muss ich …« (putzen)

– Bei Fehlbenennung (semantischer Paraphasie) werden die semantischen Merkmale des Zielworts genau erarbeitet und zum fehlgenannten Wort abgegrenzt. Dabei sollte das fehlerhafte Wort nicht aufgegriffen werden, um anschließende Perseverationen zu vermeiden.

■ ■ **Steigerung**

Vorbereitende Hilfen wie Deblockierungstechniken oder Nennen semantischer Merkmale werden weggelassen. Das Formulieren eines einzigen Lückensatzes sollte das Zielwort provozieren. Außerdem wird die Wortauswahl hinsichtlich der beschriebenen linguistischen Kriterien anspruchsvoller gestaltet.

- Lutz L (2. Aufl. 2009) MODAK-Modalitäte-naktivierung in der Aphasie-Therapie. Ein Therapieprogramm. Springer, Heidelberg
- Fotobox 1 – Dinge des Alltags. ProLog, Köln
- FOTODIDAC-Bildkarten (Gegenstände in Großaufnahme, Gebrauchsgegenstände, Haushaltsgegenstände, Nahrungsmittel, Tiere und Vögel, Transport und Fahrzeuge). ProLog, Köln
- Fotoboxen Verben. ProLog, Köln
- Stark J (1992–1997) Everyday Life Activities Fotoserie. Set 1–3. Phoenix Software, Bonn oder über http://www.ela-photoseries.com/de-index.html
- Weng I (2000) Sprachbausteine Aphasie – Bildtafeln. Günther Storch, Stockach

12.3.3 Verbesserung einer differenzierten Wortfindung im semantischen Lexikon

Die Aktivierung des semantischen Lexikons (im Logogen-Modell: Semantisches System, ▶ Abschn. 7.4) steht im Vordergrund, wenn **lediglich ungenaue oder falsche Vorstellungen von der Bedeutung eines Wortes** vorliegen. Ein gesuchtes Wort kann daher vom Patienten oft **nicht effektiv umschrieben** werden. Beim Benennen kann es wie in der Spontansprache zu **semantischen Paraphasien** kommen. Kommt es zu Wortfindungsstörungen im Zusammenhang mit Nomen, kann der zugehörige **Artikel häufig nicht genannt** werden. Erkennbar ist dieses Problem auch daran, dass falsche Anlautvorgaben oder Auswahlmengen mit Ablenkern Fehlbenennungen auslösen können.

Beispiel
- Zielitem: Tiger. Anlautauswahl: T/L/S.
- Patientenreaktion: »Löwe«.

Selbst die korrekte Anlautvorgabe löst nicht unbedingt das Zielwort aus.

Beispiel
- Zielitem: Lama. Anlautvorgabe: L.
- Patientenreaktion: »Löwe«.

■ **Prinzipielles Vorgehen**
Die Wortfindungsleistungen werden folgendermaßen ausgebaut:
- von alltagsrelevanten, prototypischen und idiosynkratisch relevanten hochfrequenten Wörtern (Beispiel: »Apfel«, »Hammer«) zu niederfrequenten Wörtern (Beispiel: »Pampelmuse«, »Lüsterklemme«);
- von konkreten (Beispiel: »Stift«, »Tasse«) zu abstrakten Wörtern (Beispiel: »Geschwindigkeit«, »Armut«);
- von kurzen Wörtern mit einfacher Silbenstruktur (Beispiel: »Hose«, »Messer«) zu langen Wörtern mit Konsonantenverbindungen (Beispiel: »Strumpfhose«, »Schnellkochtopf«).

Übungen
Die Reihenfolge der folgenden Übungen entspricht – abgesehen von dem jeweiligen Schwierigkeitsgrad innerhalb einer Übung – der **stufenweisen Hierarchie** im Übungsaufbau.

■ **Benennen von Objekten, Tätigkeiten oder Eigenschaften mithilfe von Bildkarten**
Die Therapeutin fordert den Patienten auf, die auf einer Abbildung dargestellten Objekte, Tätigkeiten oder Eigenschaften (Nomen, Verb, Adjektiv) zu benennen.

■■ **Semantische Hilfestellungen zunehmender Intensität**
- Artikelvorgabe mit oder ohne neutralen Trägersatz.
  Beispiel: »Das ist ein …« (Auto)
- Semantische Umschreibungen.
  Beispiel: »Es fährt auf der Straße, hat vier Räder und einen Motor, es braucht Benzin …« (Auto)
- Lückensätze, die mehrere Antwortmöglichkeiten offen lassen (unspezifische Lückensätze).
  Beispiel: »Ich fahre mit dem …« (Auto)
- Gezielte Lückensätze.
  Beispiel: »Auf der Straße fährt ein schnelles …« (Auto)
- Mimik und Gestik können auf allen Stufen verstärkend eingesetzt werden.
- Es sollte zunächst darauf geachtet werden, keine semantisch oder phonologisch relatio-

nierten Wörter hintereinander anzubieten, da sonst Perseverationen begünstigt werden.

Die Hilfestellungen können sukzessive intensiviert werden, bis eine adäquate Reaktion erfolgt. Je nach Leistungsniveau sollten Hilfen kombiniert und nicht einzeln nacheinander gesetzt werden.

■■   **Steigerung**
Die angebotenen Hilfen werden reduziert, und die Auswahl des Wortmaterials wird nach den oben genannten Kriterien variiert.

■   **Ergänzen von Lückensätzen**
Die Therapeutin gibt einen Lückensatz vor, bei dem das Zielwort am Ende steht. Der Patient ergänzt das letzte Wort.

Beispiel
»Zum Frühstück liest er jeden Morgen die …« (Zeitung)

■■   **Hilfestellungen**
— Semantische Umschreibung des Zielworts.
— Unterstützung durch Bildmaterial, Gesten etc.
— Vorgabe des ersten Lautes bzw. der ersten Silbe.

■■   **Steigerung**
— Lückensätze bieten zwar Hilfestellungen in Form semantischer Informationen (»Cues«), eröffnen aber auch die Möglichkeit, abstraktes Wortmaterial zu trainieren.
   Beispiel: »Das Wohnhaus kostet einiges mehr, als die Familie gespart hat. Sie wird sich mit dem Kauf hoffnungslos … (verschulden)«
— Je unspezifischer ein Lückensatz gewählt wird, umso mehr Ergänzungsmöglichkeiten bietet er. Das kann eine Hilfestellung darstellen, so lange der Patient nur eine passende Antwort geben soll, bedeutet aber eine Steigerung, wenn der Patient mehrere Lösungen (in engem semantischen Kontext) finden soll.
   Beispiel: »Ich muss heute unbedingt noch diesen Brief … (lesen, schreiben, verschicken, kopieren, einwerfen …)«

■   **Übungen zur Wortfindung nach semantischer Umschreibung**
Mit der Beschreibung eines Wortes durch die Therapeutin werden im Sinne einer Hilfestellung semantische Cues gesetzt, die aber im Unterschied zu Lückensätzen keinerlei automatisierte Sprachleistung zulassen.

Beispiel
»Damit kann man schreiben. Man muss es von Zeit zu Zeit anspitzen. Fehler kann man mit einem Radiergummi ausradieren.« (Bleistift)

■■   **Hilfestellung**
Je mehr semantische Merkmale genannt werden und je charakteristischer sie auf den jeweiligen Begriff hinlenken, umso größer ist die Hilfestellung.
   Beispiel: »Es ist ein Obst, es ist gelb und krumm, ich muss es schälen, es wächst nicht in Deutschland.« (Banane)

■■   **Steigerung**
Durch Variation der Umschreibung nach den zuvor genannten Kriterien.
   Beispiel: »Es geht um eine Frucht, die die Affen angeblich gerne essen.« (Banane)

■   **Wortfindungsübungen innerhalb definierter semantischer Kategorien und Wortklassen**
Ober-, Unterbegriffe, Teil-Ganzes-Relationen, Kohyponyme/Antonyme bzw. Nomen, Verben, Adjektive, Präpositionen.

Beispiel
— »Nennen Sie ein Fahrzeug.«
— »Wie heißt das Gegenteil zu kalt?«
— »Nennen Sie möglichst viele Blumen.«
— »Wer gehört alles zu einer Familie?«
— »Was kann ich mit einer Kartoffel machen?«

■■   **Hilfestellungen**
— Der Therapeutin stehen die bereits angeführten semantischen Hilfestellungen nur dann zur Verfügung, wenn das Zielwort bekannt bzw. eindeutig ist. Ansonsten besteht die Gefahr, dass die Therapeutin an ein anderes Wort denkt als der Patient und ihre Hilfen somit irreführend sein können.

- Falls der Patient ein bestimmtes Wort im Kopf hat und nicht nennen kann, sollte die Therapeutin ihn anregen, den Begriff zu umschreiben, evtl. aufzuzeichnen oder gestisch darzustellen. Teilweise ermöglicht dieser Schritt schon das Benennen (Self-cueing), anderenfalls kann die Therapeutin dadurch den Begriff erkennen und dem Patienten die bereits erwähnten Hilfen zur Wortfindung anbieten.
- Falls der Patient keine Idee hat, welches Wort er nennen könnte, kann die Therapeutin einen passenden Begriff umschreiben. Allerdings führt diese Hilfe weg von dem eigentlichen Anspruch, kein festgelegtes Zielitem mehr vorzugeben, sondern ein ganzes semantisches Feld zu aktivieren.

▪▪ Steigerung

- Der Schwierigkeitsgrad einer Übung orientiert sich an der Auswahl der vorgegebenen Kategorie, die im Hinblick auf die bereits erwähnten linguistischen Kriterien gesteigert werden kann.
  Beispiel: Die Aufgabe »Nennen Sie 10 amerikanische Städte« ist erwartungsgemäß schwieriger zu bewältigen als die Aufgabe, 10 Kleidungsstücke aufzuzählen.
- Je differenzierter und damit enger die semantische Kategorie vorgegeben ist, desto höher ist die Anforderung an die Wortfindungsleistung.
  Beispiel: Die Aufgabe »Nennen Sie 10 Tiere« ist in der Regel leichter zu lösen als die Aufgabe »Nennen Sie 10 Vögel«.
- Die Erfahrungen zeigen, dass der Schwierigkeitsgrad einer Wortfindungsübung mit der Anzahl der zu nennenden Wörter steigt, da es bei dieser Aufgabenstellung nicht ausreicht, lediglich die prototypischen und damit leichter abrufbaren Wörter zu nennen.
- Die Hilfestellungen sollten sukzessive ausgeblendet und auf sog. Self-cueing-Strategien beschränkt werden (▶ Abschn. 12.3.5).

Tipp Material

- SCHUBI-Grundwortschatz Nomen 1 u. 2, Adjektive 1 u. 2. ProLog, Köln
- FOTODIDAC-Bildkarten (Gebrauchsgegenstände, Haushaltsgegenstände, Nahrungsmittel, Tiere und Vögel, Transport und Fahrzeuge, Berufe, Sport und Freizeit). ProLog, Köln
- Fotoboxen Verben. ProLog, Köln
- FOTODIDAC-Bildkarten (Adjektive) ProLog, Köln
- Duden Band 3: Bildwörterbuch der deutschen Sprache (1999) Dudenverlag, Mannheim
- Stark J (1992–1997) Everyday Life Activities Fotoserie. Set 1–3. Phoenix Software, Bonn oder über http://www.ela-photoseries.com/de-index.html
- Neubert C et al. (1992) NAT Materialien Teil 1: Lexikalisch-Semantische Störungen. NAT, Hofheim
- LingWare. Phoenix Software, Bonn
- Multicue. Phoenix Software, Bonn
- Neubert C et al. (2002) Satzergänzung. NAT, Hofheim

12.3.4 Verbesserung der Wortformaktivierung im phonologischen Lexikon

Die Aktivierung des phonologischen Lexikons (im Logogen-Modell: Phonologisches Output-Lexikon, ▶ Abschn. 7.4) steht im Vordergrund, wenn die Bedeutung eines Wortes zwar klar ist, die **genaue Wortform** jedoch **nicht aktiviert** werden kann. Beim Benennen treten eher formale Paraphasien auf, bei denen im phonologischen Lexikon ein dem Zielwort formal ähnliches Wort aktiviert wird. Teile des Zielworts (Laute oder Silben) werden gelegentlich korrekt abgerufen, ohne dass das Wort als Ganzes genannt werden kann. Die Patienten können ein gesuchtes Wort häufig **effektiv umschreiben**. Da man davon ausgeht, dass Artikel auf der Ebene des semantischen Lexikons gespeichert sind, kann ein Patient mit Störungen in der Wortformaktivierung häufig den **Artikel zu einem gesuchten**

Nomen korrekt nennen. Erkennbar ist eine Störung in der Wortformaktivierung auch daran, dass dem Patienten das Wort bildlich gesprochen »auf der Zunge liegt« (sog. »Tip-of-the-tongue-Phänomen«) und dass er es bei Anlautvorgabe oder Auswahlmenge von Anlauten (trotz Ablenker) meist unmittelbar abrufen kann (▶ Abschn. 7.4.3).

Übungen

■ **Benennen von Objekten, Tätigkeiten oder Eigenschaften mithilfe von Bildkarten**
Die Therapeutin fordert den Patienten auf, die auf einer Abbildung dargestellten Objekte, Tätigkeiten oder Eigenschaften (Nomen, Verb, Adjektiv) zu benennen.

■■ **Phonologische Hilfestellungen zunehmender Intensität**
– Frage nach dem Anlaut, der Wortlänge (der Silbenzahl) und/oder der betonten Silbe im Wort.
– Frage nach charakteristischen lautlichen (graphematischen) Eigenschaften.
Beispiel: /ll/ in »Teller«, /x/ in »Taxi«.
– Vorgabe einer phonologisch (un)ähnlichen Auswahlmenge an Anlauten.
– Vorgabe des Anlauts, der Wortlänge, der betonten Silbe und/oder der charakteristischen Eigenschaften der Wortform.
– Vorgabe des Wortes als Anagramm.
– Phonologisch orientierte Auswahlmenge an Wortformen
Beispiel: /Teffer/, /Teller/ oder /Letter/.

Die Hilfestellungen können sukzessive intensiviert werden, bis eine adäquate Reaktion erfolgt. Je nach Leistungsniveau sollten Hilfen kombiniert und nicht einzeln nacheinander gesetzt werden.

■■ **Steigerung**
Der Patient soll mehrere phonologisch ähnliche Wörter (sog. Minimalpaare) innerhalb einer Aufgabe benennen.
Beispiel: »Haus«/»Maus«/»Mais«/»heiß«/»Haut«.

■ **Bestimmung von Anlaut und Wortlänge von Objekten nach Bildkartenvorlage**
Diese Übung dient neben der Aktivierung des phonologischen Lexikons auch der Vorbereitung auf den Einsatz von Self-cueing-Strategien (▶ Abschn. 12.3.5).

■■ **Hilfestellungen**
– Vorgabe einer Auswahlmenge an Anlauten.
– Unterscheidung der Wörter in »kurze« (ein- und zweisilbige) versus »lange« (drei- und mehrsilbige) Wörter anstatt Bestimmung der genauen Silbenanzahl.

■■ **Steigerung**
Die Steigerung des Wortmaterials orientiert sich an linguistischen Kriterien wie Alltagsrelevanz, Frequenz, Abstraktheit.

■ **Wortassoziationen zu einem vorgegebenen Anlaut**
Die Therapeutin bittet den Patienten, zu einem vorgegebenen Anlaut (z.B. [m]) so viele Wörter wie möglich zu nennen, die mit diesem Laut beginnen (z. B. Mund, Magen, Mut, machen, mager).

Beispiel
– »Nennen Sie Tiere, die mit /S/ anfangen.«
– Wortfindungsübungen in Anlehnung an das Spiel »Stadt–Land–Fluss«.

■■ **Hilfestellungen**
– Wenn der Patient einen passenden Begriff im Kopf hat, kann die Frage nach der Wortlänge oder nach weiteren im Wort vorkommenden Lauten Erfolg versprechend sein.
– Ansonsten kann eine Auswahlmenge an Konsonanten und/oder Vokalen für die zweite (und weitere) Position(en) im Wort vorgeben werden. Der Patient wird angeregt, einen passenden Begriff aus verschiedenen Lauten/Buchstaben »zusammenzubasteln«.
– Um die Aktivierung des phonologischen Lexikons zu unterstützen, sollten semantische Hilfen wie Umschreiben passender Nomen möglichst nicht eingesetzt werden.

- **Ordnen von Anagrammen**

Die Therapeutin legt dem Patienten Buchstaben-Plättchen in ungeordneter Form vor und bittet ihn, die Buchstaben zu einem sinnvollen Wort zu sortieren. Das Anagramm kann auch in schriftlicher Form (ohne Buchstaben-Plättchen) vorgelegt werden, was jedoch schwieriger ist, da das Sortieren der Buchstaben rein mental erfolgen muss.

Beispiel
ANAENB wird geordnet zu »Banane«.

▪▪ Hilfestellungen
- Bildkartenunterstützung oder Vorgabe des Oberbegriffs.
- Ein Angebot an Groß- und Kleinbuchstaben macht das Initialgraphem deutlich und gibt Hinweise auf die Wortform.
- Variation des Materialangebots durch Silbenanagramme.
  Beispiel: NE/NA/BA wird geordnet zu »Banane«.
- Auswahl von Wörtern mit charakteristischen graphematischen Eigenschaften.
  Beispiel: XATI wird geordnet zu »Taxi«, IE-PLOZI wird geordnet zu »Polizei«.

▪▪ Steigerung
- Vorgabe von Wörtern mit zunehmender Silbenlänge und -komplexität. Kurze Wörter mit alternierender Konsonant-Vokal-Reihenfolge (CVC-Struktur) und Wörter mit direkter Phonem-Graphem-Zuordnung (Beispiel: EHSO wird geordnet zu »Hose«) sind einfacher zu ordnen als lange Wörter mit Konsonantenverbindungen und irregulärer Schreibweise (Beispiel: TUPORECM wird geordnet zu »Computer«). Gleichzeitig sollten die Hilfen abgebaut werden.
- Bilden möglichst vieler Wörter aus einer Vorgabe von Graphemen.
  Beispiel: Mit den Buchstaben N E S H A R T O lassen sich folgende Wörter bilden: Hase, Nest, rot, Hose, Rat, Rast, Rost, Not …

> **Tipp Material**

- FOTODIDAC-Bildkarten (Gebrauchsgegenstände, Haushaltsgegenstände, Nahrungsmittel, Tiere und Vögel, Transport und Fahrzeuge, Berufe, Sport und Freizeit). ProLog, Köln
- FOTODIDAC-Bildkarten (Adjektive, Präpositionen) ProLog, Köln
- Stark J (1992–1997) Everyday Life Activities Fotoserie. Set 1–3. Phoenix Software, Bonn oder über http://www.ela-photoseries.com/de-index.html
- Fechtelpeter A et al. (1995) Therapiematerial zur Behandlung phonematischer Störungen. Fischer, Stuttgart
- Neubert C et al. (1994) Neurolinguistische Aphasietherapie Materialien Teil 3: Lexikalisch-phonematische Störungen. NAT, Hofheim
- Multicue. Phoenix Software, Bonn
- Hast Du Worte? 1 und 2. ProLog, Köln

> **Nicht alle Patienten lassen sich im Hinblick auf die Art ihrer Wortfindungsstörungen klar einteilen. Misch- oder Übergangsformen sind im therapeutischen Alltag nicht selten zu beobachten und machen es erforderlich, dass Übungen und Hilfestellungen kombiniert nach semantischen und phonologischen Kriterien angeboten werden.**

Außerdem gibt es eine Anzahl von Patienten, die sich bei der Suche nach einem Wort so unter Druck setzen, dass die Wortfindungsstörungen einem »Blackout« gleichen und **massive Blockaden im Sprechfluss** darstellen können. Diese Patienten weisen weniger semantische oder phonematische Paraphasien, dafür eher **Nullreaktionen** auf.

> **Die Bereitschaft, sich auf semantische oder phonologische Hilfestellungen einzulassen, muss manchmal erst erarbeitet werden.**

12.3.5 Verbesserung von Self-cueing-Strategien

Bei der Suche nach einem bestimmten Wort ist es wenig hilfreich und oft sogar hemmend, sich mit Redefloskeln über die entstehende Pause hinweg zu retten. Meist wird die entstandene »Wortblockade« damit nicht aufgelöst. Als sog. »Repair-Strategie« signalisieren solche Floskeln dem Zuhörer jedoch, dass der Sprecher seine Äußerung noch nicht beendet hat.

Beispiel
»Gestern waren wir im … na, wie heißt's? Ich weiß es doch. So was Dummes, jetzt fällt es mir nicht ein. Also so was. Das gibt's doch nicht.«

❯ Unter »Self-cueing-Strategien« werden Hilfen verstanden, die ein Sprecher bei der Suche nach einem Begriff selbstständig anwendet, um ein gesuchtes Wort zu finden.

Ein Patient ist damit bei auftretender Wortfindungsstörung nicht (mehr) von den angebotenen Hilfestellungen eines Gesprächspartners abhängig.

■■ Hilfestellungen
Je nach Störungsbild können unterschiedliche Hilfestellungen Erfolg versprechend sein:
— Formulieren eines Lückensatzes.
   Beispiel: »Gestern waren wir im … na, wie heißt's? Wenn ich schwimmen will, gehe ich ins … äh Freibad!«
— Manchen Patienten reicht die Zuordnung des Artikels im Nominativ, um das Zielwort zu nennen.
   Beispiel: »Gestern waren wir im … na, wie heißt's? Es heißt das … äh Freibad!«
— Auch der Einsatz einer passenden Geste oder Skizze kann den Wortabruf erleichtern, ebenso das Umschreiben des Begriffs.
   Beispiel: »Gestern waren wir im … na, wie heißt's? Da, wo man zum Schwimmen hingeht … ah: im Freibad!«
— Manche Patienten profitieren davon, das gesuchte Wort zumindest ansatzweise aufzuschreiben. Dabei können schriftsprachliche Fehler trotzdem zur richtigen Wortnennung führen.

   Beispiel: »Gestern waren wir im … na, wie heißt's?« Der Patient schreibt: FEI und spricht dann »Freibad, genau!«.
— Auch die Konzentration auf den Anfangsbuchstaben oder die Länge des gesuchten Wortes bzw. charakteristische lautliche Eigenschaften helfen, die Wortfindungsstörung zu überwinden.
   Beispiel: »Gestern waren wir im … na, wie heißt's? Es sind zwei kurze Wörter, und es beginnt mit F oder so – ah: Freibad!«

In der Therapie geht es zunächst darum, dem Patienten diejenigen Hilfen bewusst zu machen, die er unwillkürlich oder bewusst einsetzt oder die von der Therapeutin in den Übungen zur Wortfindung eingesetzt werden und die das anschließende Nennen des Wortes erleichtern. In Übungen zur Wortfindung oder im Gespräch wird der Patient dann bei auftretenden Wortfindungsstörungen an diese Strategien erinnert, ohne dass die ermittelten Hilfen selbst von der Therapeutin angewandt werden. Zunächst kann es notwendig sein, den Patienten beispielsweise nach dem Anfangslaut zu fragen oder ihn zum Schreiben aufzufordern, im weiteren Verlauf sollte er aber nur noch angeregt werden, sich selbst zu helfen.

Beispiel
»Wie können Sie sich jetzt helfen? Denken Sie noch mal an Ihre ‚Tricks'!«

❯ Neben einer gezielten Arbeit an der Wortfindung und dem Vermitteln von Self-cueing-Strategien sollten mit jedem Patienten Strategien zur Kompensation von Wortfindungsstörungen erarbeitet werden.

12.3.6 Reduktion von semantischen Paraphasien/Neologismen

Semantische Fehler wirken sich im Vergleich zu phonematischen Paraphasien oft **gravierender auf die Verständlichkeit** aus. Dies liegt daran, dass die eigentliche Mitteilung im Gegensatz zu lautlichen Fehlern selbst bei engen semantischen Paraphasien verfälscht dargestellt ist.

Beispiel

Der Patient war zwei Tage zuvor mit seiner Frau im Theater.

- Patient mit vorrangig semantischen Paraphasien: »Ich war gestern mit meiner Schwester im Kino.«
- Patient mit vorrangig phonematischen Paraphasien: »Ich war gorgetsern mit meiner Fau im Teta.«

❯ **Bei gleichzeitigem Vorliegen semantischer und phonematischer Störungen hat die Arbeit im semantischen Lexikon Priorität.**

▪ **Therapieziel**

Semantische Paraphasien/Neologismen geben Hinweise auf eine fehlerhafte oder ungenaue Ausdifferenzierung des semantischen Lexikons. In der Therapie geht es darum, die **semantischen Merkmale von Begriffen durch rezeptive und expressive Übungen auszubauen**, also im Rahmen von Sprachverständnisaufgaben oder Wortfindungsübungen mit semantischen Hilfestellungen.

Da dem Patienten die produzierten semantischen **Paraphasien** nicht unbedingt bewusst sind, sollten sie **rückgemeldet** und im Hinblick auf die differierenden semantischen Merkmale **zum Zielwort abgegrenzt** werden.

Beispiel

Zielitem: Banane.

Patient: »Apfel«.

Therapeutin: »Nein, das stimmt nicht ganz. Dieses Obst hier auf dem Bild ist gelb und krumm, und die Schale kann ich nicht mitessen.«

Das Auftreten enger semantischer Paraphasien sollte dabei gerade in der Anfangszeit gewürdigt werden, da es auf eine zunehmende Ausdifferenzierung des semantischen Lexikons hindeutet.

Beispiel

Zielitem: Banane.

Patient: »Apfel«.

Therapeutin: »Ja, das ist schon fast richtig, Sie sind schon ganz nah dran. Denn Sie haben Recht: Es handelt sich um ein Obst. Der Name ist aber ein anderer. Dieses Obst hier auf dem Bild ist gelb und krumm.«

Bei leichtgradigen Aphasien werden semantische Fehlbenennungen auch **strategisch** zur **Überbrückung von Wortfindungsstörungen** eingesetzt. Dabei ist dem Patienten die fehlerhafte Bedeutung durchaus bewusst.

Beispiel

- »Ich war vorgestern mit meiner Frau im äh na ja, Kino oder so ähnlich.« (Zielwort: Theater)
- »Vielleicht könnte man Flugtiere dazu sagen.« (Zielwort: Vögel).

Übungen zur semantischen Feindifferenzierung sind in diesem Kontext meist nicht nötig, im Mittelpunkt der Therapie steht die Behandlung der Wortfindungsstörungen.

12.3.7 Reduktion von formalen Paraphasien sowie phonematischen Paraphasien/ Neologismen

Bevor an phonologischen Defiziten im Rahmen der Aphasie-Therapie gearbeitet wird, sollten sowohl eine **phonematische Diskriminationsschwäche** als auch eine **sprechapraktische Störung ausgeschlossen** werden. Beide Störungsbilder bedürfen einer spezifischen Therapie, die sich von den im Folgenden angeführten Übungen und deren Hilfestellungen unterscheidet.

▪ **Therapieziel**

Formale Paraphasien (Ganzwortersetzungen mit phonologischer Ähnlichkeit zum Zielwort, z. B. »Kasse« statt »Kanne«) und phonematische Neologismen geben Hinweise auf eine fehlerhafte oder ungenaue Ausdifferenzierung des phonologischen Lexikons bzw. einen gestörten Zugriff auf das phonologische Lexikon, zeigen also eine Beeinträchtigung in der lexikalisch-phonologischen Enkodierung. Phonematische Paraphasien oder phonematisches Suchverhalten treten auf, wenn Störungen der postlexikalisch-phonologischen Enkodierung vorliegen. Die Auswahl und Sequenzierung von Phonemen und das Betonungsmuster können betroffen sein. Corsten et al. (2004) erklären phonologische Störungen bei Aphasie und deren spezifische

Behandlung am Levelt-Modell (▶ Abschn. 7.5.1). Ein differenzierter modelltheoretischer Therapieansatz liegt mit Ther-A-Phon (Corsten u. Mende 2011, siehe ▶ Tipp Material) vor.

In der Therapie phonologischer Störungen kann es beispielsweise darum gehen, die **bedeutungsunterscheidende Funktion von Phonemen** durch rezeptive und expressive Übungen **herauszuarbeiten** und den Patienten für die **korrekte Bildung jedes Lautes** im Wort zu sensibilisieren.

Da dem Patienten die produzierten phonematischen Paraphasien nicht unbedingt bewusst sind, sollten sie **rückgemeldet** werden, und es sollte auf ihre Bedeutungslosigkeit bzw. veränderte Bedeutung hingewiesen werden.

Beispiel
- Zielitem: Haus.
- Patient: »Haum.«
- Therapeutin: »Nein, das stimmt nicht ganz. Dieses Wort gibt es nicht. Da stimmt ein Laut noch nicht.«
- Patient: »Maus.«
- Therapeutin: »Nein, da stimmt ein Laut noch nicht. So, wie Sie's sagen, ergibt es ein anderes Wort – ein kleines Tier mit langem Schwanz. Wir suchen aber ein Wort für dieses Gebäude. Das Wort klingt ganz ähnlich.«

Rezeptive Übungen
- **Lexikalische Entscheidungsaufgaben**

Über den auditiven oder visuellen Kanal wird einem Wort ein phonologischer bzw. graphematischer Ablenker in Form eines Nicht-Wortes zugeordnet.

Beispiel
»Welches Wort gibt es: Faus oder Haus?«

- **Erkennen der korrekten Wortform mit oder ohne Bildunterstützung**

Die Therapeutin präsentiert dem Patienten Schriftkarten mit unterschiedlichen Versionen eines Wortes. Der Patient soll entscheiden, welche Version die korrekte Wortform darstellt. Hilfreich ist hierbei die Abbildung des Zielbegriffs als semantische Unterstützung.

Beispiel
»Wo steht das Wort richtig geschrieben: Beis – Bett – Bott – Beff?«

- **Wort-Bild-Zuordnungsaufgaben mit Minimalpaaren**

Die Therapeutin präsentiert Schriftkarten mit Wörtern, die sich nur in einem Buchstaben unterscheiden (z. B. Band, Wand, Sand oder Kasse, Kanne, Karre). Der Patient soll die jeweiligen Schriftkarten der passenden Abbildung zuordnen.

- **Ergänzen von Lückensätzen mit einer Auswahlmenge an Minimalpaarwörtern**

Die Therapeutin legt dem Patienten Lückensätze vor, in denen das letzte Wort fehlt. Der Patient soll aus einer Auswahlmenge an Minimalpaarwörtern dasjenige Wort heraussuchen, das in den Satzkontext passt.

Beispiel
»Wir bauen auf dem Grundstück unser eigenes … (Haus/Haut/Maus).«

- **Beurteilen der semantischen Kongruenz in Sätzen mit Minimalpaarwort**

Die Therapeutin präsentiert dem Patienten Sätze, die ein korrektes oder falsches Minimalpaarwort enthalten. Der Patient soll die semantische Kongruenz der Sätze bewerten.

Beispiel
»Ich wohne in einem alten Maus – ist das richtig oder falsch?«

- **Erkennen von Phonemen in vorgesprochenen Wörtern**

Die Therapeutin spricht dem Patienten ein Wort vor und fragt ihn, ob in diesem Wort ein bestimmter Laut vorkommt oder nicht.

Beispiel
»Enthält das Wort Haus ein /s/?«

- **Lokalisation von distinktiven Phonemen in auditiv angebotenen Wortpaaren**

Die Therapeutin spricht dem Patienten zwei Wörter vor, die sich in nur einem Laut unterscheiden.

Der Patient wird aufgefordert zu entscheiden, ob sich die unterschiedlichen Laute am Anfang, in der Mitte oder am Ende des Wortes befinden.

Beispiel
»Die zwei Wörter ,Haus' und ,Maus' klingen fast gleich. Wo liegt der Unterschied: am Anfang, in der Mitte oder am Ende des Wortes?«

■■ **Hilfestellungen**
– Wiederholung der auditiven Stimuli mit Betonung des distinktiven Phonems.
– Vorsprechen schriftsprachlich präsentierter Stimuli.
– Verweis auf die semantischen Merkmale der verschiedenen Minimalpaarwörter.

■■ **Steigerung**
– Zunächst werden Minimalpaare mit Unterschieden bezüglich des betonten Vokals angeboten (Beispiel: Hase–Hose), dann Minimalpaare mit distinktivem Anlaut (Hose–Rose). Wörter mit lautlichen Unterschieden im In- oder Auslaut schließen sich daran an (Hase–Harfe; Haus–Haut). Die größte Herausforderung stellen lautliche Unterschiede im Kontext einer Konsonantenverbindung dar (Schwein–Schein; Strumpf–Stumpf).
– Je mehr phonologische Ablenker im Zusammenhang mit einer Aufgabe angeboten werden, umso komplexer werden die Anforderungen. Ebenso variieren linguistische Kriterien wie Wortfrequenz oder -abstraktheit den Schwierigkeitsgrad.

Expressive Übungen
■ **Lückenwörter ergänzen**
Distinktive Grapheme werden mit Bildunterstützung oder Satzkontext in Lückenwörter eingesetzt.

Beispiel
Die Katze fängt eine …aus (M/H/L).

■ **Ergänzen von Lückensätzen**
Variable Lückensätze werden bei Vorlage mehrerer Minimalpaarwörter ergänzt.

Beispiel
Die Katze fängt eine … (Maus)/Ich wohne in einem alten … (Haus)/Der Bauer erntet den … (Mais)/Diese Sache geht mir unter die … (Haut)

■ **Übungen zur Analyse von Lauten in Wörtern**
Die Therapeutin spricht dem Patienten ein Wort vor und bittet ihn, die Laute, aus denen das Wort besteht, zu benennen.

Beispiel
»Aus welchen Lauten besteht das Wort ,Maus'?«

■ **Übungen zur Synthese von Lauten zu Wörtern**
Die Therapeutin gibt dabei ein Wort lautlich zergliedert vor. Dabei wird das Wort lautierend vorgesprochen, nicht alphabetisch.

Beispiel
»M–A–U–S, welches Wort ergibt das?«

■ **Finden von Reimwörtern oder Bilden von Wortschlangen**
Dabei soll von einem zum nächsten Wort jeweils nur ein Laut ausgetauscht werden.

Beispiel
– »Was reimt sich auf bauen?« (tauen, kauen, schauen …)
– »Wie wird aus einem Hasen eine Maus?« (Hase–Hass–Haus–Maus)

■ **Übungen zur Verbesserung der Wortformaktivierung**
▶ Abschn. 12.3.4.

■ **Übungen zum einzelheitlichen Lesen und Schreiben**
▶ Abschn. 12.8.

■■ **Hilfestellungen**
– Wiederholung der auditiven Stimuli mit Betonung des distinktiven Phonems.
– Vorlesen schriftsprachlich präsentierter Stimuli mit Betonung des distinktiven Phonems.
– Verweis auf die semantischen Merkmale der verschiedenen Minimalpaarwörter.

Phonematische Paraphasien können durch folgende Fragen bzw. Vorgaben systematisch korrigiert werden. Dabei werden die Hilfen bei Bedarf sukzessive intensiviert:

- Wo liegt der Fehler: am Anfang, in der Mitte, am Ende des Wortes?
- Was ist falsch: Ist ein Laut ersetzt, vertauscht, fehlend oder zu viel?
- Das Wort wird als Lückenwort schriftlich festgehalten, die kritische Stelle wird dabei freigelassen.
  Beispiel: …rokodil (Krokodil). Der Patient soll den fehlenden Buchstaben eintragen.
- Für die kritische Stelle wird eine Auswahlmenge an Graphemen vorgegeben. Der Patient soll den richtigen Buchstaben identifizieren und eintragen.
  Beispiel: …rokodil (K/G/T).
- Alle Wörter, die sich durch Einsetzen der Grapheme der Auswahlmenge ergeben, werden aufgeschrieben. Der Patient soll die richtige Wortform erkennen.
  Beispiel: Krokodil/Grokodil/Trokodil.

■■ **Steigerung**
Steigerungsmöglichkeiten wurden bereits im Zusammenhang mit rezeptiven Aufgaben beschrieben.

Tipp Material		

- Fechtelpeter A et al. (1995) Therapiematerial zur Behandlung phonematischer Störungen. Fischer, Stuttgart
- Neubert C et al. (1994) Neurolinguistische Aphasietherapie. Teil 3: Lexikalisch-phonematische Störungen. NAT, Hofheim
- Neubert C et al. (1998) Neurolinguistische Aphasietherapie. Assoziierter Band: Bild-phonematische Störungen. NAT, Hofheim
- Corsten S, Mende M (2011) Ther-A-Phon. Therapieprogramm für aphasisch-phonologische Störungen. NAT, Hofheim

12.3.8 Reduktion von Stereotypien oder Redefloskeln

Auch hirngesunde Sprecher verwenden in der Kommunikation inhaltsleere Redefloskeln, die in unterschiedlicher Intensität und mehr oder weniger formstarr auftreten. Die Floskeln können dabei eine sog. **»Repair-Funktion«** erfüllen: In Verbindung mit einem gerade nicht abrufbaren Wort kann einem Gesprächspartner signalisiert werden, dass der Sprecher seine Äußerung trotz des stockenden Redeflusses nicht beenden möchte.

Beispiel
- »Na, wie heißt das gleich wieder?«
- »Das Wort liegt mir auf der Zunge.«

Andere Floskeln stehen im Zusammenhang mit sog. Small-Talk-Dialogen.

Beispiel
»Na, wie geht's?«– »Geht schon; mal so, mal so.«

Auch in **affektiven Situationen** kann ein Sprecher schnell und automatisiert auf bestimmte Floskeln zugreifen.

Beispiel
- »Um Himmels Willen!«
- »Das ist ja wohl ein Witz!«

❯ Redefloskeln und Stereotypien wirken sich nicht immer hindernd auf eine Unterhaltung aus. Zu prüfen ist, ob ein Patient mit einer Aphasie durch die Verwendung automatisierter Sprachelemente in seiner Unterhaltung beeinträchtigt ist oder ob er davon profitiert.

Das Auftreten von Floskeln kann sich in dem Maße reduzieren, in dem sich **sprachproduktive Leistungen verbessern**.

Bei Stereotypien bewährt sich die **Rückmeldung** des Gesprächspartners, denn auch wenn der Abruf automatisiert erfolgt, lässt sich der Einsatz bei guter Selbstwahrnehmung kontrollieren. Es kann nicht davon ausgegangen werden, dass eine erfolgreiche Unterdrückung automatisierter Sprachelemente gleichzeitig Kapazitäten für willkürliche Sprachleistungen freisetzt.

❯ Patienten mit massiven sprachlichen Beeinträchtigungen profitieren möglicherweise vom trainierten Einsatz einiger Floskeln, mit denen sie ihre »Sprachlosigkeit«

überwinden und sich damit zumindest eingeschränkt an einer Unterhaltung beteiligen können.

Fazit
- Störungen in der Wortfindung oder im korrekten Wortabruf zeigen sich bei jeder Aphasie.
- Bei schweren Störungen wird zunächst versucht, automatisierte Sprachleistungen mit maximaler Hilfestellung zu stimulieren.
- Im Bereich Wortfindung werden Störungen in der Aktivierung des semantischen Lexikons (Störungen in der Wortbedeutung) von Störungen in der Aktivierung des phonologischen Lexikons (Störungen in der Wortformaktivierung) unterschieden. Sie haben unterschiedliche Übungen und Hilfestellungen zur Folge. Patienten sollten angeregt werden, Self-cueing-Strategien anzuwenden, um Wortfindungsstörungen zu überwinden.
- Paraphasien resultieren aus Schwierigkeiten im gezielten Wortabruf. Bei semantischen Paraphasien werden Übungen zur Differenzierung semantischer Merkmale eingesetzt. Phonematische Paraphasien werden durch rezeptive und expressive Übungen mit Minimalpaaren therapiert.
- Redefloskeln und Stereotypien können mit Wortfindungsstörungen zusammenhängen und durch verbesserte Wortfindungsleistungen abnehmen.

12.4 Satzbildung

Im Folgenden geht es um die spezifische Behandlung von Störungen im Satzbau. Syntaktische und vor allem morphologische Defizite stehen dann im Vordergrund der Therapie, wenn wortsemantische und phonologische Fähigkeiten so weit vorhanden sind, dass Gedanken verständlich ausgedrückt werden können. Um ein flexibles und passendes Übungsangebot zu schaffen, sind die Einzelziele und Übungen nicht symptomatologisch nach Paragrammatismus und Agrammatismus unterschieden, sondern orientieren sich an den selektiv störbaren Teilprozessen der Satzbildung.

Ein Training zur Satzbildung ist bei Patienten mit agrammatischer oder paragrammatischer Sprachproduktion indiziert. Da bei vielen Patienten mit Wernicke-Aphasie (und somit Paragrammatismus) jedoch vorrangig die semantischen oder phonologischen Störungen behandelt werden, kommen für ein spezifisches morphosyntaktisches Training vor allem Patienten mit Agrammatismus in Betracht. Zum Agrammatismus gibt es deutlich mehr publizierte Therapieansätze und -materialien als zur Symptomatik des Paragrammatismus.

▪ Therapieziele
Einzelziele im Bereich Satzbildung orientieren sich an den modelltheoretisch definierten morphosyntaktischen Prozessen, die isoliert störbar sind und dementsprechend spezifisch behandelt werden (▶ Übersicht 12.4).

> **Übersicht 12.4 Einzelziele im Bereich Satzbildung**
> - Zuordnen thematischer Rollen und Bilden eines syntaktischen Rahmens
> - Herstellen einer morphologischen Kongruenz von Satzteilen
> - Verknüpfung von morphosyntaktischen mit semantischen und phonologischen Fähigkeiten

> **Morphosyntaktische Auffälligkeiten wie Satzabbrüche oder falsche Flexionsformen bzw. Funktionswörter können in Zusammenhang mit gestörten Wortfindungsleistungen stehen und reduzieren sich dann auch ohne direktes Training allein durch verbesserte semantische bzw. phonologische Fähigkeiten.**

Beispiel
- »Ich war gestern im … im … (Wortfindungsstörung »Supermarkt«, Oberflächensymptom Satzabbruch).
- Jedenfalls hab ich da die Geld … äh die Geld also Geld gesucht (Wortfindungsstörung »-börse«, Oberflächensymptom falscher Artikel).

— Und dann hat mich der Kassierer äh äh gesagt, ich soll ihm die Tasche geben (Wortfindungsstörung: »gebeten«, Oberflächensymptom falsche Pronomendeklination).«

Tipp Material

— Neubert C et al. (2. revidierte Aufl. 1995) Neurolinguistische Aphasietherapie Teil 2: Agrammatismus. NAT, Hofheim
— Schröder A et al. (2010) Komplexe Sätze. NAT, Hofheim
— Schlenck C et al. (1995) Die Behandlung des schweren Agrammatimus: Reduzierte-Syntax-Therapie (REST). Thieme, Stuttgart

---

12.4.1 Zuordnen thematischer Rollen und Bilden eines syntaktischen Rahmens

■ **Zuordnung thematischer Rollen**
Zur Bildung eines Satzes werden zunächst über das ausgewählte Verb die notwendigen thematischen Rollen festgelegt.

Beispiel
Das Verb »geben« verlangt einen Handelnden (Agens), einen Behandelten (Patiens) und einen Nutznießer (Benefiziens): »Der Vater (Agens) gibt dem Sohn (Benefiziens) die Autoschlüssel (Patiens).«
Bei anderen Verben, wie z. B. »streichen« kann die thematische Rolle des Instruments eingefügt werden: »Der Maler (Agens) streicht die Wand (Patiens) mit einem Pinsel (Instrument).«

Die Zuordnung thematischer Rollen zu syntaktischen Kategorien ist nicht immer gleich. Im Aktivsatz entspricht der Agens dem Subjekt, im Passivsatz wird dagegen der Patiens zum Subjekt.

■ **Bilden eines syntaktischen Rahmens**
Nachdem die thematischen Rollen zugeordnet sind, wird ein syntaktischer Rahmen hergestellt, in dem die Reihenfolge der Satzteile bestimmt und die jeweils notwendigen Funktionswörter ergänzt werden. Dabei hängt die Art der Satzstruktur von der Sprecherintention ab.

Übungen
■ **Beurteilen der syntaktischen Kongruenz in auditiv oder visuell vorgegebenen Sätzen**
Die Therapeutin gibt dem Patienten auditiv oder schriftlich Sätze vor, die entweder syntaktisch korrekt oder syntaktisch fehlerhaft sind. Der Patient wird aufgefordert zu entscheiden, ob der jeweilige Satz richtig oder falsch ist.

Beispiel
— »Der Briefträger beißt den Hund.« (falsch)
— »Der Richter wird von dem Angeklagten verurteilt.« (falsch)
— »Das Gewitter erschreckt die Wanderer.« (richtig)
— »Das Geld will der Mann anlegen.« (richtig)
— »Ich schneide das Messer mit dem Brot.« (falsch)
— »Ich spanne den Schirm auf, damit es regnet.« (falsch)

■■ **Hilfestellungen**
— Aufgrund der Systematik des Übungsmaterials und/oder spezifischer Hinweise durch die Therapeutin wird der Patient auf eine bestimmte Anforderung in der Beurteilung der Sätze hingewiesen.
— **Beispiel:** »Bitte überlegen Sie bei jeder Aufgabe, ob das Bindewort (die Konjunktion) zwischen den beiden Sätzen stimmt.«
— Vermehrter Einsatz prosodischer Elemente: reduziertes Sprechtempo, Betonung relevanter Satzteile.
— Bei schriftlicher Vorgabe Markieren distinktiver Satzteile.
— Bei Agens-Patiens- oder Objektvertauschungen die Selektionsrestriktionen des Verbs hinterfragen.
  Beispiel: »Wer kann beißen: der Briefträger oder der Hund?«
  »Womit schneide ich: mit dem Messer oder mit dem Brot?«

■■ **Steigerung**
— Variierte Anforderungen in der Konstruktion der Sätze, sodass der Patient gezwungen ist, auf jedes Wort im Satz genau zu achten, ohne sich auf bestimmte Beurteilungsparameter zu konzentrieren.

- Aufgrund der sog. Agens-zuerst-Strategie sind kanonische Satzstrukturen (mit der Satzteilfolge Subjekt-Prädikat-Objekt) leichter zu verstehen als topikalisierte (mit der Satzteilfolge Objekt-Prädikat-Subjekt). Passivstrukturen sind vor allem in semantisch reversiblen Sätzen (d. h., Subjekt und Objekt sind im Hinblick auf die Subkategorisierung des jeweiligen Verbs austauschbar) meist schwieriger zu verstehen als Aktivkonstruktionen, da der Agens nicht an erster Stelle steht.
  Beispiel: »Der Mann wird von der Frau verfolgt.«
- Die Anforderungen an die rezeptiv-syntaktischen Fähigkeiten steigen dann, wenn die präsentierten Sätze nicht der Erwartungshaltung entsprechen, z. B. wenn das Subjekt im Gegensatz zum Objekt unbelebt ist oder wenn die Agens-zuerst-Strategie nicht greift. Auch Sätze mit belebtem Subjekt und belebtem Objekt scheinen anspruchsvoller in ihrer syntaktischen Verarbeitung zu sein.

- **Bestimmen thematischer Rollen bzw. syntaktischer Kategorien**

Dies erfolgt durch gezielte Fragen der Therapeutin und anschließendes Zeigen des Patienten auf den jeweiligen Satzteil im schriftlich präsentierten Satz.

Hierbei muss berücksichtigt werden, dass eine solche Aufgabe das Verstehen von Fragepartikel und vorgelegtem Satz voraussetzt.

Beispiel

Vorgelegter Satz: »Der Mann bringt seinen Sohn am Abend zum Bahnhof.«

Frage der Therapeutin: »Wer wird zum Bahnhof gebracht?« Reaktion des Patienten: Zeigen des Satzteils »Sohn«.

- **Zuordnen von Konstituentenkarten zu Satzteilen**

Symbole oder farbige Kärtchen stehen stellvertretend für die thematischen Rollen oder syntaktischen Kategorien.

Example

Subjekt = gelbes Viereck, Prädikat = rotes Dreieck, Objekt = blauer Kreis.

Die Symbole sollen den jeweiligen Satzteilen im schriftlich präsentierten Satz zugeordnet werden. Relevante Satzkonstruktionsmuster wie kanonische Hauptsätze, Fragesätze, Passivsätze oder Nebensätze werden so implizit vermittelt.

- - **Hilfestellungen**
- Zunächst sollte die Therapeutin diese eher abstrakte Aufgabe anhand einiger Beispielsätze erklären.
- Die Frage der Therapeutin nach den jeweiligen Satzteilen erleichtert die Zuordnung.
  Beispiel: »Wer bringt den Sohn? Was macht der Mann?«
- Bei Schwierigkeiten im Lesen sollten die schriftlich präsentierten Sätze bzw. Satzteile zunächst vorgelesen werden.

- **Training von Funktionswörtern über Lückensätze mit Auswahlmenge**

Die Therapeutin legt dem Patienten Lückensätze vor, in denen ein Funktionswort fehlt. Die passenden Funktionswörter wie Artikel, Pronomen, Präpositionen, Konjunktionen sollen vom Patienten in einer Auswahlmenge identifiziert werden.

Beispiel

- »Das Auto parkt … der Garage.« (in/mit/aus)
- »Ich arbeite … diesem Bereich.« (in/mit/aus)
- »Ich lege mich ins Bett, … ich müde bin.« (weil/obwohl/bis)

- - **Hilfestellungen**
- Einsetzen der verschiedenen Auswahlwörter durch die Therapeutin und anschließendes Vorlesen der jeweils entstandenen Sätze.
- Da Präpositionen und Konjunktionen eine bedeutungsunterscheidende Funktion besitzen können, sollten sie dem Training von Artikeln vorgezogen werden. Der korrekte Einsatz von Pronomen weitet die sprachproduktiven Fähigkeiten aus.

- **Beschreiben räumlicher Beziehungen**

Durch derartige Aufgaben werden Präpositionen im Kontext adverbialer Bestimmungen des Ortes trainiert. Dazu dienen entweder entsprechende Bildkarten oder zwei Realobjekte, die in unterschiedlichen räumlichen Relationen zueinander präsentiert werden.

Beispiel

»Der Stift liegt neben/unter/vor/in/auf/hinter der Kiste.«

■■   **Hilfestellung**

Diese Präpositionen müssen explizit gelernt und mithilfe semantischer Umschreibungen verankert werden.

Tipp Material
FOTODIDAC-Bildkarten (Präpositionen) ProLog, Köln

■   **Zuordnen von bestimmten oder unbestimmten Artikeln zu Substantiven**

Der Patient wird aufgefordert, den passenden Artikel zu einem auditiv oder schriftlich dargebotenen Substantiv zu nennen.

Beispiel

»Heißt es der, die oder das Banane/Computer/Geruch/Vollmacht?«

■■   **Hilfestellung**

Da die Artikelzuweisung bei den meisten Wörtern arbiträr (zufällig) erfolgt, können keine systematischen Hilfen angeboten werden. Manchen Patienten hilft ein auditives Feedback zur Entscheidung: »Der Kaffee klingt besser als das Kaffee.«

■■   **Steigerung**

– Artikelzuweisungen zu Nomina composita gestalten sich vor allem dann schwierig, wenn sich die verknüpften Nomen in ihrem Geschlecht unterscheiden.
Beispiel: »der Kaffee«, aber »die Kaffeebohne«.
– Bei Schwierigkeiten verweist die Therapeutin auf die Systematik der Artikelzuweisung: Der Artikel bezieht sich immer auf das letzte Wortteil eines Kompositums.

12.4.2 Herstellen einer morphologischen Kongruenz von Satzteilen

Modelltheoretisch betrachtet werden zunächst die thematischen Rollen zugewiesen und ein syntaktischer Rahmen (ein Satzmuster) aufgestellt, bevor die über semantisches und phonologisches Lexikon aktivierten Satzteile morphologisch aufeinander abgestimmt werden. Dazu gehören vor allem die **Deklination von Nomen, Adjektiven und Artikeln** sowie die **Konjugation von Verben**.

Übungen

■   **Beurteilen der morphologischen Kongruenz von Satzteilen in auditiv oder visuell angebotenen Sätzen**

Die Therapeutin gibt dem Patienten Sätze vor, die entweder morphologisch korrekt sind oder morphologische Fehler enthalten (z. B. Artikel im falschen Kasus oder fehlerhaft konjugiertes Verb). Der Patient soll beurteilen, ob der jeweilige Satz richtig oder falsch ist.

Beispiel

– »Der Richter verurteilt dem Angeklagten.« (falsch)
– »Dem Baby gibt die Mutter den Schnuller.« (richtig)
– »Die Angestellten geht ins Büro.« (falsch)

■■   **Hilfestellungen**

– Aufgrund der Systematik des Übungsmaterials und/oder spezifischer Hinweise durch die Therapeutin wird der Patient auf eine bestimmte Anforderung in der Beurteilung der Sätze hingewiesen.
Beispiel: »Bitte überlegen Sie bei jeder Aufgabe, ob das Tätigkeitswort richtig gebeugt ist.«
– Vermehrter Einsatz prosodischer Elemente: Reduziertes Sprechtempo, Betonung relevanter Satzteile.
– Bei schriftlicher Vorgabe Markieren kritischer Satzteile

■■   **Steigerung**

– Variierte Anforderungen in der Konstruktion der Sätze, sodass der Patient gezwungen ist, auf jedes Wort im Satz genau zu achten, ohne sich auf bestimmte Beurteilungskriterien zu konzentrieren.

Beispiel: »Der Kassierer muss den Wechselgeld kontrolliert« (falscher Artikel zum Akkusativobjekt und falsche Vollverbflexion).

- **Ergänzen von Lückensätzen mit morphologisch orientierter Auswahlmenge**

Die Therapeutin gibt dem Patienten Lückensätze vor, in denen einzelne Wörter fehlen. Der Patient wird aufgefordert, aus einer Auswahlmenge dasjenige Wort auszuwählen, das morphologisch zu den vorgegebenen Konstituenten passt.

Beispiel
- »Ich beuge mich ... Urteil.« (dem/den/der)
- »Er ... über die Mauer.« (klettern/kletterst/klettert)

■■ **Hilfestellung**
Einsetzen der verschiedenen Auswahlwörter durch die Therapeutin und anschließendes Vorlesen der jeweils entstandenen Sätze.

- **Ausformulieren unflektierter Satzkonstituenten**

Der Patient wird aufgefordert, vorgegebene Satzkonstituenten (Subjekt, Prädikat, Objekt, Präpositionen) zu einem morphologisch und syntaktisch korrekten und vollständigen Satz auszuformulieren. Dabei muss er z. B. das Verb an das vorgegebene Subjekt anpassen oder einen Artikel in den entsprechenden Kasus setzen.

Beispiel
Vorgabe: Der Vater/gehen/mit/die Kinder/auf/der Spielplatz.
    Patient: »Der Vater geht mit den Kindern auf den Spielplatz.«

■■ **Hilfestellung**
- Als Hilfe können Fragen zum vorgegebenen Satz gestellt werden, auf die manche Patienten spontan mit flektierten Satzteilen reagieren.
Beispiel: Therapeutin: »Wohin geht der Vater mit den Kindern?« – Patient: »Auf den Spielplatz.«

- Die sprachliche Verarbeitung scheint dabei nicht unbedingt bewusst zu verlaufen.

■■ **Steigerung**
Sind lediglich die notwendigen Inhaltswörter in randomisierter Reihenfolge vorgegeben, werden damit nicht nur morphologische, sondern auch syntaktische Fähigkeiten verlangt.

- **Übungen zum Kombinieren und semantischen Differenzieren von Vorsilben zu Verben/Nomen**

Der Patient soll zu einem vorgegebenen Stammmorphem passende Präfixe assoziieren oder aus einer Auswahlmenge auswählen, wobei gleichzeitig der wechselnde semantische Kontext hergestellt werden sollte. Anschließend können schriftlich vorgegebene Lückensätze durch Auswahl des jeweils passenden Präfixes ergänzt werden.

Beispiel
- gehen: vor-, weg-, hinter-, hin-, nach-, über-, unter-, mit-, um-, ver-, er-.
- Sicht: Vor-, Nach-, Aus-, Ein-, Ab-, An-, Über-, Um-.
- »Wir wollen ihn lieber nicht beachten, sondern ... gehen.« (über-)
- »Gegen sie ... geht Klage beim Bundesgerichtshof.« (er-)

Tipp Material		
Wortbaufix – Satzbaufix. Schubi, Gottmadingen		

- **Übungen zur derivativen Wortbildung**

Dem Patienten werden Tätigkeitswörter vorgelegt, zu denen er passende Hauptwörter nennen soll.

Beispiel
»Nennen Sie die entsprechenden Hauptwörter zu folgenden Tätigkeitswörtern: springen (der Sprung), planen (die Planung, der Plan), schreiben (das Schreiben, der Schrieb).«

■■ **Hilfestellung**
Angebot einer Auswahlmenge.
    Beispiel: springen – Sprengung, Sprung oder Springheit?

■   **Übungen zum Bilden von Nomina composita**

Die Therapeutin gibt dem Patienten zwei einfache Nomina vor, aus denen er ein entsprechendes Nomen compositum bilden soll. Dieses kann mit oder ohne Verwendung von Fugenmorphemen (Infixe in zusammengesetzten Nomen) gebildet werden.

Beispiel
- Blume + Topf = Blumentopf
- Bund + Kanzler = Bundeskanzler
- Finanzen + Amt = Finanzamt

■■   **Hilfestellung**

Angebot einer Auswahlmenge. **Beispiel:** Blume + Topf = Blumetopf, Blumenstopf oder Blumentopf?

12.4.3   Verknüpfung von morphosyntaktischen mit semantischen und phonologischen Fähigkeiten

Die Satzbildung im Gespräch verlangt nicht nur das Abrufen morphosyntaktischer Informationen, sondern ebenso eine Aktivierung von semantischem und phonologischem Lexikon. Diese **Kombination von wort- mit satzspezifischen Fähigkeiten** wird in den folgenden Übungen verlangt.

Übungen

■   **Beurteilen der Grammatikalität von konstruierten Sätzen**

Der Patient soll vorgegebene Sätze oder (spontane) eigene Äußerungen beurteilen, die anschließend korrigiert werden.

Beispiel
»Der Mann spült mit den Geschirr.«
    Frage der Therapeutin: »Was ist in dem Satz falsch und wie muss es richtig heißen?«

■■   **Hilfestellungen**
- Vorlesen des Satzes (mit Betonung des kritischen Satzteils).
- Markieren der kritischen Stelle(n) im Satz.
- Für die Korrektur kann eine Auswahlmenge an Lösungen vorgegeben werden.

■   **Satzlegeübungen mit vorgegebenen Satzkonstituentenkarten**

Der Patient soll einen möglichen Satz erkennen und die entsprechenden Karten in die richtige Reihenfolge legen.

Beispiel
Sessel/den/bezogen/wird/beziehen/man/ausziehen/der/Hut
    Patient: »Den Sessel wird man beziehen.«

■■   **Hilfestellungen**
- Liegen Schwierigkeiten beim Lesen vor, sollten die einzelnen Konstituentenkarten zunächst vorgelesen werden.
- Frage nach dem passenden Tätigkeitswort, davon ausgehend auch nach Subjekt oder Objekten.
- Viele Patienten profitieren bei der Beurteilung eines gelegten Satzes davon, dass die Therapeutin den konstruierten Satz vorliest.

■■   **Steigerung**

Integration zusätzlicher Ablenkerkarten.

Tipp Material	
Weniger D, Bertoni B (1996) Satzlegeaufgaben. Übungen zur Satzbildung. ProLog, Köln	

■   **Beschreiben von Situationsbildern**

Der Patient wird aufgefordert, eine Abbildung, die eine komplexe Alltagssituation zeigt (z. B. Ehepaar bei der Zubereitung einer Mahlzeit), mit korrekten Sätzen zu beschreiben.

■■   **Hilfestellungen**
- Vorgabe eines oder mehrerer Inhaltswörter des zu bildenden Satzes, um die semantischen und phonologischen Anforderungen zu reduzieren.
- Beachten der Verbvalenz (Wertigkeit): Subjekt-Prädikat-Sätze sind in der Regel leichter zu bilden als Sätze mit einem oder sogar mehreren Objekt(en).

■■   **Steigerung**
- Sätze, die mehrere Objektergänzungen verlangen.

— Ebenso können die Anforderungen an die Satzbildung durch Einbettung von Adjektiven, Adverbien oder Nebensatzkonstruktionen erhöht werden.

Tipp Material

— Stark J (1992–1997) Everyday Life Activities Fotoserie. Set 1–3. Phoenix Software, Bonn oder über http://www.ela-photoseries. com/de-index.html
— FOTODIDAC-Bildkarten (Tätigkeiten) Pro-Log, Köln
— Lutz L (2. Aufl. 2009) MODAK-Modalitätenaktivierung in der Aphasie-Therapie. Ein Therapieprogramm. Springer, Heidelberg

■ **Stimulation von Nebensätzen oder elliptischen Äußerungen über gezielte Fragen**

Die Therapeutin stellt dem Patienten Fragen, die als Antwort entweder einen Nebensatz oder eine elliptische Äußerung erfordern.

Beispiel

Therapeutin: »Warum schenken Sie Ihrem Mann eine Uhr?«
  Patientin: »Weil er Geburtstag hat.«
  Therapeutin: »Wann feiert er denn seinen Geburtstag?«
  Patientin: »Am Mittwoch.«

■■ **Hilfestellung**

Kann der Patient einen Satz nicht selbstständig bilden, gibt die Therapeutin den Satzanfang direkt oder in Form einer Auswahlmenge vor.

Fazit

— Übungen zur Satzbildung sind vor allem bei agrammatischer, teilweise auch bei paragrammatischer Sprachproduktion dann indiziert, wenn die semantischen und phonologischen Fähigkeiten auf Wortebene für alltägliche Anforderungen ausreichen.
— Um einen Satz zu bilden, werden Wörter im Hinblick auf ihre Funktion (thematische Rolle) und Reihenfolge im Satz (syntaktischer Rahmen)

zusammengesetzt. Dafür müssen die aus dem semantischen bzw. phonologischen Lexikon abgerufenen Inhaltswörter ggf. flektiert (dekliniert bzw. konjugiert) oder miteinander (über Infixe) verknüpft werden. Funktionswörter müssen ebenso abgerufen, z. T. flektiert und in den Satzrahmen passend eingesetzt werden.

— Diese Teilprozesse werden zunächst isoliert geübt. Daran schließt ein Training in komplexen Aufgabenstellungen wie Bildbeschreibungen an.
— Bei schwerem, chronischem Agrammatismus kann die Reduzierte-Syntax-Therapie (REST) Erfolg versprechend sein (▶ Abschn. 11.2.1).

12.5   Textproduktion

Alltägliche Gespräche verlangen von den Gesprächspartnern meist mehr als das Bilden einzelner Sätze. Ein sprachproduktives Training sollte daher bei verfügbaren Kapazitäten nicht auf Wort- und Satzebene beschränkt bleiben. Die in ▶ Abschn. 12.1–12.4 angeführten Ziele bilden die Grundlage für eine Arbeit auf Textebene. Es werden Übungen angeführt, bei denen Sätze semantisch stimmig (kohärent) und morphosyntaktisch passend (kohäsiv) zu einem Text verknüpft werden.

■ **Therapieziel**

Im Rahmen der Textproduktion besteht das Therapieziel darin, einen kohärenten und kohäsiven Text herzustellen, bei dem längere und komplexe Äußerungen eindeutig verständlich sind.

Übungen

Der Patient sollte möglichst selbstständig erlernte Fähigkeiten und effektive Kommunikationsstrategien in die sog. gelenkte Rede übertragen. Bei allen Übungen erfolgt die Rückmeldung über Tonaufnahme- oder Videoaufzeichnungen oder durch die Therapeutin. Gerade am Anfang ist der Hinweis auf einen Fehler eine notwendige Hilfestellung durch die Therapeutin. Korrekturen werden vom Patienten selbstständig oder mit geringer Unterstützung durch die Therapeutin durchgeführt. Die Übungen umfassen:

— **Verknüpfen** von schriftlich vorgegebenen **Sätzen zu Texten**: Dies geschieht durch Integ-

ration von textverbindenden Elementen (z. B. Konjunktionen, Pronomen).
- Beschreiben von **Handlungsabläufen** oder **Bildergeschichten** (schriftlich oder mündlich)
- **Objekt-, Personen-** oder **Wegbeschreibungen** (schriftlich oder mündlich)
- **Erlebnisberichte**
- **Textwiedergabe** (schriftlich oder mündlich)

■ ■   **Hilfestellungen**
- Narrative oder deskriptive Texte ermöglichen eine einfache Strukturierung des Textes nach chronologischen Gesichtspunkten.
- Mögliche textverbindende Elemente können als Auswahlmenge angeboten werden.
  Beispiel: plötzlich, zunächst, endlich, danach, aber.
- Die schriftliche Textproduktion gelingt aufgrund der größeren zeitlichen Toleranz (sog. »offline-task«) oft besser als die mündliche.

■ ■   **Steigerung**
Sie orientiert sich an der Komplexität des zu formulierenden Textes. Dabei spielen nicht nur die Länge, sondern auch die notwendige Wortwahl und der Zusammenhang von Sachverhalten eine entscheidende Rolle.

Tipp Material

- FOTODIDAC-Bildfolgen. ProLog, Köln
- FOTODIDAC-Alltagsgeschichten 1–3. Pro-Log, Köln
- Papa Moll – Geschichtenkiste und Kopiervorlagen. Schubi, Gottmadingen
- Der kleine Herr Jakob – Geschichtenkiste und Kopiervorlagen. Schubi, Gottmadingen
- Neubert C et al.(1999) kontext. Fachwerk oder Mainhattan? Reihe zur alltagsorientierten Aphasiebehandlung. NAT, Hofheim
- Plauen E (1996) Vater und Sohn. Ravensburger, Ulm.
- Freudenberg M et al.(1998) Etwas vom Kurs abgekommen. Steiner, Leverkusen.

Fazit
- Der Therapiebaustein Textproduktion ist geeignet für Patienten, die auf Wort- und Satzebene stabile sprachliche Fähigkeiten aufweisen.
- Das Ziel der expressiven Textarbeit besteht darin, einen kohärenten und kohäsiven Text herzustellen, in dem textverbindende Elemente korrekt eingesetzt und thematische Sprünge vermieden werden. Dazu dienen Beschreibungen von Objekten bzw. Personen, Handlungen oder Bildergeschichten ebenso wie (Nach-)Erzählungen von Erlebnissen und gelesenen Texten.
- Als Feedback werden Rückmeldungen der Therapeutin sowie Tonaufnahmen und Transkripte eingesetzt.

12.6   Dialogverhalten

In einer Unterhaltung wird die Fähigkeit verlangt, Themenwechsel flexibel zu verfolgen und auch auf unerwartete Fragen und Äußerungen zu reagieren. Neben Aussage- und Fragesätzen werden Ausrufe, Imperativsätze und elliptische Äußerungen gebildet. Ebenso kann ein Sprecher unterbrochen werden bzw. ein Hörer dem Gesprächspartner ins Wort fallen. Das Argumentieren gehört zu einer wichtigen Fähigkeit in kontroversen Diskussionen. Zur Vorbereitung auf eine Äußerung bleibt dabei meist nur wenig Zeit. Dieser Abschnitt bietet passende Übungen, Hilfen und Steigerungen zu diesen dialogischen Anforderungen im Gespräch.

■   **Therapieziel**
Im Bereich Dialogverhalten geht es darum, dass sich ein Patient **aktiv an alltäglichen Gesprächen beteiligt**. Im Vordergrund steht dabei die **kommunikative Effektivität**. Ein Patient soll sich trotz semantischer, phonologischer oder morphosyntaktischer Auffälligkeiten in ein Gespräch integrieren. Zusätzlich kann dieses Setting dazu genutzt werden, sprachsystematische Leistungen wie auditives Sprachverständnis, Wortfindung oder Satzbildung zu fördern.

❯ Kommunikativ-pragmatische Therapieansätze kommen den Anforderungen im Alltag sehr nahe und sollten daher in jede Sprachtherapie integriert werden.

Erfolgen kommunikative Übungen parallel zur sprachsystematischen Behandlung, wird der Transfer trainierter Fähigkeiten in alltägliche Gespräche erleichtert (▶ Abschn. 11.3).

Im »geschützten Rahmen« der Therapie kann die Therapeutin den Patienten sukzessive an die Anforderungen in einer Unterhaltung heranführen. Die Motivation zur Sprachtherapie nimmt oft deutlich zu, wenn sprachliche Fähigkeiten nicht nur in »Trockenübungen«, sondern im Gespräch ausgebaut werden.

Übungen

- **Angebot eines natürlichen Kommunikationsrahmens**

Eine »echte« Kommunikationssituation stellt eine komplexere Anforderung für den Patienten dar als eine Übungssituation, in der isoliert und mit Hilfestellung der Therapeutin trainierte sprachliche Einheiten verlangt werden. Deshalb sollte der Patient auch hier möglichst selbstständig erlernte Fähigkeiten und effektive Kommunikationsstrategien anwenden.

Beispiel
- Telefonieren.
- Informationssuche, Beratungsgespräche.
- Gespräche, die sich an den Interessensgebieten des Patienten orientieren.
- Meinungsäußerungen oder Diskussionen zu politisch, gesellschaftlich oder ökologisch aktuellen und brisanten Themen. Das Thema kann mithilfe von vorgegebenen Schlagwörtern/-zeilen, Texten oder Videoclips eingeleitet werden.
- Gemeinsames Planen einer fiktiven gemeinsamen Reise, Feier oder Anschaffung.

Bei allen Übungen erfolgt die Korrektur und »Erfolgskontrolle« mithilfe von Tonband- oder Videoaufzeichnungen oder durch das Feedback der Therapeutin. Die Äußerungen des Patienten sollten im Anschluss an die jeweiligen Aufgaben hinsichtlich ihrer Effektivität reflektiert werden. Das schließt die Korrektur einzelner Fehler nicht aus. Die Therapeutin sollte sich selbst in das Gespräch einbringen,

um dem Patienten die Möglichkeit zu bieten, mit Fragen oder weiterführenden Gedanken auf ihre Äußerungen einzugehen.

Ein **gruppentherapeutisches Setting** bietet sich an, um die Patienten zusätzlich mit schnellen Sprecherwechseln zu konfrontieren. Die Zusammenarbeit mit ähnlich beeinträchtigten Patienten kann die aktive Teilnahme der einzelnen Gruppenmitglieder sehr fördern (▶ Abschn. 10.4.3).

Soll ein **sprachsystematisches Training** in das Gespräch **integriert** werden, meldet die Therapeutin sprachliche Fehler direkt zurück und unterstützt den Patienten ggf. bei der Korrektur. Durch gezielte Fragen kann die Therapeutin zusätzliche Wortfindungsleistungen anregen und den Patienten ermutigen, eine Äußerung in der Wiederholung zu optimieren. Gute spontansprachliche Fähigkeiten sollten umgehend und im Anschluss an das Gespräch verstärkt werden.

Beispiel
Therapeutin (T); Patient (P)

T: Sie wollen also morgen in Urlaub fahren. Wo geht's denn hin?

P: In den Süden.

T: Und wo fahren Sie da genau hin?

P: In die … äh … die Totsana nein, äh die Tostana.

T: Ja, genau, das Wort ist schon fast richtig. Nur ein Buchstabe falsch. (schreibt das Wort als Lückenwort auf: »Tos_ana«) Probieren Sie's noch mal!

P: Tosch… nein Toskana!

T: Genau. Prima. Na, da ist es um diese Jahreszeit bestimmt sehr schön. Was wollen Sie denn alles unternehmen?

P: Alles Mögliche … wandern und so.

T: Was noch?

P: Vielleicht ein Ausflug … äh Siena.

T: Ja, das ist eine tolle Stadt. Probieren Sie mal, aus den Wörtern einen Satz zu machen! (schreibt auf: »Ausflug«, »Siena«)

P: Ausflug nach Siena machen.

T: Der Satz war noch nicht ganz komplett. Wer macht denn den Ausflug?

P: Na, meine Frau und ich!

T: Können Sie das noch in den Satz einbauen?

P: Meine Frau und ich wollen einen Ausflug nach Siena machen.

T: Ja, genau. Ich war auch schon mal dort.

P: Ehrlich? Und wie wie… äh gefallen?

T: Tja, es war leider zu kurz und hat auch noch geregnet. Haben Sie eigentlich schon Ihre Koffer gepackt – was nehmen Sie denn alles mit?

❗ Dieses Vorgehen beschränkt sich auf Dialoge mit vorwiegend sachlichem Inhalt. Spricht ein Patient über seine Erkrankung, seine Sorgen oder Ängste, stellt die Therapeutin das sprachliche Training zurück und reagiert als »Seelsorgerin« (▶ Abschn. 12.10).

■ ■   Hilfestellungen

— Zur Vorbereitung auf einen anschließenden Dialog können Stichwörter oder kurze Phrasen gesammelt und schriftlich festgehalten werden.

— Sollen während der Unterhaltung Fehler korrigiert und Äußerungen optimiert werden, hilft es dem Patienten, wenn bereits richtige Wort- oder Satzteile schriftlich festgehalten werden.

■ ■   Steigerung

— Nachdem zunächst kurze und einfache Gesprächssequenzen vorbereitend geübt worden sind, können in Rollenspielen komplexe Sachverhalte nachgestellt werden.

— Im sog. In-vivo-Training werden kommunikative Situationen direkt im Alltag aufgesucht. **Beispiel:** Geschäft, Behörde, Informationszentrum.

— In Diskussionen stellen provokative (Gegen-) Argumente eine besondere Herausforderung an die kommunikativen Leistungen des Patienten dar. Es gilt, nicht nur Informationen weiterzugeben oder das bereits Gesagte zu bestätigen, sondern Stellung zu beziehen und dabei Äußerungen zu erläutern, auszuweiten oder zu hinterfragen. Ebenso kann die Therapeutin das Gesprächstempo durch erhöhtes eigenes Sprechtempo und Unterbrechungen des Patienten steigern.

— Telefonate erhöhen den Schwierigkeitsgrad dadurch, dass sich der Patient allein auf die Lautsprache konzentrieren muss, ohne Mimik, Gestik oder Schriftsprache nutzen zu können. »Turn-taking-Strukturen« nehmen einen

höheren Stellenwert ein, denn Pausen in der Kommunikation werden am Telefon weniger gut toleriert als im direkten Kontakt.

Tipp Material

Neubert C et al.(1999) kontext. Fachwerk oder Mainhattan? Reihe zur alltagsorientierten Aphasiebehandlung. NAT, Hofheim

Fazit

— Die höchste Anforderung in einem Gespräch besteht darin, sich in einen Dialog einzubringen. Dabei müssen semantische, phonologische, morphosyntaktische und textproduktive Fähigkeiten unter zeitlichen und evtl. auch persönlichen Stressbedingungen abgerufen werden.

— Das Ziel besteht darin, trotz sprachlicher Einschränkungen an einem Gespräch teilzunehmen und Äußerungen verständlich zu übermitteln.

— In (simulierten) Beratungsgesprächen, Diskussionen und Telefonaten werden alltagsrelevante Diskursfähigkeiten trainiert. Es bieten sich auch gruppentherapeutische Sitzungen an. Ein Feedback zur kommunikativen Effektivität und ggf. zu einzelnen Fehlern erfolgt durch die Therapeutin, durch Gruppenmitglieder sowie über Tonbandaufnahmen oder Videoaufzeichnungen.

12.7   Totale Kommunikation

In der Sprachtherapie geht es nicht nur um eine Verbesserung sprachlicher Fähigkeiten, sondern auch darum, dass ein Patient mit allen verfügbaren Mitteln an einem Gespräch teilnehmen kann. Dies ist deshalb wichtig, weil eine vollständige Rückbildung von Aphasien oft nicht zu erwarten ist (▶ Abschn. 3.5). Im Folgenden werden Übungen vorgestellt, die neben sprachlichen auch nichtsprachliche Ausdrucksmöglichkeiten integrieren.

■   Therapieziel

Der Therapiebaustein »totale Kommunikation« verfolgt das Ziel, die Kommunikationsfähigkeit durch **Einsatz aller verfügbaren Kommunikationskanäle** zu verbessern.

Dieser Übungsbereich betrifft nicht nur die Patienten, die in ihrer lautsprachlichen Kommunikation massiv eingeschränkt sind. Auch Patienten mit geringen sprachlichen Beeinträchtigungen profitieren von Strategien, mit denen sie Wortfindungsstörungen kompensieren und damit den Sprachfluss aufrechterhalten können.

Der aus dem angloamerikanischen Sprachraum übertragene Begriff »totale Kommunikation« bringt zum Ausdruck, dass ein Patient unterschiedliche sprachliche und nichtsprachliche Kanäle aktivieren und kombinieren kann, um sich verständlich auszudrücken. Es geht nicht nur um alternative Kommunikationsmittel nach dem Entweder-oder-Prinzip.

> **Alternative Kommunikationsmittel werden nicht als Ersatz oder sogar Blockierung, sondern als Unterstützung der lautsprachlichen Fähigkeiten verstanden.**

Diese Sichtweise wirkt sich fördernd auf die Bereitschaft und Akzeptanz des Patienten und seiner Angehörigen zur Integration nichtsprachlicher Modalitäten in die Kommunikation aus.

- **Prinzipielles Vorgehen**

Das kommunikative Verhalten des Patienten im Alltag gibt Aufschluss über **spontane Kommunikationsstrategien** und dient als wichtige Orientierungshilfe im Therapieaufbau.

Zeichen bzw. Kommunikationsstrategien, die ein Patient erlernen und anwenden soll, werden zunächst durch die Therapeutin demonstriert und anschließend im passenden semantischen Kontext eingesetzt. Dazu formuliert die Therapeutin gezielte Fragen, auf die der Patient mit einem (erlernten) Zeichen reagieren soll. Eine Auswahlmenge an möglichen »Antworten« kann als Hilfestellung dienen. Zu berücksichtigen ist, dass die Fragen so einfach formuliert sind, dass sie die rezeptiven Fähigkeiten des Patienten nicht übersteigen.

Zur Stabilisierung können Übungen durchgeführt werden, bei der der Patient selbstständig und mithilfe der erlernten Kommunikationsstrategien

Inhalte vermittelt, die von der Therapeutin erraten werden sollen.

Die Anwendung kommunikativer Hilfen sollte gezielt und systematisch im Gesprächskontext eingeübt werden. In der Therapie können zunächst Rollenspiele durchgeführt werden, zu einem späteren Zeitpunkt sollten die geübten Strategien auch in echten Kommunikationssituationen (in vivo) eingesetzt werden. Hier sollte der Anforderungsgrad der jeweiligen Alltagssituation gemeinsam mit dem Patienten eingeschätzt und die Anwendung der Strategien gut vorbereitet werden.

> **Der Patient sollte möglichst eigene Zeichen und Strategien entwickeln. Dadurch erhöht sich die Wahrscheinlichkeit, dass die Strategien als »eigene« Kommunikationsmittel akzeptiert und auch angewendet werden. Therapeutische Vorgaben dienen dabei als Anregung.**

Eindeutige Reaktionen des Patienten werden positiv unterstützt, auch wenn sie sich nicht mit den eigenen Vorstellungen decken. Eine Rückmeldung über die kommunikative Effektivität ist in jedem Falle notwendig.

Angehörige und therapeutisches Team sollten über die jeweils aktuellen Therapieinhalte und -erfolge informiert sein, damit sie die kommunikativen Fähigkeiten des Patienten durch gezielte Fragen unterstützen und seine Mitteilungen verstehen können.

Übungen
- **Verwenden von gestischen Zeichen**

Gestische Zeichen werden z. B. in Anlehnung an gebärdensprachliche Gesten entwickelt.

■■ **Hilfestellungen**
- Eine Vorübung besteht darin, vorgegebene Gesten den jeweiligen (fotografischen) Bildkarten zuzuordnen.
- Die gestischen Arm-/Handbewegungen des Patienten werden von der nichtparetischen Seite ausgeführt. Liegt eine ideomotorische Apraxie vor, empfiehlt sich zunächst das Führen der Bewegung durch die Therapeutin. Sie sollte zu diesem Zweck hinter dem Patienten

stehen und seine Hand langsam in die Zielbe-
wegung lenken. Die Therapie erfolgt in enger
Zusammenarbeit mit der Ergotherapie.
— Beim Vormachen kann es hilfreich sein, nicht
gegenüber, sondern neben dem Patienten zu sitzen. So wird ein Perspektivwechsel vermieden.
— Deskriptive Gesten (z. B. Drehbewegung der
Hand für »Schraubenzieher«) sowie das Deuten auf vorhandene Bezugsobjekte sind konkrete Zeichen und erwartungsgemäß einfacher
zu erlernen als ikonische Gesten (z. B. Dau-
men nach oben für »gut«), wobei diese teilweise automatisiert abgerufen werden können.

▪ **Einsatz grafischer Zeichen**
Grafische Zeichen können z. B. in Anlehnung an
Piktogramme verwendet werden. Eine Übung
kann darin bestehen, dass der Patient Objekte auf-
zeichnet, die die Therapeutin erraten muss – ähnlich dem Spiel »Montagsmaler«.

▪▪ **Hilfestellungen**
— Eine Vorübung besteht darin, vorgegebene
Skizzen den jeweiligen (fotografischen) Bild-
karten zuzuordnen.
— Zunächst sollten konkrete Gegenstände mit
charakteristischen visuellen Merkmalen in die
Übungen einbezogen werden.
Beispiel: Kamm, Brille.
— Später werden auch abstrakte Begriffe aufge-
griffen.
Beispiel: Liebe, Glaube.
— In der Therapiestunde sollten immer Papier
und Bleistift bereitliegen. Manche Patienten
versuchen in der Unterhaltung spontan, sich
mittels Skizzen (oder Schreibversuchen) zu
verständigen.

> **Tipp Material**
>
> Bertoni B et al.(1991) Symboltraining mit Pikto-
> grammen. ProLog, Köln

▪ **Anlegen eines persönlichen
Kommunikationsbuchs**
In Absprache mit dem Patienten und seinen Angehörigen werden diejenigen Begriffe und Themen in
das Buch aufgenommen, die im Alltag des Patien-

ten eine Rolle spielen. Bei Patienten mit massiven
rezeptiven und expressiven Störungen empfiehlt
es sich, die wichtigsten Objekte und Bezugspersonen mithilfe von Fotos darzustellen und mit den
jeweiligen Wörtern bzw. Namen zu beschriften.
Weniger beeinträchtigten Patienten hilft bereits das
Festhalten der Wörter mit oder ohne begleitende
Skizzen. In jedem Fall sollte das Buch anwender-
freundlich gestaltet sein. Dazu gehört, dass der Patient beim Erstellen des Buches beteiligt ist – z. B.
durch selbstständiges Abschreiben seiner Daten –,
das Bildmaterial ansprechend ausgewählt ist, die
einzelnen Seiten thematisch geordnet und dabei
nicht überfrachtet sind und das Buchformat eine
Taschenbuchgröße nicht übersteigt. Bewährt ha-
ben sich Fotoeinsteckalben im Postkartenformat,
da die Seiten flexibel variiert werden können.
Folgende Themen sollten berücksichtigt werden:
— Persönliche Daten: Name, Straße, Ort, Telefon,
Geburtstag
— Hobbys, Interessen, Beruf,
— Familienangehörige (z. B. mit Stammbaum),
Namen von Freunden
— Wohnung (z. B. mit Wohnungsgrundriss)
— Dinge und Tätigkeiten aus dem alltäglichen
Bereich (z. B. Geld, Brille, Kleidung, Nah-
rungsmittel, Körperpflege)
— Kalender, Jahresübersicht, Uhrzeiten (z. B.
mittels Analoguhr mit verstellbaren Zeigern)
— Evtl. Urlaubsbilder, Postkarten, Landkarten,
Stadtplan

> **Tipp Material**
>
> — Schnelle P (2001) Zurück zur Sprache – zu-
> rück ins Leben. Urban & Fischer, München
> — Langenscheidts OhneWörterBuch. 500
> Zeigebilder für Weltenbummler. (2010)
> Langenscheidt, München
> — Picto-CoM (2005) Bezugsadresse: Bundes-
> verband für die Rehabilitation der Aphasi-
> ker (BRA), Eigenverlag, Würzburg
> — Logicon. Das Kommunikationsbuch. Logi-
> con ist im Hilfsmittelverzeichnis eingetra-
> gen (Pos.-Nr. 16.99.01.0001) und kann vom
> Arzt verordnet werden. Nach Antragstel-
> lung können die Kosten von der Kranken-
> kasse übernommen werden. (2010, 3. Aufl.)
> Köln, ProLog

Einsatz eines elektronischen Kommunikationssystems

Mittlerweile gibt es handliche Computersysteme oder auch Kommunikationshilfen als Apps für Tablet-PCs oder Smartphones, die über Knopf- bzw. Tastendruck Äußerungen in laut- oder schriftsprachlicher Form weitergeben. Der Patient muss dazu in der Regel eine bestimmte symbolisch gekennzeichnete Taste mit seiner Mitteilungsabsicht verknüpfen. Je nach Gerät und Software wird eine individuelle Anpassung an die sprachlichen Anforderungen ermöglicht. Die Anwendbarkeit bleibt jedoch aufgrund technischer Voraussetzungen beschränkt. Da die Anschaffung einer elektronischen Kommunikationshilfe mit hohen Kosten verbunden und die Effektivität im Alltag aufgrund der unten angeführten Kriterien nicht gewährleistet ist, stellt deren Verordnung eher die Ausnahme als die Regel dar.

> Da es sich bei einer Aphasie um eine multi- und supramodale Störung handelt (▶ Abschn. 2.1), können massive lautsprachlich expressive Einschränkungen nicht über das Eintippen der jeweiligen Buchstaben einer Äußerung kompensiert werden. Kommunikationshilfen mit Buchstabentastatur finden daher nur bei Sprechstörungen wie Dysarthrie oder Sprechapraxie Verwendung.

Tipp Material

Bezugsquellen-Auswahl:
- Sunrise Medical GmbH & Co KG, Kahlbachring 2–4, 69254 Malsch/Heidelberg
- INCAP GmbH, Bauschlotter Straße 62, 75177 Pforzheim
- Prentke Romich Deutschland, Goethestraße 31, 34119 Kassel
- Technik für Behinderte, Hildesheimer Straße 154a, 30880 Laatzen
- RehaVista Bremen, IGEL GmbH, Konsul-Smidt-Straße 8c, 28217 Bremen
- RehaVista Nürnberg, dIB Elektronik GmbH, Allersberger Straße 185 N, 90461 Nürnberg
- RehaVista Berlin, Komma GmbH, Pulsstraße 7, 14059 Berlin

- REHA MEDIA, Bismarckstraße 142a, 47057 Duisburg
- Epitech GmbH, Postfach 1542, 32120 Hiddenhausen
- Therapy Box, Speech & Communication Services, 3 Sun Studios, 30 Warple Way, Lindon, W3 0RX. http://therapy-box.co.uk/pa_german.aspx

Übungen nach den PACE-Prinzipien

Der in ▶ Abschn. 11.3.1 vorgestellte PACE-Ansatz kommt den Anforderungen im Alltag sehr nahe und ist aufgrund des spielerischen Charakters mit großer Motivation verbunden. Übungen nach der PACE-Methode können gut in eine Gruppentherapie integriert werden.

Von der Therapeutin bzw. dem Patienten werden abwechselnd Bildkarten mit allen zur Verfügung stehenden kommunikativen Mitteln beschrieben, wobei der jeweilige Zuhörer das Bild nicht einsehen kann. Er hat die Aufgabe, das beschriebene Objekt oder die Tätigkeit mithilfe einer der Modalitäten zu erraten. Zu den Kommunikationsmitteln gehören:
- Lautsprache: Umschreiben, Benennen
- Schriftsprache: Aufschreiben einzelner Buchstaben oder Wörter
- Aufzeichnen
- Einsatz von Mimik und Gestik

> In der Praxis zeigt sich, dass gerade Patienten mit schwergradigen sprachlichen Beeinträchtigungen die in der Therapie erlernten alternativen Kommunikationsmittel häufig nicht im Alltag nutzen.

Das kann mehrere Gründe haben: Die Akzeptanz der Kommunikationsstrategien (durch Patienten und Angehörige) ist eine wichtige Voraussetzung für deren Integration in eine Unterhaltung. Es erfordert außerdem das Bewusstsein des Patienten, dass neben dem vor der Hirnschädigung so selbstverständlichen lautsprachlichen Ausdruck auch andere Kanäle zur Vermittlung von Bedürfnissen zur Verfügung stehen. Ein weiteres wichtiges Argument liegt darin, dass schwere semantische Beeinträchtigungen nicht nur sprachliche, sondern auch nichtsprachliche Zeichen betreffen. Dies gilt vor allem für Zeichen, die eine Abstraktionsfähigkeit verlangen. Es bleibt also im Einzelfall zu prüfen, inwieweit ein Patient vom Einsatz nichtsprachlicher Zeichen profitiert.

Fazit
- In der Aphasie-Therapie geht es nicht primär darum, gestörte sprachliche Fähigkeiten durch nichtsprachliche Kommunikationsmittel zu ersetzen, sondern alle verfügbaren, sprachlichen sowie nichtsprachlichen Modalitäten zu verknüpfen und dadurch die allgemeine Kommunikationsfähigkeit zu verbessern.
- Gestische oder grafische Systeme sowie Kommunikationsbücher oder elektronische Kommunikationshilfen sind bei massiven sprachlichen Störungen indiziert. Die Nutzung dieser Kommunikationsmittel ist jedoch bei manchen Patienten aufgrund schwergradiger semantischer oder neuropsychologischer Defizite eingeschränkt.
- Eine sinnvolle Methode, alle kommunikativen Mittel zur Verständigung einzusetzen, stellt die PACE-Therapie (▶ Abschn. 11.3.1) dar. Sie kann auf jeder Schwierigkeitsstufe und somit bei jeder Aphasie eingesetzt werden.

12.8   Lesen und Schreiben

Im Mittelpunkt einer Aphasie-Therapie steht meist die lautsprachliche Verständigung. Im Rahmen einer Aphasie sind jedoch auch die Modalitäten Lesen und Schreiben betroffen und werden aus diesem Grund häufig in die Behandlung integriert. Im Folgenden werden Ziele und Übungen dargestellt, die sich sowohl am Schweregrad als auch an der Art der Lese- bzw. Schreibstörung orientieren.

▪ **Therapieziel**
Angestrebt wird eine Verbesserung der schriftsprachlichen Kommunikation. Dabei werden im optimalen Fall einzelheitliche und ganzheitliche Lese- und Schreibstrategien flexibel eingesetzt (▶ Abschn. 4.1).

Die folgenden Zielsetzungen im Bereich Lesen beziehen sich auf das einzelheitliche und ganzheitliche Erfassen von sprachlichem Material (▶ Übersicht 12.5). Ziele und Übungen zum Lesesinnverständnis auf Wort-, Satz- und Textebene sind in ▶ Abschn. 12.1, beschrieben.

> **Übersicht 12.5 Einzelziele im Bereich Lesen und Schreiben**
> - Selbstständiges Schreiben persönlicher Daten
> - Einzelheitliches oder ganzheitliches Aktivieren von graphematischen Formen als Vorbereitung auf das Lesen oder Schreiben
> - Verbesserung des ganzheitlichen und/oder einzelheitlichen Schreibens von Wörtern
> - Verbesserung des ganzheitlichen und/oder einzelheitlichen Lesens von Wörtern

Grundlegende Lese- oder Schreibfertigkeiten erlauben einem Patienten, häusliche Übungen selbstständig durchzuführen, und ermöglichen somit eine Intensivierung von Therapieerfolgen in allen linguistischen Teilbereichen: Wortfindungsleistungen können durch schriftliche Benennaufgaben, Verständnisleistungen über Aufgaben zum Lesesinnverständnis, phonologische Leistungen über einzelheitliche Lese- und Schreibübungen und morphosyntaktische Leistungen über Aufgaben zur Satzbeurteilung oder schriftlichen Satzproduktion unterstützt werden.

Manche Patienten scheinen die Fähigkeit zum Lesen und Schreiben mit dem Bildungsgrad zu verbinden. Auch wenn sie im Alltag kaum lesen oder schreiben, wünschen sie sich, in der Therapie daran zu arbeiten. Hier steht der Aspekt des Selbstwertgefühls vor dem der Funktionalität und sollte ebenso respektiert werden.

> ❯ Ein Schreibtraining lässt sich nicht von einem Lesetraining trennen. Beim Ergänzen von Wörtern oder beim selbstständigen Schreiben kommt es immer darauf an, das vorgegebene Wort oder die geschriebene Äußerung zu erfassen und die Lösung »Korrektur zu lesen«.

▪▪ Hilfestellungen

– Allgemeine Hilfestellungen beim **Schreiben**:
   – Eine rutschfeste Unterlage oder ein Klemmbrett verhindern, dass das Papier beim Schreiben verrutscht.
   – Eine Stiftverdickung unterstützt das Greifen des Stifts mit der ungeübten gesunden oder mit der paretischen Hand.
   – Das Abschreiben unterstützt zwar nicht unbedingt die bewusste Sprachverarbeitung, dient aber dazu, die motorischen Fertigkeiten der schreibungewohnten Hand zu entwickeln. Hier arbeiten Ergotherapeutinnen und Sprachtherapeutinnen Hand in Hand. Außerdem können automatisierte Schreibleistungen wie die eigene Unterschrift auf diesem Wege reaktiviert werden.
   – Eine räumlich-konstruktive Störung lässt sich beim Schreiben durch die Vorlage einer Buchstabentafel kompensieren.
   – Durch den Einsatz von Holz- oder Plastikbuchstaben bzw. Buchstabenplättchen kann das selbstständige Schreiben mit der Hand umgangen werden.

– Allgemeine Hilfestellungen beim **Lesen**:
   – Zunächst muss geklärt werden, ob zum Lesen eine Lesebrille erforderlich ist.
   – Eine hemianopische Lesestörung lässt sich teilweise kompensieren, indem das Material in der unbeeinträchtigten Gesichtsfeldhälfte präsentiert wird.
   – Im Hinblick auf mögliche Sehbeeinträchtigungen sollte sowohl beim Schreiben als auch beim Lesen darauf geachtet werden, größtmögliche Kontraste herzustellen, d. h. schwarze Schrift auf weißem Papier anzubieten.

▪▪ Steigerung nach folgenden Kriterien

– Von alltagsrelevanten, prototypischen und idiosynkratisch relevanten hochfrequenten Wörtern zu niederfrequenten Wörtern.
– Von konkreten zu abstrakten Wörtern.
– Von kurzen Wörtern mit einfacher Silbenstruktur zu langen Wörtern mit Konsonantenverbindungen.
– Von Wörtern mit direkter Phonem-Graphembzw. Graphem-Phonem-Konvertierung

(Beispiel: Auto, Bus, Lampe) zu Wörtern mit irregulärer Schreibweise oder orthografischen Besonderheiten (Beispiel: Tisch, Heu, Computer).
– Von Mengen semantisch, phonologisch oder graphematisch unrelationierter Wörter zu Mengen semantisch, phonologisch oder graphematisch ähnlicher Wörter.

Tipp Material

– Magnetischer Buchstabenkasten. Schubi, Gottmadingen
– Buchstaben zum Anfassen. Schubi, Gottmadingen
– Großbuchstaben Spürkarten. Schubi, Gottmadingen
– Kleinbuchstaben Spürkarten. Schubi, Gottmadingen
– Alphabet-Würfel. Schubi, Gottmadingen
– Lesehilfe. Schubi, Gottmadingen
– Lesefenster. Schubi, Gottmadingen
– ABC Magnetbox. Oberschwäbische Magnetspiele, Nattenhausen
– Neubert C et al.(1994) Neurolinguistische Aphasietherapie. Teil 3: Lexikalisch-phonematische Störungen. NAT, Hofheim
– Neubert C et al.(1992) Neurolinguistische Aphasietherapie. Teil 1: Lexikalisch-semantische Störungen. NAT, Hofheim

---

12.8.1 Selbstständiges Schreiben persönlicher Daten

Das selbstständige Schreiben des Eigennamens sowie der wichtigsten Daten wie Adresse, Telefonnummer oder Geburtstag hat für viele Patienten großen **Einfluss auf das Selbstwertgefühl**. Für manche ist es demütigend mitzuerleben, wie Angehörige an ihrer Stelle notwendige Dokumente unterschreiben, und sei es nur das Rezept nach der Therapiestunde oder den Kartengruß aus dem Urlaub. Selbst Patienten mit schwersten Schreibstörungen können zumindest das Schreiben ihres Namens reaktivieren.

> **Es ist wichtig, dass die eingesetzten Hilfen nach und nach ausgeblendet werden und das selbstständige Schreiben der Daten regelmäßig »aufgefrischt« wird.**

Zuvor sollte mit dem Patienten und seinen Angehörigen geklärt werden, welche Daten im Alltag neben der eigenen Unterschrift eine Rolle spielen.

Übungen

- **Identifikation der eigenen schriftlich präsentierten Daten aus einer Auswahlmenge**

Die Therapeutin präsentiert dem Patienten persönliche Daten (z. B. den eigenen Vor- oder Nachnamen, die Adresse oder den Geburtsmonat) in einer Auswahlmenge mit nicht zutreffenden Daten. Der Patient soll entscheiden, welches Wort auf ihn zutrifft.

Beispiel
»Wo steht Ihr Name richtig geschrieben: Schneider, Schöler oder Schiller?«

■ ■   **Hilfestellung**
Vorlesen der Wörter in der Auswahlmenge durch die Therapeutin.

- **Kopieren des Namens oder anderer persönlicher Daten**

Bei schweren Störungen kann es notwendig sein, zunächst eine Vorlage des eigenen Namens oder anderer persönlicher Daten abzuschreiben.

■ ■   **Hilfestellungen**
‒ Die Therapeutin führt zunächst die Hand des Patienten beim Schreiben.
‒ Manche Patienten profitieren davon, den Namen zunächst auf der Vorlage mit dem Finger oder Stift nachzufahren.
‒ Das gedehnte oder silbische Mitsprechen des Wortes oder das sukzessive Aufdecken der jeweiligen Buchstaben auf der Vorlage können das Schreiben erleichtern. Manche Patienten nutzen dabei auch das Mundbild der Therapeutin.

- **Ordnen von Anagrammen zu den persönlichen Daten**

Die Therapeutin legt dem Patienten Silben- oder Buchstaben-Plättchen vor, aus denen z. B. der eigene Name gebildet werden kann.

■ ■   **Hilfestellungen**
‒ Silben- oder Wortteilanagramme können gerade bei langen Wörtern das Ordnen erleichtern. Im weiteren Verlauf kann dann zu Buchstabenanagrammen übergegangen werden.
‒ Eine Verwendung von Groß- und Kleinbuchstaben erleichtert die Wortformaktivierung.
‒ Gedehntes oder silbisches Vor- bzw. Mitsprechen des Zielworts durch die Therapeutin.

- **Ergänzen von Lücken im eigenen Namen oder in anderen persönlichen Daten**

Der eigene Name oder andere persönliche Daten werden als Lückenwort präsentiert, in dem ein oder mehrere Buchstaben fehlen.

■ ■   **Hilfestellungen**
‒ Auswahlmenge an graphematisch unähnlichen, später auch ähnlichen Buchstaben.
‒ Einsetzen der Buchstaben aus der Auswahlmenge und Vergleich der entstandenen Wörter.
‒ Hinweise auf die Graphemform bei fehlender Auswahlmenge.
   Beispiel: »Da gehört ein großer, langer Buchstabe hin.«
‒ Gedehntes Vorsprechen des Wortes mit Betonung des fehlenden Phonems bzw. Graphems.
‒ Das Vorlesen des vom Patienten vervollständigten Wortes ermöglicht eine bessere Fehlerkontrolle.

- **Schreiben persönlicher Daten ohne schriftliche Vorgaben**

Der Patient wird aufgefordert, den eigenen Namen oder andere persönliche Daten zu schreiben.

■ ■   **Hilfestellungen**
‒ Gedehntes oder silbisches Vor- oder Mitsprechen des Wortes durch die Therapeutin oder den Patienten.
‒ Linien als Platzhalter für fehlende Buchstaben.
   Beispiel: Wehmey_ _.
‒ Kästchen zeichnen, die die Buchstabenform spezifizieren
   Beispiel: Wehme▢▢▢.
‒ Auswahlmenge an möglichen Buchstaben bei Nullreaktionen.

12.8.2 Einzelheitliches oder ganzheitliches Aktivieren von graphematischen Formen als Vorbereitung auf das Lesen oder Schreiben

Diese Übungen sind vor allem für Patienten mit schweren schriftsprachlichen Beeinträchtigungen bestimmt.

Übungen
- **Unterscheidung von Buchstaben und Symbolen bzw. von Wörtern und Nicht-Wörtern**

Dem Patienten wird eine Auswahl von Buchstaben und Symbolen bzw. von Wörtern und Nicht-Wörtern vorgelegt. Er soll die Buchstaben bzw. Wörter in der Reihe identifizieren.

Beispiel
- Markieren Sie die Buchstaben:
  E ? s $ L / § # Y m & K
- Markieren Sie die Wörter:
  Ball Trwko Stuhl Pakome Apfel Timpf

- **Zuordnungen von Phonemen zu Graphemen**

Die Therapeutin legt dem Patienten eine Auswahl an Buchstaben vor. Danach gibt sie dem Patienten einen Laut vor und bittet den Patienten, den passenden Buchstaben zu zeigen.

Beispiel
Schriftliche Vorlage: A M R U
Therapeutin: »Zeigen Sie mir das A.«

■ ■ Hilfestellungen
- Beim Erkennen von Buchstaben sollten anfangs graphemunähnliche Symbole kombiniert werden, beim Erkennen von Wörtern solche Nicht-Wörter, die keinerlei Ähnlichkeiten mit im Deutschen üblichen Silbenstrukturen aufweisen.
- Das Zeigen von einzelnen Graphemen wird durch das Assoziieren hochfrequenter Wörter, die mit dem jeweiligen Buchstaben beginnen, erleichtert.
  Beispiel: »A wie in Apfel.«

■ ■ Steigerung
- Angebot einer Auswahlmenge nichtsprachlicher Zeichen, die den Buchstaben des Deutschen ähneln (Beispiel: »$« und »S«), die durch Drehungen bzw. Spiegelungen von Graphemen entstehen, oder Grapheme, die dem zu zeigenden Graphem ähnlich sind (Beispiel: »b« und »d«).
- Auf Wortebene werden in der Auswahlmenge Nicht-Wörter angeboten, die aufgrund ihrer Graphemfolge ein deutsches Wort darstellen könnten oder einem Zielwort ähnlich sind (Beispiel: »Musser«).

12.8.3 Verbesserung des ganzheitlichen und/oder einzelheitlichen Schreibens von Wörtern

Die **Aktivierung der ganzheitlichen Schreibroute** wird vor allem beim Notieren bekannter und frequenter (Inhalts-)Wörter erwartet. Solche Wörter werden ohne Reflexion der einzelnen Grapheme aufgeschrieben (► Abschn. 4.1). Bei Patienten mit schweren Schreibstörungen sollte zunächst Sprachmaterial verwendet werden, das eine größtmögliche Wahrscheinlichkeit bietet, über die ganzheitliche Route abgerufen zu werden.

Unbekanntes, niederfrequentes und orthografisch komplexes Sprachmaterial verlangt eher das **Aktivieren der einzelheitlichen Schreibroute** und somit die Fähigkeit zur Phonem-Graphem-Konvertierung. Das Schreiben auf Satz- und Textebene verlangt aufgrund der morphosyntaktischen Leistungen die Abrufbarkeit der einzelheitlichen Schreibroute. Dieses Niveau wird bei mittelschweren und leichten Störungen in die Therapie integriert.

Übungen
Die folgenden Übungen sind hierarchisch geordnet.

- **Ordnen von Silben- und Buchstabenanagrammen zu Inhaltswörtern**

Die Therapeutin legt dem Patienten ungeordnet Plättchen oder Kärtchen mit Buchstaben oder Silben vor und fordert ihn auf, diese zu einem Wort zu ordnen.

■■ Hilfestellungen
- Vorlage einer Bildkarte, die das Zielwort darstellt.
- Vorsprechen des Zielworts durch die Therapeutin.
- Gedehntes Mitsprechen des Wortes durch Therapeutin oder Patient.
- Die Vorgabe von Groß- und Kleinbuchstaben gibt Hinweise auf die Wortform.
- Das Vorlesen des vom Patienten gelegten Wortes unterstützt die Leistungskontrolle und ggf. eine Selbstkorrektur.

■■ Steigerung
Zusätzlich können Ablenkergrapheme oder -silben angeboten werden.

■ Ergänzen von Lückenwörtern
Der Patient erhält Wörter, in denen ein oder mehrere Grapheme fehlen, und soll die Lücken ergänzen.

■■ Hilfestellungen
- Zunächst kann für die Lücke im Wort eine Auswahlmenge an Graphemen vorgegeben werden. Anzahl und Ähnlichkeit der Ablenker zum Zielgraphem bestimmen dabei den Schwierigkeitsgrad.
- Die Wahl der Lücke bestimmt den Schwierigkeitsgrad. Der letzte Buchstabe, der betonte Vokal, der Anfangsbuchstabe oder charakteristische Buchstaben im Wort sind erwartungsgemäß leichter zu ergänzen.
- Gedehntes Vorsprechen des Zielworts mit Betonung des fehlenden Lautes.
- Das Vorlesen des vom Patienten gelegten Wortes unterstützt die Leistungskontrolle und ggf. eine Selbstkorrektur.

■ Schreiben nach Diktat
Die Therapeutin gibt dem Patienten ein Wort auditiv vor, das er aufschreiben soll.

■■ Hilfestellungen
- Gedehntes oder silbisches Mitsprechen.
- Linien als Platzhalter für fehlende Buchstaben.
  Beispiel: Honi _.
- Kästchen zeichnen, die die Buchstabenform spezifizieren.

Beispiel: Honi □.
- Auswahlmenge an möglichen Buchstaben bei Nullreaktionen.
- Vorgabe einzelner Buchstaben, z. B. des Initialgraphems.
- Vorgabe des jeweiligen Wortes als Anagramm.
  Beispiel: O N H G I
- Manche Patienten profitieren davon, zu jedem Graphem ein Assoziationswort oder sog. Schlüsselwort zu lernen.
  Beispiel: »A wie in Apfel«, »G wie in Grötzbach«.
- Das Vorlesen des vom Patienten gelegten Wortes unterstützt die Leistungskontrolle und ggf. eine Selbstkorrektur.

■■ Steigerung
Das Schreiben einzelner Buchstaben oder Nicht-Wörter verlangt eine Aktivierung der einzelheitlichen Schreibroute.

■ Angebot zahlreicher Buchstaben (Vokale und Konsonanten) zur Bildung möglichst vieler Wörter
Mit dieser Übung wird vor allem das einzelheitliche Schreiben unterstützt.

■ Übungen in Anlehnung an das Gesellschaftsspiel »Scrabble«
Die Therapeutin legt aus Buchstaben-Plättchen ein Wort vor. Der Patient erhält eine Auswahlmenge an Buchstaben-Plättchen und wird aufgefordert, ein weiteres Wort an das bereits vorhandene Wort anzulegen.

■■ Hilfestellungen
- Vorgabe möglicher Anfangsbuchstaben oder -silben.
- Die Therapeutin kann den Patienten zum explorativen Kombinieren von Buchstaben anregen und die jeweiligen Lösungen vorlesen.

■ Schriftliches Benennen von Bildkarten
Die Therapeutin legt dem Patienten Bildkarten vor, die er schriftlich benennen soll.

12

- **Schriftliches Ergänzen von Lückensätzen**

Die Therapeutin präsentiert dem Patienten Lückensätze und fordert den Patienten auf, das fehlende Wort schriftlich zu ergänzen.

▪▪ **Hilfestellung**

Alle zuvor beschriebenen Hilfestellungen kommen in Betracht.

▪▪ **Steigerung**

Eine Steigerung ist dadurch gegeben, dass bei diesen Aufgaben zusätzlich Fähigkeiten in der Wortfindung verlangt werden.

- **Korrektur graphematischer Paragraphien**

Hier können die eigenen Schreibleistungen des Patienten oder vorbereitete Wörter, Sätze bzw. Texte herangezogen werden.

▪▪ **Hilfestellungen**

Ein kleinschrittiger Aufbau im Verbessern von Schreibfehlern kann folgendermaßen aussehen:

- Ständiges Hinterfragen des Patienten, ob das zuvor geschriebene Wort richtig oder falsch ist. Als weitere Hilfe wird das korrekt oder falsch geschriebene Wort von der Therapeutin vorgelesen.
- Zunächst soll der Patient einen Fehler im Wort lokalisieren. Ist er mit dieser Aufgabe überfordert, unterstreicht die Therapeutin die fehlerhafte Stelle und schreibt das Wort evtl. als Lückenwort neu auf.
- Der Patient soll anschließend das Lückenwort ergänzen, eine weitere Hilfe stellt die Vorgabe einer Auswahlmenge dar.
- Reichen diese Hilfen nicht aus, werden die durch Einsetzen der Auswahlgrapheme entstehenden Wörter aufgeschrieben und verglichen.

- **Ausfüllen von Kreuzworträtseln**

Durch waagerechte und senkrechte Einträge wird eine selbstständige Erfolgskontrolle ermöglicht. Diese Aufgaben verlangen jedoch zusätzlich zur Schreibleistung auch Fähigkeiten in den Bereichen Sprachverständnis und Wortfindung.

▪▪ **Hilfestellung**

Kreuzworträtsel für Kinder sind oft einfacher zu lösen, da die jeweiligen Begriffe einfach umschrieben oder sogar bildlich dargestellt sind. Außerdem wird meist auf hochfrequente und einfach zu schreibende Wörter zurückgegriffen. Die Akzeptanz durch den Patienten sollte jedoch gewährleistet sein.

> **Tipp Material**
>
> - Schönebeck S (1989) Übungen zur Aphasiebehandlung. Borgmann, Dortmund
> - Kreuzworträtsel für leichte Aphasien und LRS. http://madoo.net/522/kreuzwortraetsel-aphasien-lrs/

- **Verfassen alltagsrelevanter Notizen**

Der Patient erstellt Notizen, die für seinen Alltag einen Nutzen haben, z. B. eine Einkaufsliste, eine Telefonnachricht oder wichtige Informationen vor dem Kauf eines Elektrogeräts.

- **Ausfüllen von Formularen**

Der Patient füllt für ihn alltagsrelevante Formulare (z. B. Online-Formulare zur Fahrkarten-Bestellung oder zum Kauf einer Ware) aus.

- **Schreiben von Karten, Briefen, Listen**

Der Patient formuliert Texte für eine Postkarte, einen Brief oder schreibt eine alltagsrelevante Liste (Einkaufsliste, CD-Sammlung, Geschenkewunschliste).

▪▪ **Hilfestellungen**

Die zuvor aufgelisteten, vor allem unter ▸ »Korrektur graphematischer Paragraphien« beschriebenen Hilfen kommen auch hier zum Tragen.

12.8.4 Verbesserung des ganzheitlichen und/oder einzelheitlichen Lesens von Wörtern

Analog zum Schreiben wird die **Aktivierung der ganzheitlichen Leseroute** vor allem beim Lesen hochfrequenter (Inhalts-)Wörter erwartet. Solche Wörter werden ohne Reflexion der einzelnen Gra-

pheme gelesen. Bei Patienten mit schweren Lesestö-
rungen sollte zunächst Sprachmaterial verwendet
werden, das eine größtmögliche Wahrscheinlichkeit bietet, neben der einzelheitlichen auch über die
ganzheitliche Route abgerufen werden zu können.

Niederfrequentes und orthografisch komplexes
Sprachmaterial verlangt eher das **Aktivieren der
einzelheitlichen Leseroute** und somit die Fähigkeit zur Graphem-Phonem-Konvertierung. Das
Lesen auf Satz- und Textebene erfordert aufgrund
morphosyntaktischer Einflüsse die Abrufbarkeit
der einzelheitlichen Leseroute. Dieses Niveau wird
bei mittelschweren und leichten Störungen in die
Therapie integriert.

Einigen, gerade auch älteren Patienten ist daran gelegen, am **lauten Lesen** zu üben. Auch wenn
diese Leistung im Alltag nicht allzu oft verlangt
wird, scheinen manche Patienten peinlich berührt
zu sein, wenn sie beispielsweise ihrem Enkel noch
nicht einmal ein einfaches Bilderbuch vorlesen
können. In diesem Moment ist die Fähigkeit zum
lauten Lesen wichtiger als die, den Text detailliert
zu verstehen.

In diesem Abschnitt geht es um das sog. **erken-
nende Lesen**. Ziele und Übungen zum Lesesinnverständnis werden in ▶ Abschn. 12.1 beschrieben.

Die Übungen sind nicht hierarchisch, sondern
nach Aktivierung der jeweiligen Leseroute geordnet.

Übungen
- **Übungen zum Erkennen von Wörtern in
  Wort- oder Buchstabenketten**

In Buchstabenketten, die ausschließlich aus Großbuchstaben bestehen, sollen Wörter identifiziert
werden. Je nach Auswahl des sprachlichen Materials werden dabei ganzheitliche und/oder einzelheitliche Leseleistungen verlangt.

Beispiel
- MESSERGABELLÖFFEL (Messer, Gabel, Löffel)
- STAUGEBIET (Auge)
- RFGOEJGISFDHONIGKFIKZTID (Honig)
- AUTASSCHOKOLADEFTIMER (Schokolade)

■■   **Hilfestellungen**
- Zunächst sollten hochfrequente prototypische
  Wörter ausgewählt werden.

- Buchstabenketten, die aufgrund ihrer Graphemfolge wortunähnlich gestaltet sind, lassen
  ein Zielwort leicht erkennen.

■■   **Steigerung**
- Buchstabenketten, die durch wortähnliche
  Graphemfolgen ablenkend wirken, verlangen
  eher einzelheitliche Lesefähigkeiten.
- Identifizieren von horizontal, vertikal, diago-
  nal vorwärts und rückwärts geschriebenen
  Wörtern in einer Buchstabenmatrix.

■   **Schnelles Erkennen von vorgesprochenen
    Wörtern im Satz oder Text**

Mit dieser Übung wird das ganzheitliche Lesen gefördert.

■■   **Hilfestellungen**
- Zunächst werden einfache Inhaltswörter ge-
  wählt, zu denen im Text keine semantischen
  oder graphematischen Ablenker existieren.
- Es bieten sich auch Wörter mit »auffälliger«
  Graphemfolge oder Wortlänge an.
  Beispiel: »Saxofon« oder »Vulkanausbruch«.

■■   **Steigerung**
- Identifizieren von niederfrequenten Funkti-
  onswörtern.
- Unterscheiden von graphematisch ähnlichen
  Wörtern.

■   **Lesen kurzfristig dargebotener kurzer,
    hochfrequenter, alltagsrelevanter Wörter**

Dieses sog. tachistoskopische Lesen unterstützt das
ganzheitliche Lesen. Die Lesekontrolle erfolgt entweder über lautes Lesen oder über das anschließende Zeigen der dem Begriff entsprechenden Bildkarte oder des Zielworts aus einer Auswahlmenge.

■■   **Hilfestellungen**
- Längerfristige Präsentation.
- Auswahlmenge an möglichen Wörtern.
  Beispiel: »Stand auf der Karte eben ‚Banane‘,
  ‚Birne‘ oder ‚Badewanne‘?«

■■   **Steigerung**
Sie orientiert sich an der Frequenz und Länge der
Wörter, an der Wortkategorie, an der Anzahl mög-

licher graphematisch ähnlicher Wörter sowie an der Darbietungszeit. Kontrollieren und steuern lässt sich die zeitliche Komponente beispielsweise über ein entsprechendes Computerprogramm, bei dem die Wörter kurzfristig auf einem Monitor präsentiert werden.

> **Tipp Material**
>
> Uniwort. Eugen Traeger Verlag, Lern- und Therapiesoftware

■ **Übungen zum einzelheitlichen Lesen**
– Benennen von Buchstaben
– Lautes Lesen von Nicht-Wörtern
– Buchstabieren von Wörtern
– Lesen von Abkürzungen

■■ **Hilfestellungen**
– Im Hinblick auf das einzelheitliche Lesen von Wörtern (und damit auf die Synthese von Lauten zu Wörtern) ist das lautierende Benennen von Buchstaben (Beispiel: /y/ wird lautierend »ü« gesprochen) dem alphabetischen (Beispiel: /y/ wird alphabetisch »üpsilon« benannt) vorzuziehen.
– Beim Benennen von Buchstaben kann eine Auswahlmenge an Lauten vorgegeben werden. **Beispiel:** »Ist das ein A oder ein U?«
– Das alphabetische Buchstabieren muss ggf. explizit geübt werden.
– Nachfahren eines Buchstabens mit der Hand bzw. mit einem Finger.
– Graphem-Wort-Assoziationen mit anschließender Ziellautdehnung und -segmentierung können die Graphem-Phonem-Konvertierung erleichtern. **Beispiel:** »Mit diesem Buchstaben fängt auch Ihr Vorname an: M-eike. Der Buchstabe heißt M.«
– Es kann hilfreich sein, zu jedem Phonem ein sog. Schlüsselwort zu erlernen. Die Effektivität dieser »Lexical-code-Strategie« ist in Studien nachgewiesen worden (de Bleser 2000).
– Beim Lesen von Silben oder (Nicht-)Wörtern hilft das lautierende Buchstabieren durch die Therapeutin oder den Patienten.
– Bei der Konstruktion der Nicht-Wörter sollte zunächst auf CVC-Struktur geachtet werden,

das heißt, Vokale und Konsonanten wechseln sich ab.

■■ **Steigerung**
– Nicht-Wörter mit Konsonantenverbindungen.
– Nicht-Wörter mit Graphemfolgen, die keine direkte Graphem-Phonem-Konvertierung ermöglichen. **Beispiel:** Schom, Echel, Keube.

■ **Sukzessives Aufdecken von Wörtern**
Das einzelheitliche Lesen von Wörtern kann durch Aufdecken z. B. mithilfe eines Lesefensters erreicht werden.

■ **Von hinten nach vorne lesen**
Das Zielwort wird rückwärts aufgeschrieben und muss dementsprechend von hinten nach vorne gelesen werden.

Beispiel
EWÖL ergibt das Wort Löwe.

■ **Lesen von Palindromen**
Der Patient wird aufgefordert, ein Wort zu lesen, das rückwärts gelesen ein neues, sinnvolles Wort ergibt.

Beispiel
NEBEL bzw. LEBEN

■ **Lesen von homophonen Allographen und Zuordnen zu der jeweiligen Bildkarte**
Hierdurch wird die einzelheitliche Lesestrategie unterstützt und auf das orthografische Wissen zurückgegriffen.

Beispiel
– Saite – Seite.
– Bären – Beeren.

■■ **Hilfestellungen**
– Silbenweises Aufdecken der Wörter.
– Wörter mit CVC-Struktur.
– Lautierendes Benennen der Grapheme durch den Patienten oder die Therapeutin.

▪▪ Steigerung
- Wörter mit Konsonantenverbindungen.
- Wörter ohne direkte Graphem-Phonem-Konvertierung.

▪ Identifikation von Schreibfehlern (graphematischen Paragraphien)

Diese Aufgabe unterstützt die Fähigkeiten im einzelheitlichen Lesen.

▪▪ Hilfestellung

Ständiges Hinterfragen, ob das jeweilige Wort richtig oder falsch geschrieben ist. Zur Beurteilung hilft das Buchstabieren des präsentierten Wortes durch den Patienten oder die Therapeutin.

▪▪ Steigerung
- Wörter mit irregulärer Schreibweise.
- Lehn- und Fremdwörter.
- Korrektur von »klassischen Rechtschreibfehlern«.
  Beispiel: »Biebel«.

▪ Lesen von Alltagstexten

Eine Kopplung von einzelheitlichen und ganzheitlichen Lesefähigkeiten wird bei jeglichem Sprachmaterial erreicht, mit dem der Patient alltäglich konfrontiert ist.

Beispiel

Lautes Lesen von Schlagzeilen, von Notizen, von Zeitungstexten, von Einkaufslisten.

▪▪ Hilfestellungen

Es kann auf die Hilfestellungen zurückgegriffen werden, die zuvor aufgelistet worden sind.

Fazit
- Auch wenn aphasische Lese- und Schreibstörungen oft nicht mit Priorität behandelt werden, schränken sie einen Patienten im Alltag ein. Sie erschweren außerdem eine Durchführung häuslicher Übungen in anderen Bereichen wie Wortfindung oder Satzbildung.
- Bei schweren Störungen stehen das Schreiben persönlicher Daten und das Lesen alltagsrelevanter Wörter im Vordergrund. Je nach Schweregrad der schriftsprachlichen Störung wird auf Wort-, Satz- oder Textebene gearbeitet.

- In Schreib- und Leseübungen wird zwischen ganzheitlicher und einzelheitlicher Verarbeitung unterschieden, wobei beim Schreiben die einzelheitliche Route und beim Lesen die ganzheitliche Route im Vordergrund steht.

12.9   Umgang mit Zahlen

Störungen im Umgang mit Zahlen können sich so sehr auf den beruflichen oder privaten Alltag eines Patienten auswirken, dass ein spezifisches Akalkulie-Training erforderlich wird. Im Folgenden werden Ziele und Übungen zu den Bereichen Zahlenverständnis, Zahlenproduktion und Kalkulation aufgeführt. Das in ▶ Abschn. 4.4 vermittelte Wissen um den Aufbau des Zahlensystems und die unterschiedlichen Prozesse bei der Zahlenverarbeitung bzw. beim Rechnen ermöglichen einen gezielten Übungsaufbau.

Häufig tritt in der logopädischen Therapie die Behandlung einer Akalkulie hinter der Therapie sprachlicher Einschränkungen zurück. Das mag daran liegen, dass sprachliche Defizite täglich offensichtlich werden, während Schwierigkeiten in der Zahlenverarbeitung nicht immer zum Tragen kommen. Probleme im Umgang mit Zahlen lassen sich auch leichter durch Unterstützung von außen kompensieren, indem z. B. ein Familienmitglied die anstehenden Termine koordiniert oder die Bankgeschäfte übernimmt. Manche Patienten oder Angehörige sprechen Schwierigkeiten im Umgang mit Zahlen in der logopädischen Therapie nicht an, da sie nicht um die Zuständigkeit der Therapeutin wissen.

Eine Aphasie geht in der Regel mit einer Akalkulie einher, denn sprachrezeptive oder -produktive Schwierigkeiten im Rahmen einer Aphasie machen vor dem Sprechen oder Verstehen von Zahlen nicht Halt (Mc Carthy u. Warrington 1990). Die Beschreibung der Zahlenstruktur greift zudem auf die Terminologie zurück, mit deren Hilfe auch Sprache analysiert wird: Pragmatik, Semantik, Lexikon, Syntax, Morphologie und Phonologie. Aufgrund der Parallelen von Sprachsystem und Zahlensystem bzw. Sprachverarbeitung und Zahlenverarbeitung sollten sich **Sprachtherapeutinnen** mit der Behandlung von Akalkulien auskennen.

Da neuropsychologische Auffälligkeiten wie Neglect oder Gedächtnisstörung ebenso Einfluss auf die Zahlenverarbeitung haben können, beschäftigen sich auch **Neuropsychologen** mit der Behandlung von Akalkulien.

Auch visuelle Störungen wie Hemianopsie können zu sekundären Akalkulien führen. In diesem Falle ist die **Orthoptistin** für eine störungsspezifische Behandlung zuständig.

▪ **Indikation**
Der Wunsch, am Verstehen oder Produzieren von Zahlen oder am Rechnen zu arbeiten, entsteht oft dann,
— wenn die sprachlichen Fähigkeiten weitgehend wiederhergestellt sind,
— wenn ein Patient alleine lebt bzw. seine Selbstständigkeit unterstützt werden soll oder
— wenn eine berufliche Reintegration angestrebt wird, bei der ein sicherer Umgang mit Zahlen notwendig ist (vgl. Claros Salinas 1988).

▪ **Therapieziel**
Ein Akalkulie-Training berücksichtigt die **individuellen Anforderungen** im Alltag oder Beruf. So kann für den einen Patienten das eindeutige Verstehen von Zahlen im Zusammenhang mit Uhrzeiten, Daten, Geldbeträgen oder einer Medikation ausreichend sein, während ein anderer Patient zusätzlich darauf angewiesen ist, komplexe Rechenoperationen ohne Hinzunahme eines Taschenrechners durchzuführen.

❯ Die Anforderungen in einem Akalkulie-Training orientieren sich auch an den prämorbiden Rechenfähigkeiten.

Der **Aufbau einer Akalkulie-Therapie** basiert auf der in ▶ Abschn. 4.4 erläuterten Einteilung und spiegelt sich in der Reihenfolge der Einzelziele wider (▶ Übersicht 12.6). In vielen Fällen bauen die jeweiligen Übungen aufeinander auf. Aufgrund der hohen Alltagsrelevanz werden spezielle Übungen zum Verarbeiten von Uhrzeiten und Geldbeträgen ergänzt.

Übersicht 12.6 Einzelziele im Umgang mit Zahlen
— Verstehen von Zahlen
— Produzieren von Zahlen
— Abruf von Zahlen aus dem Zahlenweltwissen
— Abruf von Zahlwerten und Stellenwerten von Ziffern
— Bewältigung kombinierter Anforderungen im Bereich der Zahlenverarbeitung
— Bewältigung alltäglicher Rechenanforderungen
— Kompensatorischer Umgang mit einem Taschenrechner

Tipp Material

— Hüttemann J (1998) Störungen der Zahlenverarbeitung. NAT, Hofheim
— Zahlenspürkarten. Schubi, Gottmadingen
— Rechenspielwürfel. Schubi, Gottmadingen
— Ziegelbauers Rechengerät. Schubi, Gottmadingen
— Einerwürfel, Zehnerstangen, Hunderterplatten, Tausenderwürfel. Schubi, Gottmadingen
— Demonstrationsuhr. Schubi, Gottmadingen
— Uhrenstempel ohne Zeiger. Schubi, Gottmadingen
— Euro-Rechengeld. Sparkassen Schulservice. Deutscher Sparkassen Verlag GmbH, Stuttgart
— Euro-Würfel und Euro-Geldstempel. Schubi, Gottmadingen
— Lauer N (2011) Alltagsorientierter Umgang mit Zahlen. ProLog, Köln

---

12.9.1 Verstehen von Zahlen

Die **Reihenfolge der Übungen** zum Verstehen von Zahlen orientiert sich am Aufbau eines allgemeinen Sprachverständnis-Trainings (▶ Abschn. 12.1). Der Patient wird angeleitet, zunehmend komplexere Zahlen erst isoliert und später im Satzkontext korrekt zu verarbeiten.

Die **Strukturierung der Hilfen** entspricht denen im Bereich Sprachverständnis. Um den Eindruck der Verständnisleistung nicht durch expressive Einschränkungen zu verfälschen, können rezeptive Fähigkeiten mithilfe von Auswahlmengen überprüft und therapiert werden. Eine Auswahlmenge ist so gestaltet, dass anfangs unrelationierte und im weiteren Verlauf zunehmend ähnlichere Zahlen angeboten werden im Hinblick auf:

- Semantik
  Beispiel: 32 und 36
- Syntax
  Beispiel: 372 und 327
- Morphologie
  Beispiel: 3070 und 370
- Phonologie
  Beispiel: 21 und 23
- Visuelle Ähnlichkeit
  Beispiel: 3 und 8

Übungen

- **Identifikation von arabischen Ziffern aus einer Menge von Zeichen**

Die Therapeutin legt dem Patienten eine Reihe von Zeichen vor, in der er die arabischen Ziffern identifizieren soll.

Beispiel
B % 5 $ 3 8 L § 1.

■■   **Hilfestellungen**
- Die Therapeutin benennt die einzelnen Zeichen.
- Darbietung einer Zifferntafel zum Abgleich.

■■   **Steigerung**
Die Aufgabe wird dann schwieriger, wenn die ablenkenden Zeichen Ähnlichkeiten mit Ziffern aufweisen. **Beispiel:** § und 8.

- **Identifikation von Zahlwörtern aus einer Menge von Wörtern**

Dem Patienten wird eine Auswahlmenge von Wörtern vorgelegt, die aus unterschiedlichen Wortarten besteht. Er soll die Zahlwörter identifizieren.

Beispiel
weiß fünf Sekt zwei acht Sieb hundert

■■   **Hilfestellungen**
- Die Therapeutin liest die angebotenen Wörter vor.
- Die Therapeutin schreibt die zu identifizierenden Zahlen als arabische Ziffern bzw. Zahlen auf.

■■   **Steigerung**
- Die Aufgabe wird dann schwieriger, wenn die ablenkenden Wörter Ähnlichkeiten mit Zahlwörtern aufweisen.
- Wenn alle Wörter dabei ausschließlich aus Großbuchstaben bestehen, können Substantive nicht allein aufgrund des initialen Großbuchstabens aussortiert werden.

- **Zuordnung von gesprochenen Zahlwörtern zu schriftlich präsentierten arabischen Zahlen (oder Zahlwörtern)**

Der Patient erhält eine schriftliche Auswahl unterschiedlicher arabischer Zahlen oder Zahlwörter. Die Therapeutin spricht ein Zahlwort vor und fordert den Patienten auf, die passende arabische Zahl oder das Zahlwort zu zeigen.

Beispiel
Schriftliche Vorlage: 5000 6 5 15 4
    Therapeutin: »Zeigen Sie mir die Zahl fünf.«
    Schriftliche Vorlage: Dreizehn Acht Zweitausend Fünfhundert Zwölf
    Therapeutin: »Zeigen Sie mir das Zahlwort ‚Fünfhundert'.«

■■   **Hilfestellungen**
- Zunächst werden die Ziffern 0 bis 9 erarbeitet sowie die übrigen Elemente des Zahlensystems, die ohne morphologische Verknüpfung gebildet werden.
  Beispiel: 4 12 70
- Als Ablenker fungieren zunächst Zahlen, die weder hinsichtlich des Stapels noch der Position innerhalb eines Stapels im Zahlensystem mit dem Zielitem übereinstimmen.
  Beispiel: 5 80 1000
- Anfangs sollte die Auswahlmenge auf ein bis zwei Ablenker beschränkt sein.
- Zunächst Benennen der angebotenen Zahlen in der Auswahlmenge, dann Nennen des Zielitems.
- Wiederholtes, gedehntes Vorsprechen der Zahl.

- Gegebenenfalls werden semantische Hilfen bzw. Assoziationen mit bekannten oder idiosynkratisch relevanten Zahlen angeboten. Dazu sollten die Fähigkeiten im Bereich Zahlenweltwissen ausreichend sein (▶ Abschn. 4.4.1).
  Beispiel:
  - »Der fünfte Monat im Jahr ist der Mai.«
  - »Ihr Enkel ist doch 5 Jahre alt.«
  - Zeigen von 5 Fingern.
  - Aufmalen von 5 Punkten.

■■ Steigerung
- Angebot an ganzen Zahlen sowie Dezimalzahlen, die durch Verknüpfung mit Zahlmorphemen entstehen.
  Beispiel:
  - fünf-und-dreißig
  - zwei-hundert-drei-und-neunzig
  - drei-komma-null-neun
- Gestaltung der Auswahlmenge durch semantische (38 statt 39), syntaktische (93 statt 39), phonologische (31 statt 39) und/oder morphologische (930 statt 39) Ablenker. Zunächst hilft ein betontes segmentiertes Sprechen.
  Beispiel:
  - Zielitem: »390«
  - Auswahlmenge: 390 93 39
  - Hilfe: »drei-hundert-neunzig«
- Je länger die Zahlwörter sind, desto schwieriger sind sie erwartungsgemäß zu verstehen.
  Beispiel: »hundertzwölf« ist einfacher zu verstehen als »dreitausendfünfhundertzweiundsiebzig«.
- Patienten mit Einschränkungen im verbalen Arbeitsgedächtnis werden angeleitet, sich mehrstellige Zahlen wiederholt vorsprechen zu lassen und dabei sukzessive auf die einzelnen Ziffern zu achten. Der Versuch, die Zahl direkt mit- oder nachzusprechen, kann ebenso hilfreich sein.
- Eingebettete Nullstellen stellen für manche Patienten eine Herausforderung dar, da nicht jede Stelle der Zahl eine verbale Entsprechung findet.
  Beispiel: Patienten verstehen die Zahl 5070 fälschlich als 5700.
- An dieser Stelle hilft ein Verweis auf das Stellenwertkonzept von Zahlen (▶ Abschn. 4.4.1).

- Im Hinblick auf die Selbstständigkeit im Alltag können Patienten angehalten werden, ihre Lösung ohne direkte therapeutische Rückmeldung zu überprüfen. Dazu gleichen sie ihr Ergebnis mit der wiederholt vorgesprochenen Zahl ab.

■ Eingabe von diktierten Zahlen in einen Taschenrechner
Der Patient gibt von der Therapeutin diktierte Zahlen in einen Taschenrechner ein, um z. B. eine Summe von Preisen zu errechnen. Alternativ können diktierte Telefonnummern in ein (Mobil-)Telefon eingegeben werden.

■■ Hilfestellungen
- Wiederholtes, gedehntes Vorsprechen der Zahl.
- Betonen falsch verstandener Wortteile.
- Schriftliche Vorgabe des jeweiligen Zahlworts.

■■ Steigerung
Orientierung an den in der vorherigen Übung aufgelisteten Kriterien.

■ Verstehen von Zahlen im Satzkontext
Im Alltag werden Zahlen häufig im Satzkontext angeboten.

Beispiel
»Nehmen Sie davon jeden Morgen 15 Tropfen ein.«

Die Übungen bestehen darin, Zahlen in einem Satz zu identifizieren und entweder mithilfe einer Auswahlmenge zu zeigen oder bei erhaltenen produktiven Fähigkeiten aufzuschreiben bzw. nachzusprechen.

■■ Hilfestellungen
- Verwendung von Trägersätzen: Durch das innerhalb einer Aufgabengruppe unveränderte Satzmuster kann sich der Patient auf die Zahl konzentrieren.
  Beispiel: »Die nächste Zahl heißt 57.«
- Eine erste Steigerung besteht darin, die Sätze zu variieren, ohne dass der Patient auf den semantischen Gehalt achten soll.
- Zahlenangaben sollten zunächst ausschließlich am Ende des Satzes angeboten werden.

Beispiel: »Jetzt nehmen wir die Zahl 54.«

■ ■ **Steigerung**
— Die Anforderungen an das Zahlenverständnis steigen, wenn die Position der Zahlenangabe innerhalb des Satzes variiert.
— Die Aufgabe kommt den Anforderungen im Alltag sehr nahe, wenn der Patient neben der Zahl auch den Inhalt des dargebotenen Satzes verstehen soll. Zunächst kann dabei eine Auswahlmenge das Lösen der Aufgabe erleichtern.
Beispiel:
Angebotener Satz: »Den Kieferabdruck machen wir in 8 Wochen.«
Fragen der Therapeutin: »Wann ist der Termin? Geht es um einen Zahnarzt- oder um einen Pressetermin?«

■ **Schriftliches Zuordnen von Zahlwörtern zu arabischen Ziffern oder Zahlen**
Der Patient soll ein schriftlich vorgegebenes Zahlwort zu einer passenden arabischen Zahl oder Ziffer aus einer Auswahlmenge zuordnen oder umgekehrt eine schriftlich vorgegebene arabische Zahl zu einem passenden Zahlwort zuordnen.

Beispiel
— sieben: 6 70 7 100
— 80: acht achtzig achthundert achtzehn

■ **Beurteilen der Übereinstimmung von Zahlwörtern und arabischen Ziffern oder Zahlen**
Ein Zahlwort wird mit einer arabischen Zahl gleichgesetzt. Der Patient soll entscheiden, ob Zahlwort und arabische Zahl tatsächlich übereinstimmen.

Beispiel
— vier = 8. – Richtig oder falsch?
— dreihundertzwanzig = 302. – Richtig oder falsch?

■ ■ **Hilfestellung**
Benennen bzw. Vorlesen der Zahlen in der Auswahlmenge.

■ ■ **Steigerung**
Hüttemann greift in seinem Material (1998) auch morphologisch komplexe Zahlwörter auf (Beispiel: »achttausenddreihundertfünfzehn«). Die Alltagsrelevanz dieser schriftsprachlichen Aufgabe ist allerdings fragwürdig. Außerdem können in diesem Zusammenhang schon leichte schriftsprachliche Einschränkungen mit den Leistungen der Zahlenverarbeitung kollidieren.

Spezielle Übungen zum Verstehen von Uhrzeiten

Uhrzeiten können auf zweierlei Weise angeboten werden. Ein abendlicher Spielfilm beginnt beispielsweise um »zwanzig Uhr fünfzehn« oder um »viertel nach acht«. Die erste, **pseudodezimale Zeitangabe** (auch digitale Zeitangabe genannt) ist mithilfe der oben beschriebenen Übungen trainierbar. Im Alltag werden Minutenangaben in der Regel jedoch nicht in dieser (pseudodezimalen) Form gegeben, sondern über (regional zum Teil leicht abweichende) Phrasen wie »viertel nach drei, zehn vor elf, halb fünf« ausgedrückt. Diese **umgangssprachlichen Zeitangaben** (auch analoge Zeitangaben genannt) orientieren sich an der Darstellung von Uhrzeiten auf einer Analoguhr mit Stunden- und Minutenzeiger. Dabei werden nicht 24, sondern lediglich 12 verschiedene Stundenangaben verwendet. »Halb sieben« kann beispielsweise 6.30 Uhr oder 18.30 Uhr bedeuten.

■ **Diktieren von umgangssprachlichen Uhrzeiten**
Der Patient soll die Uhrzeit mithilfe einer schriftlichen Auswahlmenge identifizieren oder auf einer Trainingsuhr einstellen. Alternativ kann der Patient gebeten werden, Stunden- und Minutenzeiger in ein Arbeitsblatt mit zeigerloser Analoguhr einzuzeichnen.

■ ■ **Hilfestellungen**
— Das Identifizieren mithilfe einer Auswahlmenge bietet eine Eingrenzung möglicher Alternativen. Durch das zuvor mit dem Patienten abgesprochene Beschränken auf bestimmte Uhrzeiten kann die Auswahl ebenso eingeschränkt werden.

Beispiel: »Überlegen Sie bei jeder Uhrzeit, ob es sich um neun, zwölf, drei oder sechs Uhr handelt.«

- Zunächst werden volle Stundenangaben diktiert. Anschließend werden sie mit halben Stundenangaben gemischt präsentiert.
- Das Verstehen von Viertelstunden kann aufgrund der antonymen Präpositionen »vor« und »nach« erschwert sein und sollte daher gesondert geübt werden.
- Wiederholtes, gedehntes Vorsprechen der Uhrzeit.
- Zusätzliches Angebot der Uhrzeit in digitaler Sprechweise.
- Gegebenenfalls werden semantische Hilfen bzw. Assoziationen mit bekannten oder idiosynkratisch relevanten Uhrzeiten eingesetzt.
  Beispiel:
  - »Zwölf Uhr: Da sind beide Zeiger ganz oben.«
  - »Acht Uhr: Da kommen die Nachrichten.«
  - »Fünf Uhr: Da stehen Sie doch jeden Morgen auf.«
- Beim Einzeichnen in ein zeigerloses Zifferblatt hilft die Beschriftung der Stundenmarkierungen von 1 bis 12.

■■ **Steigerung**
- Randomisiertes Angebot von vollen, halben und Viertelstunden.
- Uhrzeiten sollten bis auf 5 Minuten genau trainiert werden. Ganz präzise Minutenangaben sind in umgangssprachlicher Rede nicht üblich.
- Das Verstehen von Uhrzeiten auf Satzebene wird analog zu den oben beschriebenen Übungen zum Verstehen von Zahlen im Satzkontext trainiert.

Tipp

Das Verstehen von Terminen kann kompensiert werden, indem Daten durch Markierungen in einem Kalender verdeutlicht und Uhrzeiten in Digital- und/oder Analoguhranzeige entsprechend der Uhr des Patienten aufgezeichnet werden. Der Abgleich mit der eigenen Uhr erleichtert dann ein selbstständiges Einhalten von Terminen.

Spezielle Übungen zum Verstehen von Geldbeträgen

Beim Einkaufen profitieren Patienten – genauso wie hirngesunde Käufer – von der Möglichkeit, mit »großen« Scheinen zu bezahlen, sofern sie den genauen Geldbetrag nicht verstanden haben (sog. »Play-safety-Strategie«). Probleme entstehen allerdings dann, wenn das Wechselgeld nicht kontrolliert werden kann und sich auf Dauer das Kleingeld im Portmonee anhäuft. Zum Teil besteht die Möglichkeit, den verstandenen Betrag im Geschäft mit dem Display der Kasse oder einer schriftlich präsentierten Rechnung abzugleichen. Außerdem kann der Patient bei sicherem Umgang mit einem Taschenrechner die einzelnen Preise in einen Rechner eingeben und sich so auf die erwartete Summe beim Bezahlen vorbereiten. Zusätzlich zu einer direkten Verbesserung der Zahlenverarbeitung sollten mit dem Patienten individuelle kompensatorischen Strategien erarbeitet und ggf. im Alltag erprobt werden.

Ähnlich wie beim Verstehen von Uhrzeiten geht es auch bei den Übungen zum Verarbeiten von Geldbeträgen zunächst darum, »glatte« Zahlenangaben in Euro oder Cent zu verstehen, bevor Dezimalzahlen, also Kombinationen von Euro- und Centbeträgen, erarbeitet werden.

Um die Übungen alltagsnah zu gestalten und Kompensationsmöglichkeiten zu eröffnen, sollte der Patient parallel dazu angeregt werden, »krumme« Geldbeträge auf den nächst größeren, mit wenigen Scheinen und/oder Münzen bezahlbaren Wert aufzurunden.

Die **Übungsaufgaben** werden von isolierter Zahlenvorgabe bis hin zum Einbetten der Geldbeträge in variable Satzmuster strukturiert.

■ **Identifizieren auditiv vorgegebener Geldbeträge in einer Auswahlmenge**
Die Therapeutin gibt dem Patienten auditiv einen Geldbetrag (z. B. »fünf Euro und dreißig Cent«) vor. Der Patient soll die entsprechende Zahl aus einer Auswahlmenge identifizieren.

■ **Aufschreiben diktierter Geldbeträge**
Der Patient schreibt von der Therapeutin diktierte Geldbeträge als arabische (Dezimal-)Zahlen auf. Diese Übung setzt verfügbare expressive Kapazitäten voraus.

■ ■ Hilfestellungen

– Das Identifizieren mithilfe einer Auswahlmenge bietet eine Eingrenzung möglicher Alternativen. Durch das zuvor mit dem Patienten abgesprochene Beschränken auf bestimmte Beträge kann die Auswahl reduziert werden. **Beispiel:** »Ich nenne Ihnen jetzt Beträge zwischen 0 und 20 Euro.«

– Zunächst werden solche Geldbeträge diktiert, deren Zahlen ohne morphologische Verknüpfung gebildet werden.

– Wiederholtes, gedehntes Vorsprechen der Zahlenangabe.

■ ■ Steigerung

– Im Hinblick auf die Alltagsrelevanz sollten Euro- oder Centbeträge sicher verstanden werden, bevor Dezimalzahlen (durch Kombination von Euro- und Centangaben) in die Übungen integriert werden. Das Verstehen genauer Centangaben ist im Alltag weniger relevant und wird lediglich bei verfügbaren Kapazitäten oder auf Wunsch des Patienten geübt.

– Das Verstehen von Geldbeträgen auf Satzebene wird analog zu den oben beschriebenen Übungen zum Verstehen von Zahlen im Satzkontext trainiert.

■ Aufrunden von komplexen Euro- oder Cent-Beträgen

Zunächst soll die Zahl vor, später nach dem Komma auf die nächstgrößere Einer- oder Zehnerzahl aufgerundet werden.

Beispiel

– »17,89 €« aufrunden auf 20 € (18 €)
– »6,48 €« aufrunden auf 6,50 €

■ Auslegen diktierter bzw. notierter Geldbeträge mit Spiel- oder Real-Geld

Der Patient erhält Scheine und Münzen in Form von Spiel- oder Real-Geld. Die Therapeutin nennt einen Geldbetrag, den der Patient auslegen soll.

■ ■ Hilfestellung

Zunächst werden Beträge genannt, die mit einem Schein oder einer Münze beglichen werden können.

■ ■ Steigerung

Je mehr Scheine oder Münzen zum Auslegen eines Geldbetrags kombiniert werden müssen, desto höher sind die Anforderungen. Dabei werden Leistungen der rezeptiven Zahlenverarbeitung mit Rechenanforderungen (▶ Abschn. 12.9.6) verbunden.

Spezielle Übungen zum Verstehen von Zahlenreihen

Im Alltag ist es von Zeit zu Zeit notwendig, eine Folge von Zahlen korrekt zu verstehen, beispielsweise im Zusammenhang mit Postleitzahlen, Telefonnummern oder Bankverbindungen. Die Arbeit am Verstehen einzelner Zahlen wurde bereits weiter oben beschrieben. Das Verstehen von Zahlenreihen erfordert die **Leistung des verbalen Arbeitsgedächtnisses** (▶ Abschn. 12.1.3) und findet daher in enger Zusammenarbeit mit der **Neuropsychologie** statt. Probleme im Erfassen von Zahlenreihen lassen sich kompensieren, indem die Zahlen sukzessive während eines verlangsamten Diktierens notiert werden. Ein Training der Zahlenmerkspanne erfolgt über explizites Üben zunehmend längerer Zahlenreihen. Dabei können Strategien angeleitet werden, die die Gedächtnisleistung unterstützen, z. B. die Vorstellung einer mit der Zahlengröße an- und absteigenden Kurve.

12.9.2 Produzieren von Zahlen

Das Sprechen und Schreiben einer Zahl setzt in vielen Fällen das Erfassen der jeweiligen Zahlenvorgabe voraus, z. B. beim lauten Lesen oder beim Aufschreiben nach Diktat. Schreibt ein Patient eine diktierte Zahl falsch auf, bleibt zunächst unklar, ob die Zahl falsch verstanden und dementsprechend geschrieben oder richtig verstanden und anschließend falsch notiert wurde. Lediglich Übungen zum Abzählen von Mengen oder zum Abruf von Zahlen aus dem Zahlenweltwissen (▶ Abschn. 12.9.3) bzw. aus dem idiosynkratischen Zahlenwissen (beispielsweise das Geburtsdatum oder die Telefonnummer) sind ohne **rezeptive Vorleistung** durchführbar. Wichtig ist dabei, dass die Therapeutin durch übereinstimmendes Zahlenwissen die

Zahlenangaben kontrollieren und ggf. korrigieren kann.

Beim schriftlichen Festhalten von Zahlen sollte im Hinblick auf die Alltagsrelevanz das Notieren von arabischen Ziffern (statt von Zahlwörtern) im Vordergrund stehen.

> **Sind sowohl rezeptive als auch expressive Zahlenverarbeitung gestört, sollte zunächst am Verstehen von Zahlen gearbeitet werden.**

Übungen
- **Benennen der arabischen Ziffern (0 bis 9) bei schriftlicher Vorlage**

Die Ziffern 0 bis 9 werden dem Patienten schriftlich vorgelegt. Er wird aufgefordert, die einzelnen Ziffern zu benennen.

- **Benennen bzw. Abzählen von Mengen (bis zu 9 Elemente)**

Dem Patienten werden Mengenabbildungen (z. B. Würfelpunkte) gezeigt, die er mit dem entsprechenden Zahlwort benennen soll.

■■ **Hilfestellungen**
− Das Nennen der Zahlen von 0 bis 9 wird explizit geübt. Dabei kann der Wortlaut über die jeweiligen schriftlich fixierten Zahlwörter eingeprägt werden. Rezeptive Übungen zum Kombinieren von arabischen Ziffern oder Punktmengen mit den entsprechenden Zahlwörtern aus einer Auswahlmenge heraus können vorbereitend durchgeführt werden.
− Eine Hilfe zum Benennen von Ziffern stellt das häufig automatisiert mögliche Zählen dar. So kann ein Patient angeleitet werden, leise bis zur jeweiligen Zahl zu zählen und diese dann laut auszusprechen.
Beispiel: »1 – 2 – 3 – 4 – 5 – 6 – 7!«
− Ist er selbst (noch) nicht in der Lage abzuzählen, kann die Therapeutin laut bis zur geforderten Ziffer zählen. Viele Patienten können mit dieser Hilfe die nächste Zahl laut nennen. Allerdings stellt dies eher eine automatisierte als eine willkürliche Leistung dar.

- **Benennen von arabischen Zahlen oder Mengen mittels Zahlwörtern ohne morphologische Verknüpfung**

Der Patient wird aufgefordert, arabische Zahlen, Mengen oder Strichlisten zu benennen. Dabei werden nur Zahlwörter berücksichtigt, die ohne morphologische Verknüpfung gebildet werden.

Beispiel
sieben, zwölf, neunzehn, fünfzig

■■ **Hilfestellungen**
− Die Vorgabe des Anlauts oder einer Auswahlmenge an Anlauten kann das Benennen einer Zahl ebenso erleichtern wie die Vorgabe der Wortlänge oder die Frage danach.
− Beim Benennen der Zahlen von 13 bis 19 müssen manche Patienten zunächst auf die notwendige Inversion hingewiesen werden. Eine Markierung in Form eines linksgerichteten Pfeils über oder unter den beiden Ziffern kann beim Produzieren der Zahlen hilfreich sein.

- **Benennen von Zahlen, die durch Verknüpfung mehrerer Zahlmorpheme entstehen**

Der Patient wird aufgefordert, ganze Zahlen oder Dezimalzahlen zu benennen, bei denen die Verwendung von Zahlmorphemen notwendig ist.

Beispiel
− dreiundfünfzig
− hundertzweiundsiebzig
− neununddreißig-komma-vier

■■ **Hilfestellungen**
− Beim Benennen mehrstelliger Zahlen müssen manche Patienten zunächst auf die notwendige Inversion von Einer- und Zehnerziffer hingewiesen werden (siehe oben).
− Angebot der einzelnen Zahlmorpheme in Form von Anagrammen.
Beispiel: 172 – /siebzig/ /zwei/ /hundert/ /und/ Anschließend Lesen der geordneten Wörter
− Bei Jahresangaben des 2. Jahrtausends ist ggf. ein Hinweis darauf notwendig, dass trotz der vierstelligen Zahl per Konvention das Zahlmorphem /hundert/ verwendet wird.
Beispiel: »neunzehnhunderteinundsiebzig«

— Bei Dezimalzahlen kann das Morphem »Komma« in umgangssprachlicher Rede weggelassen werden.
Beispiel: »neununddreißig-vier«

■■ **Steigerung**
— Eine Steigerung orientiert sich primär an der Komplexität der Zahlen und der Anzahl der notwendigen Zahlmorpheme. Die Zahlengröße spielt dabei eine sekundäre Rolle.
Beispiel: Eine Zahl wie »dreitausend« ist erwartungsgemäß einfacher zu bilden als eine Zahl wie »dreihundertfünfundsechzig«.
— Eingebettete Nullstellen stellen für manche Patienten eine Herausforderung dar, da nicht jede Stelle der Zahl eine verbale Entsprechung findet.
Beispiel: Patienten benennen die Zahl 3020 fälschlich mit »dreitausendzweihundert«. An dieser Stelle helfen der Verweis auf das Stellenwertkonzept von Zahlen und diesbezügliche Übungen (► Abschn. 12.9.4).

■ **Schreiben von Zahlen nach Diktat**
Der Patient schreibt von der Therapeutin auditiv vorgegebene Zahlwörter als arabische Zahl auf.

■ **Schriftliches Benennen von (übersichtlichen) Mengen**
Der Patient benennt eine abgebildete Menge mit der entsprechenden arabischen Zahl schriftlich.

■■ **Hilfestellungen**
— Wiederholtes, gedehntes Vorsprechen der Zahl.
— Identifizieren der jeweiligen Zahl in einer Auswahlmenge (rezeptive Ebene).
— Vorgabe der jeweiligen Ziffern als Anagramm ohne oder mit Ablenker.
Beispiel: zweihundertdreiundneunzig 3 2 9
— Hinweis auf die Inversion von Einer- und Zehnerziffer.
— Manche Patienten müssen darauf hingewiesen werden, dass Multiplikatoren wie »hundert« oder »tausend« lediglich über die Position der jeweiligen Ziffer innerhalb einer Zahl dargestellt werden.
Beispiel: Ein klassischer Fehler ist das Schreiben der Zahl 3250 in folgender Weise: 300020050.

— Gegebenenfalls werden Übungen zum Stellenwertkonzept integriert (► Abschn. 12.9.4).
— Patienten mit eingeschränkten Leistungen des verbalen Arbeitsgedächtnisses sollten angeleitet werden, sich mehrstellige Zahlen wiederholt vorsprechen zu lassen und dabei sukzessive auf die einzelnen Ziffern zu achten. Das Festhalten bereits identifizierter Ziffern als Zwischenschritt kann dabei sehr hilfreich sein, ebenso der Versuch, die Zahl direkt mit- oder wiederholt nachzusprechen.

■■ **Steigerung**
Orientierung an der bereits zuvor beschriebenen Komplexität der Zahlen und der Anzahl notwendiger Zahlmorpheme. Eingebettete Nullstellen können auch hier eine Herausforderung darstellen.

■ **Schriftliches Transcodieren von Zahlwörtern in arabische Ziffern bzw. Zahlen**
Der Patient erhält ein schriftlich dargebotenes Zahlwort und wird aufgefordert, dieses in die entsprechende arabische Ziffer oder Zahl umzuwandeln.

■■ **Hilfestellungen**
— Markieren von Zahlwörtern und Zahlmorphemen in zwei verschiedenen Codierungen (beispielsweise Unterstreichungen).
Beispiel: zweihundertdreiundneunzig
— Vorgabe der notwendigen Ziffern als Anagramm ohne oder mit Ablenker.
Beispiel: zweihundertdreiundneunzig 3 2 5 9
— Identifizieren der jeweiligen arabischen Zahl in einer Auswahlmenge (rezeptive Ebene).
— Vorlesen des Zahlworts.

■■ **Steigerung**
Analog zu den zuvor beschriebenen Übungen.

Spezielle Übungen zum Produzieren von Uhrzeiten
Wie beim Verstehen von Uhrzeiten bereits beschrieben, können Uhrzeiten in umgangssprachlicher (auch sog. analoger) oder pseudodezimaler (auch sog. digitaler) Weise genannt werden. **Pseudodezimale Uhrzeitangaben** erfordern in der

Regel kein zusätzliches Training, da die ein- oder zweistelligen Stunden- und Minutenangaben mithilfe der weiter oben beschriebenen Übungen zum Sprechen von Zahlen trainiert werden können.

Beim Nennen **umgangssprachlicher Uhrzeiten** steht der Gebrauch der Präpositionen »vor« und »nach« sowie der Stundenunterteilung in »viertel« und »halb« im Vordergrund der Therapie. Gegebenenfalls müssen Patienten darauf hingewiesen werden, dass das Wort »Uhr« nur bei vollen Stundenangaben fakultativ hinzugefügt wird.

Beispiel
»Frühstück gibt's zwischen halb acht und elf.«

■ **Nennen von umgangssprachlichen Uhrzeiten**
Dazu kann die Therapeutin entweder Analoguhranzeigen oder Digitaluhranzeigen vorgeben. Sie kann aber auch nach übereinstimmend bekannten Uhrzeiten fragen.

Beispiel
»Wann hat unsere Therapie heute begonnen?«

■■ **Hilfestellungen**
− Aufgrund der Bildhaftigkeit sind umgangssprachliche Uhrzeitangaben bei Vorlage von Analoguhranzeigen leichter zu benennen als bei digitaler Uhrzeitpräsentation.
− Eine zusätzliche Hilfe stellt die Beschriftung der Stundenmarkierungen auf dem Zifferblatt mit den Zahlen von 1 bis 12 dar.
− Zunächst werden volle Stundenangaben trainiert, bevor Stundenunterteilungen in »halb« und »viertel vor« bzw. »viertel nach« hinzugenommen werden.
− Die beim Formulieren von Uhrzeiten wichtigen Präpositionen und Mengenangaben können als Auswahlmenge mündlich oder schriftlich vorgegeben werden. Kompensatorisch können auch die jeweiligen Zahlwörter aufgeschrieben werden.
− Hat der Patient große Schwierigkeiten im Benennen mehrstelliger Zahlen, werden genaue Minutenangaben zurückgestellt. Die Minutenangaben »fünf«, »zehn« und »zwanzig«

sowie die Stundenunterteilung in »viertel« und »halb« stehen zunächst im Vordergrund.

■■ **Steigerung**
− Die einzelnen Präpositionen werden zunächst isoliert (»zehn nach drei«, »zwanzig nach acht«), dann im Wechsel mit bereits geübten Angaben (»fünf nach neun«, »halb neun«) sowie im Kontrast (»zehn nach drei«, »zehn vor vier«) und danach randomisiert (»halb acht«, »zehn vor acht«, »zwanzig nach acht«, »fünf vor halb zehn«) trainiert.
− Der Aufbau im Hinblick auf die angebotenen Zahlen orientiert sich an den weiter oben beschriebenen Übungen. Dabei sind bezüglich der Stundenangaben die Zahlen von 1 bis 12 und bezüglich der Minutenangaben die Zahlen von 1 bis 20 wichtig.
− Übertragung von schriftlichen pseudodezimalen Uhrzeiten in mündliche umgangssprachliche Uhrzeitangaben.

■ **Schriftsprachliches Benennen von Zeitangaben**
Dabei werden die Zeitangaben mittels Zifferblatt oder digitaler Schreibweise präsentiert. Diese Aufgabe eignet sich als häusliche Übung.

■■ **Hilfestellungen**
− Die in den verschiedenen Aufgaben einer Übung zu verwendenden Wörter können als Auswahlmenge schriftlich vorgegeben werden. Dies empfiehlt sich besonders bei zusätzlichen schriftsprachlichen Einschränkungen.
  Beispiel: 12:30 Uhr – 8:15 Uhr – 6:40 Uhr
  Auswahl: acht halb zwanzig eins vor viertel nach sieben
− Weitere Hilfestellungen und Steigerungsmöglichkeiten siehe vorherige Übung.

Spezielle Übungen zum Produzieren von Geldbeträgen

Aufgaben zum laut- oder schriftsprachlichen Produzieren von Geldbeträgen stellen lediglich eine **Erweiterung der Übungen zum Sprechen und Aufschreiben von Zahlen** dar (siehe oben). Es geht darum, an der passenden Stelle das jeweilige währungsbezogene Morphem einzufügen.

Beispiel
»dreiundsiebzig Euro«

Bei Dezimalzahlen wird die Währungsangabe in umgangssprachlicher Rede nicht notwendigerweise eingefügt.

Beispiel
»Ich bekomme drei siebzig für die Bilder.«

Die Anforderungen steigen dann, wenn ein vorgelegter Betrag aus Scheinen und Münzen benannt werden soll. Hier werden nicht nur expressive Fähigkeiten in der Zahlenverarbeitung, sondern auch Rechenleistungen (▶ Abschn. 12.9.6) verlangt. Daher wird diese Übung im Folgenden näher beschrieben.

- **Benennen von Geldbeträgen**
Der Patient wird angeleitet, mithilfe von Scheinen und/oder Münzen Geldbeträge zu benennen.

■ ■ **Hilfestellungen**
- Zunächst sollten einzelne Scheine oder Münzen benannt werden.
- Anschließend werden Aufgaben gewählt, bei denen entweder Cent- oder Eurobeträge aufaddiert werden müssen.
- Beim Zusammenrechnen mehrerer Münzen oder Scheine können ggf. automatisierte Rechenleistungen (Abzählen) herangezogen werden.
  Beispiel: Vor dem Patienten liegen eine 50-Cent- sowie drei 10-Cent-Münzen. Der Patient zählt: »50 – 60 – 70 – 80 Cent!«

■ ■ **Steigerung**
Je mehr Münzen und Scheine in Kombination aufaddiert werden müssen, um einen Betrag zu nennen, umso anspruchsvoller wird die Aufgabe.

12.9.3 Abruf von Zahlen aus dem Zahlenweltwissen

Im Laufe des Lebens werden **feststehende Zahlenangaben** und **Richtwerte** erlernt und als sog. Zahlenweltwissen gespeichert.

> ❯ In der Behandlung von Akalkulien muss zunächst überprüft werden, ob der Abruf von Zahlen aus dem Zahlenweltwissen selbst beeinträchtigt ist oder lediglich aufgrund einer Störung in der Zahlenproduktion verfälscht dargestellt wird.

Zu diesem Zweck können zum Beantworten von Fragen im Bereich des Zahlenwissens Auswahlmengen angeboten werden. Dies setzt allerdings das Verständnis der präsentierten Zahlen voraus. In jedem Falle muss der sprachliche Kontext richtig verstanden werden.

Übungen
- **Beurteilen von Aussagesätzen mit Zahlenangaben: Richtig oder falsch?**
Der Patient erhält einen Satz, in der eine Zahlenangabe vorkommt. Er soll über den Satzkontext beurteilen, ob die Zahlenangabe richtig ist.

Beispiel
- Eine Hand hat 6 Finger.
- Heiligabend ist am 24. Dezember.
- Ein Meter ist gleich 1000 Zentimetern.

- **Beurteilen von Aussagesätzen mit Zahlenangaben: Gewöhnlich oder auffällig?**
Der Patient erhält einen Satz, in der eine Zahlenangabe vorkommt. Er soll über den Satzkontext beurteilen, ob die Zahlenangabe erfahrungsgemäß zu erwarten wäre oder eher ungewöhnlich ist.

Beispiel
- Der Nachbar ist 102 Jahre alt.
- Das Brot wiegt 4 Kilogramm.
- Das Fahrrad kostet 6000 Euro.
- Die Frau trägt Schuhgröße 33.

- **Beantworten von Fragen zu Informationen aus dem Zahlenweltwissen**
Der Patient soll Fragen beantworten, die Zahlenangaben aus dem Zahlenweltwissen erfordern.

Beispiel
- Wie viele Wochen hat ein Jahr?
- Wie viel kostet Ihre Monatskarte für Bus und Bahn?
- Wann haben Sie Geburtstag?

Hilfestellungen und Steigerung

- Feststehende Zahlenbegriffe wie Daten oder Maßangaben müssen evtl. explizit geübt und auf diesem Wege wieder erlernt werden. Hilfsmittel wie Kalender, Maßtabellen oder Nachschlagewerke können unterstützend wirken.
- Bei expressiven Übungen kann das Angebot einer Auswahlmenge die Anforderungen reduzieren. Dabei kann die Auswahlmenge von grob unterschiedlichen Zahlen zu ähnlichen Zahlen gesteigert werden.
- Die Themen orientieren sich an der Präsenz bzw. Frequenz der Zahleninformationen im Alltag. Die Einschätzung eines Brotpreises gelingt erwartungsgemäß einfacher als die Beurteilung einer CD-Spieldauer. Dabei spielt das idiosynkratische Wissen eine Rolle.

12.9.4 Abruf von Zahlwerten und Stellenwerten von Ziffern

Die Vorstellung von dem Wert einer Zahl wird auch als **Mengenrepräsentation** oder **Magnitude** (Hüttemann 1998) bezeichnet. Diese Fähigkeit kann unabhängig vom Verstehen oder Produzieren einer Zahl gestört sein.

Das **Stellenwertkonzept** gibt Auskunft darüber, in welcher Reihenfolge Ziffern zu einer Zahl angeordnet werden. Man spricht hier von einem **syntaktischen Rahmen** (Mc Closkey et al. 1990). Generell gilt, dass die Wertigkeit einer Zahl von der äußersten Ziffer rechts (sog. Einerziffer) zur jeweils benachbarten linken Ziffer um ein Zehnfaches ansteigt.

Übungen
Zuordnen von Zahlen zu Mengen
Dabei kann eine (mündlich oder schriftlich vorgegebene) Zahl mit einer Auswahl an Mengen oder eine Menge mit einer Auswahl an Zahlen angeboten werden.

Hilfestellung
Je größer die Differenz zwischen den Zahlen bzw. Punktmengen in einer Auswahlmenge, umso einfacher gelingt die Zuordnung.

Zuordnen einer bestimmten Menge zu einer Zahl
Dabei wird eine Menge an Gegenständen (Plastikchips, Streichhölzer oder Ähnliches) einer vorgesprochenen oder notierten Zahl zugeordnet.

Hilfestellungen
- Zunächst sollten die Zahlen von 1 bis 19 aufgegriffen werden.
- Die Gegenstände können einzeln abgezählt werden, bis die gewünschte Zahl erreicht ist.
- Der Einsatz von Zehner- (und später auch Hunderter-)scheinen an Spielgeld kann hilfreich sein, um die unterschiedlichen Größenordnungen zu verdeutlichen.

Steigerung
Für das Zusammenstellen zweistelliger Zahlen aus Plättchen sollten aufgrund der Übersichtlichkeit unterschiedliche Zehner- und Einer-Tokens verwendet werden. Um die Zahlengröße adäquat darzustellen, ist es von Vorteil, wenn ein Zehner-Plättchen tatsächlich zehnmal so hoch oder groß ist wie ein Einer-Plättchen.

Anordnen von Zahlen auf einem Zahlenstrahl bzw. einer Skala
Der Patient soll einzelne Zahlen auf einem Zahlenstrahl bzw. auf einer Skala je nach ihrem Wert anordnen.

Hilfestellungen und Steigerung
- Je größer die Differenzen zwischen den angebotenen Zahlen, umso einfacher gelingt die Zuordnung.
- Die jeweiligen Markierungen auf dem Zahlenstrahl können bereits vorgegeben sein. Eine geringe Auswahlmenge an Zahlen erleichtert zusätzlich die Anordnung auf dem Zahlenstrahl.
  Beispiel: Anordnen der Zahlen 5 und 80 auf einem Zahlenstrahl von 1 bis 100.
- Gegebenenfalls werden Hinweise auf das Stellenwertkonzept gegeben: Die letzte Stelle einer mehrstelligen Zahl verweist auf die Einer, die vorletzte Stelle (Zehner) multipliziert die jeweilige Ziffer um 10 und ist damit um ein Zehnfaches »wertvoller« als die entsprechenden Einer,

die dritte Stelle von hinten (Hunderter) multipliziert die jeweilige Ziffer um 100 usw.
Beispiel: Die Zahl 9 ist damit kleiner als die Zahl 40, obwohl die Ziffer 9 größer als die Ziffern 4 oder 0 ist, die Zahl 1002 ist größer als die Zahl 103.

- Als weitere Hilfestellung können die verschiedenen Stellen einer schriftlich präsentierten Zahl mittels verschiedener Farben (oder der jeweiligen Buchstaben E für Einer, Z für Zehner, H für Hunderter und T für Tausender) markiert werden.

- **Größenvergleich zweier mündlich oder schriftlich angebotener Zahlen**

Der Patient soll beurteilen, welche von zwei angebotenen Zahlen die größere ist.

Beispiel
Welche Zahl ist größer: 8 oder 5?

- **Sortieren mehrerer Zahlen nach ihrer Magnitude**

Der Patient soll mehrere Zahlen ihrer Größenordnung nach sortieren.

- - **Hilfestellungen**
- Verdeutlichen der Zahlengröße mittels abgezählter Streichhölzer, Plastikchips oder Ähnlichem, anschließender Vergleich der beiden Mengen. Dazu können generell auch alle in Einheiten gemessenen physikalischen Größen (wie Länge oder Gewicht) herangezogen werden.
- Bei mehrstelligen Zahlen kann der Einsatz von Zehner- und Hunderterscheinen an (Spiel-) Geld hilfreich sein, um die unterschiedlichen Zahlendimensionen zu verdeutlichen.
- Hinzunahme eines beschrifteten Zahlenstrahls.

- **Schätzaufgaben mit oder ohne Auswahlmenge**

Der Patient wird aufgefordert, das Maß für eine Entfernung, ein Gewicht oder eine Größe zu schätzen.

Beispiel
- Wie weit ist es ungefähr von München nach Heidelberg?

- Wie schwer ist ein Kasten Mineralwasser?
- Wie viele Menschen können in einem Bus sitzen?

- - **Hilfestellungen**
- Angebot einer Auswahlmenge, die je nach Schwierigkeitsgrad deutlich unterschiedliche oder ähnliche Zahlenwerte vorgibt.
- Einsatz von Hilfsmitteln wie Bildkarten, Landkarten, Tabellen oder anderen Nachschlagewerken.
- Orientierungswerte vorgeben.
Beispiel: »Von München nach Stuttgart sind es ungefähr 300 km. Wie weit ist es dann von München bis Heidelberg?«

- **Vertikales Anordnen von verschiedenstelligen Zahlen**

Der Patient erhält eine Tabelle, die je eine Spalte für Einer, Zehner, Hunderter und Tausender enthält. Er soll anschließend vorgegebene mehrstellige Zahlen entsprechend den Spalten einordnen.

- - **Hilfestellungen**
- Notieren der Zahlen auf kariertem Papier.
- Übertragen der verschiedenstelligen Zahlen in eine Tabelle mit je einer Spalte für jede Ziffer.
- Markieren der verschiedenen Stellen einer schriftlich präsentierten Zahl mittels verschiedener Farben oder der jeweiligen Buchstaben (E für Einer, Z für Zehner, H für Hunderter und T für Tausender).

- - **Steigerung**
- Integration von Dezimalzahlen.
- Integration von Zahlen mit eingebetteten Nullstellen (Mc Closkey et al. 1990).

12.9.5 Bewältigung kombinierter Anforderungen im Bereich der Zahlenverarbeitung

Neben dem isolierten Verstehen, Einschätzen, Lesen, Sprechen und Schreiben von Zahlen kommt es häufig darauf an, mehrere **Leistungen** im Bereich der Zahlenverarbeitung zu **verknüpfen**, um zu einem Ergebnis zu gelangen. Eine Uhrzeit muss beispielsweise nicht nur verstanden, sondern anschließend auch mit einem Busfahrplan abgeglichen werden, bevor die nächstmögliche Verbindung durch Zahlenvergleich ermittelt werden kann.

> **Die Auswahl der Übungen sollte sich immer an den privaten oder beruflichen Anforderungen des Patienten orientieren und im optimalen Fall Zahlenmaterial aus seinem Alltag integrieren.**

Übungsbeispiele

– Es ist vormittags um halb elf. Sie stehen an der Bushaltestelle am Bahnhof. Schauen Sie hier im Fahrplan, wann der nächste Bus kommt, der Sie nach Hause bringt.

– Hier haben wir einen aktuellen Prospekt mit PC-Angeboten. Sie haben 1500 Euro zur Verfügung. Welche Modelle könnten Sie sich leisten?

– Bitte tragen Sie in Ihrem Terminkalender die nächste Therapiestunde für übermorgen um 10.30 Uhr ein.

– Das ist also die Rechnung Ihres Schreiners. Jetzt übertragen Sie bitte die notwendigen Zahlen in ein Überweisungsformular. Dazu brauchen Sie die Bankverbindung, die Rechnungssumme und das aktuelle Datum.

■ ■ **Hilfestellung**

Analog zur Fehlleistung kommen die Hilfen infrage, die bei den jeweiligen Übungen zum Verstehen und Produzieren von Zahlen weiter oben beschrieben sind.

12.9.6 Bewältigung alltäglicher Rechenanforderungen

Das Lösen arithmetischer Aufgaben setzt zumindest das Verstehen der vorgegebenen Zahlen und – bei komplexen Rechnungen – auch das Verstehen des Stellenwertkonzepts voraus. Einschränkungen in der Zahlenproduktion können mithilfe von vorgegebenen Auswahlmengen umgangen werden. Im Hinblick auf die Anforderungen im Alltag sollten dennoch Zahlen erst sicher verstanden und produziert werden, bevor Übungen zum Verrechnen

von Zahlen in die Therapie integriert werden (Mc Closkey et al. 1990). In jedem Falle sollte sorgfältig geprüft werden, welche kalkulatorischen Leistungen im Alltag des Patienten erforderlich sind. Zudem sollte mit dem Patienten besprochen werden, inwieweit Rechenfähigkeiten kausal therapiert oder mittels Taschenrechner kompensiert werden können.

■ **Therapieziele**

Ein **Rechentraining** umfasst mehrere Ziele (Claros Salinas u. Willmes 2000):

– das Verstehen von Rechensymbolen,

– das Aktivieren des Zahlenfaktenwissens: Zählaufgaben, Addition und Subtraktion im Zahlenraum bis 20, kleines Einmaleins,

– das Beherrschen arithmetischer Prozeduren für das operationale Vorgehen bei komplexen Aufgaben: Kopfrechnen und schriftliches Rechnen in den 4 Grundrechenarten, auch überschlagsmäßiges Rechnen,

– das Ableiten von Rechenwegen aus alltäglichen zahlenbezogenen Fragestellungen heraus beim angewandten Rechnen (sog. Textaufgaben, erweiterbar durch Dreisatz- oder Prozentrechnung sowie andere patientenspezifische Anforderungen).

> **Das Rechnen setzt eine sichere Zahlenverarbeitung voraus.**

Übungen zum Verstehen von Operationssymbolen

■ **Identifizieren von Rechensymbolen**

Aus einer Menge unterschiedlicher Zeichen sollen Rechensymbole identifiziert werden.

Beispiel

+ – § : x ? >

■ ■ **Hilfestellungen**

– Benennen der einzelnen Symbole durch die Therapeutin.

– Herstellen eines semantischen Bezugs. **Beispiel:** Das Eurozeichen € signalisiert eine Preisangabe.

■ **Zuordnen von schriftlich präsentierten Operationssymbolen**

Diese werden den von der Therapeutin vorgegebenen lautsprachlichen Realisierungen zugeordnet, vor allem den Zeichen für Addition + (»plus« oder »und«), Subtraktion – (»minus« oder »weniger«), Multiplikation × oder (»mal«), Division : (»geteilt«) sowie dem Gleichheitszeichen = (»ist gleich«).

■■ **Hilfestellung**

Vorheriges Benennen aller Symbole der Auswahlmenge.

■ **Schreiben von Rechensymbolen nach Diktat**

Die Therapeutin diktiert dem Patienten unterschiedliche Rechensymbole, die der Patient aufschreibt. Diese Übung stellt eine rezeptive und expressive Aufgabe dar.

■■ **Hilfestellung**

Angebot einer Auswahlmenge an Zeichen.

■ **Einsetzen des passenden Rechensymbols in eine Gleichung mit oder ohne Auswahlmenge**

Der Patient erhält eine Gleichung ohne Rechensymbole. Er soll mit oder ohne Auswahlmenge herausfinden, welche Rechensymbole fehlen und diese ergänzen. Mit dieser und der folgenden Aufgabenstellung wird das Verstehen für die Funktion der einzelnen Operationssymbole überprüft und trainiert.

Beispiel
- 3 5 = 8
- 2 3 5 = 11

■■ **Hilfestellungen**
- Hinweis auf den semantischen Gehalt der Operationssymbole.
  Beispiel: »Minus bedeutet, dass eine Zahl von der anderen abgezogen wird, es wird also insgesamt weniger.«
- Zunächst sollte der Patient in getrennten Aufgabengruppen Punkt- oder Strichrechnungssymbole eintragen. Dadurch werden arithmetische Anforderungen umgangen.
- Angebot einer Auswahlmenge an Rechensymbolen.

■■ **Steigerung**

Wenn in eine Gleichung sowohl Punkt- als auch Strichrechnungssymbole eingesetzt werden können, werden kalkulatorische Leistungsanforderungen erhöht. Dabei gilt: Je größer die zu verrechnenden Zahlen, desto einfacher ist erwartungsgemäß die Unterscheidung zwischen Punkt- oder Strichrechnung.

Beispiel: 30 55 = 1650

■ **Zuordnen einer Lösung zu einer vorgegebenen Gleichung**

Dabei wird eine Auswahlmenge angeboten, die durch Verrechnung der Zahlen nach den 4 Grundrechenarten entwickelt ist.

Beispiel

10 + 5 = ?
  Auswahlmenge: 5 15 2 50

■■ **Hilfestellung**

Vorlesen der jeweiligen Aufgabe mit Betonung des Rechensymbols.

Übungen zur Aktivierung des Zahlenfaktenwissens

Die Reaktivierung des Zahlenfaktenwissens erfolgt über **wiederholten Abruf** (Claros Salinas 1988).

■ **Zählaufgaben**

Mit oder ohne Unterstützung durch Mengen (Tokens, Streichhölzer oder Ähnliches).

■■ **Hilfestellungen**
- Zählaufgaben zunächst in Einerschritten.
  Beispiel: 1– 2– 3– 4–
- Vor- oder Mitsprechen durch die Therapeutin.
- Initiieren des Zählvorgangs durch Vorgabe des Reihenbeginns.

■■ **Steigerung**
- Rückwärtszählen in Einerschritten.
  Beispiel: 10 – 9 – 8 – 7 –
- Zahlenreihen in größeren Schritten.
  Beispiel: – 2 – 4 – 6 –
  – 5 – 10 – 15 – 20 –

- **Additions- und Subtraktionsaufgaben im Zahlenraum bis 20**

Der Patient wird aufgefordert, Additions- und Subtraktionsaufgaben im Zahlenraum bis 20 zu lösen. Die Aufgaben können mündlich oder schriftlich vorgegeben werden.

- **Multiplikations- und Divisionsaufgaben im Rahmen des »Kleinen Einmaleins«**

Der Patient wird aufgefordert, Multiplikations- und Divisionsaufgaben zu lösen. Die Aufgaben können mündlich oder schriftlich vorgegeben werden.

- **Beurteilen von vorgegebenen Gleichungen**

Bei Strichrechnung im Zahlenraum bis 20, bei Punktrechnung im Rahmen des kleinen Einmaleins.

Beispiel

$56{:}7=9$

Richtig oder falsch?

■■ **Hilfestellungen**
- Zunächst sollte eine Grundrechenart isoliert trainiert werden. Es müssen nicht alle Rechenarten (in gleichem Ausmaß) betroffen sein.
- Auswahlmengen erleichtern die Lösung. Dabei hängt der Schweregrad im Bereich Punktrechnung davon ab, ob die Zahlen der Auswahlmenge Vielfache (zu einer der Zahlen) sind oder nicht.
  Beispiel: $8 \times 2 = ?$
  Auswahl: 14 (7 2) 16 (8 2) 24 (8 3) 21 (kein Vielfaches von 2 oder 8)
- Unsere Erfahrungen decken sich mit den Beobachtungen von Warrington (1987, in Hüttemann 1998), nach denen das Addieren leichter fällt, wenn der erste Summand größer als der zweite ist.
  Beispiel: $5 + 3$ ist leichter zu lösen als $3 + 5$
- Das Multiplizieren scheint leichter zu gelingen, wenn der Multiplikand kleiner als der Multiplikator ist.
  Beispiel: 3×5 ist leichter zu lösen als 5×3
- Aufgrund des Kommutativgesetzes im Bereich der Addition und Multiplikation (d. h. der flexiblen Reihenfolge der zu verrechnenden Zahlen) kann ein Patient kompensatorisch

angeleitet werden, die Reihenfolge der Zahlen ggf. zu verändern.
  Beispiel: $3 + 5 = 5 + 3$
- Einsatz von Hilfsmitteln wie Tokens oder Rechenschieber.
- Vereinzelt können Strategien angewandt werden.
  Beispiel:
  - $7 + 8 = 7 + 3 + 5 = 10 + 5$
  - $9 \times 5 = 10 \times 5 - 1 \times 5$
  - $4 \times 5 = 5 + 5 + 5 + 5$.
- Hierbei handelt es sich um Schritte des operationalen Vorgehens. Da im Bereich des Zahlenfaktenwissens jedoch angestrebt werden sollte, Ergebnisse ohne Berechnung abzurufen, stellen diese Strategien lediglich Zwischenschritte dar.

■■ **Steigerung**

Randomisiertes Rechnen in allen 4 Grundrechenarten.

Übungen zum operationalen Vorgehen

Gleichungen außerhalb des Zahlenfaktenwissens werden entweder »im Kopf« oder (häufiger) schriftlich mithilfe von Zwischenschritten gelöst. Die jeweiligen Zahlen werden dabei (zusätzlich) in vertikaler Ausrichtung verrechnet. Voraussetzungen sind sowohl ein korrektes Anordnen der Zahlen untereinander als auch ein sicheres Beherrschen des Zahlenfaktenwissens. Außerdem kommen beim operationalen Vorgehen vermehrt die Leistungen des Arbeitsgedächtnisses zum Tragen (man denke an die klassische »Eins im Sinn«).

Im Bereich operationales Rechnen wird auf das in der Schule vermittelte Regelwissen zur schriftlichen Addition, Subtraktion, Multiplikation oder Division zurückgegriffen. Auch die Übungen gleichen den im Mathematikunterricht gestellten Aufgaben:

- **Lösen vorgegebener Rechenaufgaben in den 4 Grundrechenarten**

Der Patient erhält Rechenaufgaben in den 4 Grundrechenarten (Addition, Subtraktion, Multiplikation, Division) und wird gebeten, diese »im Kopf« oder mit Hilfe von Zwischen-Rechenschritten zu lösen.

- Überprüfen von Rechenlösungen

Der Patient erhält Rechenaufgaben mit Lösung und wird gebeten, die Lösung zu überprüfen.

- Überschlagsmäßiges Berechnen von Ergebnissen

Dies stellt beim Verrechnen komplexer und großer Zahlen eine sinnvolle und alltagsrelevante Ergänzung dar. Diese Fähigkeit ermöglicht eine schnelle Plausibilitätskontrolle von Rechenlösungen.

Beispiel

$465 + 849{,}2 + 12 - 584 = ?$

Welche Lösung passt am besten: ungefähr 700, 400 oder 1000?

■■   Hilfestellungen

− Strichrechnungsaufgaben innerhalb einer Zehnergrenze, also Additionen ohne »Zehnerüberstieg« und Subtraktionen ohne notwendiges »Zehnerborgen«, sind leichter zu bewältigen.
  Beispiel: $7520 - 4310 = ?$
− Kompensatorisch können die während der Zwischenschritte von Hirngesunden oft ohne Aufschreiben gemerkten Zahlen vom Patienten schriftlich fixiert werden.
− Anwenden von Rechenstrategien.
  Beispiel:
  − $27 + 8 = 27 + 3 + 5 = 30 + 5$
  − $9 \times 17 = 10 \times 17 - 1 \times 17$
  − $9 \times 17 = 9 \times 10 + 9 \times 7$

■■   Steigerung

− Je mehr Zahlen mit notwendigem Überschreiten einer oder mehrerer Zehnergrenzen addiert (Zehnerüberstieg) oder subtrahiert (Zehnerborgen) werden, desto anspruchsvoller ist die Übung. Auch das Rechnen mit mehrstelligem Divisor oder Multiplikator stellt eine hohe Anforderung dar.
− Die Alltagsrelevanz sollte nicht aus dem Auge verloren werden: Meist ist das schriftliche Verrechnen mehrerer großer (Dezimal-)Zahlen nicht mehr notwendig, denn auch Hirngesunde greifen dabei auf einen Taschenrechner zurück.

Übungen zum Ableiten eines Rechenwegs aus alltäglichen zahlenbezogenen Fragestellungen

Eine besondere Herausforderung in der Akalkulie-Therapie stellt das **angewandte Rechnen** dar. Im Alltag geht es weniger darum, vorformulierte Rechnungen zu lösen – vielmehr muss in vielen Fällen zunächst der **Rechenweg** aufgestellt werden. Auch wenn beispielsweise bereits alle monatlichen Einnahmen und Ausgaben erfasst sind, so muss zunächst erkannt werden, welche Beträge addiert und welche subtrahiert werden müssen, um das monatliche Restguthaben zu ermitteln. Daher sollte ein Rechentraining immer **Textaufgaben** einbeziehen, die sich **am Alltag des Patienten orientieren**. Im optimalen Fall wird direkt mit Datenmaterial und den sich daraus ergebenden Fragestellungen aus dem Alltag des Patienten gearbeitet.

Neben einfachen Berechnungen in den 4 Grundrechenarten können dabei Erweiterungen wie Dreisatzaufgaben, Prozentrechnungen, Transformationen verschiedener Maßeinheiten oder Flächenberechnungen in die Therapie einfließen.

Zeitberechnungen werden im Gegensatz zu Preisberechnungen gesondert geübt, da die jeweiligen Maßeinheiten (Jahr, Monat, Woche, Tag, Stunde, Minute und Sekunde) nicht dezimal sind.

Beispielaufgaben

− Sie wollen 15 kg Kartoffeln auf Vorrat kaufen. Auf dem Markt halten die Händler unterschiedliche Angebote bereit: Händler Meier bietet Ihnen 5 kg zu 4 € an, Händler Geier dagegen 3 kg für 2 €. Bei welchem Händler können Sie Ihre Kartoffeln am preisgünstigsten einkaufen?
− Ihr Arzttermin ist für 9.30 Uhr angesetzt. Aufgrund einiger Notfälle verschieben sich alle Termine um 45 Minuten. Wann werden Sie wohl aufgerufen?

■■   Hilfestellungen

− Es kann zunächst notwendig sein, die zum Berechnen essenziellen Informationen aus dem Text herauszufiltern und in übersichtlicher Weise auf einem Papier festzuhalten.
− Die Therapeutin erläutert den rechnerischen Prozess anhand eines Beispiels, bevor der

Patient das spezifische operationale Vorgehen anhand mehrerer Übungen trainiert.
- Durch spezifische Fragen kann die Therapeutin den Patienten auf den notwendigen Rechenschritt hinweisen.
  Beispiel: »Sie wissen jetzt, dass 5 Kilogramm Kartoffeln 4 € kosten. Wie viel kostet also ein Kilogramm?«

■■ **Steigerung**
- Komplexe Textaufgaben, die mehrere Zwischenschritte verlangen.
  Beispiel: »Sie fahren mit 3 Freunden 800 km weit zur Nordsee. Ihr Auto verbraucht 7 Liter Benzin auf 100 km. Der Liter Benzin kostet 1,20 €. Sie teilen die Benzinkosten gleichmäßig unter sich auf. Wie viel Geld verlangen Sie von jedem Ihrer Mitfahrer?«
- Alltagsorientierte Textaufgaben lassen sich auch mit Schätzaufgaben und Abruf aus dem Zahlenweltwissen ergänzen.
  Beispiel: »Wie viel Kilometer sind es von hier bis zur Nordsee? Wie viel Liter Benzin verbraucht Ihr Auto auf 100 km? Wie teuer ist ein Liter Benzin? Wie teuer wird die Fahrt dann ungefähr?«

12.9.7 Kompensatorischer Umgang mit einem Taschenrechner

Um den Patienten an den Umgang mit einem Taschenrechner zu gewöhnen, empfiehlt es sich, alle Ergebnisse mündlich oder schriftlich berechneter Aufgaben als Leistungskontrolle mithilfe eines Taschenrechners zu überprüfen. Dabei sollte der persönliche Rechner des Patienten eingesetzt werden.

Übungen zum Eingeben von diktierten Zahlen in einen Taschenrechner wurden bereits in ▶ Abschn. 12.9.1, beschrieben. Schriftlich vorliegende Zahlen können durch direkten Abgleich mit den Ziffern auf der Rechnertastatur eingetippt werden. Außerdem müssen die jeweiligen Operationssymbole den entsprechenden Rechnertasten zugeordnet werden.

Übung
- **Eingabe unterschiedlicher Rechenaufgaben in den Taschenrechner**
Der Patient löst mündlich oder schriftlich vorgegebene Rechenaufgaben, in dem er diese in den Taschenrechner eingibt.

■■ **Hilfestellungen**
- Im Handel sind günstige Taschenrechner in DIN-A5-Größe erhältlich, die bei feinmotorischen oder visuellen Störungen die Eingabe und das Ablesen von Zahlen und Operationen erleichtern.
- Ebenso werden Taschenrechner angeboten, die jeden eingegebenen Rechenschritt im Display anzeigen. Tippfehler lassen sich mithilfe einer Löschtaste rückgängig machen.
- Die Tastatur kann durch das Abkleben ungenutzter Rechnertasten übersichtlicher gestaltet werden.
- Es können auch Mobiltelefone mit Rechnerfunktion genutzt werden. Diese findet sich z. B. unter »Dienstprogramme«.

Fazit
- Auch wenn sprachliche Defizite meist im Mittelpunkt der logopädischen Therapie stehen, sollten in Abhängigkeit von den individuellen alltäglichen Anforderungen auch zahlenbezogene Störungen im Therapieaufbau Berücksichtigung finden.
- Im Umgang mit Zahlen wird generell zwischen Leistungen im Verstehen bzw. in der Produktion von Zahlen und Leistungen im Rechnen unterschieden. Dabei ist jede Teilkomponente isoliert störbar. Jede Kalkulation setzt ein korrektes Verständnis der angegebenen Zahlen voraus.
- Übungen zum Verstehen und Produzieren von Zahlen sollten die Verarbeitung von Uhrzeiten und Geldbeträgen integrieren und steigern sich von Wort- zu Satzebene.
- Ein Rechentraining orientiert sich an den jeweils gestörten Grundrechenarten. Das angewandte Rechnen stellt eine besondere Herausforderung dar und kann durch spezifische Textaufgaben trainiert werden.
- Kompensatorisch sollte ggf. der Umgang mit einem Taschenrechner geübt werden.

12.10 Krankheitsbewältigung

In ▶ Abschn. 9.5 wurde bereits auf die umfassenden psychosozialen und ökonomischen Veränderungen, die ein Patient und seine Angehörigen nach einer Hirnschädigung zu bewältigen haben, hingewiesen. Im Folgenden werden Wege aufgezeigt, wie eine Sprachtherapeutin den Prozess der Krankheitsverarbeitung durch eine ressourcen- und lösungsorientierte Gesprächsführung unterstützen kann.

Die Lebensqualität neurologischer Patienten wird nicht nur durch die direkten Folgen der Hirnschädigung wie Lähmungen, neuropsychologische Störungen oder medizinische Komplikationen beeinträchtigt. Betroffene sind darüber hinaus auch mit indirekten Auswirkungen wie finanziellen Einbußen, Statusverlusten oder Rollenveränderungen konfrontiert. Die Sprachtherapie beschränkt sich daher nicht auf die Behandlung funktioneller Defizite, sondern unterstützt den Patienten und seine Angehörigen bei der Bewältigung der Krankheitsfolgen.

> **Es stellt eine wesentliche Aufgabe des gesamten therapeutischen Teams dar, den Prozess der Krankheitsverarbeitung zu unterstützen.**

Im Folgenden werden einige **Anregungen** für die Gesprächsführung gegeben:

- **Ehrliche Aufklärung** über diagnostische Ergebnisse und Entwicklungen in der Therapie. Klare und kompetente Informationen können Ängste und Unsicherheiten reduzieren und Über- oder Unterforderungsreaktionen vermeiden. Einige häufig gestellte Fragen und mögliche Antworten sind in ▶ Abschn. 9.4 angeführt.
- **Beratungsinhalte** im Hinblick auf die Kommunikation mit einem sprachgestörten Patienten sind in ▶ Abschn. 9.3 beschrieben.
- **Therapieziele** werden unter Berücksichtigung der individuellen Bedürfnisse und Ziele und **in Absprache** mit Patient und Angehörigen getroffen. Therapiepläne werden als Therapieangebote bzw. -empfehlungen mit Alternativvorschlägen vermittelt (▶ Abschn. 10.2).

Ziele einzelner Übungen werden transparent gemacht.

- Das Einbeziehen Angehöriger in häusliche Übungen setzt das Einverständnis des Patienten voraus, wobei der Wunsch des Patienten nach **Selbstständigkeit** unbedingt **berücksichtigt** werden sollte.
- Therapeutinnen sollten ein **offenes Ohr für die Trauer** um den erlittenen Verlust, von Zeit zu Zeit auch für die scheinbar unbedeutenden Sorgen und Erzählungen von Patienten und Angehörigen haben. Dabei erleben viele Betroffene allein das Zuhören als Erleichterung und Unterstützung. Dieses Gefühl sollte nicht durch »billige« Trostversuche relativiert werden.
- **Präzisierendes Nachfragen:** Manchmal entwickeln Betroffene selbstständig Ideen, während sie Probleme oder Fragen verbalisieren. Die Therapeutin unterstützt gedankliche Prozesse dadurch, dass sie rückmeldet, was sie nicht verstanden hat, was unklar geblieben ist, was ihr während der Schilderung aufgefallen ist oder was das Erzählte bei ihr an Gedanken oder Gefühlen auslöst. Deutungen, Interpretationen oder Erklärungen sollte sie dabei dem Patienten oder den Angehörigen überlassen.
- Emotionale Schwierigkeiten, die von Patienten oder Angehörigen geschildert werden, können von der Therapeutin nicht gelöst werden. Die Therapeutin kann vermitteln, was in ähnlichen Fällen geholfen hat. Außerdem können die Betroffenen durch gezielte Gesprächstechniken dahin gelenkt werden, **festgefahrene Sichtweisen zu variieren** und **eigene Lösungen zu entwickeln** (de Jong u. Berg 1999).

Beispiel
- »War es in der letzten Zeit schon mal besser? Gab's solche Situationen schon mal in Ihrem Leben? Wenn ja, was hat Ihnen da geholfen?«
- »Was von dem, was Sie ausprobiert haben, ging schon in die richtige Richtung?«
- »Sie haben jetzt eine Idee genannt. Was könnte denn noch funktionieren? Welche anderen Möglichkeiten fallen Ihnen ein?«
- »Was haben andere Ihnen geraten, und wie stehen Sie dazu? Was würden Ihr Mann/Ihre Tochter/Ihr Arzt … dazu sagen?«

- »Sie haben gerade ein Ziel beschrieben – wie sieht denn dann der nächste Schritt konkret aus? Was machen Sie da anders als jetzt?«

> **Es sollten weniger konfrontative Belehrungen oder überstürzte Verhaltenskorrekturen als vielmehr vorsichtige Richtungswechsel im Denken und Handeln angestrebt werden.**

- Therapeutinnen sollten eine **anerkennende und wertschätzende Haltung** gegenüber dem Engagement von Patient und Angehörigen aufbringen. Bestimmte Fragetechniken können dabei helfen, die Kräfte und Ressourcen der Betroffenen herauszustellen:

Beispiel
- »Wie schaffen Sie es, dass …?«
- »Wie machen Sie das bloß, dass das … gelingt?«

- **Angehörige** sollten motiviert werden, im Rahmen der Möglichkeiten **eigene Interessen und Freiräume zu wahren** und Energien »aufzutanken«. Eine dauerhafte Betreuung des Patienten ist nur dann möglich, wenn die Angehörigen selbst nicht »ausgebrannt« sind.
- Misserfolge und Frustrationen können durch die Frage nach Erfolgserlebnissen und Lichtblicken relativiert werden.

Beispiel
»Sie haben jetzt erzählt, Sie schaffen es noch nicht, lange Zeitungstexte zu lesen. Was schaffen Sie denn mittlerweile schon?«

- Patienten und Angehörige sollten angeregt werden, **offen miteinander umzugehen**. Manche Patienten oder Angehörigen möchten ihre Umgebung schützen vor den Befürchtungen oder Frustrationen, die sie beschäftigen. Häufig spüren aber Patienten genauso wie Hirngesunde, wenn man nicht ehrlich mit ihnen umgeht. »Geteiltes Leid« kann auch hier »halbes Leid« bedeuten.

Tipp

- Informationen und Absprachen sollten wiederholt besprochen und evtl. schriftlich notiert werden.
- Sowohl im Gespräch mit Patienten als auch mit Angehörigen soll auf eine verständliche Ausdrucksweise geachtet werden.
- Auch wenn einzelne Verhaltensweisen nicht den Vorstellungen der Therapeutin entsprechen, sollte das Engagement der Angehörigen für den Patienten wertgeschätzt werden.
- Das gedankliche Hineinversetzen in die Situation der Betroffenen, das Einfühlen in die Sorgen und Wünsche von Patienten und Angehörigen hilft am besten, die richtigen Fragen und Antworten zu formulieren.

Tipp Literatur

- Büttner C, Quindel R (2013) Gesprächsführung und Beratung: Sicherheit und Kompetenz im Therapiegespräch. Springer, Heidelberg
- de Jong P, Berg IK (2003) Lösungen (er-)finden. Verlag Modernes Lernen, Dortmund
- Parr S et al.(1999) Aphasie. Leben mit dem Sprachverlust. Ullstein Medical, Wiesbaden
- Pössl J, Mai N (2002) Rehabilitation im Alltag: Gespräche mit Angehörigen hirngeschädigter Patienten. Borgmann, Dortmund
- Thun T (1988) Psychotherapie und Sozialtherapie. In: von Cramon DY, Zihl J (Hrsg) Neuropsychologische Rehabilitation. Springer, Heidelberg, S 83–104
- Gronwall D et al.(1993) Schädel-Hirn-Verletzungen. Spektrum, Heidelberg
- von Schlippe A, Schweitzer J (2003) Lehrbuch der systemischen Therapie und Beratung. Vandenhoeck & Ruprecht, Göttingen

> **In vielen Situationen sind Anregungen zur »Selbsthilfe« wichtiger als therapeutische Ratschläge. Schließlich kann eine Therapeutin nur ahnen oder unterstellen, was wichtig oder gut für den Betroffenen ist.**

Auch Patienten mit massiven sprachlichen Problemen sollen in ein Gespräch integriert, über Planungen aufgeklärt und in Entscheidungsprozesse einbezogen werden.

Fazit
- Die Sicherung der Lebensqualität trotz krankheitsbedingter Einschränkungen stellt das oberste Ziel aller rehabilitativen Maßnahmen dar.
- Auch die Sprachtherapeutin kann den Patienten und seine Angehörigen darin unterstützen, effektive Bewältigungsstrategien zu entwickeln.
- Besonders wichtig ist eine offene, einfühlsame Haltung der Therapeutin, mit der den Betroffenen Verständnis und Wertschätzung entgegengebracht wird.
- Gezielte Gesprächstechniken verhelfen dazu, dass Patienten oder Angehörige eigene Ideen und Lösungen für ihre Probleme entwickeln.

12.11   Soziale Integration

Nach einer Hirnschädigung ist die Gefahr eines sozialen Rückzugs aufgrund der vielfältigen Behinderungen oft sehr groß. In diesem Abschnitt werden Anregungen dafür gegeben, wie Menschen mit einer Aphasie bei der Teilhabe am sozialen Leben unterstützt werden können.

Der Anschluss an das gesellschaftliche Leben wird durch die Anbindung an eine **Selbsthilfegruppe** erleichtert. Das gesellige Zusammensein mit anderen, ähnlich Betroffenen trägt wesentlich zum seelischen Wohlbefinden bei, denn die mit den sprachlichen, motorischen oder neuropsychologischen Behinderungen einhergehende Scheu vor sozialen Kontakten reduziert sich in einer Gruppe von Menschen, die gleichermaßen betroffen sind. Hier erfahren Patienten und Angehörige **Verständnis für ihre Situation**, sie tauschen **praktische Hilfestellungen** aus und **suchen kollektiv nach Lösungen** für Probleme, mit denen sie im Alltag konfrontiert sind. Dabei machen Menschen mit einer Aphasie die Erfahrung, dass sie trotz ihrer sprachlichen Einschränkungen alltägliche Situationen und Gespräche erfolgreich bewältigen können (Huber u. Ziegler 2000).

Auch **andere Einrichtungen** können Patienten vor einem sozialen Rückzug bewahren. Der Besuch eines Volkshochschulkurses, die Teilnahme am kirchlichen Seniorenkreis, die Mitgliedschaft im Kleingärtnerverein – es gibt vielfältige Möglichkeiten, **am öffentlichen Leben teilzunehmen**. Manche Gemeinden halten über Alten- und Servicezentren spezielle Angebote für verschiedene Altersstufen bereit. Was für den einen der Fanclub, ist für den anderen der Kirchenchor – wichtig ist in jedem Fall, die Lebensqualität durch das **Verfolgen persönlicher Hobbys und Interessen** und mit Unterstützung anderer aufrechtzuerhalten oder wiederzugewinnen.

> **Die Therapeutin sollte den Patienten nicht zu Tätigkeiten überreden oder mit Angeboten überschütten, die sie selbst für sinnvoll hält. Sie kann vielmehr den Patienten über Fragen und Anregungen dahin lenken, selbst Ideen zu entwickeln oder alte Aktivitäten wieder aufleben zu lassen.**

In jedem Falle sollte sie Informationen über die örtliche Aphasiker-Selbsthilfegruppe und den **Bundesverband für die Rehabilitation der Aphasiker** in Würzburg bereithalten.

Tipp		

- Das Interesse des Patienten an einer Selbsthilfegruppe steigt, wenn es der Therapeutin gelingt, ihm die Gruppe mit ihren Zielen und Angeboten attraktiv darzustellen. Es empfiehlt sich, als Therapeutin selbst an (einem) Gruppentreffen teilgenommen zu haben, um authentisch »für die Sache« zu werben.
- Um die Hemmschwelle vor dem Besuch einer Selbsthilfegruppe zu mindern, kann es hilfreich sein, wenn die Therapeutin den Patienten zum ersten Treffen begleitet oder den Kontakt zu einem Gruppenmitglied herstellt.

Fazit
- Eine Aphasie stellt eine Barriere im Kontakt mit anderen dar und führt nicht selten zum sozialen Rückzug.
- Die Therapeutin sollte den Patienten ermuntern, trotz sprachlicher Defizite am sozialen Leben teilzunehmen und geeignete Hobbys zu pflegen.
- In der Sprachtherapie sollte auf die regionale Aphasiker-Selbsthilfegruppe sowie den Verband für die Rehabilitation der Aphasiker in Würzburg hingewiesen werden.

12.12   Berufliche Reintegration

Auch wenn bei nur relativ wenigen Patienten mit einer Aphasie eine berufliche Wiedereingliederung ansteht, sollten Sprachtherapeutinnen um die spezifischen sprachlichen Anforderungen am Arbeitsplatz bzw. in der Ausbildung wissen und ein darauf zugeschnittenes Behandlungskonzept entwickeln. Im Folgenden werden Anregungen für eine berufsorientierte logopädische Therapie gegeben.

Sprachliche Fähigkeiten tragen einen wesentlichen Teil dazu bei, dass ein neurologischer Patient im erwerbsfähigen Alter
- eine Ausbildung (wieder) aufnehmen,
- an seinen alten oder einen neuen Arbeitsplatz zurückkehren oder
- eine Umschulung bewältigen kann.

Dabei ist ein sicherer Umgang mit Zahlen oft von ähnlich großer Bedeutung wie die Sprache.

■ **Therapieziel**
Ist bei einem Patienten eine (Wieder-)Eingliederung ins Berufsleben nicht ausgeschlossen, besteht eine Zielsetzung der logopädischen Therapie darin, einen **Transfer** der erarbeiteten kommunikativen und zahlenbezogenen Fähigkeiten im Hinblick **auf die individuellen beruflichen Anforderungen** zu ermöglichen und den Patienten somit auf seine zukünftigen beruflichen Aufgaben vorzubereiten.
   Die logopädische Therapie erfolgt dabei in enger **Absprache** mit den anderen **an der beruflichen Rehabilitation beteiligten Berufsgruppen**:

- Sozialpädagogin,
- Neuropsychologe und
- Ergotherapeutin.

■ **Förderprogramme und Modellprojekte**
IBRA Vom Berufsförderungswerk Nürnberg (▶»Kontaktadresse« im Serviceteil) wird das Modellprojekt »Integrative Berufliche Rehabilitation von Personen mit Aphasie (IBRA)« angeboten. Das Projekt richtet sich an Patienten, die aufgrund einer Aphasie ihren bisherigen Beruf nicht mehr ausüben können und sich daher beruflich neu orientieren müssen. Es umfasst u. a. eine Berufsfindung mit Arbeitserprobung, eine Ausbildung in einem anerkannten Ausbildungsberuf sowie sprachtherapeutische, medizinische, psychologische und soziale Maßnahmen.

HAM Ebenso zielt das »Heidelberger Aphasie-Modell (HAM)« auf die berufliche (Re)Integration von Menschen mit Aphasie ab. Nach einem 6-wöchigen Assessment erfolgt die Aus- oder Weiterbildung, eng begleitet von Logopädie, Physiotherapie, Ergotherapie und Neuropsychologie. Das Modell erfolgt in Zusammenarbeit mit dem Bundesverband Aphasie e.V. in Würzburg.

■ **Übungen**
Übungen werden in Bezug auf Aufgabenstellungen und Materialauswahl so konzipiert, dass sie die individuellen Anforderungen am Arbeitsplatz oder in der Ausbildung berücksichtigen (Claros Salinas 2001).
- Training schriftsprachlicher Fähigkeiten: Erfassen und Formulieren fachspezifischer Texte
- Dialogverhalten: Rollenspiele (Verkaufs-, Beratungsgespräche) mit Integration von arbeitsplatzspezifischem Material wie Preislisten, Katalogen oder Formularen
- Telefontraining
- Übungen zur Zahlenverarbeitung und zum angewandten Rechnen in berufsspezifischem Kontext
- Erarbeiten von Kompensationsstrategien und (externen) Hilfsmitteln: z. B. Aktivieren der automatischen Rechtschreibkorrektur des Computers.

▪▪ Hilfestellungen
- Alle Aufgabenstellungen sind bereits weiter oben im neutralen Kontext (▶ Abschn. 12.1.4, ▶ Abschn. 12.5, ▶ Abschn. 12.6, ▶ Abschn. 12.8, ▶ Abschn. 12.9) vorgestellt. Je nach Art der Übung kann auf die dort beschriebenen Hilfen zurückgegriffen werden.
- Um die Selbstständigkeit des Patienten zu unterstützen, sollte der Patient angehalten werden, sich bei Fehlern selbst zu korrigieren und Schwierigkeiten selbst zu kompensieren.

▪▪ Steigerung
Um die kommunikativen Anforderungen im (beruflichen) Alltag nachzustellen, sollte der Schonraum im therapeutischen Setting sukzessive aufgehoben werden. Die Therapeutin kann dazu auch die Rolle ungeduldiger, kritischer oder unhöflicher Gesprächspartner einnehmen.

Fazit
- Eine berufliche Wiedereingliederung kommt nur bei wenigen Patienten mit einer Aphasie in Betracht und geschieht in enger Kooperation aller beteiligten Disziplinen wie Physiotherapie, Ergotherapie, Logopädie, Neuropsychologie und Sozialpädagogik.
- Die logopädische Therapie bereitet den Patienten mit spezifischen sprachlichen oder zahlenbezogenen Aufgaben auf die individuellen kommunikativen und/oder rechnerischen Anforderungen am Arbeitsplatz oder in der Ausbildung vor.

12.13 Medikamentöse Therapie

Für die pharmakologische Behandlung eines neurologischen Patienten ist der betreuende Arzt zuständig. Dennoch sollten auch Sprachtherapeutinnen um die medikamentöse Beeinflussung von Sprachstörungen wissen. Im Folgenden wird das Medikament Piracetam in seiner Wirkweise und Effektivität vorgestellt.

Während der letzten 20 Jahre ist in placebokontrollierten Doppelblindstudien die **Wirksamkeit des Nootropikums Piracetam auf die Sprachrehabili-** tation nach Schlaganfall nachgewiesen worden (Enderby et al. 1994; Huber et al.1997b; Kessler et al. 2000b). Dabei wurden sowohl akute als auch chronische Aphasien berücksichtigt. Die Patienten erhielten neben intensiver Sprachtherapie über einen Zeitraum von 6 bzw. 12 Wochen täglich jeweils 4,8 g Piracetam oder ein Placebo.

Die Untersuchung der sprachlichen Leistungen vor und nach der medikamentösen Behandlung ergab bei Piracetam-Einnahme deutlich bessere Ergebnisse in allen Untertests des AAT im Vergleich zu den Patienten mit einer Aphasie, denen ein Placebo verabreicht wurde. Der Effekt von Piracetam scheint im Zeitraum von 6–9 Wochen nach Hirnschädigung am größten zu sein (Enderby et al. 1994). PET-Untersuchungen zeigten einen signifikant höheren Aktivierungseffekt in den linkshemisphärischen Sprachregionen (Kessler et al. 2000b).

Piracetam scheint die Spracherholung durch folgende **Mechanismen** zu beeinflussen:
- In der Akutphase schützt es Nervenzellen in peripheren Infarktgebieten vor einem Zelltod und regt deren Stoffwechsel an.
- Zusätzlich wird die Aktivierung der kontralateralen Hemisphäre über das Corpus callosum unterstützt.
- Postakut erleichtert das Medikament ein Wiedererlernen linguistischen Wissens und ein Neulernen von Kompensationsstrategien. Die Effekte von Piracetam auf allgemeine Lern- und Gedächtnisleistungen sind durch Studien belegt.

Huber et al. (1997b) schließen, dass durch den Einsatz von Piracetam der **Nutzen einer Sprachtherapie fast verdoppelt** wird. Piracetam scheint jedoch nur dann wirksam zu sein, wenn es in **Kombination mit einer Sprachtherapie** eingesetzt wird. Denn die Ergebnisse einer kürzlich durchgeführten Metaanalyse (Greener et al. 2002a) zeigen, dass die Einnahme von Piracetam allein nur zur einer geringen Verbesserung sprachlicher Funktionen führt.

Neben Piracetam scheint auch **Dextroamphetamin** die sprachliche Erholung zu unterstützen. Auch Dextroamphetamin ist jedoch nur dann wirksam, wenn es in Verbindung mit Sprachtherapie gegeben wird (Teasell et al. 2005).

Fazit

- In Kombination mit Sprachtherapie kann Piracetam eine Wiederherstellung sprachlicher Funktionen bei Schlaganfallpatienten mit akuten und chronischen Aphasien effektiv unterstützen.
- Aktuelle Berichte über die Wirksamkeit medikamentöser Therapie bei Aphasie finden sich in der Leitlinie 2012 »Rehabilitation aphasischer Störungen nach Schlaganfall« der Deutschen Gesellschaft für Neurologie (DGN).

Qualitätssicherung

B. Schneider, M. Wehmeyer, H. Grötzbach

13.1   Maßnahmen zur Qualitätssicherung

M. Wehmeyer, H. Grötzbach, B. Schneider

In der Qualitätssicherung geht es insbesondere darum, die Effektivität von Aphasie-Therapie nachzuweisen. Dies ist nicht nur eine gesetzliche Verpflichtung, sondern auch ein berechtigter Anspruch von allen, die an der Aphasie-Therapie beteiligt sind. Im ▶ Abschn. 13.1 werden die Methoden vorgestellt, die für Effektivitätsnachweise zur Verfügung stehen.

Die **Qualitätssicherung** ist erstmals 1989 gesetzlich geregelt worden. Seitdem zählt sie zu den obligatorischen Aufgaben in der (neurologischen) Rehabilitation (Brand 2005). Der Gesetzgeber erwartet, dass

» durch zielgerichtete und systematische Verfahren und Maßnahmen die Qualität der Versorgung gewährleistet und kontinuierlich verbessert wird (§ 20, Abs. 1 und 2 Sozialgesetzbuch IX). «

Die Qualitätssicherung ist jedoch nicht nur in die Sozialgesetzbücher, sondern auch in das **Leitbild des Deutschen Bundesverbandes für Logopädie (dbl)** eingegangen. Dort heißt es, dass

» Logopädinnen und Logopäden (…) den Stand ihres Fachwissens und die Ergebnisse ihrer beruflichen Tätigkeit [kontinuierlich reflektieren] (Leitbild Logopädin/Logopäde 2005). «

> Die Qualitätssicherung ist sowohl gesetzlich durch das Sozialgesetzbuch IX (§ 20, Abs. 1 und 2) vorgeschrieben als auch eine freiwillige Selbstverpflichtung.

Qualitätssicherungsprogramme sind in der Regel multidimensional aufgebaut (Brand 2005). Dadurch sollen alle Prozesse erfasst werden, die das Ziel haben, medizinisches Wissen für die Wiederherstellung der Gesundheit wirtschaftlich einzusetzen (Blanco u. Mäder 1999). In den Programmen wird typischerweise zwischen der

- Strukturqualität,
- Prozessqualität und
- Ergebnisqualität

unterschieden. Eine Übersicht über diejenigen Daten, die auf den 3 Qualitätsebenen erhoben werden, gibt ☐ Tab. 13.1.

In der Aphasie-Qualitätssicherung steht die **Ergebnisqualität** im Vordergrund des Interesses, da der Gesetzgeber den Einsatz effektiver und effizienter Therapien fordert (Welti u. Raspe 2004). Unter **Effektivität** (»effectiveness«) wird die klinische Wirksamkeit einer Therapie verstanden (Kolominsky-Rabas 2005). Eine Therapie ist dann effektiv, wenn gezeigt werden kann, dass die Therapie zu einem besseren (sprachlichen) Ergebnis führt als die normale gesundheitliche Erholung. Im Gegensatz zur Effektivität bezieht sich die **Effizienz** (»efficiency«) auf das Verhältnis zwischen dem Nutzen einer Therapie und den dafür aufgewendeten Mitteln (Kolominsky-Rabas 2005). Bei der Effizienz geht es also um die ökonomische Bewertung von Therapien: Ideal ist, wenn mit einem vorgegebenen Einsatz an Mitteln ein maximaler Erfolg erzielt wird (ökonomisches Maximalprinzip).

> Die Effektivität ist wichtiger als die Effizienz, da sie für die Wahl eines möglichst optimalen und an den Bedürfnissen des Patienten angepassten Therapieplans steht. Uneffektive Therapien effizient durchzuführen stellt immer eine Verschwendung von Ressourcen dar (Kolominsky-Rabas 2005).

Zum **Nachweis der Effektivität von Therapien** werden verschiedene **Methoden** eingesetzt, die in ☐ Tab. 13.2 zusammengefasst sind. Wie der Tabelle zu entnehmen ist, hängt die Qualität eines Effektivitätsnachweises von der jeweils gewählten Methode ab (Grötzbach 2005; Wieck et al. 2005).

So resultieren aus **Metaanalysen randomisiert-kontrollierter Therapiestudien** (»randomized controlled trials« – RCT), die qualitativ besten Wirksamkeitsnachweise. In einer Metanalyse werden zunächst alle Therapiestudien zu einer bestimmten Fragestellung gesammelt (Beushausen 2005). Randomisiert-kontrolliert bedeutet, dass Patienten zufällig (randomisiert) einer von zwei Untersuchungsgruppen zugewiesen wer-

Tab. 13.1 Die 3 Ebenen der Qualitätsmessung

Qualitätsebene	Enthält Angaben über
Strukturqualität	Anzahl und Qualifikation der Mitarbeiter Indikationsspektrum Apparative und diagnostische Ausstattung Bauliche und räumliche Gegebenheiten
Prozessqualität	Art und Anzahl verordneter und erbrachter therapeutischer Leistungen Dauer von Einzel- und Gruppentherapien Zeitliche Abfolge der Therapien über den Tag Priorisierung von Therapien
Ergebnisqualität	Patientenzufriedenheit mit der ärztlichen, pflegerischen und therapeutischen Betreuung Angestrebte und erreichte Therapieziele Effizienz der verwendeten Therapiemethoden Risiken der durchgeführten Behandlungen

Tab. 13.2 Qualität evidenzbasierter Entscheidungen. (Nach Intercollegiate Working Party for Stroke 2000)

Güte der Evidenz	Methode	Grad der Empfehlung
Ia	Metaanalyse randomisiert-kontrollierter Therapiestudien (RCT)	A
Ib	Mindestens eine RCT	A
IIa	Mindestens eine methodisch gute Therapiestudie ohne Randomisierung	B
IIb	Mindestens eine methodisch gute, quasi-experimentelle Therapiestudie	B
III	Mindestens eine methodisch gute, nichtexperimentelle deskriptive Therapiestudie (z. B. Fallstudien)	B
IV	Meinung von Experten-Komitees oder angesehenen Autoritäten	C

den. Die beiden Gruppen unterscheiden sich dadurch,

- dass die Patienten der ersten Gruppe (Sprach-)Therapie erhalten, die Patienten der zweiten jedoch nicht,
- oder dass in der ersten Gruppe Therapie A und in der zweiten Gruppe Therapie B durchgeführt wird
- oder dass in der ersten Gruppe Therapie A und in der zweiten Gruppe eine Placebobehandlung durchgeführt wird.

Die gesammelten Therapiestudien werden dann nach standardisierten Regeln beurteilt und statistisch analysiert (Beushausen 2005). Daraus ergibt sich eine gewichtete Schätzung, die Auskunft über die Effektivität einer Therapie gibt.

> **Das Ergebnis einer Metaanalyse, die auf mehreren randomisiert-kontrollierten Therapiestudien beruht, gilt als wissenschaftlich sehr gut abgesichert (vgl. ▶ Tab. 10.2). Seine Bedeutung für den klinischen Alltag ist daher hoch.**

Ein Effektivitätsnachweis, der auf einer einzigen randomisiert-kontrollierten Therapiestudie basiert, ist qualitativ schwächer (Tab. 13.2). Trotzdem kann er uneingeschränkt für die Therapieplanung verwendet werden. Wird das Prinzip der Randomisierung jedoch aufgegeben, nimmt die Qualität der Evidenz und damit auch der Grad der Empfehlung ab. Die schwächste Form eines Wirksamkeitsnachweises liegt vor, wenn er lediglich auf der Meinung eines oder mehrerer Experten beruht. Seine Bedeutung für die Praxis ist daher gering.

Eine systematisch angelegte Sammlung von Meta-Analysen, denen nach Möglichkeit randomisierte Studien zugrunde liegen, ist auf der Homepage der **Cochrane Collaboration** (www.cochrane.org) zu finden. Bei dieser Organisation handelt es sich um ein weltweit arbeitendes Netz von Wissenschaftlern und Medizinern, die

- in Übersichtsarbeiten (»Reviews«) Evaluationen von Therapien erarbeiten,
- ihre Übersichtsarbeiten bei Vorliegen neuer Erkenntnisse aktualisieren,
- mit Hilfe von elektronischen Medien (Internet und CD-ROM) die beste verfügbare Evidenz für ein therapeutisches Vorgehen zur Verfügung stellen (Kolominsky-Rabas 2005).

Für die Aphasie-Therapie existiert in der **Cochrane Library** eine aktuelle Übersichtsarbeit von Brady et al. (2012).

> ❗ Wenn für ein therapeutisches Vorgehen keine oder eine negative Evidenz vorliegt, so bedeutet dies nicht, dass die Therapie auf keinen Fall durchgeführt werden darf (Kolominsky-Rabas 2005). Denn die Entscheidung für eine Therapie hängt nicht allein von wissenschaftlichen Belegen, sondern auch von
> - den Wünschen und Präferenzen der Patienten und
> - der klinischen Expertise der Therapeutin ab.

Fazit
- Die Güte eines Effektivitätsnachweises wird durch die Methode bestimmt, die für den Nachweis verwendet worden ist. Es herrscht Übereinstimmung darüber, dass Metaanalysen randomisiert-kontrollierter Therapiestudien zu den qualitativ besten Nachweisen führen.
- Eine regelmäßig aktualisierte Sammlung von Metaanalysen ist in der Cochrane-Library (www.cochrane.org) zu finden. Sie enthält auch eine Arbeit zur Effektivität von Aphasie-Therapie (Brady et al. 2012).

13.2   Evidenzbasierte Prinzipien der Aphasie-Therapie

M. Wehmeyer, H. Grötzbach, B. Schneider

In der Literatur gibt es widersprüchliche Angaben zur Effektivität von Aphasie-Therapie. Diese Widersprüche lassen sich zu einem großen Teil dadurch erklären, dass der Faktor »Therapieintensität« in den Studien unterschiedlich ist. Neben der Intensität sind weitere Faktoren für eine effektive Aphasie-Therapie wichtig. Diese werden in ▶ Abschn. 10.2 vorgestellt.

Eine mehr als 10-jährige Diskussion über die **Effektivität von Aphasie-Therapie** hat zu **widersprüchlichen Ergebnissen** geführt (Grötzbach 2004b; 2005). Denn es finden sich in der Literatur sowohl Belege dafür, dass Aphasie-Therapie unwirksam ist, als auch dafür, dass sie wirksam ist.

Die Position, dass **Aphasie-Therapie uneffektiv** ist, vertreten z. B. Lincoln et al. (1984). Sie wiesen in ihrer Studie Patienten mit einer Aphasie als Folge eines Schlaganfalls randomisiert einer Gruppe mit Therapie (n = 104) und einer Gruppe ohne Therapie (n = 87) zu. Die Therapiegruppe erhielt 6 Monate lang zwei Mal pro Woche Sprachtherapie. Nach den 6 Monaten wurden zwar in beiden Gruppen sprachliche Fortschritte festgestellt, zwischen der Therapiegruppe und der Nicht-Therapiegruppe existierten jedoch keine signifikanten Leistungsunterschiede. Die Autoren schließen daraus, dass durch die Aphasie-Therapie keine Verbesserungen erreicht worden sind, die über die Spontanremission hinausgehen.

Zu einer entgegengesetzten Schlussfolgerung kommt z. B. Robey (1998) in einer Metaanalyse, der 55 Therapiestudien zugrunde liegen. Seine Ergebnisse zeigen, dass Patienten, die eine Aphasie-Therapie erhalten haben, signifikant größere sprachliche Fortschritte erreichen als Patienten ohne Therapie. Da Robey (1998) davon ausgeht, dass die **Wirksamkeit von Aphasie-Therapie** durch seine Ergebnisse ausreichend belegt worden ist, hält er die Durchführung von weiteren Effektivitätsstudien für eine reine Verschwendung.

Trotz dieser Ansicht führen Greener et al. (2002b) im Auftrag der Cochrane Collaboration (▶ Abschn. 13.1) erneut eine Metaanalyse durch, in der 60 randomisierte Therapiestudien berücksichtigt werden. Von den 60 Studien sind jedoch nur 12 für eine genaue Analyse geeignet. Die Mehrheit der 12 Studien ist alt, und viele sind methodisch unzureichend. Die Autoren lassen daher die Frage nach der **Wirksamkeit von Aphasie-Therapie offen**: Sie kommen zu dem Schluss, dass es weder eindeutige Belege für noch gegen die Effektivität von Aphasie-Therapie gibt (für eine Kritik dieser und anderer Therapiestudien siehe Greitemann u. Claros-Salinas 2004).

Um die widersprüchlichen Ergebnisse zu klären, wählen Bhogal et al. (2003a; 2003b) in ihren beiden Metaanalysen folgenden Ansatz: Sie vergleichen diejenigen Therapiestudien, in denen eine Effektivität von Aphasie-Therapie nachgewiesen werden konnte, mit denjenigen, in denen sich eine Unwirksamkeit zeigte. Der Vergleich ergibt, dass

- in Studien mit einem positiven Ergebnis durchschnittlich 9 Stunden Therapie pro Woche und
- in Studien mit einem negativen Ergebnis durchschnittlich nur 2 Stunden Therapie pro Woche

durchgeführt wurden. Die positiven und negativen Studien unterscheiden sich jedoch nicht nur im Faktor »**Therapieintensität**«, sondern auch im Faktor »**Therapiedauer**«. Die effektiven Therapien dauerten mit durchschnittlich 11 Wochen nur halb so lang wie die uneffektiven Therapien mit durchschnittlich 23 Wochen. Aus diesen Ergebnissen schließen Bhogal et al. (2003a; 2003b), dass

- Aphasie-Therapie nur dann effektiv ist, wenn sie mit ca. 9 Stunden pro Woche für einen Zeitraum von 11 Wochen durchgeführt wird,
- Aphasie-Therapie uneffektiv bleibt, wenn sie mit nur 2 Stunden pro Woche selbst für einen Zeitraum von mehr als 20 Wochen durchgeführt wird.

Diese Schlussfolgerungen erklären, warum in der Studie von Lincoln et al. (1984) keine positiven Effekte nachgewiesen werden konnten: Zwar erhielten die Patienten ein halbes Jahr lang Therapie, die Frequenz betrug jedoch nur zwei Mal wöchentlich.

> **Für die Effektivität von Aphasie-Therapie ist nicht die Therapiedauer, sondern die Therapieintensität entscheidend (Teasell et al. 2005). Eine Konzentration der Aphasie-Therapie auf einen relativ kurzen Zeitraum mit einer hohen Therapieintensität ist besser als eine länger dauernde Therapie mit einer niedrigen Intensität.**

Das therapeutische Vorgehen in den positiven Therapiestudien war unterschiedlich. Daher kann die Frage, ob eine Therapiemethode effektiver als eine andere gewesen ist, nicht beantwortet werden. Bislang ist nur für die **Melodische Intonationstherapie** (Albert et al. 1973) der Nachweis erbracht worden, eine viel versprechende Therapiemethode zu sein (Benson et al. 1994).

Diese Ergebnisse bestätigen auch aktuellere Übersichtsarbeiten der Cochrane Collaboration (Kelly et al. 2010; Brady et al. 2012).

Die Metaanalyse von Brady et al. (2012) schließt 39 randomisiert-kontrollierte Studien (RCT) mit insgesamt 2518 Teilnehmern ein. Dabei wurden verschiedene Studien analysiert: 19 Studien prüften Aphasie-Therapie im Vergleich zu keiner Therapie, 7 Studien prüften Aphasie-Therapie im Vergleich zu allgemeiner sozialer Unterstützung und Stimulation und 25 Studien verglichen unterschiedliche Ansätze der Aphasie-Therapie. Dabei zeigte sich ein signifikanter Benefit von Aphasie-Therapie gegenüber keiner Therapie für die Kommunikationsfähigkeit der Patienten. Keine Unterschiede in der Kommunikationsfähigkeit zeigten sich beim Vergleich von Aphasie-Therapie gegenüber sozialer Unterstützung und im Vergleich zweier Therapieansätze. Kritisiert wurden die grundsätzlich kleinen Probandengruppen in den Studien. Insgesamt schlussfolgern die Autoren, dass davon ausgegangen werden kann, dass Aphasie-Therapie wirksam ist.

Die Bedeutung der Therapieintensität wurde mittlerweile durch zahlreiche Studien bestätigt, in denen ebenfalls die »Constraint-induced-Prinzipien« angewendet wurden. Die Constraint-Induced-Therapie (**CIAT**) nach Pulvermüller et al. (2001) wurde ausführlich in ▶ Abschn. 11.3.2 vorgestellt.

Meinzer et al. (2005) wiederholten die Studie von Pulvermüller mit 12 Patienten (Anwendung der CIAT-Original-Methode) und evaluierten einen Optimierungsversuch der Therapie durch Ergänzung der ursprünglichen CIAT um ein Schriftsprachmodul, neue Materialien (Fotos von Alltagsaktivitäten) sowie ein Alltagstraining unter Einbeziehung von Angehörigen (CIAT$_{neu}$) anhand von 15 Patienten. Daneben prüften sie die Stabilität erzielter Therapieeffekte mittels einer Nachuntersuchung (Katamnese) 6 Monate nach Therapieende. Beide Therapiegruppen (CIAT$_{orig}$ und CIAT$_{neu}$) verbesserten sich nach Therapieende signifikant hinsichtlich sprachlicher Leistungen, und es konnte ein Übertrag des Gelernten in den Alltag erreicht werden. Patienten und Angehörige berichteten über eine Zunahme von Alltagskommunikation. Die Qualität von Alltagskommunikation wurde von den Angehörigen der Patienten als verbessert eingeschätzt. Im Rahmen der Halbjahreskatamnese erwiesen sich die erzielten Verbesserungen der sprachlichen Leistungen auf Einzelfallbasis und über die Gruppe betrachtet als stabil, es ergaben sich keine signifikanten Unterschiede zwischen den Behandlungsgruppen. Hinsichtlich der Zunahme und der Qualität von Alltagskommunikation ergaben sich jedoch im Rahmen der Katamnese differenzielle Effekte zugunsten der Gruppe CIAT$_{neu}$.

Um zu überprüfen, ob die Methode der Einschränkungsinduzierung (»constraint-induced«) oder die Intensität der Therapie der ausschlaggebende Wirkfaktor ist, verglich Barthel (2005) die Wirksamkeit von CIAT$_{orig}$ und CIAT$_{neu}$ mit einem modellorientierten Therapieansatz (**MOAT**, ▶ Abschn. 11.2.2). Bei der MOAT-Therapie wurden modellbasiertes Vorgehen, linguistische, strategische sowie kommunikative Ansätze auf die individuelle Symptomatik des Patienten zugeschnitten. Auch hier wurde die Angehörigenarbeit mit einbezogen. Die Patienten der MOAT-Gruppe zeigten unmittelbar nach der Therapie im Aachener Aphasie Test und in den Fragebögen zur Alltagskommunikation (CAL und CETI) signifikante Verbesserungen, die im Rahmen der Halbjahreskatamnese stabil blieben. Zwischen den Therapiegruppen MOAT, CIAT$_{orig}$ und CIAT$_{neu}$ konnten über die Messzeitpunkte keine signifikanten Gruppenunterschiede nachgewiesen werden, mit Ausnahme des Untertests Schriftsprache sowie des Fragebogens zur Perzeption des CAL. Die Benennleistung für untrainierte Items lag nach der Therapie in der Gruppe MOAT signifikant über dem Ausgangsniveau.

Eine erstmalig durchgeführte deutschlandweite multizentrische randomisierte placebokontrollierte Versorgungsstudie zur Intensiv-Sprachtherapie bei Menschen mit chronischer Aphasie in Folge eines Schlaganfalls wurde 2012 vom Bundesministerium für Bildung und Forschung (BMBF) und der Gesellschaft für Aphasieforschung und -behandlung (GAB) in Auftrag gegeben. Im Fokus der Studie unter der Federführung von Prof. Annette Baumgärtner stehen der Effektivitäts- und Nachhaltigkeitsnachweis von intensiver Sprachtherapie bei einer Aphasie, die länger als 6 Monate besteht. Sechzehn Sprachzentren nehmen bisher an der Studie teil und bieten Patienten mindestens 2 Zeitstunden Sprachtherapie täglich plus eine Zeitstunde therapeutengeleitete Eigenübung an. Informationen zur FCET2EC-Studie (»From Controlled Experimental Trial to=2 Everyday Communication«) finden sich unter http://fcet2ec.aphasiegesellschaft.de oder http://www.sprachtherapie-intensiv.de/2012/07/gab-studie. Zur Beschreibung des Studiendesigns vgl. Baumgärtner et al. 2013.

> ❯ **Die Ergebnisse der Studie von Barthel (2005) sprechen dafür, dass vor allem die Therapieintensität und das Shaping-Prinzip als Wirkfaktoren für die Effektivität von Aphasie-Therapie angesehen werden können, nicht aber eine bestimmte Therapiemethode (▶ Abschn. 11.2.2).**

> ❯ **Aufgrund der vorliegenden Evidenzen sollte kein Betroffener (mehr) von einer Therapie mit den Argumenten ausgeschlossen werden, dass eine Sprachtherapie nichts bringe oder dass der Schlaganfall schon zu lange zurückliege, um noch Verbesserungen erreichen zu können.**

Eine Zusammenfassung derjenigen Prinzipien, die in der Aphasie-Therapie beachtet werden sollten, findet sich in ▶ Übersicht 13.1 (vgl. Grötzbach 2005).

> **Übersicht 13.1 Prinzipien in der Aphasie-Therapie**
> — **Therapieintensität:** Therapien mit einer hohen Frequenz und einer kurzen Therapiedauer sind effektiver als Therapien mit einer niedrigeren Frequenz und einer langen Therapiedauer.
> — **Repetition:** Therapeutisch ähnliche Übungen sollten so lange beibehalten werden, bis sich ein Erfolg einstellt. Ständig wechselnde Übungen sind zu vermeiden.
> — **Shaping:** Im Therapieverlauf sollte der Schwierigkeitsgrad einer Aufgabe kontinuierlich gesteigert werden. Dies lässt sich durch wachsende Anforderungen an einen Patienten oder durch eine sukzessive Reduktion sprachlicher Hilfen erreichen.
> — **»Design of learning situation«:** Es sollten Aufgaben gestellt werden, die einen hohen Motivationsgehalt besitzen und eine Problemlösestrategie provozieren (Freivogel 2004).

Fazit
— Mehrere Befunde deuten darauf hin, dass Aphasie-Therapie nur dann effektiv ist, wenn sie intensiv angeboten wird. Eine niederfrequent durchgeführte Therapie bleibt auch dann uneffektiv, wenn sie Monate dauert.
— Mit den Constraint-induced-Prinzipien lassen sich in einer kurzen Zeit Fortschritte bei Patienten erreichen, deren Aphasie schon seit Jahren besteht.
— Neben der Intensität sollten die Prinzipien Repetition, Shaping und »design of learning situation« bei der Therapieplanung beachtet werden.

13.3 Evidenzbasierte Praxis: Überprüfen von Effekten

B. Schneider

Die Wirksamkeit von Aphasie-Therapie kann nicht nur im Rahmen von Studien oder Metaanalysen nachgewiesen werden (▶ Abschn. 10.1), sondern auch in der täglichen praktischen Arbeit von Sprachtherapeutinnen. Im Rahmen der Qualitätssicherung sollte in jedem Einzelfall einer logopädischen Behandlung versucht werden, einen kausalen Zusammenhang zwischen der therapeutischen Maßnahme und einem verbesserten oder womöglich verschlechterten Leistungsniveau des Patienten herzustellen. Dies kann durch den Einsatz geeigneter standardisierter Testverfahren erreicht werden, die zur Verlaufskontrolle eingesetzt werden und im besten Fall einen Leistungsvergleich auf Signifikanz (überzufällige Unterschiede zwischen 2 Leistungsprofilen) hin überprüfen können. Eine weitere Methode stellt das systematische Überprüfen von Therapieeffekten dar, das besonders gut in einer kognitiv orientierten Sprachtherapie (▶ Abschn. 11.1.3) eingesetzt werden kann. Die unterschiedlichen Therapieeffekte sowie Möglichkeiten ihrer Überprüfbarkeit sollen im Folgenden vorgestellt werden.

Viele Patienten zeigen im Verlauf einer logopädischen Behandlung Verbesserungen ihrer sprachlich-kommunikativen Leistungen. Allerdings können diese Verbesserungen in der Regel auf vielerlei Faktoren zurückgeführt werden. Hier nehmen nicht nur die spezifischen Therapieziele und -methoden Einfluss auf den Verlauf, sondern beispielsweise auch die gesamte Stimulation kognitiver Leistungen während einer Therapiestunde, die Therapeutin-Patient-Beziehung, die Lernatmosphäre, die gesundheitliche und psychosoziale Situation des Patienten usw.

Kann man ein klares Ursache-Wirkungs-Verhältnis zwischen einer gewählten Therapiemethode und den Verbesserungen einer bestimmten sprachlichen Leistung nachweisen, besteht also ein **Kausalzusammenhang** zwischen dem Leistungsanstieg des Patienten und einer spezifischen Aufgabenstellung, handelt es sich um einen Therapieeffekt. Nach Stadie und Schröder (2009) kann man mehrere unterschiedliche Therapieeffekte unterscheiden (▶ Übersicht 13.2):

Übersicht 13.2 Therapieeffekte

- **Übungseffekt**
  Der Leistungsanstieg (z. B. verbesserter Wortabruf) zeigt sich nach der logopädischen Behandlung (z. B. Benennübungen) für die in der Therapie geübten Items.
- **Generalisierungseffekt**
  Der Leistungsanstieg (z. B. verbesserter Wortabruf) zeigt sich nach der logopädischen Behandlung (z. B. Benennübungen) für vergleichbare, ungeübte Items oder für eine vergleichbare Fähigkeit in anderer Aufgabenstellung (z. B. freies Assoziieren).
- **Transfereffekt**
  Der Leistungsanstieg (z. B. verbesserter Wortabruf) zeigt sich nach der logopädischen Behandlung (z. B. Benennübungen) in einer alltagsnahen, nichttherapeutischen Situation (z. B. beim Bestellen im Laden oder Restaurant).
- **Nachhaltigkeitseffekt**
  Der Leistungsanstieg (z. B. verbesserter Wortabruf) bleibt nach Beendigung der logopädischen Behandlung bzw. Beendigung der spezifischen Therapiemethoden (z. B. Benennübungen) innerhalb eines Zeitraums von bis zu einem Jahr bestehen.

Die oben beschriebenen Therapieeffekte lassen sich durch eine bestimmte Abfolge von Diagnostik- und Therapiephasen evaluieren. Außerdem müssen die Aufgaben und das Therapiematerial systematisch vorbereitet und zusammengestellt werden. Will man beispielsweise nur einen Übungseffekt nachweisen, genügt es, bei der Überprüfung der gewählten sprachlichen Leistung das Therapiematerial zu verwenden, mit dem in der Therapie geübt wurde. Will man jedoch einen Generalisierungseffekt nachweisen, muss das Therapiematerial getrennt werden in solches, mit dem geübt wird, und solches, das nicht in der Therapie verwendet wird, jedoch in Bezug auf relevante linguistische Kriterien (Wortart, Frequenz, Konkretheit, Wortlänge etc.) vergleichbar ist (vgl. Stadie u. Schröder 2009).

Die Phasen der Wirksamkeitsprüfung in einer logopädischen Therapie ähneln Einzelfallversuchsplänen. Der einfachste Aufbau zur Überprüfung eines Therapieeffekts ist der sog. **A-B-A-Versuchsplan**: Vorher-Untersuchung – Therapie – Nachher-Untersuchung. Die A-Phase stellt die Erhebung des Ist-Zustands dar, die B-Phase ist die kontrollierte Durchführung der Behandlung. Allerdings ist bei dieser Art Versuchsplan nicht sichergestellt, dass der Leistungsanstieg in der Nachher-Untersuchung ausschließlich auf die durchgeführte Behandlungsmaßnahme zurückzuführen ist. Dieses Problem lässt sich lösen, indem man bei Beibehaltung des Versuchsaufbaus A-B-A mit dem Patienten zeitgleich zur therapiebezogenen Aufgabe (z. B. mündliches Benennen) eine **Kontrollaufgabe** durchführt (z. B. auditives Diskriminieren), also eine Fähigkeit abprüft, die mit der spezifischen therapeutischen Maßnahme inhaltlich nichts zu tun hat und die sich insofern auch nicht verbessern sollte. Wenn bei der Nachher-Untersuchung in Bezug auf die therapiespezifische Aufgabe (z. B. mündliches Benennen) ein Leistungsanstieg zu verzeichnen ist, die Leistungen der Kontrollaufgabe (z. B. auditives Diskriminieren) jedoch gleich bleiben, kann ein therapiespezifischer Übungseffekt sicher nachgewiesen werden. Zeigt sich der Leistungsanstieg in der therapiespezifischen Nachher-Aufgabe auch für ungeübtes Material, kann von einem Generalisierungseffekt gesprochen werden. Möchte man nach einer Therapiepause einen Nachhaltigkeitseffekt nachweisen, können alle Messungen wiederholt durchgeführt werden.

> **Die beschriebenen Methoden der Wirksamkeitsprüfung lassen sich besonders gut bei der Anwendung von linguistisch bzw. symptomorientierten Ansätzen (ICF-Ebene Körperfunktionen) durchführen, da die zu überprüfenden Leistungen gut operationalisierbar sind, also gut messbar gemacht werden können.**

Diese Art der Qualitätssicherung erfordert von der Sprachtherapeutin in jedem Einzelfall ein nachvollziehbares Vorgehen mit sorgfältiger Dokumentation aller Interventionsschritte und eine systematische Aufbereitung des Therapiematerials.

13

Zu beachten ist dabei, dass die objektiv messbaren Leistungsveränderungen innerhalb einer Therapie nur einen Teil von Qualitätssicherung darstellen, die sog. »technical quality« (Giel 1999). Nicht außer Acht gelassen werden sollte dabei die Art und Weise, wie die logopädische Behandlung durch die Therapeutin erfolgt und vom Patienten beurteilt wird, dies stellt die »interpersonal quality« dar.

13.4 Medizinische Leitlinien

M. Wehmeyer, H. Grötzbach, B. Schneider

Medizinische Leitlinien geben Auskunft darüber, welche diagnostisch-therapeutische Vorgehensweise für eine bestimmte Fragestellung zu empfehlen ist. In die Empfehlungen geht das aktuell zur Verfügung stehende medizinische Wissen aus Forschung und Praxis ein. Für die Therapie von Aphasien gibt es 3 Leitlinien (◘ Tab. 13.4):

- Qualitätskriterien und Standards für die Therapie von Patienten mit erworbenen neurogenen Störungen der Sprache (Aphasie) und des Sprechens (Dysarthrie) der Gesellschaft für Aphasieforschung und -behandlung (GAB) und der Deutschen Gesellschaft für Neurotraumatologie und Klinische Neuropsychologie
- Leitlinie Aphasie der Deutschen Gesellschaft für Phoniatrie und Pädaudiologie (DGPP)
- Rehabilitation aphasischer Störungen nach Schlaganfall der Deutschen Gesellschaft für Neurologie (DGN)

In den Sozialgesetzbüchern ist nicht nur die Qualitätssicherung (▶ Abschn. 13.1), sondern auch die Erstellung von Leitlinien festgeschrieben (Wieck et al. 2005). Die Arbeitsgemeinschaft der Wissenschaftlichen Medizinischen Fachgesellschaften (AWMF) definiert Leitlinien als

❯❯ systematisch entwickelte Hilfen (…) zur Entscheidungsfindung in spezifischen Situationen. Sie beruhen auf aktuellen wissenschaftlichen Erkenntnissen und in der Praxis bewährten Verfahren (www.awmf-org.de). **❮❮**

Nach dieser Definition bieten Leitlinien »Hilfen« an, indem sie **Empfehlungen** für eine bestimmte Fragestellung aussprechen. Die **Vorteile** von Leitlinien liegen darin, dass sie

- für mehr Sicherheit bei der Wahl des (richtigen) diagnostischen und therapeutischen Vorgehens sorgen,
- Angaben zur Effektivität und Intensität von Therapien enthalten,
- das Spektrum (sprach-)therapeutischer Möglichkeiten abbilden und
- als Referenz gegenüber verordnenden Ärzten und Kostenträgern genutzt werden können (vgl. Wieck et al. 2005).

Diesen Vorteilen könnte der Nachteil gegenüberstehen, dass Leitlinien die Freiheit des Einzelnen, therapeutische Entscheidungen zu treffen, aufheben. Leitlinien sind jedoch

❯❯ … rechtlich nicht bindend und haben daher weder haftungsbegründende noch haftungsbefreiende Wirkung (www.awmf-org.de). **❮❮**

Im Gegensatz zu den Vorgaben medizinischer Richtlinien kann also von den Empfehlungen einer Leitlinie abgewichen werden. Dafür sollten jedoch gute Gründe vorliegen, da Leitlinien auf dem aktuell anerkannten medizinischen Wissen beruhen.

❯ **Leitlinien enthalten Empfehlungen für ein medizinisch-therapeutisches Vorgehen. Obwohl die Empfehlungen nicht rechtsverbindlich sind, sollte nur in begründeten Ausnahmefällen von ihnen abgewichen werden.**

Zur **Entwicklung von Leitlinien** schlägt die AWMF ein dreistufiges Vorgehen vor (◘ Tab. 13.3).

In **Stufe 1** sammelt eine Gruppe von Experten Studienergebnisse sowie klinisches Wissen zu einem Thema, z. B. zur Therapie von Aphasien. Nach einer qualitativen Bewertung des gesammelten Materials werden in einem informellen Konsensverfahren die Empfehlungen für eine Leitlinie erstellt, z. B. für die Leitlinie zur Aphasie-Therapie. In **Stufe 2** verfeinert sich das Vorgehen dadurch,

◻ **Tab. 13.3** Das 3-Stufen-Konzept der Leitlinienentwicklung der AWMF (adaptiert nach Wieck et al. 2005)

Stufe	Methode	Güte
Stufe 1	Informeller Konsens in einer Expertengruppe	+
Stufe 2	Formaler, interdisziplinär ausgerichteter Konsens	++
Stufe 3	Berücksichtigung aller zur Verfügung stehenden Entwicklungsmethoden	+++

◻ **Tab. 13.4** Leitlinien zur Therapie von Aphasien

Bezeichnung der Leitlinie	Entwickelt von	Quelle
Qualitätskriterien und Standards für die Therapie von Patienten mit erworbenen neurogenen Störungen der Sprache (Aphasie) und des Sprechens (Dysarthrie) (letzte überarbeitete Fassungen 2000, 2002)	Gesellschaft für Aphasieforschung und -behandlung (GAB) und Deutsche Gesellschaft für Neurotraumatologie und Klinische Neuropsychologie (DGNKN)	Bauer A, de Langen-Müller U, Glindemann R, Schlenck C, Schlenck KJ, Huber W (2002) Qualitätskriterien und Standards für die Therapie von Patienten mit erworbenen neurogenen Störungen der Sprache (Aphasie) und des Sprechens (Dysarthrie): Leitlinien 2001. Aktuelle Neurologie 29: 63–75 http://www.aphasiegesellschaft.de/files/6013/6268/2690/LL_2000_GAB_DGNKN.pdf
Leitlinie Aphasie (letzte überarbeitete Fassung 2005, befindet sich in Überarbeitung)	Deutsche Gesellschaft für Phoniatrie und Pädaudiologie (DGPP)	http://www.awmf.org/uploads/tx_szleitlinien/049-002_S1_Aphasie_03-2005_03-2010_in_UEberarbeitung.pdf www.leitlinien.net
Rehabilitation aphasischer Störungen nach Schlaganfall (letzte überarbeitete Fassung 2012, gültig bis März 2013, verlängert bis Januar 2015)	Deutsche Gesellschaft für Neurologie (DGN)	http://www.dgn.org/component/content/article/45-leitlinien-der-dgn-2012/2434-ll-92-2012%20rehabilitation-aphasischer-stoerungen-nach-schlaganfall.html?q=aphasie+leitlinie oder in Diener HC u. Weimar C (2012) Leitlinien für Diagnostik und Therapie in der Neurologie. Thieme, Stuttgart

dass der informelle Konsensprozess durch einen formalen abgelöst wird. Dafür stehen verschiedene Möglichkeiten zur Verfügung, die allerdings mit einem erheblichen finanziellen und zeitlichen Aufwand verbunden sind (Wieck et al. 2005). Noch aufwendiger ist das Vorgehen in **Stufe 3**, unter der Leitlinien mithilfe aller zur Verfügung stehenden Methoden entwickelt werden. Aufgrund der methodischen Qualität repräsentiert die Stufe 3 jedoch den höchsten Entwicklungsstand einer Leitlinie, und es ist das Ziel der AWMF, alle Leitlinien auf diesem Niveau zu erstellen.

Für die Therapie von Aphasien existieren zur Zeit 3 Leitlinien (◻ Tab. 13.4).

Tipp Literatur

Weitere für die Logopädie wichtige Leitlinien sind im AWMF-Leitlinien-Register unter der Internet-Adresse www.awmf-org.de zu finden. Leitlinien, die sich ausschließlich auf die Diagnose und Therapie von neurologischen Erkrankungen beziehen, sind in dem Buch von Diener u. Weimar (2012) enthalten. Sie können auch kostenlos unter der Adresse www.dgn.org heruntergeladen werden.

Die **3 Leitlinien zur Aphasie-Therapie** unterscheiden sich sowohl in ihrem Umfang als auch in ihrer Qualität. So finden sich in der Leitlinie der Deutschen

Zeit nach Insult	Intensität
0–1 Monat (GAB und DGN)	1- bis 2-mal täglich zu je 30 Minuten
1–6 Monate (GAB und DGN)	Stationär: 1- bis 2-mal täglich zu je 60 Minuten für 6–8 Wochen Ambulant: wenigstens 3-mal pro Woche zu je 60 Minuten
6–12 Monate (GAB)	Stationär: 1- bis 2-mal täglich zu je 60 Minuten für 6–8 Wochen Ambulant: Intervalltherapie mit täglicher Behandlung für 4 Wochen, danach Pause von mindestens 3 Monaten
Nach 12 Monaten (GAB)	Stationär und ambulant: Intervalltherapie mit täglicher Therapie zu je 60 Minuten für 6–8 Wochen

◻ **Tab. 13.5** Empfehlungen zur Intensität von Aphasie-Therapie (auf der Basis der GAB- und DGN-Leitlinie)

Gesellschaft für Phoniatrie und Pädaudiologie weder Angaben zur Effektivität noch zur Intensität von Aphasie-Therapie. Diese Punkte werden jedoch in den beiden Leitlinien der Gesellschaft für Aphasieforschung und -behandlung (GAB) und der Deutschen Gesellschaft für Neurologie (DGN) berücksichtigt.

Zwischen der GAB- und DGN-Leitlinie existieren nur geringfügige Unterschiede hinsichtlich ihrer Empfehlungen zur Therapieintensität bezüglich der akuten und frühen postakuten Phase. In Bezug auf die späte postakute und chronische Phase finden sich unterschiedlich konkrete Angaben. Die GAB-Leitlinie empfiehlt für beide Phasen tägliche Behandlung (im ambulanten Bereich als Intervalltherapie mit nachfolgenden Pausen), die DGN-Leitlinie macht den »weiteren Behandlungsbedarf« von individuellen Zielsetzungen und vom Lernpotenzial des Patienten abhängig (DGN 2012). Sie schließt sich außerdem den aktuellen Therapiestandards der Deutschen Rentenversicherung Bund (DRV Bund) an, die für Patienten mit Sprach- und Kommunikationsstörungen der Rehabilitationsphase D 2,5–5 Stunden Sprachtherapie pro Woche über einen Zeitraum von 6 Wochen festlegt. ◻ Tab. 13.5 fasst die Empfehlungen der GAB- und DGN-Leitlinien zusammen.

Eine aktuelle Auswertung der Deutschen Rentenversicherung Bund (DRV Bund) (Korsukewitz et al. 2013) zeigt, dass trotz dieser Empfehlungen die Umsetzung der stationären Therapiestandards noch nicht zufriedenstellend erfolgt und Schlaganfallpatienten mit Aphasie in Deutschland derzeit nicht hinreichend mit Sprachtherapie versorgt sind. Die Intensität der Sprachtherapie im stationären Bereich betrug bei der Mehrzahl der Patienten sowohl bei einer Anschlussheilbehandlung als auch bei einem Rehabilitationsantragsverfahren 1 Stunde Therapie pro Woche. Im ambulanten Bereich erhielt jeder Patient nur durchschnittlich 28 Minuten Sprachtherapie pro Woche. Gründe für die unzureichende Versorgung werden u. a. in der nicht ausreichenden personellen Ausstattung in Einrichtungen und in der Sorge der Verordnenden vor Regressforderungen der Kostenträger gesehen.

❯ **In Übereinstimmung mit den Ergebnissen von Metaanalysen wird in den Aphasie-Leitlinien für die späte postakute und chronische Phase das Konzept einer Intervalltherapie favorisiert. Danach sollen sich ca. 6-wöchige Therapien mit ca. 3-monatigen therapiefreien Zeiten abwechseln. Während der Therapieintervalle sollte eine intensive (tägliche) Sprachtherapie durchgeführt werden.**

Tipp

Da das Konzept der Intervalltherapie auf dem aktuellen medizinischen Wissen beruht, kann es als **evidenzbasiertes Argument** für die Verordnung von Aphasie-Therapie verwendet werden. Es mag im Einzelfall hilfreich sein, Kostenträger auf die Leitlinien zur Aphasie-Behandlung hinzuweisen.

In Zukunft wird es darum gehen müssen, die Leitlinien zur Aphasie-Therapie nach den AWMF-Kriterien zunächst auf das Stufe-2- und später dann auf das Stufe-3-Niveau anzuheben. An der Weiterentwicklung der Leitlinien sollten nicht nur Mediziner, sondern auch Sprachtherapeutinnen mitarbeiten, so wie es bei der Erstellung der GAB-Leitlinie der Fall gewesen ist. Wünschenswert wäre es, wenn nicht mehrere Leitlinien von verschiedenen Institutionen parallel entwickelt würden. Stattdessen sollten sich die Anstrengungen aller Fachgesellschaften auf die Erstellung einer einzigen Leitlinie konzentrieren.

Fazit

— Die Arbeitsgemeinschaft der Wissenschaftlichen Medizinischen Fachgesellschaften (AWMF) betreut die Entwicklung medizinischer Leitlinien und veröffentlicht sie auf ihrer Homepage (www.awmf-org.de).
— Im Gegensatz zu Richtlinien, die befolgt werden müssen, sprechen Leitlinien Empfehlungen aus, von denen abgewichen werden kann. Abweichungen sollten jedoch Ausnahmen bleiben und gerechtfertigt sein.
— Die Leitlinien zur Aphasie-Therapie empfehlen für Patienten mit Lernfortschritten intensive und zeitlich begrenzte Intervalltherapien. Diese Empfehlung kann gegenüber Kostenträgern verwendet werden, um die Verordnung von Aphasie-Therapien zu begründen.
— Es ist zu wünschen, dass sich praktisch tätige Therapeutinnen mehr als bisher an der Entwicklung von Leitlinien beteiligen. Dies könnte zu entscheidenden Modifikationen der existierenden Leitlinien führen.

13.5   Clinical Reasoning

R. Schneider

Therapeutisches Handeln ist von zahlreichen bewussten und unbewussten Denk- und Entscheidungsprozessen geprägt. Diese auch als »Clinical Reasoning« bezeichneten Prozesse sind in den letzten Jahren für die Therapieberufe theoretisch aufgearbeitet worden und tragen zur Qualitätssicherung bei.

Beispiel

— Eine Sprachtherapeutin begrüßt eine neue Patientin in ihrer Praxis. Auf der ärztlichen Verordnung steht die Diagnose: Zustand nach Mediainfarkt links mit Hemiparese rechts und Aphasie. Die Sprachtherapeutin will nun ein Anamnesegespräch und eine Diagnostik durchführen.
— Ein Sprachtherapeut wird zu einer Bewohnerin in ein Altenheim bestellt. Die Pflegeleitung berichtet, dass die Frau zunehmend Schwierigkeiten zeige, sich zu verständigen. Sie verliere den »roten Faden« im Gespräch und reagiere

nicht mehr adäquat auf Fragen. Ob Sprachtherapie da helfen könne?
— Eine Sprachtherapeutin legt ihrem aphasischen Patienten Abbildungen aus der Kategorie »Obst und Gemüse« vor und fordert ihn auf, jeweils eine Abbildung nach auditiver Vorgabe des Wortes zu zeigen. Der Patient reagiert wütend und schiebt mit der linken Hand die Bildkarten vom Tisch.

Dies sind typische Situationen im Arbeitsalltag von Sprachtherapeutinnen. Jede dieser Situationen erfordert schnelle Denk- und Entscheidungsprozesse: Fachliche, situative oder interaktive Hinweise müssen analysiert, eingeordnet und mit Wissens- und Erfahrungsbeständen sowie Wertvorstellungen abgeglichen werden. Handlungsalternativen müssen gegeneinander abgewogen werden, schließlich muss eine Handlung bzw. Problemlösung ausgewählt und adäquat umgesetzt werden. Diese in der Regel unbewusst ablaufenden, komplexen und schnellen Denkvorgänge, die einer Entscheidungsfindung im therapeutischen Alltag zugrunde liegen, nennt man »Clinical Reasoning«.

13.5.1   Entstehung und Ziel

Ende der 1960er, Anfang der 1970er Jahre rückten im Rahmen der sogenannten kognitiven Wende diese Denkprozesse, die zu einer Entscheidung im Therapieprozess führen, in das Blickfeld von medizinischen Forschern. Man hatte beobachtet, dass praktisch tätige Expertinnen Entscheidungen anders fällen als Berufsanfängerinnen, da sie über eine besser organisierte und breitere Wissensbasis verfügen (vgl. Beushausen 2009, S. 6). Aufgrund einer Verknüpfung von erworbenem Wissen und praktischer Erfahrung entstanden offensichtlich Muster, auf die erfahrene Praktikerinnen effektiv zurückgreifen konnten. Seit geraumer Zeit beschäftigen sich auch die Therapieberufe mit den kognitiven Prozessen, den Faktoren der Interaktion zwischen Therapeutin und Patient sowie mit emotionalen und intuitiven Aspekten, die zu einer Entscheidungsfindung führen (vgl. Higgs et al. 2008; Klemme u. Siegmann 2006; Feiler 2003; Beushausen 2009). Das bewusste Reflektieren von Wahrnehmungs-, Denk- und Entscheidungsprozessen erfordert metakognitive Fähigkeiten. Ziel des Clinical Reasonings ist es, Zusammenhänge und Hintergründe eines klinischen Problems gemeinsam mit dem Patienten zu verstehen, daraufhin therapeutische Interventionen auf den Patienten und seine individuelle Situation abzustimmen, sie begründet zum Einsatz zu bringen und kritisch zu reflektieren (vgl. Klemme u. Siegmann 2006).

13.5.2 Strategien

Man unterscheidet zwei generelle Strategien des Clinical Reasonings:
- das hypothetisch-deduktive Vorgehen und
- die Mustererkennung (»Pattern Recognition«) (vgl. Beushausen 2009; Klemme u. Siegmann 2006).

Beim hypothetisch-deduktiven Vorgehen werden Hypothesen auf der Basis von medizinisch bzw. logopädisch relevanten Informationen aufgestellt, die es zu bestätigen oder zu widerlegen gilt. Dieses kleinschrittige und strukturierte Verfahren wird häufig von Anfängerinnen eingesetzt. Die Mustererkennung ist eine komprimierte und zeitsparende Form des hypothetisch-deduktiven Vorgehens, weshalb sie häufig von Expertinnen angewendet wird. Hier müssen nur wenige Schlüsselhinweise (Cues) erkannt werden. Die gesammelten Informationen werden zu bestehenden mentalen Mustern (z. B. Krankheitsskripten) zugeordnet. Stimmen diese überein, kann z. B. relativ schnell eine Diagnose gestellt werden. Beide Strategien können auch in Kombination genutzt werden.

13.5.3 Formen

Weiterhin werden unterschiedliche Formen des Clinical Reasonings unterschieden (vgl. Walther 2009). In der Ergotherapie, Physiotherapie und Logopädie sind die Reasoning-Formen aus dem Englischen in das Deutsche übertragen und für die jeweilige Profession adaptiert worden. Daher werden in der Literatur zum Teil unterschiedliche Begriffe für ähnliche Denk- und Entscheidungsprozesse aufgeführt. Sie sollen im Folgenden kurz erläutert werden.

Scientific Reasoning (auch Prozedurales Reasoning oder Diagnostic Reasoning) Wissenschaftlicher und systematischer Denk- und Entscheidungsfindungsprozess, der vorrangig durch Fachwissen bestimmt wird und häufig im Diagnostik-Prozess Anwendung findet.

Interaktives Reasoning Denk- und Entscheidungsfindungsprozess, der vorrangig durch Gefühle, Beobachtungen und Wahrnehmungen der Therapeutin in der Interaktion mit dem Patienten geleitet wird.

Konditionales bzw. Prognostisches Reasoning Denk- und Entscheidungsfindungsprozess, der auf die Zukunft ausgerichtet ist und durch das Vorstellungsvermögen der Therapeutin geprägt ist. Diese Form des Reasonings ist z. B. relevant bei der Erstellung einer Prognose oder der Formulierung eines zu erwartenden Behandlungsergebnisses.

Ethisches Reasoning Entscheidungsfindung auf der Grundlage von Werten, Normen und Einstellungen der Therapeutin und des Patienten sowie allgemein gültiger Ethikkodizes des Berufsverbands.

Pragmatisches Reasoning Sachlich anwendungsbezogenes Denken, das auf den Kontext und die Rahmenbedingungen der Therapie gerichtet ist. Hierbei werden z. B. institutionelle, räumliche oder personale Rahmenbedingungen berücksichtigt.

Narratives Reasoning Denk- und Entscheidungsprozesse, welche durch die (Kranken-)Geschichte von Patienten in Form ihrer Berichte, Mitteilungen und Erzählungen bestimmt sind.

Didaktisches Reasoning Beschäftigt sich mit der Reflexion von Lehr- und Lernsituationen mit Patienten, Kollegen, Seminarteilnehmern, Schülern usw. im Kontext von Kommunikationsstörungen. Diese Reasoning-Form ist z. B. bei der Anleitung eines Patienten zu einer bestimmten Übung relevant.

In einer Therapiesituation können verschiedene Reasoning-Formen gleichzeitig ablaufen und unterschiedlich gewichtet sein. In ◘ Tab. 13.6 werden die genannten Reasoning-Formen anhand von Patientenbeispielen erläutert.

Tab. 13.6 Clinical-Reasoning-Formen an Fallbeispielen

Reasoningform	Beobachtung	Überlegung/Denkprozess	Konsequenz
Scientific Reasoning (Prozedurales Reasoning, Diagnostic Reasoning)	Ein Patient erscheint zum Erstgespräch in Begleitung seiner Ehefrau. Er sitzt im Rollstuhl, der rechte Arm ist sichtbar gelähmt. Ab und zu läuft etwas Speichel aus dem Mundwinkel, worauf ihn seine Frau aufmerksam macht. Der Patient reagiert auf Fragen der Therapeutin häufig mit ratlosem Blick und Schulterzucken. Im Anamnesegespräch äußert er überwiegend neologistische Lautketten und setzt Gesten ein.	Das auditive Sprachverständnis des Patienten scheint eingeschränkt zu sein, was er offensichtlich selbst bemerkt. Die neologistischen Lautketten als einzige expressive sprachliche Äußerung deuten auf eine schwere Form der Aphasie hin. Der Speichelfluss, der vom Patienten scheinbar nicht gespürt wird, weist auf eine Fazialisparese hin.	Einleitung einer umfassenden Diagnostik aller sprachlicher Modalitäten einschließlich der Überprüfung kommunikativer Fähigkeiten und Ersatzstrategien. Überprüfung der orofazialen Funktionen. Erste Beratung des Patienten und seiner Ehefrau.
Interaktives Reasoning	Ein Patient ist bei der Durchführung eines standardisierten Testverfahrens sehr angestrengt und wirkt über erfolglose sprachliche Versuche häufig niedergeschlagen.	Der Patient wird in den Testaufgaben mit seinen sprachlichen Beeinträchtigungen konfrontiert und nimmt diese deutlicher wahr als z. B. in Gesprächssituationen, in denen er Unterstützung durch den Gesprächspartner erfährt.	Die Therapeutin erklärt dem Patienten die Notwendigkeit und das Ziel der Testdurchführung. Sie erläutert, warum es wichtig ist, die sprachlichen Leistungen des Patienten ohne externe Hilfestellung zu erfassen. Sie ermuntert ihn, die Aufgaben so gut es geht zu bewältigen.
Konditionales bzw. Prognostisches Reasoning	Ein älterer Patient wird bereits wegen eines dritten Schlaganfalls auf die Stroke Unit eines Krankenhauses eingeliefert. Die behandelnde Logopädin erfährt aus der Patientenakte, dass es sich um einen ausgedehnten Mediainfarkt links handelt und der Patient aktuell durch eine nasogastrale Sonde ernährt wird. Zudem leidet er unter einer Hemiparese rechts. Der Patient wird außerdem wegen des Verdachts auf Alzheimer-Demenz untersucht.	Drei Schlaganfälle in Folge deuten auf weiter bestehende Risikofaktoren oder eine genetische Disposition hin. Da der Mediainfarkt links das gesamte Sprachareal betrifft, bestehen nur geringe Chancen auf funktionelle Reorganisation und Substitution bleibend gestörter Sprachfunktionen. Die nasogastrale Sonde weist auf eine akute Dysphagie hin; die Behandlung der Schluckstörung und das Erarbeiten erster verbaler oder nonverbaler Verständigungsmöglichkeiten haben Vorrang. Sollte sich der Verdacht der Alzheimer-Demenz bestätigen, ist von einem weiteren Abbau sprachlich-kommunikativer Kompetenzen auszugehen.	Zunächst Herstellen einer basalen Kommunikation mit dem Patienten durch z.B. Ja-Nein-Gesten und Verbesserung des Sprachverständnisses. Einleitung diagnostischer Maßnahmen zur genauen Überprüfung sprachlicher, sprechmotorischer und schluckmotorischer Leistungen. Behandlung der Dysphagie. Früher Einsatz kompensatorischer Maßnahmen, da der Schweregrad der Störung und die Komorbidität keine positive Prognose im Sinne von Funktionsverbesserungen zulassen.

13

■ **Tab. 13.6** Fortsetzung

Reasoning-form	Beobachtung	Überlegung/Denkprozess	Konsequenz
Ethisches Reasoning	Ein expressiv schwer beeinträchtigter aphasischer ehemaliger Studienrat lehnt den Einsatz eines vorgefertigten Kommunikationsbuchs zur besseren Verständigung ab. Er gibt zu verstehen, dass ihm der Einsatz von Bildmaterial albern vorkommt und nicht seinem Niveau entspricht.	Der Patient identifiziert sich aus seiner langjährigen Berufsbiografie heraus stark über seine prämorbiden sprachlichen Kompetenzen. Der Einsatz von Abbildungen zur Verständigung entspricht nicht seinen Wertvorstellungen. Aus Achtung vor dem Patienten muss die Therapeutin diese Entscheidung akzeptieren.	Die Therapeutin bespricht mit dem Patienten die Alternativen: - das Anlegen eines individuellen Kommunikationsbuchs mit für den Patienten relevanten Abbildungen oder Fotos, ggf. mit Hilfe eines Tablet-PCs, oder - den kompensatorischen Einsatz von Gesten zusätzlich zur Verbesserung der Sprachproduktion. Sie erfragt außerdem die Präferenzen des Patienten für die logopädische Therapie.
Pragmatisches Reasoning	Einem Patienten mit mittelschwerer Broca-Aphasie und Agrammatismus gelingt es durch den Einsatz der Reduzierten-Syntax-Therapie, sich mit Objekt-Verb-Verbindungen in gelenkten Gesprächen in der Therapiesituation zu verständigen. Der Patient erhält logopädische Therapie nach Heilmittelkatalog und Diagnosegruppe SP5 (Störungen der Sprache nach Abschluss der Sprachentwicklung) mit einer Gesamtverordnungsmenge bis zu 60 Einheiten im Regelfall. Er hat bereits 40 logopädische Einheiten erhalten.	Der Patient muss nach der ärztlichen Verordnung logopädischer Therapie im Regelfall die gesetzlich vorgeschriebene Therapiepause von 3 Monaten einhalten. Die Therapiepause sollte genutzt werden, um den Transfer der bisher erlernten Strukturen im Alltag zu ermöglichen.	Die Therapeutin übt mit dem Patienten verstärkt die Anwendung der Objekt-Verb-Strukturen in Rollenspielen und in vivo. Die Ehefrau des Betroffenen wird beraten, wie sie ihren Mann in Alltagssituationen beim Einsatz des Erlernten unterstützen kann. Der Patient erhält darüber hinaus Übungsmaterialien für zuhause.

◨ Tab. 13.6 Fortsetzung

Reasoning-form	Beobachtung	Überlegung/Denkprozess	Konsequenz
Narratives Reasoning	Eine Patientin mit Amnestischer Aphasie hat in der logopädischen Therapie bereits sichtbare Fortschritte gemacht und zeigt nur noch wenige Wortfindungsstörungen, die sie gut durch Umschreibungen kompensieren kann. Sie berichtet ihrer Therapeutin jedoch von ihren Hemmungen, diese Strategien in alltäglichen Kommunikationssituationen einzusetzen. Die Patienten erzählt konkret von einem unangenehmen Erlebnis in einer Arztpraxis, wo sie ihr Anliegen nicht schnell genug vorbringen konnte und hinter ihr wartende Patienten ihre Ungeduld äußerten. Seitdem schäme sie sich besonders, vor fremden Personen zu sprechen.	Patienten vergleichen häufig ihre aktuellen sprachlichen Fähigkeiten mit ihren prämorbiden Kommunikationskompetenzen. Die Patientin befürchtet, als »sprachbehindert« aufzufallen. Es fehlt ihr zum einen an positiven Erfahrungen, ihr jetziges sprachliches Verhalten in Kommunikationssituationen zu zeigen. Zum anderen benötigt sie Strategien, mit derartigen Frusterlebnissen umzugehen.	Die Therapeutin bespricht mit der Patientin, wie schrittweise geübt werden kann, das in der Therapie Erlernte nach und nach in alltäglichen Kommunikationssituationen anzuwenden. Dazu erstellt sie mit der Patientin gemeinsam eine Schwierigkeitshierarchie in Bezug auf Kommunikationssituationen. Zunächst wird die Anwendung der Umschreibungsstrategien im Rollenspiel in der Therapie vorbereitet, geübt und reflektiert, zu einem späteren Zeitpunkt der Therapie auch in vivo.
Didaktisches Reasoning	Ein Patient mit Hemianopsie hat Schwierigkeiten bei der Bearbeitung von Übungsblättern, da er häufig den Text auf der linken Hälfte des Blattes nicht sieht. Er gibt zu verstehen, dass diese Art von Übung für ihn zu schwer sei.	Der Patient kennt den Zusammenhang zwischen der Hemianopsie und seiner Lesebeeinträchtigung nicht und führt seine Schwierigkeiten ausschließlich auf die Aphasie zurück. Er hat noch nicht gelernt, die Gesichtsfeldeinschränkung zu kompensieren. Um dies zu können, muss ihm der Zusammenhang verständlich erläutert und ggf. anhand von hilfreichen Materialien veranschaulicht werden. Daraufhin müssen ihm Strategien gezeigt werden, mit denen er das eingeschränkte Gesichtsfeld erweitern und sich »Nicht-Gesehenes« zugänglich machen kann. Diese Strategien müssen innerhalb der logopädischen Übungen trainiert werden.	Die Therapeutin erklärt den Zusammenhang zwischen der Hemianopsie und den visuellen Schwierigkeiten bei der Bearbeitung von schriftlichen Übungen. Sie nutzt dazu anatomische Schaubilder und erklärt daran, in welcher Weise sich ein eingeschränktes Gesichtsfeld beim Anschauen von Bildmaterial oder beim Lesen auswirkt. Sie kennzeichnet den linken Rand von Übungsblättern mit einem dicken schwarzen Balken und erklärt dem Patienten, wie er sich durch Kopfdrehungen auch das linke Gesichtsfeld zugänglich macht. Der Patient soll lernen, immer erst dann mit dem Lesen zu beginnen, wenn er durch diesen »Trick« den schwarzen Balken sieht. Bei Leseübungen erinnert die Sprachtherapeutin den Patienten daran, die Kopfdreh-Strategie einzusetzen.

Fazit
- Denk- und Entscheidungsfindungsprozesse, die während der Therapie bei einer Therapeutin ablaufen, werden als Clinical Reasoning bezeichnet.
- Die Denk- und Entscheidungsfindungsprozosse können unbewusst oder bewusst ablaufen.
- Eine systematische Reflektion der Denkprozesse und Entscheidungsfindung führt zu einer qualitativ besseren (Aphasie-)Therapie.

13.6 Weiterbildungsmöglichkeiten

M. Wehmeyer, H. Grötzbach, B. Schneider

Qualitätssicherung basiert auch auf der Bereitschaft von Sprachtherapeutinnen, sich weiterzubilden. Eine kleine Auswahl von Adressen erleichtert die Suche nach entsprechenden Angeboten.

Zur Qualitätssicherung in der Sprachtherapie gehört auch die Verpflichtung von Sprachtherapeutinnen, sich in Weiterbildungen über den aktuellen Stand der Aphasie-Diagnostik und -Therapie zu informieren. Diese Verpflichtung ist ab dem 01.01.2007 für alle zugelassenen Logopädinnen und die fachlichen Leitungen gesetzlich verbindlich (Rosenthal 2006). Nach der Gesetzesregelung müssen innerhalb von 4 Jahren 60 Fortbildungspunkte nachgewiesen werden. Für angestellte Logopädinnen besteht die **Fortbildungspflicht** zwar noch nicht, der Gesetzgeber ist jedoch bestrebt, eine entsprechende Regelung zu schaffen (Rosenthal 2006). Weiterbildungen werden von Berufsorganisationen, Klinikbetreibern, universitären Einrichtungen und privaten Anbietern durchgeführt. Eine kleine Auswahl von Adressen ermöglicht es, Kontakte mit den Anbietern aufzunehmen.
- **Bundesverband für die Rehabilitation der Aphasiker e.V. (BRA), Wenzelstraße 19, 97084 Würzburg**, www.aphasiker.de. Der Bundesverband organisiert jedes Jahr Ende Februar die »Würzburger Aphasietage«, bei denen ein umfangreiches Spektrum an Fortbildungen für Professionelle und Laien angeboten wird.
- **Deutscher Bundesverband für Logopädie e.V. (dbl), Augustinusstraße 11a, 50226 Fre-**

chen, www.dbl-ev.de. Der Bundesverband listet in seiner zweimonatlich erscheinenden Zeitschrift »Forum Logopädie« alle logopädisch relevanten Fortbildungen auf. Außerdem organisiert er eigene Fortbildungen, die unter der Adresse fobi@dbl-ev.de zu erfragen sind.
- **Deutsche Gesellschaft für Sprachheilpädagogik e.V. (dgs), Goldammerstraße 34, 12351 Berlin**, www.dgs-ev.de. Die Gesellschaft organisiert in ihren Landesgruppen Fortbildungen auch zur Aphasie und informiert auf ihrem zentralen Fortbildungsportal (http://zfp.dgs-ev.de) über aktuelle Fortbildungsangebote.
- **Deutscher Bundesverband der akademischen Sprachtherapeuten e.V. (dbs), Goethestraße 16, 47441 Moers**, www.dbs-ev.de. Unter den vielen Fortbildungsangeboten des Bundesverbands finden sich auch Seminare zur Aphasie.
- **Entwicklungsgruppe Klinische Neuropsychologie (EKN), Kölner Platz 1, 80804 München**, http://www.ekn.mwn.de/index.php/lehre-und-fortbildung. Die Gruppe veranstaltet in Kooperation mit dem Krankenhaus München-Bogenhausen regelmäßige Fortbildungen mit dem Schwerpunkt auf neurologischer Rehabilitation.
- **Gesellschaft für Aphasieforschung und -behandlung (GAB), c/o EKN, Kölner Platz 1, München.** Die Gesellschaft trifft sich jedes Jahr in der ersten Novemberwoche zu einem Kongress (http://www.aphasiegesellschaft.de/index.php/aphasietagung).
- **Zentrum für angewandte Patholinguistik Potsdam (ZaPP), Gutenbergstraße 67, 14467 Potsdam**, www.patholinguistik.de. Das Zentrum bietet Fortbildungen auch für Aphasie-Diagnostik und -Therapie an.
- **ProLog Wissen oHG, Olpener Straße 124, 51103 Köln**, www.prolog-wissen.de. Es wird ein umfangreiches sprachtherapeutisches Fortbildungsprogramm angeboten.
- **Mentor-Fortbildungen, im MediaPark 4e, 50670 Köln**, http://www.mentor-fortbildungen.de/. Das Programm enthält auch Fortbildungen zur Aphasie.

Serviceteil

Die folgenden Übersichts- und Protokollbögen stehen auch als Online-Material zur Verfügung und können auf ►http://extras.springer.com nach Eingabe der ISBN des Buches (978-3-662-43647-9) heruntergeladen und angesehen werden:

- 01_Entwurf eines ICF Core Sets für den Bereich Aphasie.pdf
- 02_ICF-orientierter Anamnesebogen für neurogene Sprach-, Sprech- und Schluckstörungen.pdf
- 03_Pragmatisch-funktionale Diagnostik-Verfahren für Aphasie im englischsprachigen Raum.pdf

ICF Core Set

Entwurf eines ICF Core Sets für den Bereich Aphasie

Der ICF Core Set ist eine Übersicht derjenigen ICF-Domänen und Kategorien, die für das Gesundheits-problem Aphasie in Bezug auf die logopädische Diagnostik und Therapieplanung relevant sind. Den einzelnen Komponenten (Körperstrukturen (s), Körperfunktionen (b), Aktivitäten und Partizipation (d) sowie Umweltfaktoren (e)) können Informationen aus der Anamnese und Diagnostik zugeordnet werden. Beispielsweise könnten in der Kategorie b16700 „auditives Sprachverständnis" Einzel-Ergebnisse eines Testverfahrens (z.B. Untertest Sprachverständnis des AAT) notiert werden. Stehen keine quantitativen Testergebnisse zur Verfügung, können die einzelnen Domänen bzw. Kategorien qualitativ mit Beschrei-bungen oder Beobachtungen gefüllt werden. Die eingetragenen Informationen wiederum dienen der ICF-orientierten Therapieplanung.

Code	Beschreibung	Einordnung der Patientendaten
Körperstrukturen		
s110	Struktur des Gehirns	
Körperfunktionen: Spezifische mentale Funktionen > Kognitiv-sprachliche Funktionen		
b1670 b16700 b16701 b16702	**Sprachverständnis:** – Auditives Sprachverständnis – Lesesinnverständnis – Verstehen von Gebärden	
b1671 b16710 b16711 b16712	**Sprachliches Ausdruckvermögen:** – Lautsprache – Schriftsprache – Ausdrucksvermögen in Gebärdensprache	
b1672	**Integrative Sprachfunktionen** (Ordnung von semantischer und symbolischer Bedeutung, Grammatik und Inhalt für die Produktion)	
Aktivitäten und Partizipation [Teilhabe]: Lernen und Wissensanwendung		
d160 – d179 d166 d170 d172	**Wissensanwendung:** – Lesen – Schreiben – Rechnen	
Aktivitäten und Partizipation [Teilhabe]: Kommunikation		
d310 – d329 d310 d315 d320 d325	**Kommunizieren als Empfänger:** – Gesprochene Mitteilungen – Nonverbale Mitteilungen (Gesten, Mimik, Piktogramme, Verkehrszeichen, Symbole) – Mitteilungen in Gebärdensprache – Schriftliche Mitteilungen	
d330 – d349 d330 d335 d340 d345	**Kommunizieren als Sender:** Sprechen Nonverbale Mitteilungen produzieren Mitteilungen in Gebärdensprache Schriftliche Mitteilungen	
d350 – d369 d350 d355 d360	**Konversation und Gebrauch von** **Kommunikationsgeräten und -techniken** – Konversation – Diskussion – Kommunikationsgeräte und -techniken benutzen	

Umweltfaktoren		
e120 e125 e135 e140 e150	**Produkte und Technologien:** – ... zur persönlichen Mobilität drinnen u. draußen/zum Transport – ... zur Kommunikation – ... für die Erwerbstätigkeit – ... für Kultur, Freizeit u. Sport – Entwurf, Konstruktion sowie Bauprodukte u. Technologien von privaten Gebäuden	
e310 e315 e320 e325 e340 e345 e355	**Unterstützung und Beziehungen:** – Engster Familienkreis – Erweiterter Familienkreis – Freunde – Bekannte, Seinesgleichen, Kollegen, Nachbarn etc. – Persönliche Hilfs- und Pflegepersonen – Fremde – Fachleute der Gesundheitsberufe	
e410 e415 e420 e425 e440 e450	**Individuelle Einstellungen:** – ... der Mitglieder des engsten Familienkreises – ... der Mitglieder des erweiterten Familienkreises – ... von Freunden – ... von Bekannten, Seinesgleichen, Kollegen, Nachbarn etc. – ... von persönlichen Hilfs- und Pflegepersonen – ... von Fachleuten der Gesundheitsfachberufe	
e570 e575 e580 e590	**Dienste, Systeme u. Handlungsgrundsätze:** – ... der sozialen Sicherheit – ... der allgemeinen sozialen Unterstützung – ... des Gesundheitswesens – ... des Arbeits- u. Beschäftigungswesens	
Personenbezogene Faktoren		
Merkmale der Person, Alter, Geschlecht, sozialer Status, Lebenserfahrung, ethnische Zugehörigkeit, Fitness, Lebensstil, Gewohnheiten, Erziehung, Bewältigungsstile, (Aus)Bildung, Beruf, vergangene bzw. gegenwärtige Erfahrungen, Charakter, Verhaltensmuster, psychisches Leistungsvermögen		

ICF-Anamnesebogen

ICF-orientierter Anamnesebogen für neurogene Sprach-, Sprech- und Schluckstörungen

Name des(r) Untersuchers(in): .... Datum: ....

ICF-Komponente Kontextfaktoren: Personenbezogene Faktoren

Name, Vorname des(r) Patienten(in): ....

Geburtsdatum: .... Telefonnummer: ....

Adresse: ....

Behandelnder Arzt: .... Tel.nr.: ....

Krankenkasse: ....

Familienstand/Lebenssituation: ....

....

Ausbildung/Berufstätigkeit: ....

Freizeitbeschäftigungen/Vorlieben: ....

ICF-Komponente Körperstruktur/Körperfunktionen (Medizinische Daten)

Medizinische Diagnose: ....

....

Ätiologie: ☐ Gefäßverschluss   ☐ Hirnblutung   ☐ Tumor   ☐ SH-Trauma
              ☐ Epilepsie   ☐ neurochirurgischer Eingriff   ☐ Demenz
              ☐ Hirnentzündung   ☐ degenerative Erkrankung

Lokalisation:

....

Zeitpunkt/Hergang des Ereignisses bzw. Verlauf der Erkrankung: ....

....

....

Krankenhaus- / Reha-Aufenthalte:

....

....

Vor-/Begleiterkrankungen: ☐ Diabetes mellitus   ☐ vorherige Schlaganfälle   ☐ Herzinfarkt
Sonstiges:

....

Begleitstörungen (neurologisch/neuropsychologisch):
☐ Hemiparese   ☐ Hemianopsie   ☐ Neglect   ☐ Apraxie
☐ Gedächtnisstörung   ☐ Orientierungsstörung   ☐ patholog. Lachen / Weinen
☐ Aufmerksamkeitsstörung   ☐ Verlangsamung   ☐ Antriebsstörung
☐ Depression   ☐ Schluckstörung   ☐ Fazialisparese
Hilfsmittel:
☐ Hörgerät   ☐ Brille   ☐ Zahnprothese

Medikamente: ....

Logopädische (Vor-)Diagnose: ....

ICF-Komponente Aktivitäten und Partizipation

Welche (kommunikativen) Aktivitäten in Beruf, Familie oder Freizeit üben Sie normalerweise aus? In welcher Weise schränkt die Sprach-/Sprech-/Schluckstörung Ihre gewohnten Aktivitäten ein?

....

....

....

☐ Sich unterhalten mit vertrauten Personen   ☐ Sich unterhalten mit fremden Personen

☐ Diskutieren/die eigene Meinung vertreten

☐ Gebrauch von Medien wie Zeitung, Telefon/Handy,Internet, TV   ☐ Schriftverkehr, Nutzung eines PCs

☐ Umgang mit Zahlen (Daten, Uhrzeiten, Geld)   ☐ An Mahlzeiten teilnehmen

Wie sind Sie ins Gemeinschaftsleben einbezogen (Beruf, Familie, Freizeit)? In welchen Bereichen spielen Sie eine wichtige Rolle? An welchen Lebenssituationen können Sie aufgrund der Sprach-/Sprech-/Schluckstörung nicht mehr wie gewohnt teilnehmen?

....

....

....

ICF-Komponente Kontextfaktoren: Umweltfaktoren

Welche Unterstützung erfahren Sie in alltäglichen Kommunikationssituationen durch Angehörige, Bezugspersonen, Freunde, soziale Dienste, Pflegepersonal etc.?

....

....

Gibt es Hilfsmittel, die der besseren Verständigung dienen oder die Sie im Alltag unterstützen (z.B. Kommunikationsbuch, elektronische Kommunikationshilfe, Schreibhilfen, Esshilfen, Rollstuhl)?

....

....

Welche Therapien erhalten Sie noch (Physiotherapie, Ergotherapie, neuropsychologische Therapie)?

....

Hinweis auf   ☐ **Aphasie**   ☐ **Dysarthrophonie**   ☐ **Sprechapraxie**   ☐ **Dysphagie**

               ☐ **Kognitive Dysphasie**

Wünsche des(r) Patienten(in) für die Therapieplanung:

....

....

Funktionale Diagnostik

Pragmatisch-funktionale Diagnostikverfahren für Aphasie im englischsprachigen Raum

Name des Diagnostikverfahrens	Quelle
FCP (Functional Communication Profile)	Sarno MT (1969) The Functional Communication Profile. Institute of Rehabilitation Medicine, New York University Medical Center, New York
FOQ-A (Functional Outcome Questionnaire for Aphasia)	Glueckauf RL, Blonder LX, Ecklund-Johnson E, Maher L, Crosson B, Conzalez RL (2003) Functional outcome questionnaire: overview and preliminary psychometric evaluation. NeuroRehabilitation 18: 281–290
CADL (Communication Activities of Daily Living)	Holland A, Frattali C, Fromm D (1998) Communication activities of daily living, 2nd edn. Pro-Ed, Austin, TX
Scenario-Test	van der Meulen I, van de Sandt-Koenderman WME, Duivenvoorden HJ, Ribbers GM (2010) Measuring verbal and non-verbal communication in aphasia: reliability, validity, and sensitivity to change of the Scenario Test. Int J Lang Comm Dis 45(4): 424–435
CAPPA (Conversation Analysis Profile for People with Aphasia)	Whitworth A, Perkins L, Lesser R (1997. Conversational analysis profile for people with aphasia. Whurr, London
QCL (ASHA Quality of Communication Life scale)	Paul D, Frattali C, Holland A, Thompson C, Caperton C, Slater S (2004) The American Speech-Language-Hearing Association Quality of Communication Life Scales (QCL): Manual. American Speech-Language Hearing Association, Rockville, MD
BOSS (Burden of Stroke Scale)	Doyle P, McNeil M, Hula W (2003) The Burden of Stroke Scale (BOSS): Validating patient-reported communication difficulty and associated psychological distress in stroke survivors. Aphasiology 17: 291–304
FACS (ASHA Functional Assessment of Communication Skills for Adults)	Frattali C, Thompson C, Holland A, Wohl C, Ferketic M (1995) American Speech-Language-Hearing Association functional assessment of communication skills for adults (ASHA FACS). ASHA, Rockville, MD
Therapy Outcome Measures	Enderby PM, John A, Petheram B (2006) Therapy outcome measures for rehabilitation professionals: Speech and language therapy; physiotherapy; occupational therapy; rehabilitation nursing (2nd edn). Wiley, Chichester

Kontaktadressen

Alexander Fillbrandt
(Wissenswertes zum Bereich Logopädie)
Turmstr. 18
49074 Osnabrück
Tel.: 0175/1695263
info@therapiebuch.info
http://www.alexanderfillbrandt.de

Berufsförderungswerk Nürnberg GmbH
Zentrum für berufliche Rehabilitation
Schleswiger Straße 101
90427 Nürnberg
Tel.: 0911/938-6
info@bfw-nuernberg.de
http://www.bfw-nuernberg.de

Bundesarbeitsgemeinschaft für die Rehabilitation (BAR)
Solmsstraße 18
60486 Frankfurt/Main
Tel.: 069/605018-0
info@bar-frankfurt.de
http://www.bar-frankfurt.de

Bundesarbeitsgemeinschaft Hilfe für Behinderte e.V. (BAG)
Kirchfeldstraße 149
40215 Düsseldorf
Tel.: 0211/31006-0
info@bag-selbsthilfe.de
http://www.bag-selbsthilfe.de

Bundesverband für die Rehabilitation der Aphasiker e. V. (BRA)
Klosterstraße 14
97084 Würzburg
Tel.: 0931/250130-0
info@aphasiker.de
http://www.aphasiker.de
http://www.aphasiker-kinder.de

Bundesverband für die Rehabilitation und Interessenvertretung Behinderter e.V. (BDH)
Eifelstraße 7
53119 Bonn
Tel.: 0228/96984-0
info@bdh-reha.de
http://www.bdh-reha.de

Bundeszentrale für gesundheitliche Aufklärung (BZgA)
Ostmerheimer Straße 220
51109 Köln
Tel.: 0221/8992-0
poststelle@bzga.de
http://www.bzga.de

CliC (Computer-based Therapy of Linguistic Competence)
Falke Schwarz
Ostendstraße 61
72574 Bad Urach
Tel.: 07125/408233
Info@aphasiaware.de
http://www.aphasiaware.de

Deutscher Bundesverband für Logopädie e.V. (dbl)
Augustinusstraße 11 a
50226 Frechen
Tel.: 02234/37953-0
info@dbl-ev.de
http://www.dbl-ev.de

Deutsche Gesellschaft für Sprachheilpädagogik e.V. (dgs)
Goldammerstraße 34
12351 Berlin
Tel.: 030/661-6004
info@dgs-ev.de
http://www.dgs-ev.de

Dr. Hein GmbH
Hauptmarkt 25-27
90403 Nürnberg
Tel.: 0911/1335335
kundenservice@nuernberg.ihk.de
http://www.ihk-nuernberg.de

Dr. Willmar Schwabe Arzneimittel
Willmar Schwabe Straße 4
76227 Karlsruhe
Tel.: 0721/4005-0
info@schwabe.de
http://www.schwabe.de

Fondation Suisse pour les Téléthèses (FST)

Charmettes 10b
Postfach
CH-2006 Neuenburg
Tel.: +41/32/7329797
info@fst.ch
http://www.fst.ch

Fonpit AG

Greifswalder Str. 207
10405 Berlin
Tel. 030/60985759
info@androidpit.de
http://www.androidpit.de/de/android/market/
apps/app/com.medando.speechcompanion/
SprechBegleiter-Logopaedie

Gesellschaft für Aphasieforschung und -behandlung (GAB)

PD Dr. Caterina Breitenstein
Department für Neurologie
Klinik für allgemeine Neurologie
Universitätsklinikum Münster
Albert-Schweitzer-Campus 1, Geb. A1
48129 Münster
Tel.: 0251/8349969
gab.schriftfuehrer@uni-muenster.de
http://www.aphasiegesellschaft.de

madoo.net

c/o Alexander Fillbrandt
Turmstr. 18
49074 Osnabrück
Tel.: 0175/1695263
hallo@madoo.net

Phoenix Software GmbH

Berghovener Straße 94
53227 Bonn
Tel.: 0228/22897199-0
vertrieb@phoenixsoftware.de
http://www.phoenixsoftware.de

Schädel-Hirn-Patienten in Not e.V.

Bayreuther Straße 33
92224 Amberg
Tel.: 09261/636-66
zentrale@schaedel-hirnpatienten.de

http://www.dvfr.de/mitglieder/gruppe-c-behinderten-und-selbsthilfeverbaende/schaedel-hirnpatienten-in-not/

Schweizerische Arbeitsgemeinschaft für Aphasie »aphasie suisse«

Geschäftsstelle
Habsburgerstr. 20
CH-6003 Luzern
Tel.: +41/412400583
Info@aphasie.org
http://www.aphasie.org

SpeechCare GmbH

Freudenthal 64a
51375 Leverkusen
Tel: 0214/3126118
info@speechcare.de
www.speechcare.de

Stiftung Deutsche Schlaganfall-Hilfe

Carl-Miele-Straße 20
33311 Gütersloh
Tel.: 05421/9770-0
info@schlaganfall-hilfe.de
http://www.schlaganfall-hilfe.de

TBoxApps
Speech & Communication Services

3 Sun Studios
30 Warple Way
London, W3 0RX
Tel.: +44/2087493474
info@tboxapps.com
http://therapy-box.co.uk/pa_german.aspx

UCB Pharma GmbH

Alfred Nobel-Straße
1040987 Monheim
Tel.: 02173/484848
customerservice@ucb.com
http://www.ucb.de

Literatur

Abel S (2007) Modellgeleitete Aphasietherapie bei lexikalischen Störungen. Konnektionistische Diagnostik in der Benenntherapie. Shaker, Aachen

Abel S, Huber W, Dell GS (2009) Connectionist diagnosis of lexical disorders in aphasia. Aphasiology 23:1353–1378

Albert ML, Sparks RW, Helm NA (1973) Melodic intonation therapy for aphasia. Arch Neurology 29: 130–131

Aichert I, Ziegler W (2004) Sprechapraxie und die Silbe: Theoretische Überlegungen, empirische Beobachtungen und therapeutische Konsequenzen. Forum Logopädie 2(18): 6–13

Arnold A, Übensee H, Barasch A, Haase I, Schillikowski E, Pfeiffer G (2009) Fragebogen zum Kommunikationsverhalten von Aphasiepatienten (FKL). Aphasie suisse, Luzern. http://www.aphasie.org/index. php?id=480. Zugegriffen: 27. März 2014

Aschenbrenner S, Tucha O, Lange K (2000) Regensburger Wortflüssigkeits-Test (RWT). Göttingen, Hogrefe

Balazs V, Wiesenberger A, Glindemann R (2010) Interview zur pragmatisch-funktionellen Diagnostik bei schwerer Aphasie (PFD). Sprachheilarbeit 5: 232–240

BAR (1994) Hör- und Sprechvermögen. In: Bundesarbeitsgemeinschaft für Rehabilitation (Hrsg) Rehabilitation Behinderter. Deutscher Ärzte Verlag, Köln, S 184–190

Barthel G (2005) Modellorientierte Sprachtherapie und Aachener Sprachanalyse: Evaluation bei Patienten mit chronischer Aphasie. Dissertation, Universität Konstanz, Fachbereich Psychologie. https://kops. ub.uni-konstanz.de/xmlui/bitstream/handle/urn:nbn:de:bsz:352-opus-16281/Barthel.pdf?sequence=1. Zugegriffen: 05. Mai 2014

Bauer A, Auer P (2009) Aphasie im Alltag. Thieme, Stuttgart

Bauer A, Kaiser G (1989) Verbesserungshandlungen in der sprachlichen Interaktion zwischen Aphasikern und Sprachgesunden: Ein deskriptiv-interpretatives Verfahren ihrer Analyse für diagnostische Zwecke. In: Roth VM (Hrsg) Kommunikation trotz gestörter Sprache. Narr, Tübingen, S 27–46

Bauer A, Kaiser G (1997) »Wie bitte?« Therapieorientierte Befunderhebung bei neurogenen Sprachstörungen. In: Widdig W, Pollow TA, Ohlendorf IM, Malin JP (Hrsg) Aphasiologie in den Neunzigern. Bonn-Bochumer Beiträge zur Neuropsychologie und Neurolinguistik. HochschulVerlag, Freiburg, S 81–112

Bauer A, de Langen-Müller U, Glindemann, R, Schlenck, C, Schlenck, KJ, Huber W (2002) Qualitätskriterien und Standards für die Therapie von Patienten mit erworbenen neurogenen Störungen der Sprache (Aphasie) und des Sprechens (Dysarthrie): Leitlinien 2001. Aktuelle Neurologie 29: 63–75

Baumgärtner A, Grewe T, Ziegler W, Floel A, Springer L, Martus P, Breitenstein C (2013) FCET2EC (From controlled experimental trial to = 2 everyday communication): How effective is intensive integrative therapy for stroke-induced chronic aphasia under routine clinical conditions? A study protocol for a randomized controlled trial. Trials 14: 308. http://www.trialsjournal.com/content/14/1/308. Zugegriffen: 12. Dezember 2013

Baxter DM, Warrington EK (1983) Neglect dysgraphia. J Neurol Neurosurg Psychiatry 46: 1073–1078

BGM (Bundesministerium für Gesundheit) (o.J.) Demenz: Eine Herausforderung für die Gesellschaft. http:// www.bmg.bund.de/pflege/demenz/demenz-eine-herausforderung-fuer-die-gesellschaft.html. Zugegriffen: 30. September 2013

Benassi A, Gödde V, Richter K (2012) BIWOS. Bielefelder Wortfindungsscreening für leichte Aphasien. ProLog, Köln

Benson DF, Dobkin BH, Gonzalez LJ (1994) Assessment: Melodic intonation therapy. Neurology 44: 566–568

Berndt RS, Caramazza A (1980) A redefinition of the syndrome of Broca's aphasia: Implications for a neuropsychological model of language. Appl Psycholinguistics 1: 225–278

Berndt RS, Caramazza A (1981) Syntactic aspects of aphasia. In: Sarno MT (ed) Acquired aphasia. Academic Press, New York, pp 157–181

Bertoni B, Stoffel AM, Weniger D (1991) Symboltraining mit Piktogrammen. ProLog, Köln

Beushausen U (2005) Evidenz-basierte Praxis in der Logopädie – Mythos und Realität. Forum Logopädie 19: 6–11

Beushausen U (2009) Therapeutische Entscheidungsfindung in der Sprachtherapie. Grundlagen und 14 Fallbeispiele. Urban & Fischer, München

Bhogal SK, Teasell RW, Speechley MR (2003a) Intensity of aphasia therapy, impact on recovery. Stroke 34: 987–993

Bhogal SK, Teasell RW, Foley, NC, Speechley MR (2003b) Rehabilitation of aphasia: more is better. Topics in Stroke Rehabilitation 10: 66–76

Biniek R (1993) Akute Aphasien. Thieme, Stuttgart

Biniek R (1997) Akute Aphasien. Aachener Aphasie-Bedside-Test. Thieme, Stuttgart

Black SE, Behrmann M (1994) Localization in alexia. In: Kertesz A (ed) Localization and neuroimaging in neuropsychology. Academic Press, San Diego, pp 331–376

Blanco J, Mäder M (1999) Dokumentation, Messung und Qualitätsmanagement. In: Frommelt P, Grötzbach H (Hrsg) NeuroRehabilitation. Blackwell, Berlin, S 692–644

Blanken G (1991) Einführung in die linguistische Aphasiologie. Hochschul-Verlag, Freiburg

Blanken G (1996) Materialien zur neurolinguistischen Aphasiediagnostik – auditives/visuelles Sprachverständnis: Wortbedeutungen. NAT-Verlag, Hofheim

Blanken G (1999) Materialien zur neurolinguistischen Aphasiediagnostik – auditives Sprachverständnis: Wortformen. NAT-Verlag, Hofheim

Blanken G, Döppler R, Schlenck KJ (1999) Wortproduktionsprüfung. NAT-Verlag, Hofheim

Blanken G, Druks J, Masterson J (2003) Benennbatterie für Aktion und Objekte. NAT, Hofheim

de Bleser R (1988) Localisation of aphasia: Science or fiction. In: Denes G, Semenza C, Bisiacchi P (eds) Perspectives on cognitive neuropsychology. Erlbaum, Hove, pp 161–185

de Bleser R (1991) Formen und Erklärungsmodelle der erworbenen Dyslexien. In: Blanken G (Hrsg) Einführung in die linguistische Aphasiologie. Hochschul-Verlag, Freiburg, S 329–349

de Bleser R (2000) Störungen der Schriftsprachverarbeitung. In: Sturm W, Herrmann M, Wallesch CW (Hrsg) Lehrbuch der klinischen Neuropsychologie. Swets & Zeitlinger, Lisse, S 512–520

de Bleser R, Cholewa J, Stadie N, Tabatabaie S (2004) Lexikon modellorientiert. Einzelfalldiagnostik bei Aphasie, Dyslexie und Dysgraphie. Elsevier, München

Blömer F, Pesch A, Willmes K, Huber W, Springer L, Abel S (2013) Das sprachsystematische Aphasiescreening (SAPS): Konstruktionseigenschaften und erste Evaluierung. Z Neuropsychol 24(3): 139–148

Blomert L (1993) afasie Partner Vragenlijst (APV). Endreport project Dutch Aphasia Foundation, Amsterdam

Blomert L, Buslach DC (1994) Funktionelle Aphasiediagnostik mit dem Amsterdam-Nijmegen Everyday Language Test (ANELT). Forum Logopädie 2: 3–6

Blomert L, Kean ML, Koster Ch, Schokker J (1994) Amsterdam-Nijmegen Everyday Language Test: Construction, reliability and validity. Aphasiology 8(4): 381–407

Böhlau V, Flieger F, Hagemeister F, Jakob H, Kraxenberger S, Kunter K, Leienbach M et al. (2013) »Und mich fragt wieder mal keiner?« – Ein Überblick über die standardisierte Selbsteinschätzung als klientenorientierte Methode in der Aphasiediagnostik. Aphasie und verwandte Gebiete 1: 5–21 http://www.aphasie.org/upload/aphasie/files/Originalbeitrag1_5-21.pdf

Böhme G (2003) Sprach-, Sprech-, Stimm- und Schluckstörungen. Bd 1: Klinik, 4. Aufl. Urban & Fischer, München

Bongartz R (1996) Kommunikationstraining in der Aphasie-Rehabilitation. Diplomarbeit im Studiengang Lehr- und Forschungslogopädie. Rheinisch-Westfälische Technische Hochschule Aachen, Aachen

Bongartz R (1997) Linguistisch-pragmatische Aphasiediagnostik. Logos 5: 98–111

Bongartz R (1998) Kommunikationstherapie mit Aphasikern und Angehörigen. Grundlagen – Methoden – Materialien. Thieme, Stuttgart

Bongartz R, Pfleiderer H (1995) Angehörigenberatung bei Aphasie. Sprache Stimme Gehör 19: 8–16

Bongartz R, Claußen JP, Sigle G (1990) Anwendung des PACE-Therapieansatzes bei der Behandlung aphasischer Patienten in einer Gruppentherapie. Sprache Stimme Gehör 14: 181–187

Bonhoeffer K (1902) Zur Kenntnis der Rückbildung motorischer Aphasien. Mitteilungen aus den Grenzgebieten der Medizin und Chirurgie 10: 203–224

Bradshaw JL, Mattingley JB (1995) Clinical neuropsychology. Academic Press, San Diego

Brady MC, Kelly H, Godwin J, Enderby P (2012) Speech and language therapy for aphasia following stroke. Cochrane Database System Rev 2012 (5): DC000425

Brand T (2005) Qualitätsmanagement in der Rehabilitation. In: Wallesch CW (Hrsg) Neurologie: Diagnostik und Therapie in Klinik und Praxis. Urban & Fischer, München, S 1247–1254

Breitenstein C, Kamping S, Jansen A, Schomacher M, Knecht S (2004) Word learning can be achieved without feedback: Implications for aphasia therapy. Restorat Neurology Neurosc 22: 445–458

Broca P (1861a) Perte de la parole, ramollissement chronique de destruction partielle du lobe antérieur gauche du cerveau. Bulletins de la Société d'Anthropologie de Paris, pp 235–238

Broca P (1861b) Remarques sur le siège de la faculté du langage articulé, suivies d'une observation d'aphémie (perte de la parole). Bulletins et memoires de la Société Anatomique de Paris XX XVI: 330–357

Broca P (1861c) Nouvelle observation d'aphémie produite par une lésion de la moitié postérieure des deuxième et troisième circonvolutions frontales. Bulletins et memoires de la Société Anatomique de Paris XX XVI: 398–407

Broca P (1865) Sur le siège de la faculté du language articulé. Bulletins de la Société Anthropologique de Paris, pp 377–393

Brunner C, Hirzel S (2009) Diadia. Dialogdiagnostik für aphasische Menschen und ihre primäre Bezugsperson. http://www.aphasie.org/index.php?id=480, http://www.demenzsprache-hfh.ch/webautor-data/70/Dia-Dia-Deckblatt-Endversion.pdf. Zugegriffen: 05. Mai 2014

Bucher PO (2006) ICF-orientierte Sprachrehabilitation bei Aphasie. In: Rentsch HP, Bucher P O: ICF in der Rehabilitation, 2. Aufl. Schulz-Kirchner; Idstein, S 133–157

Burchert F et al. (2011) Sätze verstehen. NAT, Hofheim

Bußmann H (1990) Lexikon der Sprachwissenschaft. Kröner, Stuttgart

Büttner C, Quindel R (2013) Gesprächsführung und Beratung, 2. Aufl. Springer, Heidelberg

Calvin WH, Ojemann CG (2000) Einsicht ins Gehirn. Dtv, München

Caplan D (1992) Language: Structure, processing and disorders. MIT Press, Cambridge, MA

Caramazza A (1986) On drawing inferences about the structure of normal cognitive systems from the analysis of patterns of impaired performances: The case for single-patient studies. Brain Cognition 5: 41–66

Caramazza A, Badecker W (1991) Clinical syndromes are not God's gift to cognitive neuropsychology: A reply to a rebuttal to an answer to a response to the case against syndrome-based research. Brain Cognition 16: 211–226

Claros Salinas D (1988) Zahlenverarbeitung und Arithmetik. In: von Cramon DY, Zihl J (Hrsg) Neuropsychologische Rehabilitation. Springer, Heidelberg, S 306–318

Claros Salinas D (2001) Therapiekonzepte zur beruflichen Wiedereingliederung aphasischer Patienten. Forum Logopädie 1: 7–15

Claros Salinas D (2006) Texte verstehen. Materialien für Diagnostik und Therapie, 2. Aufl. (EKN-Materialien für die Rehabilitation). Borgmann, Dortmund

Claros Salinas D, Willmes K (2000) Störungen der Zahlenverarbeitung. In: Sturm W, Herrrmann M, Wallesch CW (Hrsg) Lehrbuch der klinischen Neuropsychologie. Swets & Zeitlinger, Lisse, S 521–536

Code C, Herrmann M (2003) The relevance of emotional and psychosocial factors in aphasia to rehabilitation. Neuropsychol Rehab 13: 109–132

Collicut McGrath J, Kischka U (2010) Interdisziplinäre Teamarbeit und Zielsetzung in der Rehabilitation. In: Fommelt P, Lösslein H (Hrsg) NeuroRehabilitation. Springer, Berlin, S 107–115

Corsten S, Mende M (2011) Ther-A-Phon. Therapieprogramm für aphasisch-phonologische Störungen. NAT, Hofheim

Corsten S, Mende M, Cholewa J, Huber W (2004) Modellgeleitete Therapie von phonologischen Störungen bei Aphasie: Eine Einzelfallstudie zur Leitungsaphasie. Sprachheilarbeit 49(6): 284–297.

Corsten S, Konradi J, Schimpf EJ, Hardering F, Keilmann A (2013) Biografisch-narrative Intervention bei Aphasie – ein innovativer Ansatz zur Steigerung der Lebensqualität. Sprache Stimme Gehör. DOI http://dy.doi.org/10.1055/s-0033-1358456

Costard S (2007) Störungen der Schriftsprache: Modellgeleitete Diagnostik und Therapie. Thieme, Stuttgart

Danz U, Lauer N (2001) Modellorientierte Behandlung der Tiefendyslexie - ein Fallbeispiel. Forum Logopädie 1(15): 23–29

Davis GA, Wilcox MJ (1981) Incorporating parameters of natural conversation in aphasia treatment. In: Chapey R (ed) Language intervention strategies in adult aphasia. Williams & Wilkins, Baltimore

Davis GA, Wilcox MJ (1985) Adult aphasia rehabilitation. Applied pragmatics. College-Hill Press, London

Delavier C, Graham A (1981) Der Basel Minnesota-Test zur Differentialdiagnose der Aphasie (BMTDA). Institut für Sprach- und Sprechtherapie, Kantonsspital Basel

Dell GS (1986) A spreading-activation theory of retrieval in sentence production. Psychol Rev 93: 283–321

Dell GS (1988) The retrieval of phonological forms in production: Tests of predictions from al connectionist model. J Memory Language 27: 124–142

Dell GS, Schwartz MF, Martin N et al. (1997) Lexical access in aphasic and nonaphasic speakers. Psychol Rev 104: 801–838

Deloche G, Seron X (1987) (eds) Mathematical disabilities: A cognitive neuropsychological perspective. Erlbaum, Hillsdale

Demenz-Leitlinie. Leitlinienorientierte Informationsplattform der Universitätskliniken Freiburg und Hamburg unter Förderung des Bundesministeriums für Gesundheit (BMG). http://www.demenz-leitlinie.de/aerzte.html. Zugegriffen: 30. September 2013

DGN (Deutsche Gesellschaft für Neurologie) (2005) Rehabilitation aphasischer Störungen nach Schlaganfall. www.dgn.org. Zugegriffen: 27. März 2014

DGN (Deutsche Gesellschaft für Neurologie) (2012) Leitlinien für Diagnostik und Therapie in der Neurologie. Kapitel Rehabilitation. Rehabilitation aphasischer Störungen nach Schlaganfall. http://www.dgn.org/component/content/article/45-leitlinien-der-dgn-2012/2434-ll-92-2012%20rehabilitation-aphasischer-stoerungen-nach-schlaganfall.html?q=aphasie+leitlinie. Zugegriffen: 08. Dezember 2013

DGPPN (Deutsche Gesellschaft für Psychiatrie, Psychotherapie und Nervenheilkunde), DGN (Deutsche Gesellschaft für Neurologie) (Hrsg) (2009) S3-Leitlinie »Demenzen«, Kurzversion. AWMF-Reg.-Nr. 038/013. http://www.dgppn.de/fileadmin/user_upload/_medien/download/pdf/kurzversion-leitlinien/s3-leitlinie-demenz-kf.pdf. Zugegriffen: 30. September 2013

Diener HC, Weimar C (Hrsg) (2012) Leitlinien für Diagnostik und Therapie in der Neurologie. Thieme, Stuttgart

DIMDI (Deutsches Institut für Medizinische Dokumentation und Information) (Hrsg) (2005) Die Internationale Klassifikation der Funktionsfähigkeit, Behinderung und Gesundheit – ICF. DIMDI, Genf. http://www.dimdi.de. Zugegriffen: 27. März 2014

Dommel U (1996) Der Schlaganfall. Hoechst, Frankfurt

Drechsler R (1999) Interdisziplinäre Teamarbeit in der Neurorehabilitation. In: Frommelt P, Grötzbach H (Hrsg) NeuroRehabilitation. Blackwell, Berlin, S 54–64

Drechsler R (2000) Interdisziplinäre Zusammenarbeit. In: Sturm W, Herrmann, M, Wallesch CW (Hrsg) Lehrbuch der klinischen Neuropsychologie. Swets & Zeitlinger, Lisse, S 713–723

Dressel K, Weiller C, Huber W, Abel S (2011) Gestörter Wortabruf im kognitiven Modell und im Gehirn – eine Therapiestudie mit 3 Einzelfällen. Sprache Stimme Gehör 35: 19–25

Drisko JW (2004) Common factors in psychotherapy outcome: Meta-analytic findings and their implications for practice and research. Families Society 85: 81–90

Duden Band 3 (2005) Bildwörterbuch der deutschen Sprache, 6. Aufl. Dudenverlag, Mannheim

Duus P (1995) Neurologisch-topische Diagnostik. Thieme, Stuttgart

Düweke P (2001) Kleine Geschichte der Hirnforschung. Beck, München

Elbert T, Rockstroh B, Bulach D, Meinzer M, Taub E (2003) New developments in stroke rehabilitation based on behavioral and neuroscientific principles: Constraint-Induced Therapy. Nervenarzt 74: 334–342

Ellis AW (1984) Reading, writing and dyslexia: A cognitive analysis. Erlbaum, London

Ellis AW (ed) (1985) Progress in the psychology of language. Erlbaum, London

Ellis AW, Young AW (1990) Human cognitive neuropsychology. Erlbaum, Hove

Ellis AW, Flude BM, Young AW (1987) »Neglect dyslexia« and the early visual processing of letter in words. Cogn Neuropsychol 4: 439–464

Enderby PM (2004) Frenchay Dysarthrie Untersuchung. Schulz-Kirchner, Idstein

Enderby P, Broeckx J, Hospers W, Schildermans F, Deberdt W (1994) Effect of Piracetam on recovery and rehabilitationafter stroke: A double-blind, placebo-controlled study. Clin Neuropharmacol 17: 320–331

Engell B, Hütter BO, Willmes K, Huber W (2003) Qualitiy of life in aphasia: Validation of a pictorial self-rating procedure. Aphasiology 17(4): 383–396

Engl E, Kotten A, Ohlendorf I, Poser E (1996) Sprachübungen zur Aphasiebehandlung. Spiess, Berlin

Errikson PS (1999) Neurogenesis in the adult human hippocampus. Neuro-Praxisinf 2: 31

Fabbro F (1999) The neurolinguistics of bilingualism. Psychology Press, Hove

Fechtelpeter A, Göddenhenrich S, von Hinckeldey S, Spitzer H (1995) Therapiematerial zur Behandlung phonematischer Störungen. Fischer, Stuttgart

Feil N (2000) Validation. Ein Weg zum Verständnis verwirrter alter Menschen. Reinhardt, München

Feiler M (2003) Klinisches Reasoning in der Ergotherapie. Überlegungen und Strategien im therapeutischen Handeln. Springer, Berlin

Finger S (2000) Minds behind the brain. Oxford University Press, New York

Folstein MF, Folstein SE, McHugh PR (1975) Mini-Mental State (a practical method for grading the state of patients for the clinician). J Psychiatric Res 12: 189–198

Freivogel S (2004) Evidenzbasierte Konzepte in der motorischen Rehabilitation. Neurol Rehab 10: 233–238

Freud S (1891) Zur Auffassung der Aphasien. Deuticke, Leipzig

Freudenberg M, Honekamp A, Mende M, Zückner H (1997) Etwas vom Kurs abgekommen. Zur Behandlung von Textstörungen bei Aphasie. Steiner, Leverkusen

Fridriksson J, Hubbard HI, Hudspeth SG, Holland AL, Bonilha L, Fromm D, Rorden C (2012) Speech entrainment enables patients with Broca's aphasia to produce fluent speech. Brain 135(12): 3815–3829

Friede S, Hußmann K, Gröne B, Müller K, Willmes K, Huber W (2012) Langzeitverlauf der Aphasie bei Kindern und Jugendlichen. Sprache Stimme Gehör 36 (Suppl 1): e38–e39

Friederici AD (1985) Levels of processing and vocabulary types: Evidence from on-line comprehension in normals and agrammatics. Cognition 19: 133–166

Fries W, Dustmann D, Fischer S et al. (2005) Projektarbeit: Therapeutische Strategien zur Umsetzung von ICF und SGB IX in der ambulanten wohnortnahen neurologischen Rehabilitation zur Verbesserung der Teilhabe am Leben in der Gesellschaft. Neurol Rehab 11: 218–226

Frommelt P (1999) Schlaganfallrehabilitation. In: Frommelt P, Grötzbach H (Hrsg) NeuroRehabilitation. Blackwell, Berlin, S 389–418

Frommelt P (2005) Umschiffen der Klippen – Zielhafen Arbeitsleben. In: Dettmers C, Weiller C (Hrsg) Update Neurologische Rehabilitation. Hippocampus, Bad Honnef, S 113–138

Frommelt P, Kühne W (1999) Postakute Rehabilitation nach Schädel-Hirn-Trauma. In: Frommelt P, Grötzbach H (Hrsg) NeuroRehabilitation. Blackwell, Berlin, S 440–451

Frommelt P, Grötzbach H (2005) Einführung der ICF in die Neurorehabilitation. Neurol Rehab 11: 171–178

Garrett MF (1982) Production of speech: Observations from normal and pathological language use. In: Ellis (ed) pp 19–76

Garrett MF (1984) The organization of processing structure for language production: Application to aphasic speech. In: Caplan D, Roch Lecours A, Smith A (eds) Biological perspectives on language. MIT Press, Cambridge, pp 172–193

Geiger A, Mefferd A (2007) Ratgeber Dysarthrie. Schulz-Kirchner, Idstein

Geißler M (2012) Ratgeber Sprechapraxie. Schulz-Kirchner, Idstein

Gerber S, Gurland GB (1989) Applied pragmatics in the assessment of aphasia. Sem Speech Language 10(4): 263–281

Giel B (1999) Qualitätsmanagement und Sprachtherapie. Sprachheilarbeit 44: 29–38

Glindemann R (1998) Therapie von Aphasien und nicht-aphasischen zentralen Sprachstörungen. In: Böhme G (Hrsg) Sprach-, Sprech-, Stimm- und Schluckstörungen, Bd 2. Fischer, Stuttgart, S 250–268

Glindemann R (2006) Aphasietherapie und die Behandlung der nicht-aphasischen zentralen Kommunikationsstörungen. In: Böhme G (Hrsg): Sprach-, Sprech-, Stimm- und Schluckstörungen. Bd 2: Therapie, 4. Aufl. Urban & Fischer, München; S 351–380

Glindemann R, Springer L (1989) PACE-Therapie und sprachsystematische Übungen – Ein integrativer Vorschlag zur Aphasietherapie. Sprache Stimme Gehör 13: 188–192

Glindemann R, Klintwort D, Ziegler W, Goldenberg G (2002) Bogenhausener Semantik Untersuchung (BOSU). Urban & Fischer, München

Goldstein K (1948) Language and language disturbances. Grune & Stratton, New York

Goodglass H, Kaplan E (1983) The assessment of aphasia and related disorders. LEA & Febiger, Philadelphia

Goodglass H, Gleason, JB, Bernholtz NA, Hyde MR (1972) Some linguistic structures in the speech of Broca's aphasic. Cortex 8: 191–212

Goodglass H, Kaplan E, Barresi B (2001) Boston Diagnostic Aphasia Examination (BDAE-3). PRO-ED, Austin, TX

Götze R, Höfer B (Hrsg) (1999) AOT – Alltagsorientierte Therapie bei Patienten mit erworbener Hirnschädigung: Eine Aufgabe für das gesamte Reha-Team. Thieme, Stuttgart

Grande M, Huber W (2005) Funktionelle Reorganisation bei Aphasie. Sprache Stimme Gehör 29: 144–149

Greener J, Enderby P, Whurr R (2002a) Pharmacological treatment for aphasia following stroke (Cochrane Review). In: The Cochrane Library, Issue 3, Update Software, Oxford

Greener J, Enderby P, Whurr R (2002b) Speech and language therapy for aphasia following stroke (Cochrane Review). In: The Cochrane Library, Issue 3, Update Software, Oxford

Greitemann G (1988) Sprache. In: von Cramon DY, Zihl J (Hrsg) Neuropsychologische Rehabilitation. Springer, Heidelberg, S 274–288

Greitemann G, Claros-Salinas D (2004) Die Effektivität der Aphasietherapie. Sprachheilarbeit 49: 264–268

Gröne B, Engl EM, Kotten A, Ohlendorf I, Poser E (2000) Bildmaterial zum Sprachverständnis. Übungen zu Phonologie, Semantik und Syntax (EKN-Materialien für die Rehabilitation, Bd 11). Borgmann, Dortmund

Grönke C, Mebus M (2011) Aphasie PartizipationsTraining (APT). Schulz-Kirchner, Idstein

Gronwall D, Wrightson P, Waddell P (1993) Schädel-Hirn-Verletzungen. Spektrum, Heidelberg

Grötzbach H (2004a) Zielsetzung in der Aphasietherapie. Forum Logopädie 5: 2–6

Grötzbach H (2004b) Zur Effektivität von Aphasietherapie. Neurol Rehab: 10: 1–5

Grötzbach H (2005) Evidenzbasierte Aphasietherapie. Forum Logopädie 19: 6–11

Grötzbach H (2006) Die Bedeutung der ICF für die Aphasietherapie in der Rehabilitation. Forum Logopädie 1: 26–31

Grötzbach, H., Hollenweger Haskell, J., Iven, C. (2014) (Hrsg.): Die ICF und ICF-CY. Umsetzung und Anwendung in der logopädischen Praxis. Schulz-Kirchner, Idstein.

Grötzbach H, Schöler M (1999) Rehabilitation bei Sprach- und Sprechstörungen: Grundlagen und Management. In: Frommelt P, Grötzbach H (Hrsg) NeuroRehabilitation. Blackwell, Berlin, S 207–236

Guillot G, Willmes K (1993) Ein Programmsystem zur Ausführung psychometrischer Analysen für das Testprofil des Aachener Aphasie Test (AAT) mit einem Personal Computer. Version 1.0. Phoenix Software, Bonn

Gutbrod K, Michel M (1986) Zur klinischen Validität des Token-Tests bei hirngeschädigten Kindern mit und ohne Aphasie. Diagnostikca 32: 118–128

Gutzmann H, Brauer T (2007) Sprache und Demenz. Diagnose und Therapie aus psychiatrischer und logopädischer Sicht. Schulz-Kirchner, Idstein

Haberstroh J, Neurmeyer K, Schmitz B, Perels F, Pantel J (2006) Kommunikations-Tan-Dem: Training für pflegende Angehörige von Demenzpatienten. In: Teising M, Drach L, Gutzmann H, Haupt M, Kortus R, Wolter D: Alt und psychisch krank. Gerontopsychiatrie und -psychotherapie zwischen Ethik und Ressourcen. Kohlhammer, Stuttgart

Hamster W, Langer W, Mayer K (1980) Tübinger-Luria-Christensen Neuropsychologische Untersuchungsreihe. Beltz, Weinheim

Harrington A (1985) Nineteenth-century ideas on hemisphere differences and »duality of mind«.Behavior Brain Sci 8: 617–660

Heeschen C (1985) Agrammatism versus paragrammatism: A fictitious opposition. In: Kean ML (ed) Agrammatism. Academic Press, Orlando, pp 207–248

Heeschen C, Kolk HHJ (1988) Agrammatism and paragrammatism. Aphasiology 2: 299–302

Heidler MD (2006) Kognitive Dysphasien. Lang, Frankfurt a.M.

Heidler MD (2007) »Kognitive Dysphasien« – Klassifikation, Diagnostik und Therapie nichtaphasischer zentraler Sprachstörungen. Forum Logopädie 1(21): 20–27

Helm NA (1979) Melodische Intonationstherapie. In: Peuser, G (Hrsg) Studien zur Sprachtherapie. Fink, München, S 428–441

Helm-Estabrooks N, Fitzpatrick PM, Barresi B (1982) Visual action therapy for global aphasia. J Speech Hear Disord 47(4): 385–389

Henningsen H, Ende-Henningsen B (1999) Neurobiologische Grundlagen der Plastizität des Nervensystems. In: Frommelt P, Grötzbach H (Hrsg) NeuroRehabilitation. Blackwell, Berlin, S 29–40

Herrmann M (1987) Psychosoziale Veränderungen und kommunikative Fertigkeiten bei chronischer schwerer Aphasie. Dissertationsschrift, Universität Freiburg i.Br.

Herrmann M, Wallesch CW (1989) Psychosocial changes and psychosocial adjustment with chronic and severe non-fluent aphasia. Aphasiology 3: 513–526

Herrmann M, Koch U, Johannsen-Horbach H, Wallesch CW (1989) Communicative skills in chronic and severe nonfluent aphasia. Brain Language 37(2): 339–352

Herrmann M, Johannsen-Horbach H, Wallesch CW (1993) The psycho-social aspects of aphasia. In: Lafond D, Joanette Y, Ponzio J, Degiovani R, Sarno MT (eds) Living with aphasia. Singular Publishing, San Diego, pp 187–205

Higgs J, Jones MA, Loftus S, Christensen N (2008) Clinical reasoning in the health professions, 3rd edn. Elsevier, Amsterdam

Holland AL (1991) Pragmatic aspects of intervention in aphasia. J Neurolinguistics 6(2): 197–211

Huber W (1997) Alexie und Agraphie. In: Hartje W, Poeck K (Hrsg) Klinische Neuropsychologie. Thieme, Stuttgart, S 169–190

Huber W, Ziegler W (2000) Störungen von Sprache und Sprechen. In: Sturm W, Herrmann M, Wallesch CW (Hrsg) Lehrbuch der klinischen Neuropsychologie. Swets & Zeitlinger, Lisse, S 462–511

Huber W, Poeck K, Weniger D, Willmes K (1983) Der Aachener Aphasie Test. Hogrefe, Göttingen

Huber W, Klingenberg G, Poeck K, Willmes K (1993) Die Supplemente zum Aachener Aphasie Test. Aufbau und Resultate der Validierung. Neurolinguistik 7: 43–66

Huber W, Poeck K, Weniger D (1997a) Aphasie. In: Hartje W, Poeck K (Hrsg) Klinische Neuropsychologie. Thieme, Stuttgart, S 80–143

Huber W, Willmes K, Poeck K, van Vleymen B, Deberdt W (1997b) Piracetam as an adjuvant to language therapy for aphasia: A randomized double-blind placebo-controlled pilot study. Arch Phys Med Rehab 78: 245–250

Huber W, Poeck K, Weniger D (2006) Aphasie. In: Hartje W, Poeck K (Hrsg) Klinische Neuropsychologie. Thieme, Stuttgart, S 93–160

Hughlings Jackson J (1925) Neurological fragments. Oxford University Press, London

Hütter BO, Gilsbach JM (1996) Assessment of quality of life in patients after stroke: Reliability, validity and sensitivity of the Aachen Life Quality Inventory. Cerebrovasc Dis 6 (Suppl): 150

Hüttemann J (1998) Störungen der Zahlenverarbeitung. NAT, Hofheim

Intercollegiate Working Party for Stroke (2000) National clinical guidelines for stroke. Royal College of Physicians, London

Isserlin M (1922) Über Agrammatismus. Zeitschrift für die gesamte Neurologie und Psychiatrie 75: 332–410

Jescheniak JD (2002) Sprachproduktion. Der Zugriff auf das lexikale Gedächtnis beim Sprechen. Hogrefe, Göttingen

de Jong P, Berg IK (1999) Lösungen (er-)finden. Das Werkstattbuch der lösungsorientierten Kurztherapie, Bd 17. In: Hargens J (Hrsg) Systemische Studien. Modernes Lernen, Dortmund

de Jong-Hagelstein M, van de Sandt-Koenderman WM, Prins ND et al. (2011) Efficady of early cognitive-linguistic treatment and communicative treatment in aphasia after stroke: a randomised controlled trial (RATS-2). J Neurol Neurosurg Psychiatry 82: 399–404

Kalbe E, Reinhold N, Ender U, Kessler J (2002) Aphasie-Check-Liste. ProLog, Köln

Katz RC, Wertz RT (1997) The efficacy of computer-provided reading treatment for chronic aphasia adults. J Speech Hear Res 40: 493–507

Kay J, Lesser R, Colthert M (1992) Psycholinguistic Assessment of Language Processing in Aphasie (PALPA). Erlbaum, Hove

Keller I, Maser I (2004) Aiblinger Akalkulie Screening (AAS). NAT, Hofheim

Kelly H, Brady MC, Enderby P (2010) Speech and language therapy for aphasia following stroke. Cochrane Database System Rev 2010 (5): CD000425

Kertesz A (1982) Western Aphasia Battery. Harcourt, Brace and Jovanovich, London

Kessler J, Markowitsch HJ, Denzler P (2000a). Mini-Mental-Status-Test (MMST). Beltz Test GMBH, Göttingen

Kessler J, Thiel A, Karbe H, Heiss, WD (2000b) Piracetam unterstützt die Rehabilitation von Aphasikern nach Schlaganfall. Poster auf der 27. Jahrestagung der Arbeitsgemeinschaft für Aphasieforschung und -behandlung, München

Kleine-Katthöfer M, Jacobs N, Huber W, Willmes K, Schattka K (2012) CIAT-COLLOC: Einzel- vs. Gruppentherapie bei Aphasie. Sprache Stimme Gehör 36(Suppl 1): e36–e37

Kleist K (1914) Aphasie und Geisteskrankheit. Münchener Medizinische Wochenschrift 61: 8–12

Kleist K (1934) Gehirnpathologie. Barth, Leipzig

Kleist K (1959) Die Lokalisation im Großhirn und ihre Entwicklung. Int Monatsschr Psychiatr Neurol 137: 289–309

Kleist K (1970) Carl Wernicke. In Kolle K (Hrsg) Große Nervenärzte, Bd 2. Thieme, Stuttgart, S 106–127

Klemme B, Siegmann G (2006) Clinical Reasoning. Therapeutische Denkprozesse lernen. Thieme, Stuttgart

Klingenberg G (1990) Zur Erfassung von Oberflächendyslexie mit Hilfe des AAT-Supplements »Dyslexie«. In: Mellies R, Ostermann F, Winneken A (Hrsg) Beiträge zur interdisziplinären Aphasieforschung. Arbeiten zum Workshop »Klinische Linguistik II«. Narr, Tübingen, S 31–45

Knels C (2011) Sprachstörungen und Veränderungen sprachlicher Fähigkeiten. Sprach- und Kommunikationsstörungen bei verschiedenen Demenztypen. In: Geist B, Hielscher-Fastabend M (Hrsg) Sprachtherapeutisches Handeln im Arbeitsfeld Geriatrie. Störungsbilder, Diagnostik und Therapie. Tagungsbericht zum 12. Wissenschaftlichen Symposium des dbs e.V. am 28. und 29. Januar 2011 in München, S 117–138

Kohn SE (1993) Segmental disorders in aphasia. In: Blanken G, Dittmann J, Grimm H, Marshall JC, Wallesch C-W (eds) Linguistic disorders and pathologies. An international handbook. De Gruyter, Berlin, pp 197–209

Kolk HHJ (1998) Disorders of syntax in aphasia: Linguistic descriptive and processing approaches. In: Stemmer B, Whitaker, HA (eds) Handbook of neurolinguistics. Academic Press, San Diego, pp 249–260

Kolk HHJ, Friederici AD (1985) Strategy and impairment in sentence understanding by Broca's and Wernicke's aphasics. Cortex 21: 47–67

Kolk HHJ, Heeschen C (1990) Adaptation and impairment symptomes in Broca's aphasia. Aphasiology 4: 221–232

Kolk HHJ, Heeschen C (1992) Agrammatism, paragrammatism and the management of language. Language Cogn Process 7: 89–129

Kolk HHJ, van Grunsven MJF, Keyser A (1985) On parallelism between production and comprehension in agrammatism. In: Kean ML (ed) Agrammatism. Academic Press, Orlando, pp 165–206

Kolominsky-Rabas P (2005) Evidenzbasierung und Neurologie. In: Wallesch CW (Hrsg) Neurologie: Diagnostik und Therapie in Klinik und Praxis. Urban & Fischer, München, S 1271–1281

Köhler S, Binkofski FC, Willmes K, Abel S (2013) Ein neuartiges lexikalisches Training bei Aphasie zur Verbesserung der Sprachüberwachung. Stimme Sprache Gehör 37(Suppl 1): e29–e30

Köpf G (2001) ASTRAIN: Das Alzheimer Sprach-Training. Laufen, Oberhausen

Korsukewitz C, Rocker R, Baumgärtner A et al. (2013) Wieder richtig sprechen lernen. ÄP Neurologie Psychiatrie 4: 24–26

Kotten A (1991) Aphasietherapie auf neurolinguistischer Basis. In: Blanken G (Hrsg) Einführung in die linguistische Aphasiologie. HochschulVerlag, Freiburg, S 381–408

Kotten A (1997) Lexikalische Störungen bei Aphasie. Thieme, Stuttgart

Kroker C (2000) Aphasie-Schnell-Test. Ein standardisierter Test für die Differentialdiagnose Aphasie – keine Aphasie – Dysarthrie in der Akutphase. Steiner, Leverkusen

Kroker C (2006) Aphasie-Schnell-Test, 3. Aufl. Schulz-Kirchner, Idstein

Kuband M (2009) Ratgeber Aphasie bei Kindern und Jugendlichen. Schulz-Kirchner, Idstein

Kussmaul A (1881) Die Störungen der Sprache. Vogel, Leipzig

Lang C, Dehm A, Dehm B, Leuschner T (1999) Kurze Aphasieprüfung. Swets, Lisse

de Langen EG (1988) Lesen und Schreiben. In: von Cramon DY, Zihl, J (Hrsg) Neuropsychologische Rehabilitation. Springer, Berlin, S 289_305

de Langen E (2003) Neurolinguistisch-formale und pragmatisch-funktionale Diagnostik bei Aphasie. Eine kritische Bestandsaufnahme. Neurolinguistik 17(1): 5–32

Langenscheidts Ohne Wörter Buch (1999) 500 Zeigebilder für Weltenbummler. Langenscheidt, München

Lauer N, Birner-Janusch B (2010) Sprechapraxie im Kindes- und Erwachsenenalter, 2. Aufl. Thieme, Stuttgart

Leischner A (1960) Alalie, Aphemie, Aphasie und Aphrasie. Z Angew Sprachwissensch 3: 262–271

Leischner A (1979) Aphasien und Sprachentwicklungsstörungen. Thieme, Stuttgart

Leitbild, Logopädin/Logopäde, (2005) Forum Logopädie 19: 37

Lenneberg, EH (1977) Biologische Grundlagen der Sprache. Suhrkamp, Frankfurt am Main

Lesser R (1989) Some issues in the neuropsychological rehabilitation of anomia. In: Seron X, Deloche D: Cognitive approaches in neuropsychological rehabilitation. Erlbaum, London, pp 65–104

Lesser R, Algar L (1995) Towards combining the cognitive neuropsychological and the pragmatic in aphasia therapy. Neuropsychol Rehab 5: 67–92

Levelt WJM (1989) Speaking. MIT Press, Cambridge

Levelt WJM, Roelofs A, Meyer AS (1999) A theory of lexical access in speech production. Behavioral and Brain Sciences 22: 1–75

Lichtheim L (1885) Ueber Aphasie. Deutsches Archiv für Klinische Medizin 36: 204–268

Lincoln N, McGuirk E, Mulley G, Lendrem W, Jones A, Mitchell J (1984) Effectiveness of speech therapy for aphasic stroke patients: A randomised controlled trial. Lancet 1: 1197–1200

Litz J, Oguntke A (1997) Melodische Intonationstherapie. Theoretische Grundlagen und therapeutische Anwendung. In: Rickheit, G (Hrsg) Studien zur Klinischen Linguistik. Westdeutscher Verlag, Opladen, S 321–357

Locke EA (2002) Setting goals for life and happiness. In: Snyder, DR, Lopez SJ (eds) Handbook of positive psychology. Oxford University Press, Oxford, pp 299–312

Lomas J, Pickard L, Bester S, Elbard H, Finlayson A, Zoghaib C (1989) The Communicative Effectiveness Index: Development and psychometric evaluation of a functional communication measure for adult aphasia. J Speech Hearing Disord 54: 113–124

Lurija AR (1992) Das Gehirn in Aktion. Rohwolt, Reinbek

Lutz L (1992) Das Schweigen verstehen. Springer, Heidelberg

Lutz L (2009) MODAK. Modalitätenaktivierung in der Aphasietherapie, 2. Aufl. Ein Therapieprogramm. Springer, Berlin

Martins IP, Ferro JM (1992) Recovery of acquired aphasia in children. Aphasiology 6: 431–438

Marie P (1906) Révision de la question sur l'aphasie: La troisième circonvolution frontale gauche ne joue aucun role spécial dans la fonction du langage. La Semaine Médicale 26: 241–247

McCarthy RA, Warrington, EK (1990) Cognitive neuropsychology. Academic Press, San Diego

McClelland JL, Rummelhart DE (1981) An interactive model of context effects in letter perception. Psychol Rev 88: 375–407

McCloskey M, Sokol SM, Caramazza A, Goodman-Schulman R (1990) Cognitive representations and processes in number production: Evidence from cases of acquired dyscalculia. In: Caramazza A (ed) Cognitive neuropsychology and neurolinguistics, Erlbaum, London, pp 1–31

Meinzer M (2004) Neuropsychologische und neurophysiologische Aspekte intensiver Sprachtherapie bei chronischer Aphasie. Dissertation Universität Konstanz, Mathematisch Naturwissenschaftliche Sektion Fachbereich Psychologie. https://kops.ub.uni-konstanz.de/xmlui/bitstream/handle/urn.nbn.de:bsz:352-opus-13027/Meinzer_2004_Kops.pdf?sequence=1. Zugegriffen: 05. Mai 2014

Meinzer M, Djundja D, Barthel G, Elbert T, Rockstroh B (2005) Long-term stability of improved language functions in chronic aphasia after constraint-induced aphasia therapy. Stroke 36: 1462–1466

van der Meulen I, van Gelder-Houthuizen J, Wielaert S, van de Sandt-Koenderman WME (2008) Handleiding Scenario-Test: Verbale en non-verbale communicatie bij afasie. Bohn Stafleu van Loghum, Houten

van der Meulen I, van de Sandt-Koenderman WME, Duivenvoorden HJ, Ribbers GM (2010) Measuring verbal and non-verbal communication in aphasia: Reliability, validity, and sensitivity to change of the Scenario Test. Int J Language Communication Disord 45(4): 235–424

Moriz M (2001) Beschreiben und Bewerten von neurogenen Kommunikationsstörungen. Aphasie verwandte Gebiete 15(3): 39–52

Morton J (1979) Facilitation in word recognition: Experiments causing change in the logogen model. In: Kolers PA, Wrolstad ME, Bouma H (eds) Processing visible language. Plenum Press, New York, pp 259–268

Morton J (1980) The logogen model and orthographic structure. In: Frith U (ed) Cognitive processes in spelling. Academic Press, London, pp 117–135

Neininger B (2002) Sprachverarbeitung außerhalb der klassischen Sprachzentren. Dissertation zur Erlangung des Dr. rer. nat., Fachbereich Psychologie, University of Konstanz, Konstanz. URL: http://kops.ub.uni-konstanz.de/volltexte/2002/879/pdf/neininger-02.pdf

Neininger B, Pulvermüller F, Elbert T, Rockstroh B, Mohr B (2004) Intensivierung, Fokussierung und Verhaltensrelevanz als Prinzipien der Neuropsychologischen Rehabilitation und ihre Implementierung in der Therapie chronischer Aphasie. Z Neuropsychol 15: 219–232

Neubert C, Rüffer N, Zeh-Hau M (1992) Neurolinguistische Aphasietherapie. Materialien Teil 1: Lexikalisch-semantische Störungen. NAT, Hofheim

Neubert C, Rüffer N, Zeh-Hau M (1994) Neurolinguistische Aphasietherapie. Materialien Teil 3: Lexikalisch-phonematische Störungen. NAT, Hofheim

Neubert C, Rüffer N, Zeh-Hau M (1995a) Neurolinguistische Aphasietherapie. Materialien assoziierter Band: Bild-semantische Störungen. NAT, Hofheim

Neubert C, Rüffer N, Zeh-Hau (1995b) Neurolinguistische Aphasietherapie. Materialien Teil 2: Agrammatismus. NAT, Hofheim

Neubert C, Rüffer N, Zeh-Hau M (1998) Neurolinguistische Aphasietherapie. Materialien assoziierter Band: Bildphonematische Störungen. NAT, Hofheim

Neubert C, Rüffer N, Zeh-Hau M (1999) kontext. Fachwerk oder Mainhatten? Reihe zur alltagsorientierten Aphasiebehandlung. NAT, Hofheim

Neubert C, Rüffer N, Zeh-Hau M (2002) Satzergänzung. NAT, Hofheim

Neubert C, Rüffer N, Zeh-Hau M (2010) Gib mir fünf! NAT, Hofheim

Nobis-Bosch R (2013) Szenariotest wird ins Deutsche übertragen. Forum Logopädie 6(27): 53

Nobis-Bosch R, Rubi-Fessen I, Biniek R, Springer L (2013) Diagnostik und Therapie der akuten Aphasie. Thieme, Stuttgart

Orgass B (1976a) Eine Revision des Token Tests. I. Vereinfachung der Auswertung, Itemanalyse und Einführung einer Alterskorrektur. Diagnostica 22: 70–87

Orgass B (1976b) Eine Revision des Token Tests. II. Validitätsnachweis, Normierung und Standardisierung. Diagnostica 22: 141–156

Paradis M (1987) The assessment of bilingual aphasia. Erlbaum, London

Parr S, Byng S, Gilpin S, Ireland C (1999) Aphasie: Leben mit dem Sprachverlust. Ullstein Medical, Wiesbaden

Patterson K (1988) Acquired disorders of spelling. In: Denes G, Semenza C, Bisiacchi P (eds) Perspectives on cognitive neuropsychology. Erlbaum, London, pp 213–229

Peuser G, Winter S (2000) Lexikon zur Sprachtherapie. Fink, München

Poeck K (1981) Was verstehen wir unter aphasischen Syndromen? In: Schnelle H (Hrsg) Sprache und Gehirn. Suhrkamp, Frankfurt, S 97–109

Poeck K, Göddenhenrich S (1988) Standardized test for the detection of dissociations in aphasic language performance. Aphasiology 2: 375–380

Porch BE (1967) Porch index of communicative ability: Theory and development, Vol 1. Consulting Psychologists Press, Palo Alto

Porch BE (1973) Porch index of communicative ability: Administration, scoring and interpretation, Vol 2. Psychologists Press, Palo Alto

Posner MI, Raichle ME (1996) Bilder des Geistes. Spektrum, Heidelberg

Pössl J, Mai N (1996) Rehabilitation im Alltag: Gespräche mit Angehörigen hirngeschädigter Patienten. Borgmann, Dortmund

Prigatano GP (2004) Neuropsychologische Rehabilitation: Grundlagen und Praxis. Springer, Heidelberg

Pulvermüller F, Neininger B, Elbert T, Mohr B, Rockstroh B, Koebbel P, Taub E (2001) Constraint-induced therapy of chronic aphasia after stroke. Stroke 32: 1621–1626

Pulvermüller F (1987) Kommunikative Therapie der Broca-Aphasie. Sprache Stimme Gehör 11: 115–118

Pulvermüller F (1989) Kommunikative Therapie der amnestischen Aphasie. Sprache Stimme Gehör 13: 32–35

Pulvermüller F (1990) Aphasische Kommunikation: Grundfragen ihrer Analyse und Therapie. In: Roth VM (Hrsg) Sprachtherapie 2. Narr, Tübingen

Radü EW, Kendall BE, Moseley IF (1987) Computertomographie des Kopfes. Thieme, Stuttgart

Radermacher I (2009) Einsatz computergestützter Verfahren in der Aphasie-Therapie. Medienpädagogische Aspekte. Sprache Stimme Gehör 33: 166–171

Reitz J (1994) Erworbene Schriftsprachestörungen. Eine neurolinguistische Aufgabensammlung zur Erfassung schriftsprachlicher Leistungen. Westdeutscher Verlag, Opladen

Rentsch HP, Bucher PO (2005) ICF in der Rehabilitation. Schulz-Kirchner, Idstein

de Renzi E, Vignolo LA (1962) The token test: A sensitive test to detect receptive disturbances in aphasia. Brain 85: 665–678

Richter K, Wittler M, Hielscher-Fastabend M (2006) BIAS (Bielefelder Aphasie Screening). NAT, Hofheim

Rickheit G, Strohner H (1993) Grundlagen der kognitiven Sprachverarbeitung. Francke, Tübingen

Riedel B (2014) Texte für die neurologische Rehabilitation, überarb. Neufassung. NAT, Hofheim

Robey R (1998) A meta-analysis of clinical outcomes in the treatment of aphasia. J Language Hearing Res 41: 172–187

Roeltgen DP (1994) Localization of lesions in agraphia. In: Kertesz A (ed) Localization and neuroimaging in neuropsychology. Academic Press, San Diego, pp 377–405

Romero B (1997) Sprachverhaltensstörungen bei Morbus Alzheimer. In: Weis S, Weber G (Hrsg) Handbuch Morbus Alzheimer. Psychologie Verlags Union, Weinheim, S 921–973

Roth VM (1984) Aphasietherapie und Sprechen in verteilten Rollen. In: Roth VM (Hrsg) Sprachtherapie (Forum Angewandte Linguistik, Bd 5). Narr, Tübingen

Rosenthal L (2006) Durchbruch bei der Fortbildungsverpflichtung. Forum Logopädie 2: 33

Rubi-Fessen I, Hartmann A, Rommel T (2012) Repetitive transkranielle Magnetstimulation (rTMS) bei (postakuter) Aphasie. Aphasie verwandte Gebiete 3: 5–27

Ryalls J (1984) Where does the term »Aphasia« come from? Brain Language 21: 358–363

Saur D (2010) Bildgebung der Aphasien. Nervenarzt 81: 1429–1437

Saur D, Lange R, Baumgärtner A, Schraknepper V, Willmes K, Rijntjes M, Weiler C (2006) Dynamics of language reorganization after stroke. Brain 129: 1371–1384

Schade U (1992) Konnektionismus. Zur Modellierung der Sprachproduktion. Westdeutscher Verlag, Opladen

Schade U (1999) Konnektionistische Sprachproduktion. In: Rickheit G, Metzing D (Hrsg) Psycholinguistische Studien. DUV, Wiesbaden

Schade U, Eikmeyer H-J (2011) Immer schön der Reihe nach: Sequenzialisierung in konnektionistischen Sprachproduktionsmodellen. Sprache Stimme Gehör 35: 13–18

Schade U, Hielscher M (1998) Die Modellierung des Agrammatismus. In: Hielscher M, Clarenbach P, Elsner S, Huber W, Simons B (Hrsg) Beeinträchtigungen des Mediums Sprache. Aktuelle Untersuchungen in der Neurolinguistik. Stauffenburg, Tübingen

Schade U, Vollmer K (2000) Eine psycholinguistische Fundierung von Sprechapraxie. Neurolinguistik 14(2): 67–84

Schlaug G, Marchina S, Norton A (2009) Evidence for plasticity in white-matter tracts of patients with chronic Broca's aphasia undergoing intense intonation-based speech therapy. Ann NY Acad Sci 1169: 385–394. doi: 10.1111/j.1749-6632.2009.04587.x

Schlenck C, Schlenck KJ (1994) Beratung und Betreuung von Angehörigen aphasischer Patienten. Logos Interdisziplinär 2: 90–97

Schlenck, C, Schlenck KJ, Springer L (1995) Die Behandlung des schweren Agrammatismus. Reduzierte-Syntax-Therapie (REST). Thieme, Stuttgart

von Schlippe A, Schweitzer J (2003) Lehrbuch der systemischen Therapie und Beratung. Vandenhoeck & Ruprecht, Göttingen

Schneider B (1998) ASCI und ANELT – Diagnostikmethoden zur Erfassung kommunikativer Fähigkeiten. Logos interdisziplinär 6(3): 164–174

Schneider B, Schade U, Hoeschen JU (2002) Modifikation der REST. Syntaxtherapie bei leichteren Formen des Agrammatismus. LOGOS interdisziplinär 10(3): 186–194

Schnelle P (2001) Zurück zur Sprache – zurück ins Leben. Urban & Fischer, München

Schnider A (1997) Verhaltensneurologie. Thieme, Stuttgart, S 33–66

Schomacher M, Baumgärntner A, Winter B et al. (2006) Erste Ergebnisse zur Effektivität eines intensiven und hochfrequenten repetitiven Benenn- und Konversationstrainings bei Aphasie. Forum Logopädie 4: 22–28

Schröder A et al. (2010) Komplexe Sätze. NAT, Hofheim

Schröder C, Stadie N (2009) Kindliche Aphasie: Eine Fallbeschreibung. Sprachheilarbeit 4: 146–157

Schwer B, Hauck E, Voigt-Radloff S (1997) Das Logopädische Assessment. Forum Logopädie 11: 23–25

Schuell H (1973) Differential diagnosis of aphasia with the Minnesota Test, 2nd edn. University of Minnesota Press, Minneapolis 1965

Schuell H (1974) Aphasia theory and therapy: Selected lectures and papers of Hildred Schuell. University Park Press, Baltimore

Schultze-Jena A, Becker R (2005) Anhaltspunkte für eine Demenz in der Aphasiediagnostik – Ergebnisse einer Pilotstudie. Forum Logopädie 5(19): 14–20

Schütz S (2013) Kommunikationsorientierte Therapie bei Aphasie. Reinhardt, München

Schütz S, de Langen EG (2010) Der Partner-Kommunikations-Fragebogen (PKF). Ein pragmatisch-funktionales Messverfahren in der Aphasiediagnostik. Sprachheilarbeit 6: 282–290

Schütze F (1977) Die Technik des narrativen Interviews in Interaktionsfeldstudien – dargestellt an einem Projekt zur Erforschung von kommunalen Machtstrukturen (MS). Universität Bielefeld, Fakultät für Soziologie, Arbeitsberichte und Forschungsmaterialien Nr. 1, Bielefeld

Schwartz MF, Saffran EM, Marin OSM (1980) The word order problem in agrammatism. Brain Language 10: 249–262

Schwer B et al. (2006) Logopädisches Assessment. http://www.ergoas.de. Zugegriffen: 06. Mai 2014

Shallice T (1988) From neuropsychology to mental structure. Cambridge University Press, Cambridge

Simons B (1996) Gruppentherapie bei Aphasie. Probleme und Lösungen (Bad Salzhausener Beiträge zur Aphasieforschung, Bd 6). Lang, Frankfurt

Spreen O, Benton AL (1969) Neurosensory Center Comprehensive Examination for Aphasia. University of Victoria, Victoria

Springer L (1986) Behandlungsphasen einer syndromorientierten Aphasietherapie. Sprache Stimme Gehör 10: 22–29

Springer L (1991) Kann und soll sprachsystematisches Üben in der PACE-Therapie sattfinden? Neurolinguistik 5(2): 177–130

Springer L, von Hinckeldey S (1987) Gruppentherapie bei Aphasikern. In: De Boer et al. (Hrsg) Aphasia therapy. Swets & Zeitlinger, Amsterdam

Springer L, Huber W, Schlenck KJ, Schlenck C (2000) Agrammatism: Deficit or compensation? Consequences for aphasia therapy. Neuropsychol Rehab 10: 279–309

Stachowiak FJ, Huber W, Kerschensteiner M, Poeck K, Weniger D (1977) Die globale Aphasie. J Neurol 214: 75–87

Stadie N, Schröder A (2009) Kognitiv orientierte Sprachtherapie. Methoden, Material und Evaluation für Aphasie, Dyslexie und Dysgraphie. Elsevier (Urban & Fischer), München

Stadie N, Cholewa J, De Bleser R (2013) LEMO 2.0. Lexikon modellorientiert. NAT-Verlag, Hofheim

Stahl B, Kotz SA, Henseler I, Turner R, Geyer S (2011) Rhythm in disguise: Why singing may not hold the key to recovery from aphasia. Brain 134: 3083–3093

Stark HK, Stark J (1991) Störungen der Textverarbeitung bei Aphasie. In: Blanken G (Hrsg) Einführung in die linguistische Aphasiologie. Hochschul Verlag, Freiburg, S 256

Steiner J (2008) Fördert Sprache und Kommunikation als Schlüsselfaktoren der Aktivität bei Menschen mit Alzheimerschen Erkrankung! In: Färber HP, Seyfarth T, Blunck A, Vahl-Seyfarth E (Hrsg) Lernen – Vergessen – Erinnern. Erwerb und Verlust kognitiver Fähigkeiten. Books on Demand, Norderstedt, S 229–244

Steiner J (2010) Sprachtherapie bei Demenz. Aufgabengebiet und ressourcenorientierte Praxis. Reinhardt, München

Steinke W, Hennerici M (1996) Schlaganfall. Wort & Bild, Baierbrunn

Stemberger JP (1985) An interactive activation model of language production. In: Ellis AW (ed) Progress in the psychology of language (Vol 1), Erlbaum, London, pp 143–186

Sternberg RJ, Spear-Swerling L (1998) Personal navigation. In: Ferrari M, Sternberg RJ (eds) Self awareness. Its nature and development. Guilford, New York, pp 219–245

Storch G, Weng I (2010) Der situative Ansatz in der Aphasietherapie. Teil 1: Theoretische Konzepte, Kognitive Lernpsychologie und therapeutische Praxis. Forum Logopädie 3(24): 14–20

Taub E, Uswatte G, Pidikiti R (1999) Constraint-Induced Movement Therapy: A new family of techniques with broad application to physical rehabilitation – a clinical review. J Rehab Res Dev 36(3): 237–251

Teasell R, Foley N, Salter K, Bhogal S, Bayona N, Jutai J, Speechley M (2005) Evidence-based review of stroke rehabilitation. Module 14: Aphasia. www.ebrsr.com. Zugegriffen: 27. März 2014

Tesak J (1997) Einführung in die Aphasiologie. Thieme, Stuttgart

Tesak J (2001) Geschichte der Aphasie. Schulz-Kirchner, Idstein

Tesak J, Brauer T (2014) Ratgeber Aphasie – Sprachstörungen nach Schlaganfall oder Schädel-Hirn-Trauma. Schulz-Kirchner, Idstein

Thun T (1988) Psychotherapie und Sozialtherapie. In: von Cramon DY, Zihl J (Hrsg) Neuropsychologische Rehabilitation. Springer, Heidelberg, S 83–104

Volkmann B, Siebörger F, Ferstl E (2008) Spaß beiseite? NAT, Hofheim.

Von Monakow C (1905) Gehirnpathologie. Hölder, Wien

Walther W (2009) Reflexion therapeutischer Denk- und Entscheidungsprozesse: Das »Scientific Reasoning«. Einführung in das Clinical Reasoning. Studienbrief der Hamburger Fern-Hochschule (HFH)

Weigl I (1979) Neuropsychologische und psycholinguistische Grundlagen eines Programms zur Rehabilitierung aphasischer Störungen. In: Peuser G (Hrsg) Studien zur Sprachtherapie. Fink, München

Weigl E, Bierwisch M (1970) Neuropsychology and linguistics: Topics of common research. Found Language 6: 1–18

Weigl I, Reddemann-Tschaikner M (2002) HOT – ein handlungsorientierter Therapieansatz für Kinder mit Sprachentwicklungsstörungen. Thieme, Stuttgart

Weiller C, Herrmann M (1999) Funktionelle Bildgebung in der Neurorehabilitation. In: Frommelt P, Grötzbach H (Hrsg) NeuroRehabilitation. Blackwell, Berlin, S 41–53

Welti F, Raspe H (2004) Rehabilitation und Teilhabe behinderter Menschen – Welche Möglichkeiten bietet das neue SGB IX? Neurolog Rehab 6: 320–322

Weniger D, Bertoni B (1996) Satzlegeaufgaben. Übungen zur Satzbildung. ProLog, Köln

Wernicke C (1874) Der aphasische Symptomencomplex. Cohn & Weigert, Breslau

Whinhuisen L, Thiel A, Schumacher B, Kessler J, Rudolf J, Haupt W, Heiss W (2005) Role of the contralateral inferior frontal gyrus in recovery of language function in poststroke aphasia: A combined repetitive transcranial magnetic stimulation and positron emission tomography study. Stroke 36: 1759–1763

Whinhuisen L, Thiel A, Schumacher B, Kessler J, Rudolf J, Haupt W, Heiss W (2007) The right inferior frontal gyrus and poststroke aphasia: A follow-up investigation. Stroke 38: 1286–1292

WHO (2001) International Classification of Functioning, Disability and Health – IDV. Geneva. http://www.who. int/classification/icf. Zugegriffen: 27. März 2014

Wieck M, Beushausen U, Cramer RE (2005) Leitlinien in der Logopädie. Forum Logopädie 19: 28–35

Wittler M (2009) Rückbildungsprozesse in der Akut- und Postakutphase von Aphasien. Forum Logopädie 23(6): 12–18

Ziegler W, Vogel M, Gröne B, Schröter-Morasch H (1998) Dysarthrie. Thieme, Stuttgart

Stichwortverzeichnis

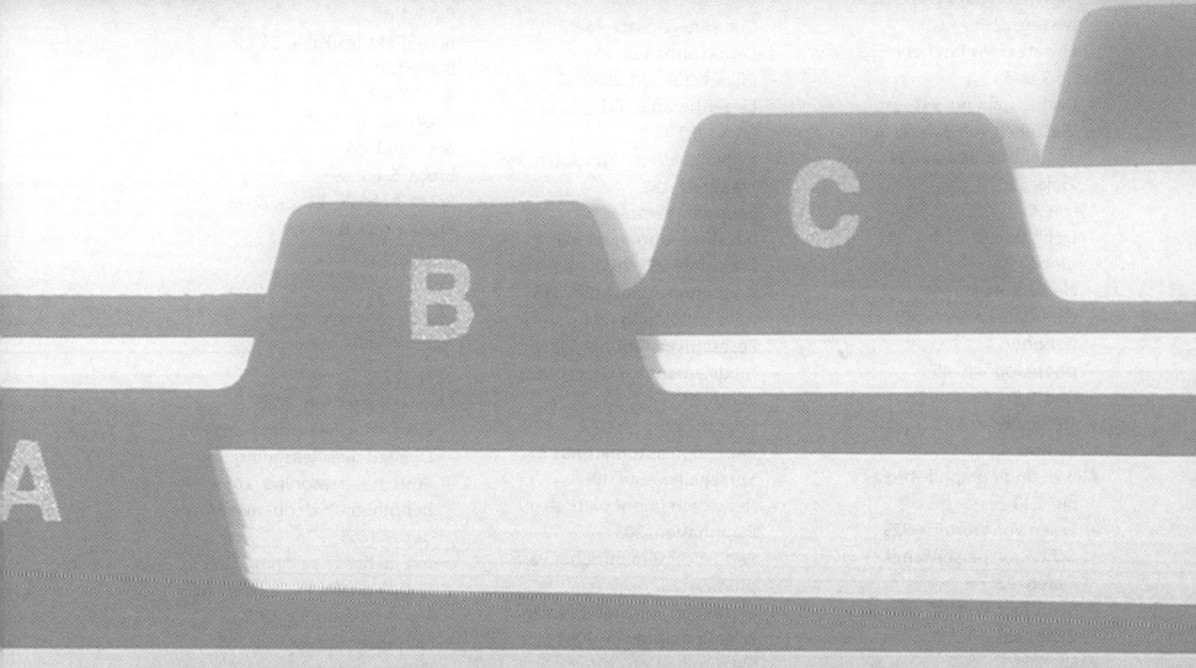

Printing: Ten Brink, Meppel, The Netherlands
Binding: Ten Brink, Meppel, The Netherlands